Der eigen-sinnige Mensch
Körper, Leib & Seele im Wandel

HELMUT MILZ

DER EIGEN-SINNIGE MENSCH

KÖRPER, LEIB & SEELE IM WANDEL

INHALT

EINBLICK

Wir leben unser Leben nach vorne. Vieles wird uns erst im Nachhinein verständlicher. Es geht implizit um den Wunsch, man selbst zu sein und bleiben zu können. Sinn und Eigensinn unseres Lebens erscheinen bisweilen paradox oder unsinnig, unglaublich, aber wahr und rätselhaft. Von Schicksalsschlägen bis zu günstigen Fügungen bereitet unser Leben überraschende Wendungen. Es stellt uns ungefragt vor Herausforderungen und hinterlässt Spuren in uns. Im Leben hält sich vieles nicht an Eindeutigkeit, klare Zuordnung oder Endgültigkeit, bleibt unscharf und flexibel, lineare »Wenn-dann-Erklärungen« greifen zu kurz. Es tauchen zuvor unbeachtete Wechselwirkungen auf, die überraschend Neues hervorrufen.

Der Körper ist die Bühne unseres Lebens

Unser Körper ist Mittelpunkt, Werkzeug, Ausdrucksmittel und Bühne des Lebens. Es verändert sich in, durch und mit ihm. Er ist Teil der Natur und ist in soziale Zusammenhänge eingebettet, an die wir uns anpassen müssen oder die wir verändern. Bei ausreichender Ernährung, Bewegung, Ruhephasen, Zuneigung und Pflege reguliert sich unser Körper weitgehend selbst. Unsere leibliche Intelligenz leistet das meiste in unserem Leben ohne bewusstes Zutun.

Was wir sehen und hören, bewegt unsere Herzen, Muskeln und Eingeweide. Unser Gedächtnis beeinflusst, was wir riechen und schmecken. Wen und was wir berühren, geht auch unter die Haut. Ein Schrecken fährt uns spürbar ins Mark, oder eine freudige Überraschung lässt uns aufatmen. Wir kommunizieren Körpererfahrungen in Metaphern und vertrauten Redewendungen, meistens ohne bewusst auf diese zu achten.

Die Konzepte und symbolischen Bedeutungen des Körpers und seiner Organe haben sich historisch geändert. Vom intuitiven Eigenerleben über ein magisches, mythisches, traditionelles oder volkskundiges Verständnis des Körpers, von rationalen Körperkonzepten der Antike und des Mittelalters über anatomische Sektionen, physiologische Mechanismen, mikroskopische Untersuchungen, biochemische Erforschungen der Zellen, Moleküle und flüssigen Anteile bis zu psychosomatischen Studien, neuen Erkenntnissen der Psychoneuroimmunologie und Neurobiologie sowie zum erfahrenen Leib und dessen subjektiver Bedeutung bleiben die Vorstellungen des Körpers im Fluss.

Aus meiner Tätigkeit als Arzt und Psychotherapeut kenne ich die Unwägbarkeiten eines geplanten Vorgehens, das oft unerwartet von schicksalhaften Zufällen in andere Richtungen gelenkt werden kann. Menschen erkranken mitten aus einem glücklichen Leben heraus, ohne verständlichen Grund. Andere, schwer erkrankte Menschen werden trotz ihrer schlechten medizinischen Prognose überraschend wieder gesund. Manchmal lassen sich dafür Gründe finden, häufig fehlt aber auch eine schlüssige Erklärung.

Verantwortung für das eigene Leben annehmen

Solidarisches, soziales Zusammenleben ist ein wichtiger Faktor für die Gesundheit. Trotzdem bleibt sich jede/r selbst der/die Nächste. Die Praxis einer gesunden »Selbstliebe« (Erich Fromm) ist für viele Menschen ein längerer Lernprozess. »Niemand kann dir die Brücke bauen, auf der gerade du über den Fluss des Lebens schreiten musst, niemand außer dir allein. Zwar gibt es zahllose Pfade und Brücken und Halbgötter, die dich durch den Fluss tragen wollen; aber nur um den Preis deiner selbst: Du würdest dich verpfänden und verlieren. Es gibt in der Welt einen einzigen Weg, auf welchem niemand gehen kann, außer dir: wohin er führt? Frage nicht, gehe ihn.« (Friedrich Nietzsche)

Um dem Leben gewachsen zu sein, müssen wir immer wieder neu präsent sein. Es hilft, mit seinem Leben weniger achtlos umzugehen.

Wem erzählt der menschliche Körper was?

Im Krisen- oder Krankheitsfall ändert sich das Verhältnis zum eigenen Körper. Viele Menschen haben erst ein distanziertes, fast fremdes Verhältnis gegenüber ihrem Körper. Sie misstrauen ihren Sinnen, Empfindungen, Ahnungen, Intuitionen und Gedanken. Stattdessen hoffen sie, dass die Medizin oder ExpertInnen ihren Körper stellvertretend untersuchen und reparieren.

Die Medizin untersucht ihren Körper neutral, objektiv, von außen und innen. Sie hat eigene Blickwinkel und Lesarten des Körpers, die sich an Anatomie, Physiologie und Biochemie, definierten Organen, Funktionsweisen und

Körpersystemen orientieren. Ihre Untersuchungen werden durch technische Geräte ergänzt. Schließlich übersetzt die Medizin das Befinden erkrankter Menschen in medizinische Befunde.

»Erzählungen« des kranken Körpers haben sich in der Heilkunde im Laufe ihrer Geschichte häufig verändert. Ihre Konzepte und Behandlungsstrategien des Körpers unterscheiden sich von den Vorstellungen und Erwartungen der Hilfe suchenden Menschen. Die Medizin ist nur am Rande an den Besonderheiten, Stärken und Schwächen der einzelnen Menschen interessiert. Viele medizinische Untersuchungen bleiben auch deshalb unzureichend, weil sie die Lebensgeschichte und Lebensumstände der Menschen nicht genügend berücksichtigen.

Ratschläge und Erkenntnisse der Wissenschaften helfen, unsere Orientierungen zu verbessern. Sie können aber keine Gewissheit bieten, was für die Einzelnen möglich und notwendig ist. Die Mehrzahl der Krankheiten lässt sich erst dann zufriedenstellend behandeln, wenn die Menschen aktiv an ihrer Genesung teilnehmen.

Angesichts des enormen Zuwachses an Wissen benötigt die Medizin viele Spezialdisziplinen. Diese sprechen immer weniger die gleiche Sprache und tauschen sich kaum untereinander aus. Zugleich müssen alle Disziplinen die Herausforderungen einer ganzheitlich-integrierenden Zusammenschau des Befindens und der Befunde im Blick behalten. Durch fortschreitende Ökonomisierung des Gesundheitswesens verbringen ÄrztInnen heute oft mehr Zeit mit administrativen Aufgaben als mit qualitativen Patientenkontakten. Die Entwicklung von professionellem Einfühlungsvermögen und Mitgefühl erfordert aber gezielte Aufmerksamkeit und Zeit. Die Förderung von Hilfe zur Selbsthilfe braucht Geduld und Übung.

Toleranz, Respekt und Humor

In meiner rheinischen Heimat gibt es ein Sprichwort, das sagt: »Jede Jeck is anders, jeder is anders jeck und jet jeck sin mir all« (Jeder Narr ist anders, jeder ist anders närrisch und etwas närrisch sind wir alle). Es weist auf die Vielfältigkeit der Menschen hin, denen wir mit Respekt und Toleranz, mit Humor und manchmal mit Demut begegnen sollten. Andere sind für uns auch ein Buch, ein Gemälde oder ein Spiegel, in dem wir uns selbst erkennen können.

Mit neuen Erkenntnissen und Herausforderungen umgehen

Ein umfassenderes Verständnis des Körpers braucht interdisziplinären Austausch zwischen Heilkunde und anderen Wissenschaften und Künsten. In diesem Buch setze ich unterschiedliche Forschungsergebnisse mit eigenen Beobachtungen und Erfahrungen in plausible Beziehungen.

Wie haben sich Erleben und Verstehen des menschlichen Körpers gewandelt? Lässt sich dies an einzelnen Sinnen und Organen exemplarisch zeigen? Welchen Stellenwert hatten Augen und Ohren vor der Erfindung des elektrischen Lichts oder des Mobiltelefons? Wie verändern sich unsere Sinne heute, und welche Folgen könnte dies in Zukunft haben? Welche Chancen und Risiken bieten sensorische Apps, die Überwachung durch Telemedizin oder neue technische Spürnasen zur Krebsdiagnostik? Die Entwicklung unserer Sinne bewegt sich zwischen deren zunehmender Delegierung an externe Sensoren und der Förderung von Experimenten wie etwa in den Körpertherapien.

Verlagert sich in unserer Kultur die symbolische »Mitte des Menschen« vom Herzen zum Gehirn? Die Neurobiologie löst die Kardiologie als Königsdisziplin der Medizin zunehmend ab. Was bedeutet es, dass unser Körper im »Mikrobiom« weitaus mehr fremde Organismen beherbergt, als wir eigene Körperzellen haben? Welchen Einfluss nehmen darauf Ernährung oder Medikamente? Hat dies etwas mit der Zunahme von chronischen Darmleiden zu tun?

Unser Körper besteht überwiegend aus Wasser? Welche Zusammenhänge ergeben sich daraus mit der zunehmenden Verknappung von Trinkwasser in großen Teilen der Welt? Kann eine sensible Aufmerksamkeit für die Knochen und das tragende Skelett helfen, stabiler auf den eigenen Füßen zu stehen sowie Osteoporose oder Stürze im Alter aktiv zu verringern? Nimmt körperliche Bewegung über die Produktion von Botenstoffen wie Myokinen nachweislich Einfluss auf Herzerkrankungen und Depressionen? Wie kann es gelingen, festgefahrene Gedanken wieder in Bewegung zu bringen? Wie lassen sich menschliches Vorstellungsvermögen und Einbildungskraft bewusst für die Wirkungen des Placebo-Effekts mobilisieren?

Dies sind einige der Themen, denen ich mich in dieses Buch zuwende. Es lädt dazu ein, sich an der Suche nach Antworten zu beteiligen.

Die Vielfalt begrenzen

Die Komplexität des menschlichen Körpers ist so groß, dass in diesem Buch nur einige Aspekte dargestellt werden können. Ich habe einige wichtige Themen auslassen müssen, denen aber augenblicklich an anderen Stellen viel Aufmerksamkeit gewidmet wird. Verwiesen sei auf die interessanten Dynamiken des Immunsystems als körperlichem Abwehrsystem, das zugleich auch wichtige Leistungen der notwendigen Toleranz gegenüber körperfremden Stoffen und Organismen regeln muss, wie etwa bei Allergien und Autoimmunerkrankungen. Viele Erkenntnisse der Neurobiologie werden in den Medien heute als Hoffnungsträger gehandelt. Dabei werden erste Erkenntnisse oft verfrüht als gesichertes Wissen präsentiert. Man kann nicht über den menschlichen Körper sprechen, ohne die vielen Unterschiede zu berücksichtigen, die sich aus den Geschlechterfragen ergeben. Die Thematik der Sexualität und anderer Gefühle wird in diesem Buch nicht ausführlicher behandelt. Auch die vielen spezifischen Aspekte, die mit Lebensaltern - Geburt, Kindheit, Jugend, Erwachsensein und Alter - zusammenhängen können hier nur verkürzt behandelt werden.

BERÜHREN –
Die Welt ertasten und empfinden

Der Tastsinn ist die Grundlage aller übrigen Sinne. Es ist offensichtlich, dass das Organ des Tastsinns im gesamten Körper ausgebreitet ist und dass ein jedes Sinnesorgan zugleich ein Tastorgan ist und dass das, weswegen etwas sinnlich genannt wird, der Tastsinn ist.
Thomas von Aquin, *De anima* II, 19

Hautsinn und Berührungsqualitäten

Berührungen stehen am Beginn unseres Lebens und Erlebens. Bereits ab der achten Woche der Schwangerschaft reagiert ein kaum zwei Zentimeter großer Embryo auf Berührungsreize. Auf diesen Empfindungen bauen alle anderen Sinne auf. In der Haut, aber auch in allen Schleimhäuten, Muskeln und Gelenken befinden sich Empfängerzellen (Rezeptoren), welche beständig Berührungen an unser Gehirn melden. Dort werden diese gebündelt und vermitteln uns Informationen über den aktuellen Zustand des Körpers. Sie ermöglichen uns, dass wir uns im Raum und der Umwelt orientieren.

Die Haut ist Verteidigungslinie gegen Gefahren aus der Umwelt und erlaubt unmittelbare Verbindung mit der Welt. Berührungen informieren uns und können spontane Reflexe provozieren. Wir lernen aus Berührungen und können uns mit ihrer Hilfe vorstellen, wie sich ein spitzer Stein oder eine heiße Kartoffel anfühlen. Wir wählen den uns angenehmen Kleiderstoff oder wissen um die Kraft, die wir benötigen, um den Verschluss einer Tube zu öffnen.

Berührungen sind lebensnotwendig und lösen Gefühle aus. Beispiele dafür sind ein zartes Streicheln über den Kopf des Kindes, ein aufmunternder Klaps auf den Rücken, ein kräftiger Händedruck, ein Schubser, der Aufmerksamkeit fordert, ein sinnlicher Hautkontakt, ein zarter Kuss oder eine sexuelle Berührung. Medizinische und therapeutische Berührungen nutzen gezielt deren heilsamen Wirkungen.

Die wenigsten Berührungen sind uns im Alltag bewusst. So bleiben etwa die Kontakte unserer Füße mit dem Boden, Berührungen mit dem Stuhl, auf dem wir sitzen, die Kleidung auf unserer Haut, die vielen Selbstberührungen oder die Zimmertemperatur meistens im Hintergrund unserer Aufmerksamkeit. Erst wenn wir stolpern, wenn die Unterlage ungewohnt ist, die Kleidung drückt oder kratzt oder die Temperatur stärker abweicht, merken wir auf.

Der Kulturanthropologe David Howes hat beschrieben, dass bei abgelegeneren, naturnahen Kulturen ein »Hautwissen« besteht, das diesen Menschen erlaubt, sich mit ihrem subtilen Gespür für Sonne, Wind, Regen und Wald zu orientieren. In unserer Welt erscheint dies »exotisch und primitiv« zu sein.

Soziale, kulturelle oder klimatische Einflüsse beeinflussen die Qualitäten des Hautsinns, wie etwa die Art der Kleidung. In frühen Kulturen trugen die Menschen zum Schutz gegen die Widrigkeiten der Natur Tierfelle oder pflanzliche Fasern. Spätere Kulturen erfanden Web-, Knüpf- und Nähtechniken, um andere Materialien zu neuer Kleidung zu verarbeiten. Auch in der Auswahl der Kleidungsstoffe drückten sich soziale Unterschiede aus. Seide und Samt blieben meist der Oberschicht vorbehalten, Leinen und derbe Wolle trugen die anderen. Heute beeinflussen dies »der Markt«, die Werbung und die Mode.

Im Mittelalter war zwischenmenschlicher Körperkontakt als Wärmespender zwingend nötig. Man rückte eng ums Feuer zusammen und schlief zu mehreren aneinandergedrängt in einer Bettstatt. Die Erfindung von Kaminen, Heizungen und Fensterscheiben erlaubte später die Separierung von individuellen Schlafräumen. Es entwickelten sich größere körperliche Distanz und eine allgemeine Verringerung des alltäglichen Körperkontakts. Heute versuchen wir, im öffentlichen Raum Körperkontakte tunlichst zu vermeiden. Bei jeder zufälligen Berührung durch Fremde erfolgt rasch eine Entschuldigung.

Berührungen haben persönliche und häufig auch intime Qualitäten. Sie können Ambivalenz und Unsicherheit darüber beinhalten, welche Berührungen gesucht, erwünscht, ersehnt oder auch befürchtet werden. Dementsprechend benötigen sie Feingefühl, Respekt und Differenzierung. Bei allen Berührungen ist es wichtig, wie und mit welcher Absicht man jemanden berührt. Bei mangelndem Einverständnis können Berührungen übergriffig sein und nachhaltig verletzen.

Zukunftsforscher sprachen vor drei Jahrzehnten vom bevorstehenden Zeitalter von »High Tech« und »High Touch« (John Naisbitt). Inzwischen bringen Individualisierung und Vereinsamung vieler Menschen steigende Spannungen in unserer Gesellschaft zwischen Berührungshunger und Berührungsängsten mit sich. Immer mehr Menschen nutzen die Haut als Objekt für demonstrative Zurschaustellungen von Gemälden und Absichtserklärungen durch Tattoos. Es entstehen »Kuschelclubs«, als neue Dienstleistungen der Vermittlung von vorübergehender Nähe. In Wellnessoasen haben Berührungsangebote Hochbetrieb. Zur gleichen Zeit werden durch die »me too«-Debatte Übergriffe gegen Frauen in Institutionen und in der Kulturindustrie öffentlich gemacht. Auch in ärztlichen Behandlungen oder in Körper- und Psychotherapien kommen Übergriffe vor. An Schulen und in Arztpraxen wird Gewalt und Verrohung geklagt.

Die Wissenschaft hat sich lange Zeit kaum mit Berührung, Haut und Tastsinnen beschäftigt. Seit einigen Jahrzehnten hat sich dies deutlich geändert. Unterschiedliche Forschungsgebiete wie Neurowissenschaften, Medizin, Sozialpsychologie, Kognitionswissenschaften, Kulturanthropologie, Ingenieurwissenschaften, Ergonomie, Kunst, Design, Marketing, Robotik, virtuelle Realität und technische Kommunikationswissenschaften untersuchen heute das Tastsystem (A. Galace, M. Spence, 2008). Sie erkennen dabei, wie wichtig Berührungen für die Entwicklung von Frühgeborenen sind oder dass einfühlsame Berührungen angstlösend, schlaffördernd und depressionsmindernd wirken. In der Behandlung von chronischen Schmerzzuständen zeigen Berührungen ebenso Erfolge wie in der Prophylaxe der Alzheimerkrankheit.

Zugleich widmen sie sich neuen Fragen des Tastsinns. Im Kontext von modernen Technologien und Virtualisierung werden Möglichkeiten von tast- und greifsensibleren Robotern sowie von »technisch vermittelten Berührungen in virtuellen Welten« gesucht.

Die Vorstellung der Erschaffung des Menschen durch Berührung

Anfang des 16. Jahrhunderts malte Michelangelo ein riesiges Deckenfresko der Sixtinischen Kapelle des Vatikans. In dessen Mitte rückte er die »Erschaffung Adams«. Der Bibel zufolge hauchte Gott dem von ihm aus Lehm geformten Adam Leben durch seinen Atem ein. Im Unterschied dazu überträgt Gott in Michelangelos Gemälde seine Lebenskraft dem Adam durch Berührung. Dieser Berührungskontakt ist aber nicht direkt, sondern geschieht über einen »Zwischenraum«. Die Hände der beiden Figuren berühren sich nicht, sondern laufen direkt aufeinander zu. Die Berührung springt wie ein Funke auf Adam über.

Der griechische Philosoph Aristoteles hat postuliert, dass bei jeder Berührung »ein Zwischenraum« das Berührende vom Berührten trenne. Es sei dieser

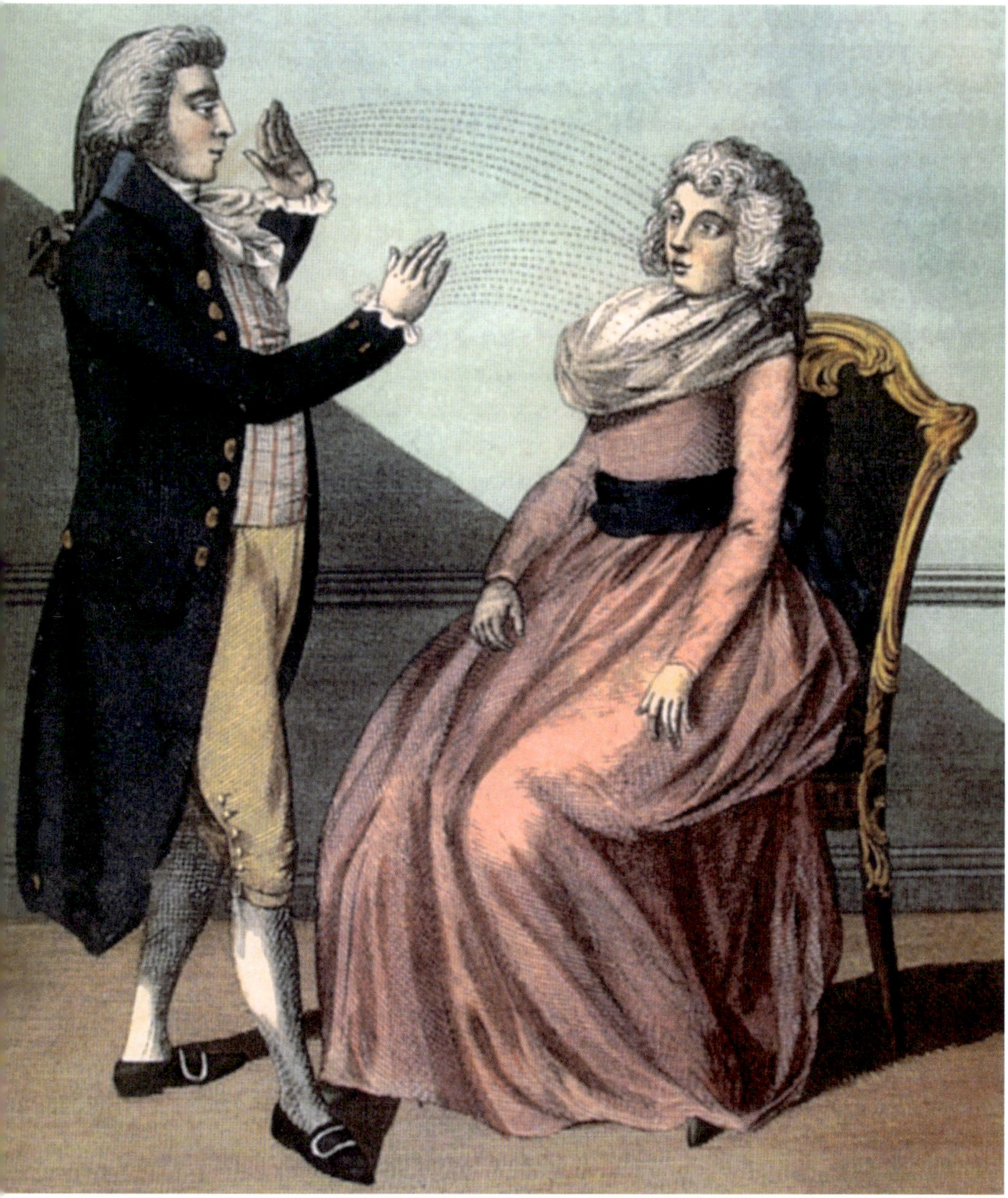

Im Zusammenhang mit den wissenschaftlichen Theorien des 17./18. Jahrhunderts zum »Elektromagnetismus« versuchte der Arzt und Hypnotiseur Franz Messmer (1734–1815) mithilfe des »animalischen Magnetismus« bestehende »Ungleichgewichte im Nervenhaushalt« seiner Patienten durch indirekte Berührungen zu beseitigen.

»Zwischenraum« der eine Berührungsempfindung erst möglich mache. »In diesem subjektiv nicht wahrnehmbaren Raum zwischen dem Berührenden und dem Berührten kann ein Körper, wie nahe er auch sei, als vom anderen verschieden empfunden werden« (Daniel Heller-Rozin).

Berührung als Übertragung von heilsamen »Energien«

Wir sprechen davon, dass uns etwas »tief berührt« oder »ans Herz greift«, ohne dass dabei eine direkte physische Berührung erfolgte. Der erwähnte »Zwischenraum« wird auch bei der Übertragung von »heilsamen Energien« in traditionellen Heilkunden oder in der frühen Hypnose durch den »animalischen Magnetismus« des österreichischen Arztes Franz Messmer betont.

In manchen Berührungstechniken, wie der in der amerikanischen Krankenpflege weit verbreiteten »therapeutic touch« (Dolores Krieger) sind solche »Zwischenräume« Teil der Methode. Auch wenn die Verwendung des Energiebegriffs oft nebulös und esoterisch erfolgt, so bleiben Überlegungen zu modernen physikalischen »Feldtheorien« oder biologischen, »morphogenetischen Feldern« (Rupert Sheldrake) weiterhin Gegenstand wissenschaftlicher Untersuchungen.

Zum philosophischen Diskurs über den »Tast-« und »Gemeinsinn«

Der kanadische Philosoph Mathew Fulkerson stellt die Frage, ob der Tastsinn »einen oder viele Sinne gleichzeitig« umfasst, da er nicht, wie die anderen Sinne, nur ein einzelnes, besonderes Sinnesorgan besitze. Wissenschaftliche Untersuchungen zeigen, dass der Tastsinn eine Vielfalt von Sinnesrezeptoren und Sinneskanälen einschließt, die wir als »Form, Schwere, Bewegungsempfindungen, Temperatur oder Schmerz« wahrnehmen können. Wir »berühren« mit dem ganzen Körper. Eine weitere Qualität des Tastsinns sind dessen Bewertungen in »angenehm oder unangenehm«. Berührungen sind wichtige Faktoren im sozialen Zusammenleben, menschlichen Wachstum oder der Entwicklung von immunologischen Abwehrkräften. Der Tastsinn kann nach dem zeitgenössischen Wissensstand nicht mehr ausschließlich mit Wahrnehmungen über die Haut gleichgesetzt werden. Stattdessen geht man heute von einen »Tastsystem« aus.

Bereits in der griechischen Philosophie hatte das »Tastgefühl«, als möglicher »Gemeinsinn«, eine zentrale Bedeutung. Der amerikanische Philosoph Daniel Heller-Rozan hat 2007 dazu eine Monografie mit dem Titel *The inner touch: Archeology of a Sensation* verfasst. Er schreibt: »Es ist die Erfahrung eines Sinnes, der von allen Sinnen geteilt und, wie schwach und lückenhaft auch immer, bei allem sinnlichen Wahrnehmen empfunden wird: *die Empfindung des Empfindens als solchem,* mit der wir uns dem allgemeinen Leben ausgesetzt fühlen, durch das und zu dem alle Wesen gelangen, »man weiß selbst nicht wie«.

In der griechischen Philosophie wurde der Begriff der »aisthesis« verwendet, der in seinen Bedeutungen wie »Empfindung«, »Wahrnehmung« oder »Gefühl« den Philosophen der nachfolgenden Generationen weiterhin Kopfzerbrechen bereitet. Allgemein können Tastempfindungen als »Körpereindrücke« verstanden werden, also das, was auf Menschen einwirkt. Aristoteles bezog »Sinneswahrnehmungen« auf vier Dimensionen: auf das Wahrnehmungsvermögen, das Sinnesorgan selbst, das, was wahrnehmbar ist und auf das aktuelle Wahrnehmungsereignis. Der Tastsinn war nach seiner Ansicht für alle Lebewesen das erste Wahrnehmungsvermögen. Sinnliches Leben entstehe mit dem Tastsinn, und dieser begründe die übrigen vier Sinne (Riechen, Schmecken, Hören und Sehen). Der Tastsinn besitze kein besonderes Sinnesorgan, denn der ganze Körper, nicht nur die äußere Haut, empfinde Tasteindrücke. Mit diesem nehme man Eindrücke nicht »auf« der Haut oder in Muskeln und Gelenken, sondern immer »zusammen« mit diesen wahr. Der Tastsinn empfinde viele verschiedene Qualitäten zugleich, wie »warm, kalt, trocken, rau, weich« und dergleichen mehr. Schließlich geht Aristoteles von der Existenz einer einheitlichen Kraft »der Seele« aus, durch die alles wahrgenommen, verbunden und verglichen werde, was die fünf Sinne erfassen. Dieses »Eine« komme dem Tastsinn zu, der als »Gemeinsinn« für das »Gewahren und Selbstgewahren« verantwortlich sei. »Und wenn das Bewusstsein, mit einem Wort, eine Unterart von Berührung und Kontakt im buchstäblichen Sinn wäre, ›ein innerer Tastsinn‹, wie die Stoiker von dem ›Gemeinsinn‹ gesagt haben sollen, mit dem wir uns selbst wahrnehmen?«, fragt Daniel Heller-Rozin.

Die amerikanische Philosophin Renee Weber sieht bei Aristoteles Bezüge zwischen Berührungen und »inneren Empfindung des Herzens« (»irgendetwas tief drinnen im wahrnehmenden Subjekt«). Sie verweist darauf, dass die griechischen Philosophen noch keine »Bewusstseinsinstanz« sahen, bei der, wie später im 17. Jahrhundert bei Descartes, das »Denken« (»cogito«) ausschließlich dem Einzelnen zugänglich ist. Renee Weber betont die Unterschiede zwischen dem frühen griechischen Verständnis des Tastsinns und den englischen Sensualisten des 18. Jahrhunderts, wie etwa David Hume. Nach deren Tradition wäre nichts außer den körperlichen Sinneseindrücken wirklich real. Alle Gedanken wären demnach nur Abänderungen von Sinneseindrücken. Die Empfänger von ambivalenten oder unklaren Berührungen dürften nach Ansicht der englischen Sensualisten solche auch nicht empfinden. Jeder von uns weiß aber aus eigener Erfahrung, wie häufig Unklarheiten bei Berührungen auftreten können. Renee Weber verweist auf Immanuel Kant und dessen *Kritik der reinen Vernunft* im 19. Jahrhundert: »Ohne Sinnlichkeit würde uns kein Gegenstand gegeben, und ohne Verstand keiner gedacht werden. Gedanken ohne Inhalt sind leer, Anschauungen ohne Begriffe sind blind.«

Berührung als biologischer Prozess und als zwischenmenschliches Geschehen

Heute wissen wir immer mehr über die Zusammenhänge der Biologie der Berührung. Durch Erforschungen der Interaktionen von physikalischen und chemischen Vorgängen, Rezeptoren und Nervenleitungen sowie Wechselwirkungen zwischen Reizen und Reaktionen wird der Tastsinn zusehends entschlüsselt. Angesichts der Faszination von naturwissenschaftlichen Berührungsforschungen werden häufig die qualitativen Unterschiede vergessen, die zwischen der »sachlich- distanzierten« Berührung von Dingen und den »komplexen, subjektiven Empfindungen« in zwischenmenschlichen Berührungen bestehen.

Die neurobiologischen Reaktionen auf Berührungsreize oder die feinen Wahrnehmungen durch unterschiedliche Rezeptoren können objektiv vermessen und beschrieben werden. Wie ein Individuum Berührungsreize aufnimmt, was diese in ihm bewirken, wie es diese erlebt, bewertet und beantwortet, lässt sich aber nicht nur in allgemeinen, linear-kausalen Regeln festhalten.

Wir empfinden Berührungen auf der Haut und im gesamten Körper. Wissenschaftler unterteilen diese Wahrnehmungen in »Extero-, Intero- und Propriozeption«. Diese unterschiedlichen Prozesse werden ständig abgeglichen und integriert. Wie dies geschieht, ob über die »Seele«, einen »Gemeinsinn«, der sich aus dem »Berührungsgefühl« ableiten könnte, oder über neurobiologische Netzwerke im Gehirn mittels einzelner Strukturen wie etwa dem »Inselorgan« (Insula), darüber gehen die Ansichten auseinander.

In zwischenmenschlichen Berührungen sind individuelle Lebensgeschichten und soziokulturelle Lebenszusammenhänge wichtig. Diese bewegen sich zwischen Extremen wie »Berührungsmangel und Berührungshunger« auf der einen Seite sowie »Berührungsübergriffen und Berührungsängsten« auf der anderen. In öffentlichen Debatten finden sich sowohl Positionen für die gesundheitsfördernden Wirkungen von heilsamen Berührungen als auch solche, die vor traumatischen und krankmachenden Folgen von gewaltsamen Berührungen warnen. Als Folge zunehmender sozialer Vereinzelung wird mehr Berührungsmangel beklagt. Mit »käuflichen oder therapeutischen Dienstleistungen« kann dem nur begrenzt abgeholfen werden.

Haut und Berührung in der Umgangssprache

Die Haut ist eine persönliche »Grenze«. Man fühlt sich »in seiner Haut wohl« oder »unwohl«, möchte »mit heiler Haut« davonkommen, oder man »fürchtet sich um seine Haut«. In Anlehnung an das Tierreich wird die Haut auch als »Fell« oder »Pelz« bezeichnet, wenn man jemandem »den Pelz waschen« oder »das Fell über die Ohren ziehen« möchte. Manchmal steht die Haut als *pars pro toto* für den ganzen Menschen. Wir sprechen von einer »ehrlichen Haut« oder einer »feigen Haut«. Sensible Menschen nennen wir »dünnhäutig«. Unempfindliche, belastbare Menschen haben dagegen ein »dickes Fell«. Manche Menschen müssen vorsichtig und »mit Samthandschuhen« angefasst werden.

Wer engagiert ist, der tut etwas »mit Haut und Haaren«. »Nicht aus seiner Haut herauszukönnen« bedeutet, dass es einem schwerfällt, sich zu ändern. Wenn ein anderer Mensch Probleme hat, dann möchte man »nicht in seiner Haut stecken«. Ärger kann einem das Gefühl verschaffen, dass man »aus der Haut fahren« möchte. Bei starken Emotionen läuft einem »ein Schauer über die Haut«, man bekommt eine »Gänsehaut« und »etwas geht einem unter die Haut«. Jemandem, der unnötig Streit sucht, »juckt das Fell«. Wer sich verteidigt, »wehrt sich seiner Haut« oder »verkauft seine Haut so teuer wie möglich«. In schwierigen Situationen, aber auch im »leichten Gewerbe«, »trägt man seine Haut zu Markte«. Leicht bekleidete Frauen »zeigen zu viel Haut«. Wer stark abgemagert ist, ist »nur noch Haut und Knochen«. Der innere Gemütszustand lässt uns »erröten, erblassen oder erbleichen«.

Berühren »rührt an«, bewegt äußerlich und innerlich. Es wird umschrieben als »Anfassen, Anlangen oder Angreifen«. Berührungen können »beruhigen, besänftigen, aufregen, aufwühlen, bewegen, erschüttern, mitnehmen, nahegehen« oder »einen nicht tangieren«. Was einen »tief berührt«, »rührt einen manchmal zu Tränen«. Was schiefläuft, kann »peinlich berühren«. Man kommt mit anderen Menschen oder Dingen »in Berührung« – »versehentlich, zufällig, behutsam, zart, leicht oder derb«. Was anrührt, kann »rührselig« und übertrieben »gefühlvoll« werden. Wenn man etwas »kurz streift«, dann heißt es, man habe das »Thema berührt«.

»Tasten« ist eine eher behutsame, vorsichtige, prüfende, nach Erkenntnis strebende Berührungsqualität. Sie wird beschrieben als »ab-, an-, be-, er-, heran-, entlang-, voran- oder vortasten«. Unsensible Tastversuche nennen wir »befingern, befummeln, betatschen oder begrapschen«. Das englische Wort »to taste« stammt aus der gleichen sprachlichen Wurzel wie das deutsche »tasten«. Es bedeutet zugleich auch »schmecken und kosten«.

Je nach der eigenen »Berührungsgeschichte« ist man bei zwischenmenschlichen Kontakten, »gerührt«, »ergriffen«, »gefasst« oder findet etwas »unfassbar«. Es geht um das »An- oder Zupacken«. Für die erkennende Vernunft verwenden wir den bildlichen Begriff des »Be-greifens«.

Die naturwissenschaftliche Erforschung des Tastsinns

Bereits 1741 hatte der Anatom Abraham Vater erstmals auf kleine Sinnesrezeptoren für Vibration und Erschütterungen in der Haut hingewiesen. Diese wurden 1836 vom Anatomen Filippo Pacini differenziert beschrieben und schließlich als »Vater-Pacini-Körperchen« benannt. Weitere feingewebliche Untersuchungen brachten die »Mechanorezeptoren« des Tastsinns ans Licht. 1852 beschrieb der Anatom Georg Meissner die »Meissnerzellen«, die als »Druckrezeptoren« fungieren. 1875 fand der Anatom Friedrich Merkel die »Merkelkörperchen«, die eine weitere Gruppe von »Druckrezeptoren« in der Haut darstellen. »Dehnungsrezeptoren« der Haut und in den Gelenken wurden 1896 vom Anatomen Angelo Ruffini beschrieben. Zusammen mit den später entdeckten »freien Nervenendigungen« für die Wahrnehmung von Temperaturunterschieden betreffen all diese Rezeptoren aktive Tastwahrnehmungen, vor allem in Oberflächen von Händen, Fingern und Fußsohlen. Solche Rezeptoren wurden inzwischen auch auf den Oberflächen der inneren Schleimhäute, Organe und Knochen entdeckt.

Mitte des 19. Jahrhunderts hatte der Anatom und Physiologe Ernst H. Weber, der als Begründer der Psychophysik gilt, geschrieben: »Als haptische Wahrnehmung bezeichnet man das ›Begreifen‹ im Wortsinne, also die Wahrnehmung durch aktive Exploration im Unterschied zur taktilen Wahrnehmung, bei der das berührte Objekt unbewegt bleibt.« Zu Beginn des 20. Jahrhunderts hatte der Biologe Ernst Haeckel entdeckt, dass bereits einzellige Organismen auf chemische und haptische Reize reagieren, obwohl sie noch kein Nervensystem besitzen. Er sprach davon, dass diese »Fluchtreaktionen« der Einzeller ein »internes Abbild zur Erhaltung des eigenen Organismus« voraussetzen. Auch Ernst Haeckel vermutete den Ursprung aller Sinne in der Haut.

Die Haut als »Sinnesorgan«

Unsere Haut ist die knapp zwei Quadratmeter große Hülle des Körpers. In unterschiedlicher Dichte beherbergt sie viele Hundert Millionen unterschiedlicher Fühler (»Rezeptoren«). Diese benachrichtigen uns über Berührungen und unterschiedliche physikalische Phänomene wie Hitze, UV-Strahlung, mechanischen Druck oder Reibungen. Unsere Haut ist Teil der Regulierung des Wasser- und Temperaturhaushalts unseres Körpers. Sie bietet chemischen Schutz und ist mit einem Fettfilm überzogen, der Säuren abmildert. Die intakten Strukturen der Haut verhindern das Eindringen von Mikroorganismen. Wir wissen heute, dass sich auf der Oberfläche unserer Haut, inklusive unserer inneren »Schleimhäute«, mehr fremde Zellen befinden, als wir insgesamt eigene Zellen haben. Dieses symbiotische Zusammenleben mit anderen Lebewesen ist für uns »überlebenswichtig. Andere Mikroben können uns gleichzeitig bei Abwehrschwächen oder Verletzungen der Haut bedrohen. Dann ist es umso wichtiger, dass diese rasch von anderen Zellen »repariert« werden. Im Rahmen der Immunabwehr hat die Haut wichtige Aufgaben.

Mithilfe des Tastsinns berühren wir ein breites Spektrum unserer Mit- und Umwelt von der Nahrungsaufnahme bis zum Gehen, von zufälligen Begegnungen mit Fremden bis zum intimen Kontakt. Wir sprechen noch vom »Tastsinn«, aber in der Wissenschaft wird heute vom »Tastsinne-System« geredet. Zum einen nehmen wir passiv Berührungen unseres Körpers wahr (»taktile« Wahrnehmungen, lat. »tangere«: tasten, befühlen), zum andern können wir durch aktive Bewegungen Reizstrukturen erkunden und »begreifen« (haptisch, griech. »haptein«: berühren, angreifen).

Tast- und Druckrezeptoren vermitteln uns einen fortlaufenden Eindruck (»Interozeption«) über unseren Körper. Dieses innere »Tastempfinden« bildet den Referenzpunkt für unsere äußeren Wahrnehmungen. Das Geschehen der unbewusst ablaufenden körperlichen Veränderungen bezeichnet der Neurobiolge Antonio Damasio als »Proto-Selbst«. Dieses entwickle sich lebenslang und diene immer wieder neu als Bezugspunkt für unsere Wahrnehmungen. »Jede Wahrnehmung ist eine Schöpfung, jede Erinnerung auch eine Neuschöpfung – alles Erinnern ist in-Beziehung-setzen, verallgemeinern, neu kategorisieren. In einem solchen Verständnis haben starre, unveränderliche Erinnerungen, hat die ›reine‹ Auffassung von einer, nicht durch die Gegenwart verzerrten Vergangenheit keinen Platz.« (Oliver Sacks)

Der Neurowissenschaftler David Linden schreibt in seinem Buch *Touch: The science of the sense, that makes us human*: »In den letzten Jahren haben wir geradezu eine Explosion in unserem wissenschaftlichen Verständnis von Berührung erlebt.« Diese optimistische Einschätzung wird von anderen Forschergruppen (Francis McGlone, Hakan Olofsson) geteilt. Mithilfe neuer Technologien hat die Forschung herausgefunden, dass es zwei parallel arbeitende Berührungssysteme gibt.

Historisch hatte die Forschung den Tastsinn vor allem auf seine »taktilen Unterscheidungsfähigkeiten« hin untersucht. Diese nehmen vor allem Bezug auf Mechanorezeptoren im Bereich der Hände und Füße. Deren Funktionen werden dem »schnellen, ersten Berührungssystem« zugeordnet. Solche Rezeptoren finden sich insbesondere in den unbehaarten Teilen des Körpers. Sie sind mit »A-Nervenfasern« für die Unterscheidung von Druck, Erschütterung oder Gleitfähigkeit (»haptische Informationen«) zuständig. Mit ihrer Hilfe können aktiv Unterschiede auf äußeren Oberflächen erkundet werden. Sie nehmen niedrigschwellige Reize auf und leiten diese, über sogenannte markscheibenisolierte Nervenfortsätze, rasch an das zentrale Nervensystem weiter. Ihre Geschwindigkeit ermöglicht reflexartiges Reagieren. Insgesamt umfassen die »A-Nervenfasern« etwa 25 Prozent der Tastempfindung. Die Nervenleitgeschwindigkeit der »A-Fasern« ist etwa 50-mal höher als diejenige der »C-Fasern«, die nicht mit einer Markscheibe versehen sind.

»C-Fasern« nehmen taktile Wahrnehmungen auf und sind in erster Linie für gefühlsbezogene Qualitäten der Berührung zuständig. Sie leiten sowohl angenehme Berührungen als auch Empfindungen von Schmerz, Temperatur oder Juckreiz an das Gehirn weiter. »C-Fasern« befinden sich ausschließlich in den behaarten Zonen des Körpers. Gefühlsbezogene Berührungen waren bis dahin wissenschaftlich kaum erforscht und verstanden.

Die beschriebenen Rezeptoren und Nervenleitungen finden sich nicht nur in der Haut, sondern auch in Muskeln, Faszien und Gelenken. Zudem wird die Integration ihrer Botschaften durch mentale Prozesse wie Aufmerksamkeit, subjektive Bewertung, persönliche Erinnerungen und Gefühle beeinflusst. Zwischen den Berührungsbotschaften und dem »Autonomen Nervensystem«, das eine Vielzahl von Körperfunktionen – Blutdruck, Herzaktion, Atmung, Darmtätigkeiten – reguliert, besteht ein enger Austausch. Mithilfe von »bildgebenden Verfahren« (CT, MRT, MRI) konnten Untersuchungen der Gehirnfunktionen zeigen, dass eine enge Verbindung zwischen Berührungen und deren Verarbeitung im sogenannten Inselorgan des Gehirns bestehen. Psychosomatische Wechselwirkungen bringen Veränderungen des Körperempfindens, der Spannungen in der Muskulatur, der Körperhaltung sowie der Einstellungen und Erwartungen mit sich. Selbst- und Fremdberührung können wichtige Impulse zum Spannungsausgleich bewirken.

Im Hinblick auf sinnliche Erfahrungen hat der Psychiater Erwin Strauss die Unterscheidung zwischen deren »pathischen« (griech. »pathos«: Leidenschaft, Erdulden) und »gnostischen« (griech. »gnosis«: Kenntnis, Wissen) Anteilen vorgeschlagen. »Pathisch« ist die unmittelbare, sinnliche Aufnahme von Tönen, Farben, Gerüchen oder Berührungen. »Gnostisch« ist die eher distanzierte Erkenntnis von erlebten Erfahrungen. »Pathisch« erleben wir das, was gegenwärtig geschieht. Dieses ruft, je nach unserer aktuellen Empfangs- und Reaktionsbereitschaft, eine unterschiedliche » Resonanz« in uns hervor. »Gnostisch« richten wir unsere Aufmerksamkeit eher auf die Vergangenheit und Zukunft. Wir überdenken unsere Erfahrungen, geben ihnen Richtungen, Entfernungen oder Stabilität. Es wäre aber falsch, die beiden genannten Zugangswege der sinnlichen Erfahrung strikt zu trennen, denn sie sind unterschiedliche Dimensionen unserer Gesamterfahrung.

Die Hand: empfangen, begreifen, handeln

»Mangels anderer Beweise würde mich der Daumen vom Dasein Gottes überzeugen«, sagte der Physiker Isaac Newton. Die Entwicklung der Gegenüberstellung des menschlichen Daumens gegen die Handfläche und Fingerkuppen, die Entwicklung des »Spitz«- oder »Pinzettengriffs« gilt als wichtiger Entwicklungssprung in der Menschwerdung. Es gibt kaum ein differenzierteres und vielgestaltigeres Wahrnehmungsorgan als die Hand. Inklusive Elle und Speiche umfasst die Hand 29 einzelne Knochen. Viele der 33 Muskeln, die unsere Hand bewegen, erstrecken sich vom Unterarm in die Hand hinein. Fast nirgendwo auf der Körperoberfläche hat der Tastsinn ein so hohes Auflösungsvermögen wie im Bereich von Fingern und Hand. Nirgendwo ist die Feinmotorik so genau entwickelt wie in der Präzision von Handbewegungen. In der Hand werden Berührungssinn, Eigenwahrnehmung und Wahrnehmung der Eigenbewegung so zusammengeführt, dass sie eine räumliche Vorstellung der Dreidimensionalität ermöglichen. Die Verbindungen von Hand und Hirn machen diese zu einem »Werkzeug des Geistes« (Marco Wehr/Martin Weimann).

Der Neurologe Frank Wilson hat facettenreich beschrieben, wie die Hand entscheidend zur Entwicklung des menschlichen Gehirns, der Sprache und der menschlichen Kultur beigetragen hat. Unsere Hände können zart und offen wahrnehmen, spüren und empfangen, aber auch kräftig zupacken und derb austeilen. Sie unterstützen gestenreich unsere Sprache. Viele Alltagsbegriffe nehmen Bezug auf die Hand: behandeln, verhandeln, vorhanden sein, etwas liegt auf der Hand, von der Hand in den Mund, seine Beine in die Hand nehmen, handhaben, begreifen, ergreifen, etwas in Händen halten oder aus der Hand geben, bei der Hand nehmen, kurzerhand, allerhand, alle Hände voll zu tun haben, seine Hände in Unschuld waschen oder seine Hand aufs Herz legen – dies sind nur wenige Beispiele.

Vom kindlichen Übergangsobjekt des Daumenlutschens über hilfreiche Handreichungen, das handwerkliche Gestalten und Bauen, therapeutische Behandlung bis hin zum Datenhandschuh der virtuellen Realität – überall steht die Hand im Mittelpunkt. Die haptischen Dimensionen des Tastsystems haben im Zusammenhang mit der Entwicklung von Robotern, computeranimierten Berührungen oder Bewegungen auf Distanz heute neues Interesse geweckt.

Es ist schon erstaunlich, dass Forschungen zeigen, dass die meisten Menschen ihre eigenen Hände auf Fotos nicht wiedererkennen konnten. Vielleicht hilft es, wenn wir unseren Händen öfters ein paar Momente der liebevollen Aufmerksamkeit widmen, sie betrachten, reiben, kneten und bewundern.

Die embryonale Entwicklung von Haut und Tastsinn

Jede einzelne Zelle ist dazu in der Lage, physikalische oder chemische Veränderungen an der eigenen Oberfläche zu registrieren und sich durch Eigenbewegungen an diese anzupassen. Der Biologe Gregory Bateson hat poetisch angemerkt, dass jede Zelle mit den anderen Zellen durch Berührungen zusammenarbeite. Man könne fast sagen, dass sie sich umarmen.

Die biologische Entwicklungsgeschichte (Embryologie) der Haut und des Hautsinnes beginnt mit der Ausbildung der Keimblätter des menschlichen Embryos. Aus der äußeren Haut, dem Ektoderm, entwickelt sich die obere Schicht, die Epidermis. Aus dieser Schicht entwickelt sich auch das Nervengewebe. In einem langen Prozess von Zellwanderungen werden unterschiedliche Fühler (Rezeptoren) für Druck, Wärme und Schmerz sowie das »Jucksystem« in die darunterliegende Schicht des Mesoderms (mittlere Haut) ausgebildet. Im subkutanen Gewebe, der Unterhaut, bilden sich versorgende Blutgefäße und das Fettgewebe zur Flüssigkeits- und Wärmeregulierung.

Embryologische und Ultraschalluntersuchungen konnten zeigen, dass der nur knapp zweieinhalb Zentimeter große Embryo bereits ab der achten Schwangerschaftswoche mit einer Ganzkörperbewegung auf Berührungsreize in einem Lippenbereich reagiert. Diese Fähigkeit, die noch vor der Ausbildung aller inneren Organe existiert, kann als biologischer Beweis dafür gelten, dass sich das Tastsystem als erstes Wahrnehmungssystem entwickelt und sich frühzeitig enge Verbindungen zwischen Empfinden und Bewegen entwickeln. Bis zur 14. Schwangerschaftswoche dehnt sich diese Berührungssensibilität auf alle Körperregionen des Embryos aus. Ab der 12. bis 13. Schwangerschaftswoche sind bei ihm zielgerichtete Greifbewegungen der sich ausbildenden Hände zu beobachten. Diese Greifbewegungen finden unter Ausschluss jeglicher visueller Information statt.

Der Berührungsforscher Martin Grunwald hat die Entwicklungsbewegungen und Berührungserfahrungen des Embryos dargestellt (Martin Grunwald, 2017). Er geht davon aus, dass tastbasierte Erfahrungen des Embryos eine basale »neuronale Matrix im Gehirn« bilden. Im mütterlichen Fruchtwasser erfährt sich der bewegende Embryo mithilfe seines Tastsinns als Organismus im Raum und entwickelt ein erstes Körperschema. Berührungen sind eine wichtige Bedingung für zielgerichtete Bewegungen der Körperglieder. Winzige Sensoren in Haut, Muskeln, Sehnen und Gelenken senden auch im Ruhezustand ständig elektrische Impulse aus, die über die Positionen und die Lage der Körperglieder informieren. Berührungserfahrungen können als Bezugspunkte für die anderen Sinnessysteme dienen.

Die zahlreichen Selbstberührungen des Embryos können als Beruhigungsmöglichkeiten verstanden werden. Vor allem die Mundregion, die besonders dicht mit Tastrezeptoren und Bewegungsmöglichkeiten versehen ist, wird vom wachsenden Embryo betastet und bewegt, auch als Vorbereitung auf die Nahrungsaufnahme nach der Geburt.

Vor der Geburt bilden Zellen der Haut die sogenannte Käseschmiere, die die Haut des Embryos vor möglichen Schädigungen durch das Fruchtwasser schützt und als Gleitfilm für den Geburtsvorgang dient.

Nach der Geburt dienen tastende Erforschungen vor allem der Mundregion dem Säugling als Bezugspunkte seiner weiteren Bewegungsentwicklung. Die Berührungen zwischen ihm und der Mutter tragen zur Entwicklung seines psychischen Befindens bei. Aus phänomenologischer Sicht hat der Psychiater Thomas Fuchs darauf verwiesen, dass die Erfahrung des Widerstands in der Berührung hilft, die eigenen körperlichen Grenzen, den Übergang »vom Leib zum Körper« als eigenem »Körperschema« zu entwickeln. »An den Grenzen der gespürten Leiblichkeit taucht das zentrale Phänomen des Widerstands auf: In Berührung, Druck oder Stoß, beim Kauen oder Schlucken, bei der Defäkation, als Gegenrichtung des Bodens im Liegen oder Stehen. Widerstand bedeutet Gegenwirkung zu einer vordringenden leiblichen Richtung«. Tastend begegnen wir dem »anderen«, das uns zugleich fremd und verwandt scheint. Das »Fremde«, das uns berührt und das wir berühren, hinterlässt in uns »Eindrücke«. Diese sind nicht nur mechanisch, sondern haben auch Gefühlsqualitäten. Berührungsreize vermischen sich mit anderen Sinneswahrnehmungen und Gedächtnisinhalten, mit Handlungsabsichten, Erwartungen und Gefühlsbewertungen.

Psychobiologische Konsequenzen von Nähe und Berührung

Biochemie und Neurochemie waren die Grundlagen für die Arbeiten des Primatenforschers Harry Harlow. Mithilfe von technischen »Surrogat-Müttern« konnte er erstmals die fundamentale Bedeutung von mütterlicher Berührung und Zuwendung für die Entwicklung des Wachstums von Säuglingen nachweisen. Seine Forschungen über »Kontakttröstungen« bei jungen Primaten zeigten, dass Berührungen ein hochwirksamer, biologischer Ausdruck von mütterlicher Liebe sind. Seine Mutter-Kind-Experimente mit Affenbabys förderten wichtige Umwälzungen in der Psychologie des 20. Jahrhunderts.

Der Zeitgeist der Laborforschung war in den 50er-Jahren stark von technischen Apparaturen dominiert. In diesen Forschungen zur existenziellen Bedeutung von körperlicher Berührung wurden viele Jungtiere durchaus malträtiert, um dadurch größere Aufmerksamkeit für die Bedeutung der behutsamen Erziehung von Menschenkindern zu ermöglichen (Donna Haraway). Harlows Arbeiten wurden wegen ihrer drastischen Forschungsmethoden auch kritisiert. Sie fanden jedoch in einem kulturellen Klima statt, in dem von wissenschaftlicher Seite noch häufig und lautstark eine »distanzierte« mütterliche Liebe für notwendig befunden wurde. Sie sollte stattdessen auf einer »neutralen Nähe« basieren, denn zu viele Berührungen, so hieß es, würden kleine Kinder nur »verweichlichen« und »Abhängigkeitsprobleme erzeugen«.

Der Psychologe und Endokrinologe Seymour Levine konnte nachweisen, dass die Trennung junger Primaten von ihren Müttern zu erheblichen pathologischen Veränderungen ihrer Stresshormone führte. Wenn die jungen Primaten anschließend mit ihren Müttern wieder vereint wurden, zeigte sich rasch eine Rückentwicklung der ausgeschütteten Stresshormone sowohl bei den Jungen als auch bei ihren Müttern. Weitere Arbeiten der Berührungsforschung zeigten, dass Frühgeborene, die mehrmals am Tag für einige Minuten sanft massiert werden, deutlich schneller an Gewicht und Kraft zunehmen. Diese Berührungen fördern eine schnellere Reifung des Nervensystems.

Schritt für Schritt wurden Berührungen immer mehr als wichtiger Faktor des menschlichen Überlebens verstanden. Forschungen über die Wechselwirkungen der Mutter-Kind-Beziehungen, unterstützt durch psychoanalytische Beobachtungen in der Säuglingsforschung (John Bowlby, Rene Spitz, Daniel Stern), zeigten praktische Möglichkeiten für eine verbesserte Gestaltung des »Bindungsverhaltens« zwischen Müttern und ihren Kindern auf.

Soziologisch sind die psychobiologischen Forschungen als Teil eines sich insgesamt verändernden Klimas der amerikanischen Gesellschaft zu verstehen, das seit den späten Jahren des Zweiten Weltkriegs eine zunehmende »Psychologisierung« (Eva Illouz) der Erziehung, der sozialen Interaktionen und der Gestaltung von Arbeitsplätzen vorantrieb.

Bereits 1906 hatte der Engländer Henry Dale ein Hormon der Hirnanhangsdrüse (Hypophyse) entdeckt, das er nach einer griechischen Sprachableitung Oxytocin nannte, was so viel bedeutet wie »schnelle, leichte Geburt«. Er hatte die Rolle dieses Neuropeptids für den Geburtsverlauf und die nachfolgende mütterliche Milchproduktion beim Stillen erforscht. Dreißig Jahre später erhielt Henry Dale für seine Entdeckung den Nobelpreis für Medizin. Erst langsam wurde das gesamte Wirk- und Einflussspektrum von Oxytocin deutlicher, vor allem im Zusammenhang mit Berührungen, auch im Erwachsenenalter, mit Nähe, Vertrauen und Intimität. Oxytocin wird heute als »Gegenspieler« zu Stresshormonen und als mitverantwortlich für die Initiierung von »Ruhe und Verbindungsreaktionen« angesehen. Manche sprechen leicht ironisch von einer »Wunderdroge« (Stefanie Kara). Oxytocin kann die Serotonin-Freisetzung beeinflussen, was auch darauf hinweist, dass Berührungen eine wichtige Rolle in der Prävention und Therapie von Depressionen haben können.

Störungen des Tastsinns und psychosomatische Aspekte von Hautleiden

Nervenentzündungen oder -verletzungen, Multiple Sklerose, chronische Stoffwechselerkrankungen der Niere, Diabetes mellitus, toxische Umweltvergiftungen oder psychische Leiden können zu Störungen des Tastempfindens führen.
Der Neurobiologe António Damásio nennt die Haut »das größte aller Eingeweide« im Körper. Bei seelischen Belastungen führt die Verengung oder Erweiterung von Blutgefäßen unter der Haut dazu, dass sich »peinliches Erröten« zeigt.

In der »Psychosomatik der Haut« wird beobachtet, dass etwas zu sehr »irritiert«, »(zu) hautnah geschieht«, unbewusst »unter die Haut gegangen ist«, sodass es notwendig sei, »sich seiner Haut zu wehren« oder »seine Haut zu retten«.

Selbst zugefügte Hautverletzungen durch Ritzen und Schneiden sind bei sogenannten Borderline-Störungen häufig. Sie bringen diesen Menschen eine vorübergehende Entlastung und werden nicht in suizidaler Absicht ausgeführt (Ulrich Sasse).

Bei chronischen Überlastungen und unbewusstem Abwehrverhalten kann sich dieses mit Juckreiz paaren. Neurodermitis drückt sich in Rötung und Verfärbungen der Haut sowie in Schuppungen und unbewusst in Widerwillen und Ängsten vor Berührungen aus. Im Rahmen von psychotherapeutischen Konfliktklärungen habe ich beobachten können, wie dies für von Neurodermitis betroffene Menschen am eigenen Leibe nachvollziehbar wurde. Mit nachlassender

Anspannung und Ängstlichkeit gingen die Krankheitszeichen ihrer Haut zurück. Bei manchen Behandlungen von Hauterkrankungen ist neben dem Auftragen von Salben, Cremes oder Puder kein direkter Berührungskontakt möglich. Hier kann die »Therapeutic Touch«-Methode möglicherweise helfen, eine »indirekte« Form der Berührung, die mit einem über die materielle Grenze der Haut hinausgehenden, »energetischen Feld« des menschlichen Körpers arbeitet. Durch systematische Streichbewegungen soll dieses »energetische Feld« der Haut heilsam beeinflusst werden. Auch wenn diese Phänomene wissenschaftlich noch nicht schlüssig erklärbar sind, so sind die praktisch erzielten Erfolge mit dieser Behandlungsmethode vielversprechend.

Ärztliche Berührungen

In meiner Arbeit haben Berührungen unterschiedliche Bedeutungen gehabt. Nach dem theoretischen Studium erlernte ich Techniken der körperlichen Untersuchung. Im Rahmen der körperlichen Untersuchung wurden wir auf Qualitäten der Haut wie Farbe, Durchblutung, Feuchtigkeit und Narbenbildung hingewiesen. Wir lernten unpersönlich zu untersuchen, fast wie ein verlängertes Sehen.

Die ärztliche Untersuchung des entblößten Körpers erscheint uns heute selbstverständlich. Eine ganzkörperliche Untersuchung ist in der Medizin erst schrittweise seit Beginn des 19. Jahrhunderts zur Praxis geworden. Zuvor wurde eine körperliche Untersuchung als verschroben oder gar anzüglich verstanden (Roy Porter). Lange war es üblich, dass Ärzte mit ihrem Ohr direkt auf dem Körper der Patienten dessen innere Geräusche abhörten. Einen Wendepunkt brachte hier die Entwicklung des Stethoskops durch den französischen Arzt René Laennec im Jahr 1819.

Ende des 18. Jahrhunderts hatte der Österreicher Leopold Auenbrugger eine Klopftechnik zur Verwendung des Körperschalls in der Diagnostik von Hohl- und Festorganen in der medizinischen Untersuchung entwickelt. In »lauschender Berührung« (Anna Harris) lernen Ärzte und Ärztinnen die »hohl und dumpf klingenden Körperräume« zu entdecken, Strukturen von Rippen und Lunge zu finden sowie Organe und Körperhöhlen durch deren Klang und Widerhall zu vermessen.

Die körperliche Untersuchung ist eine ritualisierte Einführung in das, was es bedeutet, Arzt oder Patient zu sein. Sie bestätigt das Recht der Ärzte, fremde

Körper zu berühren sowie diagnostisch oder intervenierend in deren Inneres vorzudringen.

Das Erlernen von ärztlichen Untersuchungs- und Berührungstechniken ist ein weitgehend unpersönlicher und distanzierter Prozess. Im Vordergrund der ärztlichen Berührungen stehen Objektivierung, Ethik und Hygiene. Ich erinnere mich nicht, dass während meiner ärztlichen Ausbildung über heilsame Qualitäten von Berührungen sowie über die Bedeutung von Nähe, Kontakt oder Verbindung gesprochen wurde.

Heute wird beklagt, dass die unmittelbare, körperliche Untersuchung durch den Arzt ohne Zuhilfenahme von Instrumenten zunehmend an Wert verliert. Aus technischer Perspektive wird gleichzeitig darauf hingewiesen, dass manuelle, ärztliche Untersuchungen im Vergleich zu technischen Geräten eine geringere diagnostische Genauigkeit besitzen.

Die sorgfältige ganzkörperliche Untersuchung ist auch für geübte Ärzte zeitaufwendig. Der Zeitdruck, der heute auf Ärzten lastet, drängt manuelle körperliche Untersuchungen in den Hintergrund. Welche Qualitäten und welche zwischenmenschlichen Aspekte der Arzt-Patienten-Beziehung dabei verloren gehen, ist eine Debatte wert.

Unter dem Titel »Losing touch« hinterfragen kanadischen Familienärzte den Verzicht auf körperliche Untersuchung. Damit gehe ein wichtiges Stück Vertrauen und »pathisches Wissen« verloren. Diese Ärzte sprechen von einer »judgement-based care«, einer auf erfahrenen Beurteilungen beruhenden Versorgung, die alle menschlichen Sinne einschließlich der Gefühle einbeziehe und den Erfahrungen und Zukunftsvorstellungen der Patienten gebührend Aufmerksamkeit schenke. Dies könne helfen zu vermeiden, dass Ärzte vorschnell die erlebte Wirklichkeit eines spürbaren Körpers gegen die digitale Verrechnung von Körperstrukturen eintauschten (Martina Kelly u.a.).

Therapeutische Berührungen

»Die Haut ist das Organ der Grenze: Hier hört der Organismus des Individuums auf, und hier beginnt die angrenzende An- und Umwelt. So ist die Haut, da sie eine Grenzfunktion erfüllt, das Innenwelt und Außenwelt verbindende Organ. Hier geht eines in das andere über, tauscht sich eines mit dem anderen aus, wirkt eines auf das andere ein« (Hugo Kückelhaus).

Jede Berührung ist eine hautnahe Begegnung. Sie ermöglicht Kontaktaufnahme und die Überwindung von Abstand. Sie bewirkt Austausch und gegenseitige Einwirkung von zwei fremden Welten. Wie viel Durchlässigkeit an den Grenzflächen von Berührungen möglich ist, erlaubt und zugelassen oder abgewehrt wird, dies kann je nach Kontext, Situation und Person sehr unterschiedlich sein.

Die Vorsilbe »be-« ist verbunden mit »beide«. Ein Kontakt bezieht sich als »kon«- (»mit«) und »tangere« (»berühren, verbinden«) auf ein entstandenes Miteinander von zwei zuvor getrennten Einheiten. Durch tastendes Berühren (»haptisch«), erkunden, umfassen, erspüren, begreifen wir Oberflächen, Formen, Festigkeiten, Temperatur oder Gewicht eines zuvor fremden Gegenübers.

Die gezielte Arbeit mit Körperkontakt ist in der Medizin, Physiotherapie, Massage oder Psychotherapie hilfreich, kann manchmal aber auch schädlich sein. Berührungen können behutsam sein und quasi zuhörend, aber auch zupacken und gezielt eingreifen. Sie können emotional bewegen, Erregungen dämpfen, Anspannungen lösen oder heilsame Geborgenheit vermitteln.

Therapeutische Berührungen fördern bisweilen in Verbindung mit ermutigender, sprachlicher Unterstützung körperliches Gewahr werden. Bei neurotisch gestörten oder traumatisierten Menschen helfen sie, unbewusste, ursprünglich nur als Alarmzeichen gedeutete Körperempfindungen gelassener und distanzierter zu bewerten, wieder abklingen zu lassen und zu integrieren.

Oft bewirken therapeutische Berührungen zu Beginn Abwehr oder Furcht. Charlotte Selver hat vorgeschlagen, dass am Beginn von pädagogischen oder therapeutischen Berührungen stehen sollte: »Sind Sie damit einverstanden, wenn ich Sie jetzt berühre?« Der Dichter Novalis schrieb: »Man berührt den Himmel, wenn man einen Menschen berührt.« Auch wenn dies eine romantische Formulierung ist, so trifft sie doch den Kern des Respekts für das Gegenüber. Ähnlich betonte der Philosoph Martin Buber die Berücksichtigung der Gleichzeitigkeit einer zwischenmenschlichen »Ich-Du«-Beziehung mit einer professionellen, sachlichen »Ich-Es«-Behandlung.

Wenn man einen fremden Menschen berührt, dann wird man gleichzeitig auch von diesem berührt. Geschulte Hände, »manipulieren« nicht nur die körperlichen Strukturen, sondern sie vermitteln auch Stimmungen und Gefühle. Meisterinnen der therapeutischen Berührung erkunden ihre Klienten mit »wachen und leeren Händen«. Sie lassen sich vom »jeweils Besonderen« ihres Gegenübers berühren.

Eigene Erfahrungen mit Berührungs- und Bewegungsqualitäten sind notwendige Voraussetzungen für eine gute therapeutische Behandlung von Anderen. Über viele Jahre habe ich mich praktischen Übungen von unterschiedlichen Methoden wie der Feldenkrais-Arbeit, Eutonie, Body-Mind Centering, Sensory Awareness, Esalen-Massage, Konzentrativer Bewegungstherapie, Rolfing, Alexandertechnik, Physiotherapien, Osteopathie, Manuelle Medizin, Chiropraxis und anderen Körpertechniken unterzogen, um »am eigenen Leib« deren Wirkungen zu erproben. Berührungsexperimente fördern die Erkundung des Körpers im Raum, in Bodenlage, im Sitzen, Stehen und Gehen, in langsamen und schnellen, in geplanten, freien oder manchmal auch in vorgestellten Bewegungen. Die Kontaktaufnahme mit Händen und Füßen, mit Bällen, Stäben, Steinen, Stoffen oder pflanzlichen Materialien hilft, ein »Gespür für Unterschiede« von Oberflächen, Formen, Größen, Gewicht, Festigkeit oder Temperatur zu verfeinern.

In der Zusammenarbeit mit Manfred Clynes, dem Begründer der Sentics-Methode, konnte ich Berührungsqualitäten als Ausdruck von Gefühlen kennenlernen. Als Psychologe und Konzertpianist hatte er in seinem Buch: *Sentics the touch of emotions*, die Ausdrucksqualitäten von Gefühlen (distanziertes Gefühl, Ärger, Hass, Trauer, Liebe, Sexualität, Freude und Ehrfurcht) herausgearbeitet. Jahre später hat der Neurobiologe David Kadner untersucht, ob und wie Menschen die Kommunikation von Gefühlen durch Berührung nachvollziehen können. In seinen Forschungen wurden Versuchspersonen von Menschen berührt, welche sie aber nicht sehen konnten. Diese erinnerten sich selbst während der Berührungen an spezifische Gefühle. Die berührten Versuchspersonen konnten die »inneren« Gefühle der anderen allein durch ihre jeweilige Berührungsqualität, ohne sprachliche Informationen, weitgehend richtig erkennen. Solche Untersuchungen geben Hinweise, dass Berührungen eine eigene Sprache und Grammatik besitzen.

Wie fühlen sich Berührungen an? Was lösen sie aus? Wie können sie variiert werden? Welches Tempo, welcher Druck oder wie viel Pausen sind angemessen? Welche Assoziationen und Erinnerungen setzen sie frei?

Manche Berührungstechniken bleiben behutsam an der Oberfläche und lösen mit ruhigen, langen Massagestrichen Spannungen. Andere verharren länger bei einzelnen Körperbereichen, ohne aktive Bewegungen, sondern sie »lauschen« auf Antworten des Körpers ihres Gegenübers auf ihre Berührungen. Manche Berührungstechniken richten sich an spezifische Gewebestrukturen und Organsysteme in der Tiefe des Organismus, an Muskeln, Sehnen, Bindegewebe, Faszien oder Knochenstrukturen.

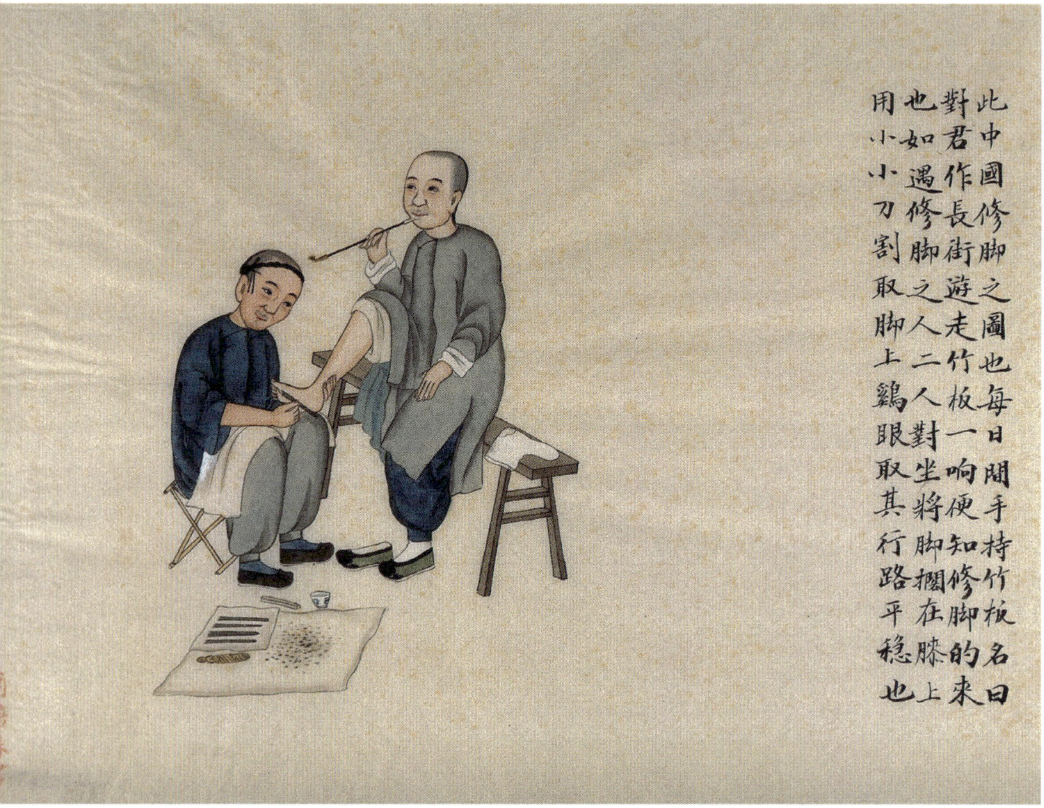

Ein Podologe bei der Arbeit. Aquarell von Zhou Pei Qun, ca. 1890.

Bonnie Bainbridge-Cohen betonte, wie wichtig es sein kann, wenn man in der Behandlung eines »Problembereichs« (etwa Schmerzen oder Bewegungseinschränkungen) sich diesem »aus dem korrespondierenden Bereich seines eigenen Körpers« annähert. Moshe Feldenkrais führte seine Behandlungs*vorschläge* in der »Funktionalen Integration« meist »indirekt«, also nicht »am Ort« der »erlebten Probleme« aus. Heinrich Jacobi betonte die bewusste Notwendigkeit des »Erlaubens« und »Gestattens« von Veränderungen, bevor diese längerfristig wirken könnten.

Gerda Alexander arbeitete Unterschiede heraus, zwischen Berührung als »selbstverständlicher, fortlaufender Information über meinen Körper und seine

Grenzen« sowie »Kontakt« als bewusst erlebter Verbindung, Fühlungnahme und Begegnung mit der jeweiligen Situation. Man kann beispielsweise im Stehen den Boden mit den Füßen berühren. Aber man kann dabei gleichzeitig bewusster erleben, dass und wie dieser Boden mich jetzt »trägt«, mir Halt gibt und die Möglichkeit, diesen Halt als Widerstand für den nächsten Schritt zu nutzen.

Kontakt nimmt Bezug auf Fragen wie: »Was will dieser Moment oder diese Aufgabe von mir?« Bin ich bei mir und bei der Situation? Bin ich aufmerksam, interessiert (lat. »inter- esse«, dazwischen sein), offen, wach, aufgeschlossen, empfänglich für das, was ich beabsichtige und tue? Nehme ich bewusst »Anteil« an dem, was geschieht? Oder fühle ich mich nicht angesprochen, bin ich müde, gelangweilt, schwer, angespannt oder unter Zeitdruck? Möchte ich die Sache schnell hinter mich bringen? Wenn es gelingt, mehr im Kontakt (lat. »cum«-mit/zusammen, »tangere« – berühren, beeindrucken) mit sich zu sein, innerlich berührt zu sein, sich aufmerksamer in die Situation einzuspüren, dann kann man am/im eigenen Körper leib-seelische Spannungsunterschiede (den jeweiligen »Tonus«) bemerken und selbstständig ändern. Dies ist »selbstverantwortliche Berührungstherapie«.

Berührungen in der Psychotherapie

Zu Beginn seiner Arbeit waren für Sigmund Freud therapeutische Berührungen nicht ungewöhnlich. Ende des 19. Jahrhundert galt die »manuelle oder instrumentelle Reflexbehandlung« von »hysterogenen Zonen« als gängige Praxis. 1896 wandte sich Sigmund Freud in einem Brief an seinen Freund Wilhelm Fliess. Dieser hatte als Hals-, Nasen- und Ohren-Spezialist mit seiner »nasogenitalen Reflexneurose« für Aufmerksamkeit gesorgt. In seinem Brief beschrieb Freud die Behandlung einer Patientin, die unter »krampfartigen Brustschmerzen« litt: »Ich habe mir bei ihr eine merkwürdige Therapie erfunden. Dabei suche ich empfindliche Stellen auf, drücke auf diese und provoziere so Schüttelkrämpfe, die sie befreien.«

Bei einer anderen Patientin hatten Freud und sein Kollege Josef Breuer eine »hysterogene Zone« »in einer ziemlich großen, schlecht abgegrenzten Stelle an der Vorderfläche des rechten Oberschenkels« gefunden. Wenn sie die »hyperalgische Haut« (schmerzempfindliche Haut) an dieser Stelle drückten, dann nahm das Gesicht der Patientin einen seltsam schmerz-lustartigen Ausdruck an,

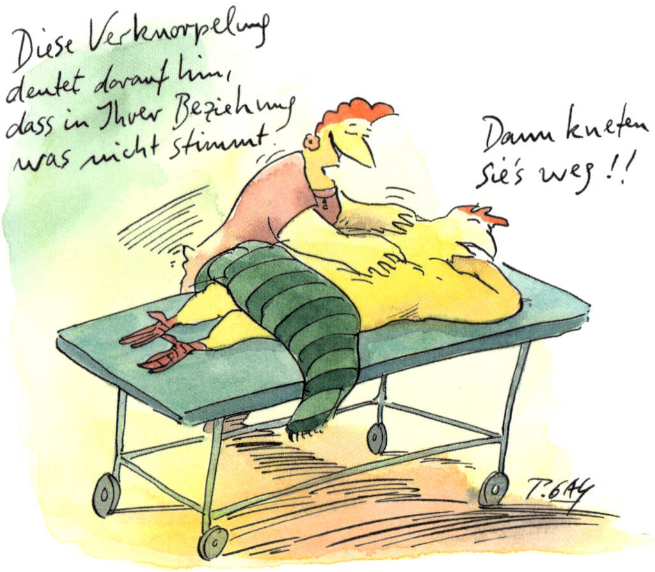

Peter Gaymann, Wellness Hühner

ihr Gesicht rötete sich, sie schloss die Augen, warf den Kopf zurück, und ihr Rumpf bog sich rückwärts – was damals ein Hinweis auf einen Anfall von schwerer Hysterie galt.

Freud suchte später für seine Methode einen gänzlich anderen Weg ohne jede körperliche Berührung. Er bevorzugte die indirekte »Berührung durch Worte«. Er beschrieb die »Berührungsangst« als ein Kernelement des neurotischen Verdrängens. Dieses »Tabu« der Berührung erstrecke sich nicht nur auf die direkte Berührung mit dem Körper, dem unmittelbaren leiblichen Kontakt, sondern auch auf das übertragene, gedankliche »in Berührung kommen mit« dem Verbotenen (Sigmund Freud, *Totem und Tabu*).

Georg Groddeck, einer der Begründer der Psychosomatik, schrieb über seine praktische Arbeit: »Die tiefste Grundlage für ärztliches Handeln (...) ist eine gewisse Übereinstimmung dieser beiden Menschen (Arzt und Patient) auf animalischem Gebiet. Der Ausdruck ›animalisch‹ soll bedeuten, dass dieser wichtigste Faktor der Behandlung zunächst nichts mit dem Wissen und Können des Arztes zu tun hat, sondern aus der Begegnung zweier Menschenwelten, aus ihrer gegenseitigen menschlichen Sympathie und Antipathie entsteht. Es gehört nicht viel Erfahrung dazu, um zu wissen, dass die körperliche Berührung für die Ausbildung dieses Heilfaktors beinahe entscheidend ist.«

Heute haben körperliche Berührungen im Rahmen der psychotherapeutischen Arbeit nur eine marginale Rolle. Durch die Trennung zwischen Psyche und Körper fehlt jegliche körperliche Berührung in der Aus- und Weiterbildung der Psychotherapeuten. Zudem erwarten Patienten in der Psychotherapie ausschließlich ein Reden über ihre Probleme.

Für die psychotherapeutische Arbeit ist einerseits ein Klima von Vertrauen, Geborgenheit und menschlicher Nähe wichtig. Andererseits ist aufgrund von neurotischen Übertragungsphänomenen durch Berührungen die Gefahr von sexuellen Verführungssituationen und Übergriffen vorhanden. Deshalb werden Berührungstechniken in den meisten Psychotherapien nur selten angewandt. Sie werden stattdessen an spezielle Körpertherapeuten delegiert. Der Austausch über die therapeutischen Prozesse ist zwischen den Therapeuten meist schwierig. Mehr als zwanzig Jahre habe ich mit Kollegen unterschiedlicher Richtungen ein internationales Seminar für körperorientierte Psychotherapie, Körpertherapie und Körperkunst, »Leib oder Leben«, organisiert. In meinen Workshops habe ich versucht, Therapeutinnen und Therapeuten in Selbsterfahrungen die möglichen Wirkungen von Berührung und Kontakt »am eigenen Leib« nahezubringen. Die Umsetzung ihrer Erfahrungen in die berufliche Arbeit war für die meisten schwierig.

Händedruck als Kommunikationsmittel

Wir sprechen zwar von einer psychotherapeutischen »Be-Handlung«, aber dies ist ein irreführender Begriff. Hände spielen in der Therapie kaum eine Rolle. Aber die Bewegungen und Positionierung der Hände von PatientInnen, sowie deren wechselnde Spannung oder nervöse Beweglichkeit können subtile Hinweise auf ihr Befinden vermitteln. Sind ihre Hände verkrampft oder offen? Wie häufig und wann werden sie für unbewusste Selbstberührungen genutzt? Sind die Hände und Arme verschränkt oder an den Körper gepresst? Wie viel Bewegungsspielraum ermöglichen sie?

Eine weitgehend unproblematische Berührung in der Psychotherapie ist die Begrüßung durch Handkontakt. Die Art und Weise, wie mir jemand die Hand zum Gruß darreicht, zögernd oder herausfordernd, ob er diese von sich streckt oder zu sich zieht, ob jemand seine Hand fast leblos in meine legt oder sie kraftvoll nach unten drückt – all dies können Botschaften über den aktuellen Zustand und das Anliegen eines Menschen vermitteln. Die Temperatur der Hand, ob kalt oder warm, feucht oder trocken, rau oder zart, ist ein weiteres Signal in der Kommunikation. Auch die Dauer des Handkontakts, schnell und zurückweichend, dauerhaft und klammernd, mit der ganzen Hand oder nur mit wenigen Fingern, gibt mögliche Informationen. All dies kann Hinweise darauf geben, wie man »zueinanderfinden« kann, wie die Bedürfnislage ist, inwieweit man sich vertrauensvoll »in die Hand eines anderen begeben« möchte, ob man »bei der Hand genommen werden« möchte oder »Hand-in-Hand« zusammenarbeiten.

Nachdem sich in der Therapie ein gutes Arbeitsbündnis und eine vertrauensvolle Zusammenarbeit entwickelt haben, können diese Kommunikationsformen bewusst thematisiert und alternative Formen für die Zukunft erprobt werden. Aus dieser Berührung kann eine freundliche Erinnerung für die »Übung« von Veränderungen »im Alltag« werden.

Individuelle Berührungsangst und ihre Auflösung im »Massenkörper«

Der Literaturnobelpreisträger Elias Canetti wurde durch die Nationalsozialisten ins Exil gezwungen. Er widmete sich in seinem Buch *Masse und Macht* auch der individuellen Berührungsfurcht in unterschiedlichen Kulturen sowie deren paradoxer Auflösung innerhalb von Menschenmassen. »Nichts fürchtet der Mensch mehr als die Berührung durch Unbekanntes. Man will sehen, was nach einem greift, man will es erkennen und zumindest einreihen können. Überall weicht der Mensch der Berührung durch Fremdes aus. (...) Alle Abstände, die die Menschen um sich geschaffen haben, sind von dieser Berührungsfurcht diktiert.« Über die Auflösung dieser Berührungsfurcht schreibt er: »Es ist die Masse allein, in der der Mensch von dieser Berührungsfurcht erlöst werden kann. Sie ist die einzige Situation, in der diese Furcht ins Gegenteil umschlägt. Es ist die dichte Masse, die man dazu braucht, in der Körper an Körper drängt, dicht auch in ihrer seelischen Verfassung, nämlich so, dass man nicht darauf achtet, wer es ist, der einen bedrängt. Sobald man sich der Masse einmal überlassen hat, fürchtet man ihre Berührung nicht. In ihrem idealen Falle sind alle gleich. (...) Es geht dann alles plötzlich wie innerhalb eines Körpers vor sich.«

Die alltägliche Berührung von glatten Oberflächen und Berührungen auf Distanz

Die häufigste berührte Oberfläche ist heute der eindimensionale Touchscreen der Handys und Tablets. Bereits kleine Kinder werden zu diesem Kontakt animiert. Verstärkte Aufmerksamkeit von Forschern und Industrien gilt auch neuen Formen der »Berührung auf Distanz«. Sie suchen nach Möglichkeiten von »vermittelten Berührungen« und untersuchen, wie der Tastsinn – neben Hören und Sehen – stärker »als virtueller Kommunikationskanal« entwickelt werden könne. Technisch gestaltete Oberflächen simulieren bereits heute mithilfe von Datenhandschuhen oder haptischen Datenanzügen »virtuelles Tasten«. Sie vermitteln computeranimierte Berührungseindrücke bis hin zur Illusion des Cybersex.

Ob solche neuen Entwicklungen dem beklagten Berührungshunger der Moderne abhelfen können, scheint zweifelhaft. Sie könnten auch zur weiteren Entfremdung und Verarmung von Berührung führen. Der Medienforscher Marshall McLuhan schrieb: »Jede Erfindung oder Technologie ist einerseits eine Erweiterung von menschlichen Fähigkeiten, aber sie kann auch gleichzeitig als Selbstamputation unserer körperlichen Möglichkeiten verstanden werden.«

Manche Zukunftsszenarien sprechen davon, dass wir bald »intelligente Kleidungen« tragen könnten, die uns, mithilfe von »computer-enabled materials« und multiplen Sensoren über den Zustand unseres Selbst und unserer Umwelt informieren würden. Solche Technofantasien werden sich sicher vermarkten lassen. Aber ob sie auf Dauer zwischenmenschliche Berührungen ersetzen können, darf mit Recht bezweifelt werden.

Nichts kann liebevolle Berührungen ersetzen, und man kann sie nur vorübergehend an Fremde übertragen. Wir sollten mehr Kontakt erlauben und ermöglichen. Wenn eine Mutter ihr Neugeborenes zum ersten Mal in ihren Armen hält, dann erlebt sie unfassbare Momente des berührenden Glücks. Kinder suchen den kuschelnden Kontakt und wollen gestreichelt werden. Intuitiv reibt jeder als Erstes die schmerzhafte Stelle, an der man sich angestoßen hat, mit den eigenen Händen. Die nackte Haut zweier Liebender vereint ganze Kontinente. Wenn sich ernsthafte Schwierigkeiten in einer Partnerschaft auf Dauer nicht lösen lassen, dann signalisieren neurodermitische Hautausschläge manchmal stellvertretend die Ablehnung jedes weiteren Kontakts. Erst wenn man die Wohltaten von Berührung und Nähe gespürt hat, kann man sich umso besser seiner Haut wehren. Es gibt kein Medikament, das in traurigen Momenten des Abschieds so trösten kann, wie die liebevolle Umarmung eines nahestehenden Menschen – auch ohne Worte.

SCHMECKEN –
Was auf der Zunge liegt

Wollt ihr das Volk bessern, so gebt ihm (...) bessere Speisen. (Denn:) Der Mensch ist, was er isst.
Ludwig Feuerbach

Meine »Geschmacksgeschichte« beginnt am Übergang der Nachkriegsjahre in die Zeiten des »Wirtschaftswunders«. Diese Jahre waren für mich sowohl ein »selbstversorgender Garten auf dem Lande« als auch Beobachtungen einer Konjunktur »nachholenden Heißhungers« der Erwachsenen. Ihr »kollektives Gedächtnis« war noch geprägt von Krisenzeiten, in denen für die Mehrheit der Bevölkerung ein »Notwendigkeitsgeschmack« (Pierre Bourdieu) geherrscht hatte – meist minderwertiges Essen, in der Sorge um ausreichende »Fülle«. In den 50er- und 60er-Jahren sollte deshalb vieles demonstrativ »nachgeholt« werden. In meiner Heimat hatten wir das Glück eines eigenen Gartens mit Gemüse und Obstbäumen. Für den Winter wurde Obst auf Vorrat eingemacht und Marmelade eingekocht. Meine Großmutter hielt Hühner, die für frische Eier sorgten und bisweilen eine herrliche Suppe hergaben. In der Nähe gab es eine Molkerei, in der man Milch, Butter und Quark kaufen konnte. Fleisch gab es seltener, und freitags wurde in der traditionell katholischen Familie nur Fisch gegessen. Süßigkeiten waren selten. In der vorösterlichen Fastenzeit mussten wir diese in einem Glas sichtbar aufheben, ohne daran zu naschen.

Ich erinnere mich gut an die gedeckten Tafeln der Familienfeste. Mittags gab es Braten mit Kartoffeln und dicken Soßen. Anschließend tranken die Erwachsenen »echten Bohnenkaffee« mit Kondensmilch. Dazu wurden selbst gemachte Buttercreme- und Schwarzwälder-Kirschtorten sowie Frankfurter Kranz serviert. »Gute Butter«, Mayonnaise, Russische Eier, Schinkenröllchen mit Dosenspargel sowie Dosenananas gehörten zu den besonderen Köstlichkeiten dieser Zeit.

Für uns Kinder wurde manchmal durchsichtiger Wackelpudding mit Vanillesoße gereicht, der damals als »Götterspeise« angepriesen wurde (sicher nicht in Erinnerung an die »Ambrosia« der griechischen Götter, die angeblich unsterblich machen sollte).

Nach dem Krieg galten süßes, fettes und fleischhaltiges Essen als kulinarische Höhepunkte eines neuen »Prinzips Hoffnung«. Für uns Kinder hieß es,

»alles zu essen, was auf den Tisch kommt« und den Teller immer »leer« zu essen. Wem dies schwerfiel, der wurde an das Schicksal der hungernden Kinder in Afrika gemahnt. Beliebt war damals die Geschichte vom »Suppenkasper«. Wer seine Suppe nicht aufisst, so zeigte der Suppenkasper, konnte rasch abmagern, und schon nach fünf Tagen drohte ihm möglicherweise der Tod. Erst viel später habe ich erfahren, dass diese Geschichte 1844 vom Frankfurter Armenarzt und Psychiater Heinrich Hoffmann, als »selbst erfundene Weihnachtsgeschichte«, für seinen dreijährigen Sohn Carl-Philipp verfasst wurde. Die *Geschichten vom Struwwelpeter* wurden später als »lustige Geschichten und drollige Bilder der Kinder von drei bis sechs Jahren« veröffentlicht. Heute scheinen sie eher eine Form von schwarzer Pädagogik zu sein.

Besondere »Köstlichkeiten« meiner Kindheit waren fettige belgische Fritten und rheinische Reibekuchen. Meine Oma hatte die liebenswürdige Gepflogenheit, die Teller der Kinder immer besonders voll zu machen. Zum Glück war ich während dieser Zeit viel draußen und ein begeisterter Sportler. Dadurch blieb mir ein drohendes Übergewicht erspart.

Die Vorliebe für süßes, fettes und gut gesalzenes Essen änderte sich, als Rundfunk und Fernsehen auf dessen Schädlichkeit »für das Herz« hinwiesen. Anfangs nahm man das Ganze noch nicht ernst. Man begann aber, trockene Weine zu bevorzugen und achtete mehr darauf, keinen »Bierbauch« zu haben. Maßhalten und eine gute Figur wurden wichtig.

Während meines Medizinstudiums habe ich mir erstes Wissen über Anatomie, Physiologie, Biochemie und Pathologie der Nahrungsaufnahme und Verdauung sowie Grundzüge von gesunden Ernährungsweisen aneignen können. Dieses Wissen ging kaum über Nährwert- und Kalorienberechnungen oder grobe Orientierungen für »gesündere« Ernährung hinaus.

In den 70er-Jahren tauchte die »Umweltfrage« auf und mit ihr Debatten über die Bedeutung von Bio- und Öko-Qualitäten. Schließlich wurde ich selbst Vater, und wir achteten genauer auf die Zusammensetzung der Babynahrung. Diskussionen um mögliche Folgen von industrieller Brot- und Nahrungsmittelproduktion, Zusatzstoffe, eine Begrenzung des Fleischkonsums und den Verzehr von mehr Gemüse fanden Eingang in die breitere Öffentlichkeit.

Inzwischen wird insgesamt mehr Wert auf einen bewussteren Umgang mit Nahrungsmitteln gelegt. Ein kritisches Bewusstsein für die Bedeutung von Ernährung, geschweige denn vom Genuss des Essens bleiben jedoch Stiefkinder der modernen Medizin. Diese Fragen werden gerne an andere Berufsgruppen delegiert. In meiner psychotherapeutischen Arbeit insbesondere mit Ärzten bin ich immer wieder erstaunt, wie schlecht diese sich selber täglich behandeln, etwa dann, wenn es um ihre geregelten Pausen für Mahlzeiten geht.

Der Geschmackssinn in philosophischer Hinsicht

In der westlichen Tradition der Philosophie galt der Geschmackssinn über zwei Jahrtausende als »niedrig« in der Hierarchie der Sinne. Aufgrund seiner Nähe zu den animalischen Fressinstinkten stand er unter Verdacht. Appetit wurde in der Nähe der Tiere angesiedelt, und immer drohte die »Völlerei« als Feind des Denkens. Die Subjektivität des Geschmacks erschien den Philosophen für den objektiven Erkenntnisgewinn, den der Mensch anzustreben habe, als wenig erfolgversprechend. Der denkende Mann war mit der Vernunft beschäftigt, Essen und Kochen waren dagegen Frauensache.

Eine frühe und oft geschmähte Ausnahme bildeten im 3. Jahrhundert v. Chr. der Philosoph Epikur von Samos und seine Schule. Er stellte sich polarisierend gegen die herrschende Stoa und Platon und sah in der Lust, als Abwesenheit von körperlichen Schmerzen und seelischer Unruhe, ein vom Menschen anzustrebendes »höchstes Gut«. Dabei ging es ihm nicht um Gelüste und Ausschweifungen, sondern vielmehr darum, wie die natürlichen Grundbedürfnisse nach Essen und Trinken gut befriedigt werden können. In Bezug auf die sozialen Freuden des Essens schrieb er: »Du sollst mehr Umsicht darauf verwenden, mit wem du isst und trinkst als darauf, was du isst und trinkst, denn Nahrungszufuhr ohne einen Freund ist das Leben eines Löwen und eines Wolfs.« Im Hinblick auf exotische Nahrungsmittel und regionale Produkte merkte er an:»Man sollte nicht aus Gier nach fernen Gütern die nahen gering achten, sondern bedenken, dass auch diese einmal zu den sehnlich erwünschten gehört haben.«

1850 schrieb der Philosoph und Anthropologe Ludwig Feuerbach noch in den Nachwehen der März-Revolution von 1848 den sozialkritisch gemeinten Satz: »Wollt ihr das Volk bessern, so gebt ihm (...) bessere Speisen. (Denn:) Der Mensch ist, was er isst.« Feuerbach setzte sich vehement für eine »neue Philosophie« ein, die die Wahrheit der Sinnlichkeit »mit Freuden und mit Bewusstsein« anerkennen sollte. Er wehrte sich gegen die philosophische Konstruktion eines Gegensatzes von Vernunft und Sinnlichkeit. Je nach Situation konnte diese Sinnlichkeit, ähnlich wie bei Epikur, im Wein und im Wasser, in Gänseleberpastete, Gerstenklößen oder der »schwarzen Suppe der spartanischen Enthaltsamkeit« gefunden werden. Auch das »trockene Brot der Pflicht« könne zum Leckerbissen werden, wenn man hungrig genug sei. Feuerbach sah in der Ernährung den Anfang aller Existenz und in der Nahrung den Anfang aller Weisheit. »Anfang und Wurzel alles Guten ist die Freude des Magens; selbst Weisheit und alles, was noch über sie hinausgeht, steht in Beziehung zur Freude des Magens.« Er sah in der umgebenden Natur, die wir uns einverleiben müssen, ein »zweites, umweltleibliches Ich«, das es zu achten, schätzen und behutsam zu pflegen gelte.

Der französische Philosoph Michel Serres merkte 1985 an: »Es wird ein wenig zu schnell vergessen, dass *Homo sapiens* zunächst den bezeichnet, der *Sapor, also Geschmack,* hat, dem der Geschmackssinn wichtig ist, das schmeckende Tier, und erst dann den, der durch Urteilskraft, Verstand oder Weisheit zum Menschen geworden ist, den sprechenden Menschen. (...) Die Weisheit kommt nach dem Geschmack, sie kann nicht ohne ihn kommen, aber sie vergisst ihn.«

Unterstützung für die philosophische Bedeutung des »Homo Sapor« kam aus anderen Wissenschaften. So zog der britische Zoologe und Neurophysiologe John Z. Young 1968, aufgrund seiner tierexperimentellen Untersuchungen in einem Vortrag über den »Einfluss des Mundes auf die Evolution des Gehirns« die Schlussfolgerung: »Die Tatsache, dass Gehirn und Mund sich beide am selben Ende des Körpers befinden, *ist nicht so trivial, wie es scheint.*« Dann wurde er grundsätzlicher: »Kein Tier kann ohne Essen leben. Die logische Konsequenz daraus ist, dass *die Nahrung den wichtigsten Einfluss auf die Entwicklung der Organisation des Gehirns und des Verhaltens hat, das die Gehirnorganisation vorschreibt.*«

Als John Z. Young dies anmerkte, war das Interesse an der Hirnforschung noch kaum verbreitet. Erst dreißig Jahre später begann eine intensivere Beschäftigung mit dem Geruchs- und Geschmackssinn Fahrt aufzunehmen. Dies hing mit neuen molekularbiologischen und gentechnischen Untersuchungsmöglichkeiten sowie mit neuen bildgebenden Techniken wie Computertomografie und Magnetresonanz zusammen. Heute sprechen Forscher davon, dass der Geschmack sich aus dem Zusammenspiel sinnlicher Wahrnehmungen sowie deren Interpretation zu einer Gestalt im Gehirn entwickle. Der Philosoph und Gastrosoph Harald Lemke prägte den Begriff der »Essthetik« für den seiner Ansicht nach »organlosen Sinn« des Geschmacks, der sich nicht ausschließlich über die Sinnesphysiologie beschreiben lasse. Für ihn ist Schmecken eine andere Art des Erkennens.

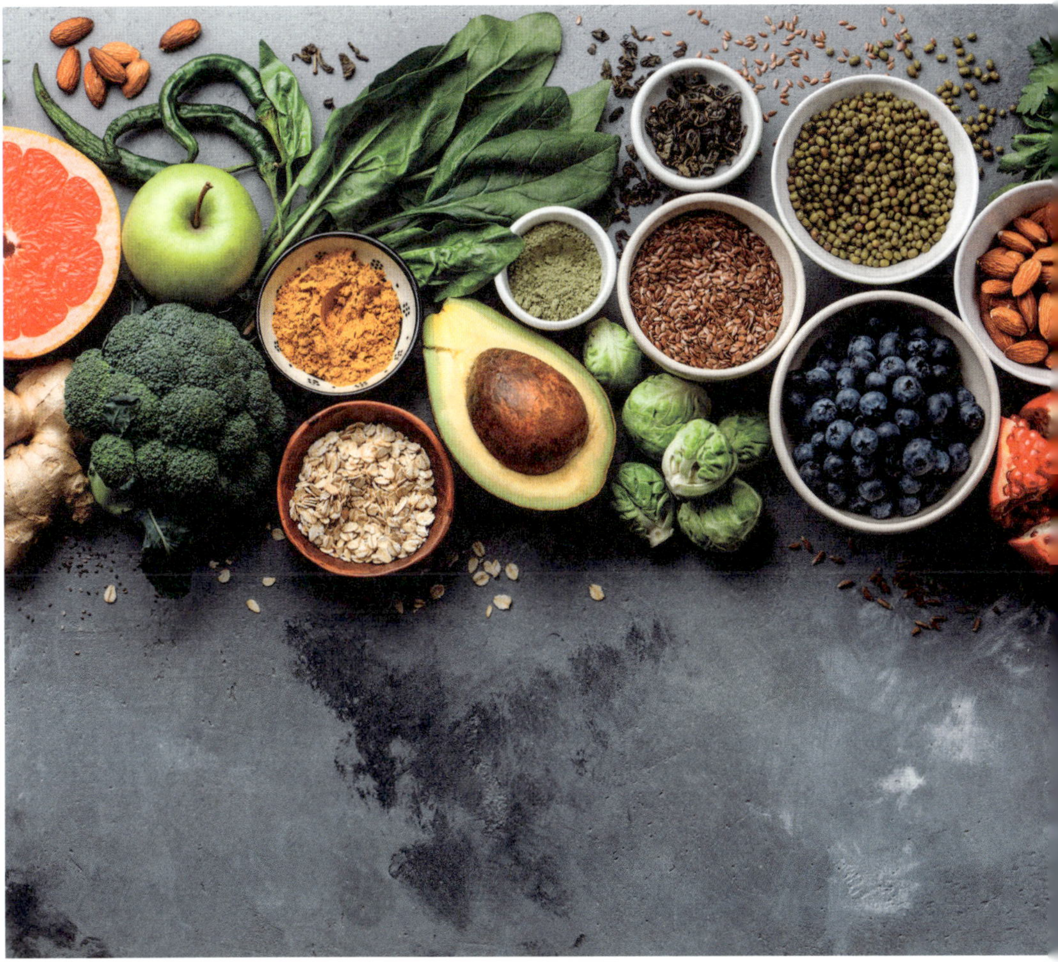

Geschmack bezieht viele Sinnesqualitäten zugleich mit ein.

Der französische Jurist und Geschmacksphilosoph Jean Anthelme Brillat-Savarin schrieb 1826 in seiner *Physiologie des Geschmacks*: »Man kann alle Arten von Gemeinschaften um den Tisch versammelt finden: Liebe, Freundschaft, Familie, aber auch Geschäft, Spekulation, Macht, Aufdringlichkeit, Vorsitz und Schirmherrschaft, Ehrgeiz und Intrige. All diese Gäste am gemeinsamen Essenstisch beeinflussen, wie es uns schmeckt. Die Herausforderung besteht also darin, die Nahrung untereinander zu teilen und so vielleicht durch den gemeinsamen Genuss des Essens friedlichere Lösungen zu finden.« Auch die amerikanische Kulturwissenschaftlerin Diane Ackerman betont, dass der Geschmackssinn vor allem ein sozialer Sinn ist. In allen Kulturen nehmen Gastmahle eine wesentliche gemeinschaftsstiftende Funktion ein. Der Soziologe Norbert Elias hat ausführlich über die Bedeutung des Essens für die Entwicklung der modernen Zivilisation gearbeitet. Jeder weiß, welche wichtige Rolle Manieren, Sitten, Höflichkeit, aber auch Ekelgefühle »bei Tisch« haben. Gemeinsames Essen dient darüber hinaus als Erinnerung an Opfergaben oder zu religiösen Ritualen, man denke an Tauffeiern und Leichenschmaus, sowie zu Nationalgerichten oder der Pflege von traditioneller, lokaler Küche.

Geschmack und Essen sind vielfach mit Erinnerungen, Situationen, Belohnungen und Verboten verbunden. Auch wenn die Grundrichtungen unseres Geschmacks (süß, salzig, sauer oder bitter) angeboren sind, so werden sie von ersten Erfahrungen an der Mutterbrust, über »Szenen am Esstisch« der Familie, kulturelle Sitten der Gesellschaft, nicht zuletzt von modernen Esspraktiken infolge der industriellen Nahrungsmittelproduktion anerzogen, erlernt und bleiben veränderbar.

Die Entfaltung des Geschmacks beim Essen braucht Zeit und Lust. Seine sinnlichen Dimensionen und verführerischen Qualitäten stehen häufig am Anfang des Kennenlernens von Liebespaaren. Eine Einladung zum Essen wird zum Vorspiel »für mehr«. Im Austausch von Speichel durch Zungenküsse wird die Intimität der eigenen Mundhöhle gemeinsam geteilt.

In der biblischen Geschichte werden Adam und Eva durch die Verführung des verbotenen Apfels zum Sündenfall gelockt. Die Einverleibung des Verbotenen führte bekanntlich zu ihrer Vertreibung aus dem Paradies. Heute kennen wir sinnesphysiologische Verbindungen des Geschmackssinns mit den leicht »verführbaren« Hirnzentren von Motivation und Belohnung. Diese lassen sich durch raffinierte Geschmacksverstärker, Aromen und Werbekampagnen gezielt »reizen«. Wer diesen Verführungen zu oft und zu intensiv erliegt, dem bereiten sie mögliche neue Qualen, worauf die rasch zunehmenden »neuen Epidemien« von Übergewicht und Diabetes in Industriegesellschaften hinweisen. Bertolt Brecht hat geschrieben, dass erst das Fressen komme und dann die Moral.

Der Geschmackssinn und die Ernährung können nicht losgelöst von technologischen Entwicklungen wie maschinelle Bodenbearbeitung, Pflanzenzucht,

Weidehaltung, Massentierzucht, Fermentierung, Lagerung, Tiefkühltechniken oder komplexe Transportwege diskutiert werden. Mit deren Hilfe ist es in vielen Teilen der globalisierten Welt gelungen, die Ernährung großer Teile der Bevölkerung ausreichender zu gestalten.

Metaphern des Geschmacks

Im Alltag benutzen wir ein reichhaltiges Vokabular für das Schmecken. Sprachwissenschaftler eines Forschungsprojekts der Universität Zürich haben seit 2008 einen riesigen »Geschmackswortschatz« zusammengestellt. Dabei beziehen sie sich nicht nur auf Geschmacksqualitäten, sondern auch auf die *Geschmacksintensität* (würzig, mild, pikant, fad), darauf, wie sich eine Speise im Mund anfühlt (cremig, knusprig, knackig) sowie auf Überschneidungen von Geschmäckern oder vielfältige, vergleichende Umschreibungen wie »es schmeckt wie ...«. Es wird deutlich, dass Geschmacksbezeichnungen vielschichtige Bedeutungen haben, unterschiedliche Assoziationen wecken, oft vage bleiben und dadurch viele Möglichkeiten der Verführung in der Werbung eröffnen. Ein typisches Beispiel ist der Begriff »frisch« im Zusammenhang mit Geschmack und Nahrungsmitteln. Er genießt uneingeschränkte Sympathie und umspannt ein weites sprachliches Bedeutungsfeld.

Umgangssprachliche Anwendungen des Wortes »süß« bewegen sich im Umfeld von Wohlgeschmack und Freude. Wir sprechen vom »süßen Leben« (im Italienischen von »la dolce vita«), von Momenten, die uns das Leben »versüßen«, vom »süßen Schlaf« und »süßen Traum«. Partner verwenden den Kosenamen »Süße/-r«. Manchmal kann das Ganze »zuckersüß« oder »süßlich« werden, wenn zu viel »Süßholz geraspelt« wird. Sowohl Liebe als auch Rache können in unserer Sprache »süß« sein. »Süß« kann aber auch eine negative Bedeutung haben im Sinne von geziert, weichlich, fad oder klebrig.

Redewendungen, die sich auf »salzig« beziehen, verweisen darauf, dass »dem Leben ohne Salz die Würze fehlt«. In der Bergpredigt sagte Jesus seinen Jüngern, dass sie »das Salz der Erde« seien. Salz gilt in vielen Kulturen als Symbol für Freundschaft und Treue. In früheren Zeiten war Salz auch ein Zahlungsmittel und eine sogenannte Primitivwährung. Salz war Ausdruck von Reichtum und Macht. Römischen Legionären wurde zusätzlich zu ihrem Sold Salz als »Salär« (lat. »salarium«) ausgezahlt.

Salz kommt wie Aphrodite aus dem Meer und birgt Anspielungen auf Sexualität, wie das »Salz auf deiner Haut«. Es fördert Geschmack, wo ansonsten manches fad und geschmacklos bliebe. Aber es gibt auch »gesalzene Preise«, Situationen in denen man jemandem »die Suppe versalzt« und »salzige Tränen« fließen. Salz zu verstreuen bewirkte in manchen Kulturen Angst vor drohenden Katastrophen. Im Mittelalter galt Salz als probates Mittel, um Hexen zu vertreiben, wobei man zum Schutz Salzkörner über die linke Schulter warf. Über die Möglichkeit des Verrats durch verstreutes Salz wurde hinsichtlich des von Judas umgeworfenen Salzstreuers spekuliert, wie ihn Leonardo da Vinci auf seinem berühmten Bild vom »Letzten Abendmahl« dargestellt hat. Der Literaturwissenschaftler Thomas Straessle hat eine umfangreiche Enzyklopädie über das Salz geschrieben, in der er über dessen Vorkommen als Medium und Gabe in Magie, Glauben und Sprache berichtet. Er zitiert die Dichterin Ricarda Huch: »Der Mensch kann, das wissen wir, ohne Salz nicht leben; aber ein Gericht aus purem Salz wäre tödlich.« In manchen Traditionen waren der zeitweilige Verzicht auf die Würze des Salzes und die bewusste Betonung der »Fadheit« (»blandness«) eine wichtige Weisheitsübung, wie dies der Philosoph François Jullien für das alte China beschreibt: »Der Weise genießt das Geschmacklose (wei wuwei) und beschäftigt sich mit ›Nichthandeln‹.«

Sauer macht nicht nur lustig. Wer »sauer ist«, kann heftig reagieren. Etwas »sauer Verdientes« ist mit großer Mühe verbunden. Sauer wird in Zusammenhang mit ärgerlich, beschwerlich, böse, beleidigt, eingeschnappt sein verstanden. Etwas kann »sauer aufstoßen«, macht uns »stinksauer«, etwas anderes »versauert« oder man ist »angesäuert«. Mühsam, unerfreulich und missmutig muss man notgedrungen in einen »sauren Apfel beißen«, macht dazu ein »saures Gesicht« oder »gibt jemandem Saures«.

Bitterer Geschmack weckt die Assoziation potenziell giftiger Nahrungsmittel. Ein »bitterer Nachgeschmack« kann Ausdruck davon sein, dass eine »bittere Wahrheit« ausgesprochen wurde. Jemand ist »verbittert«, macht »bittere Erfahrungen« und schluckt »bittere Arzneien« oder fürchtet »erbitterte Feindschaften«. Bitter leitet sich vom mittelhochdeutschen »bitta« – »beißend, scharf« ab. Es stellt eher einen herben, für manchen fast schmerzlichen Geschmack dar. Galle ist bitter. »Bitterlich« kann für abscheulich, ekelhaft, grässlich, betrüblich, spöttisch und zynisch stehen. Manches nimmt ein »bitteres Ende«, jemand wird »bitterböse«, man kann etwas »bitter bereuen« oder »bitter nötig« haben. Eine ungewöhnliche Mischung stellt das Wort »bittersüß« dar, das die gleichzeitige Mischung aus guten und schlechten Erfahrungen zum Ausdruck bringt.

Der Mund, durch den die Nahrung in uns gelangt, hat im Volksmund viele Bezeichnungen wie Maul, Klappe, Schnauze, Schnute oder Fresse. Man kann jemandem »nach dem Mund reden«, »über den Mund fahren«, jemand hat ein großes »Mundwerk«, man kann jemandem »Honig ums Maul schmieren« oder »das Maul aufreißen«. Ein anderer steht »mit offenem Mund« daneben. Eine Gaumenfreude »mundet«. Die Art und Weise, etwas in den Mund zu nehmen oder zu essen, kann ruhig und bedächtig sein, während andere etwas in sich hineinstopfen und herunterschlingen. Unangenehmes und Unausgesprochenes kann man in sich »hineinfressen«. Der Mund wird poetisch beschrieben als »der Platz, an dem wir die Welt begrüßen«, als das »Tor des Körpers« oder als »Salon des großen Risikos« (Diane Ackerman).

Im Mund, als einer der intimsten Zonen des Körpers, befindet sich die Zunge. Mal ist diese Ausdruck von Provokation und Ekel, mal kann die Zunge Lust anzeigen und lüstern wirken. Die Zunge kann »schwer sein« oder »sich lösen«. Es kann einem etwas »auf der Zunge liegen«, was man aber nicht ausspricht. Manchmal möchte man sich »auf die Zunge beißen«, und man muss »seine Zunge hüten« oder »im Zaum halten«. Man kann »das Herz auf der Zunge tragen« oder etwas »mit Engelszungen« ausdrücken.

Den oberen Teil der Mundhöhle, den Gaumen, kennen wir im Zusammenhang mit »Gaumenfreuden« und einem »feinen Gaumen«. Was Appetit macht, kann »den Gaumen kitzeln«, gutes Essen kann zu einem »verwöhnten Gaumen« beitragen. Auch die Geräusche, die beim Essen entstehen, das Schmatzen und Schlürfen, das Knacken und Knuspern (»Ohrenschmaus«) tragen zum Geschmack bei, ebenso wie Farben und Formen, die das Essen zur »Augenweide« machen. Der Geschmacksphilosoph Brillat-Savarin hat davon gesprochen, dass beim Schmecken »der Mund die Küche« und »die Nase der Schornstein« sei. Geschmacksempfindungen werden zusammen mit den Riechorganen wahrgenommen. Die letztendliche Bewertung dessen, was in Mund, Gaumen oder der Nase gefühlt wird, findet durch Vergleiche auf der Ebene des Gehirns statt.

Die Sinnesphysiologie des Geschmacks

Gegessen wird mit den Sinnen,
ernährt mit dem Verstand.
Johann Wolfgang von Goethe

Evolutionär hat der Geschmackssinn eine entscheidende Rolle für Nahrungssuche und Nahrungsauswahl, vor allem für die Unterscheidung von essbaren oder giftigen Nahrungsmitteln. Bei hochentwickelten Lebewesen wie den Menschen, die sowohl pflanzliche als auch tierische Nahrung zu sich nehmen, brachte dies eine strukturelle Weiterentwicklung ihrer Hirnstrukturen mit sich, insbesondere von größeren Hirnarealen für die Nahrungsbewertung.

Die Zunge dient als Wegweiser für die Genießbarkeit oder die Gefahren der Nahrung. Sie zeichnet sich durch ihre große Beweglichkeit aus. Dabei kann sie sich zum einen durch das Zusammenspiel von inneren Zungenmuskeln stark verformen und zum anderen durch äußere Zungenmuskeln in alle Richtungen bewegt werden. Dies macht eine mechanische Prüfung der aufgenommenen Nahrung und eine umfassende Inspektion der Mundhöhle möglich.

Bereits im 18. Jahrhundert begann man, die Schleimhaut der Zunge zu erforschen. Die dort vorhandenen Erhebungen, die Papillen, haben verschiedene Formen. Durch Einfaltungen der Papillenstruktur wird die Oberfläche der Zunge erheblich vergrößert. Ein Teil dieser Papillen ermöglicht subtile Tastempfindungen. Eine andere Gruppe sind die Geschmacksknospen, die mit

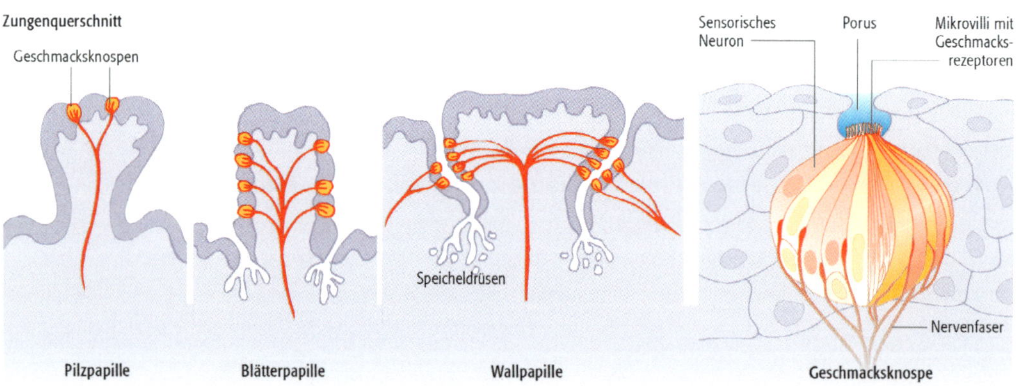

Zungenquerschnitt mit Papillen und Geschmacksknospen.

Geschmacksnerven verbunden sind. Diese pilzförmigen Papillen können ihrerseits ebenfalls Tast- und Temperaturempfindungen registrieren. Hinzu kommen Wallpapillen, die mit ihren Spüldrüsen die Zunge befeuchten.

Zahlreiche Speicheldrüsen sorgen dafür, dass die Geschmackspapillen immer wieder gereinigt werden und für neue Empfindungen zugänglich sind. Die Zahl der Geschmacksknospen ist bei Neugeborenen am höchsten (ca. 10 000) und nimmt im Laufe des Lebens langsam ab (bis auf ca. ein Fünftel im hohen Alter). Dabei haben Arzneimittel wie Penicilline, das Parkinson-Mittel L-Dopa, Krebsmedikamente sowie Zigarettenrauch einen negativen Einfluss, der nach dem Absetzen wieder zurückgehen kann. Studien schätzen, dass etwa ein Viertel aller Menschen über fünfzig Jahre unter einem verringertem Geschmacksempfinden (Hyposmie) und etwa ein Drittel der Menschen über siebzig Jahre unter starkem oder komplettem Verlust (Anosmie) leiden. Ältere Menschen leben in einer anderen »Geschmackswelt« als jüngere.

Geschmacksknospen enthalten etwa 20 bis 50 Sinneszellen. Durch winzige Öffnungen an der Oberfläche der Geschmacksknospen können die Nährstoffe, die zuvor von den Zähnen zerkleinert und mit Speichel durchmischt wurden, in diese eindringen. Dort werden sie von Sinneszellen, den Geschmacksrezeptorzellen, registriert. Solche Zellansammlungen befinden sich neueren Untersuchungen zufolge in geringer Zahl auch im Gaumen, Rachen, Kehlkopf und oberer Speiseröhre.

Die Sinnesphysiologie hat den chemischen Sinnen, dem Riechen und Schmecken, zu Beginn relativ wenig Beachtung geschenkt. Dies lag auch daran, dass die technischen Voraussetzungen zu ihrer Erforschung noch wenig entwickelt waren. Über viele Jahre gab man sich mit relativ einfachen Erklärungen zufrieden. 1901 publizierte der Berliner Physiologie David Paul Hänig ein Buch mit Experimenten zur *Psychophysik des Geschmackssinns*. Darin veröffentlichte er Beobachtungen, die er dadurch gewonnen hatte, dass er Institutskollegen unterschiedlich konzentrierte Lösungen von Zucker, Kochsalz, Salzsäure und Chinin auf die Zunge gepinselt hatte. Zugleich hatte er notiert, welche spezifischen Lösungskonzentrationen seine Kollegen gerade eben noch auf bestimmten Bereichen ihrer Zunge schmecken konnten. Diese »Schwellenwerte für geringste Konzentrationen« zeichnete er auf »Zungenkarten« ein. Zusammenfassend bemerkte er, dass sich die »spezifischen Endapparate des Geschmackssinns« auf den Zungenrand verteilten, wo ihre Wahrnehmung am größten war.

Vierzig Jahre später fiel seine experimentelle Arbeit dem amerikanischen Sinnesphysiologen Edwin Boring in die Hände. Dieser versuchte, den Text ins Englische zu übersetzen. Um dem Ganzen einen zeitgemäßen, wissenschaftlichen Anstrich zu verleihen, übertrug er Hänigs Angaben in eine Schaugrafik. Dabei verstand er den deutschen Begriff »Schwellenwerte« falsch und übersetzte ihn mit »sensitivity« (Empfindlichkeit) Zudem fertigte er eine scheinbar »bessere Zungenkarte« mit festgelegten Bereichen für »süß, sauer, salzig und bitter« an. Diese Karte wurde über die nächsten 50 Jahre Wissenschaftler und Schulkinder gelehrt. Erst Anfang der 90er-Jahre konnten Untersuchungen der Zunge zeigen, dass prinzipiell alle Geschmacksqualitäten in allen Zungenbereichen wahrnehmbar sind, allerdings, wie auch schon Hänig festgestellt hatte, in unterschiedlicher Intensität. Die berühmte »Zungenkarte« von Boring war durch einen Übersetzungsfehler für viele Jahre zum wissenschaftlichen Mythos geworden.

Durch neue technologische Möglichkeiten der Mikrobiologie und der Gentechnologie konnte seit den 1990er-Jahren eine genauere Untersuchung der Geschmacksrezeptoren erfolgen. Dabei entdeckte man, dass das sogenannte gustatorische Epithel (die Schleimhaut der Zunge) zu den wenigen menschlichen Organen gehört, die sich vollständig regenerieren können. Die Geschmacksrezeptoren der Zungenoberfläche weisen Eiweiß bindende Rezeptoren und Ionenkanäle auf, die die Geschmacksstoffe identifizieren. Deren Geschmackssignale binden sich an spezifische Rezeptoreiweiße und führen zur Freisetzung von Neurotransmittern (Botenstoffen der Nerven), die anschließend elektrische Signale in die Hirnnerven 7, 9 und 10 (Fascialis, Glossopharyngeus und Vagus) weiterleiten.

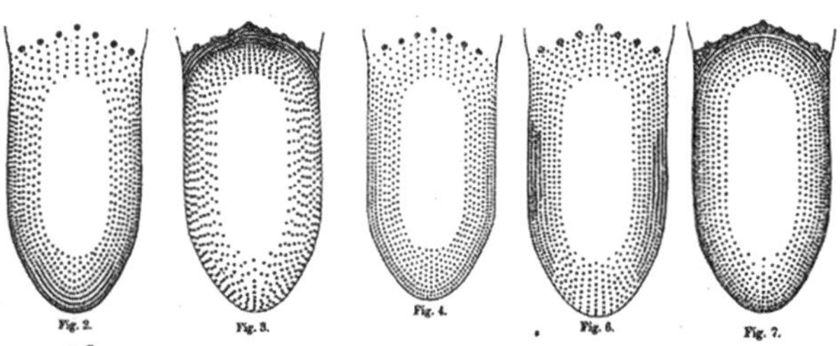

Die vier klassischen Geschmacksrichtungen auf der Zunge, kartiert von D. P. Hänig (1901).

Die Signale der Geschmacksrezeptoren werden danach in Umschaltstationen einerseits zum Brückenhirn und zu Strukturen weitergeleitet, wo sie automatische, weitgehend unbewusste Gefühlsregungen auslösen. Der andere Teil der Informationen wird über die Hirnstrukturen des Thalamus und der Inselregion zum Großhirn fortgeleitet. Dort provozieren sie bewusstseinsfähige Qualitäten von Aufmerksamkeit und Bewertung, Erfahrungen von Belohnungen und Entscheidungsmöglichkeiten. Von der Wahrnehmung bis zur Bewertung des Geschmacks laufen in Sekundenbruchteilen komplexe physiologische und biochemische Prozesse ab.

Seit einigen Jahren ist der japanische Begriff »Umami« hinzugekommen. Dieser bedeutet so viel wie »schmackhaft, würzig oder wohlschmeckend«. Umami wurde als Geschmacksrichtung Anfang des 20. Jahrhunderts vom japanischen Physiologen Kikonae Ikeda entdeckt. Sie ist mit einem süßlichen Geschmack verwandt und bezieht sich im Wesentlichen auf Glutaminsäure. Als Geschmack dominiert Umami in Lebensmitteln wie reifen Tomaten, manchen Fleisch- und Pilzsorten, in ausgereiften Käsesorten wie Parmesan, in Sojasoße, Hefeextrakten oder in Geschmacksverstärkern wie »Maggi«. Manche Forscher gehen davon aus, dass Umami ein wesentlicher Bestandteil des Geschmacks von Muttermilch ist. Inzwischen wurde zudem festgestellt, dass alle Geschmacksknospen sich in ihren Wahrnehmungen austauschen können.

In den letzten 25 Jahren hat sich die Geschmacksforschung enorm weiterentwickelt. Dies hängt mit dem großen Interesse der Nahrungsmittelindustrie zusammen. Dadurch, dass wir die Nahrung erst mechanisch mit Zunge und Gaumen im Mund berühren und erkunden, dominiert subjektiv die Geschmacksempfindung als im Mund befindlich. In der deutschen Sprache verwenden wir meist nur einen Begriff für Geschmack. In der Forschungswelt hat sich inzwischen eine Zweiteilung des Geschmacks in »taste« und »flavour« eingebürgert. Der Begriff »taste« leitet sich vom lateinischen »taxare« ab. Er nimmt Bezug auf »berühren und prüfend bewerten«. Hierauf weisen auch die deutschen Begriffe »schmecken, kosten oder probieren« hin. Der zweite Geschmacksbegriff »flavour« leitet sich vom lateinischen Wort »flatus« (blasen) ab. Es deutet auf Empfindungen des Geschmacks hin, die mit dem Geruch in Verbindung stehen. Heute wird »flavour« als Gesamteindruck oder Geschmacksgestalt gesehen. Im Englischen wird »flavour« mit Begriffen wie Atmosphäre, Gefühl, Charakter, Ausstrahlung, Neuigkeit, Mode und manchmal auch Illusion verbunden. Diese Assoziationen haben besondere Bedeutung für Nahrungsmittelaromen.

Der Geschmackssinn wird inzwischen als »gustatorisches System«, (lat. »gustus«, Geschmack) bezeichnet. Man geht von einer »multisensorischen Wahrnehmung« aus, bei der sich unterschiedliche Sinne in einem Geschmacksgemisch verbinden. Dazu gehören mechanische und Wärmereize im Mundbereich, die die Konsistenz, Feuchtigkeit, Flüssigkeit oder Temperatur der Nahrung prüfen, sowie »zusammenziehende« Reize bis hin zu möglichen Schmerzreizen. Diese Empfindungen werden unter dem Begriff »mouthfeel« (Mundgefühl) zusammengefasst. Hinzu kommen Geruchswahrnehmungen der Aromastoffe der Nahrung. Diese werden *vor* der Nahrungsaufnahme durch die Nase und *nach* der Nahrungsaufnahme durch Duftstoffe im Gaumen-Nasen-Bereich aufgenommen. Jeder kennt den Rückgang des Geschmacksempfindens bei einer verstopften Nase. Riechen hat eine Schlüsselrolle beim Geschmack. Allerdings sind dem Geschmacksforscher Charles Spence zufolge die in diesem Zusammenhang genannten Prozentwerte von 80 bis 90 Prozent Geruchsanteil fraglich.

Hinsichtlich des Einflusses der Farben von Nahrungsmitteln auf den Geschmack scheint eine automatische Bewertung zu bestehen. Das Auge isst mit. Rot wird mit Reife und Süße in Verbindung gebracht, Gelb mit sauren und Grün mit bitteren Eigenschaften. Diese »synästhetischen Qualitäten« (griech. »synasthanomai«, mitempfinden, zugleich wahrnehmen) der Farben werden meist unbewusst hergestellt. Wie stark der Seheindruck ist, darauf hat eine Studie von französischen Weinexperten hingewiesen. Dabei wurde fünfzig Probanden erst ein Weißwein und dann ein Rotwein zur Testung vorgelegt. Sie umschrieben ihre jeweiligen Geschmacksempfindungen mit »fruchtig, lycheeartig, zitronig« für die Weißweine beziehungsweise »schokoladig, beerenartig oder rauchig« für die Rotweine. Das dritte Glas, das ihnen zum Test gegeben wurde, war wieder Weißwein, aber diesmal mit einem neutralen Farbstoff in die Rotweinfarbe umgefärbt. Überraschenderweise wählten die meisten Testpersonen auch diesmal ihre früheren geschmacklichen Charakteristika für die Rotweine (Gil Morot).

Zunehmend wird auch den beim Essen auftretenden Geräuschen Beachtung geschenkt. Sie gelten weitgehend als »vergessener Teil des Geschmackssinns«. Sie werden seit einigen Jahren unter Mithilfe der Neurowissenschaften und Psychophysik untersucht. Vor allen Dingen »knusprige«, »knackige«, »krosse« oder »sprudelnde« Geräuschempfindungen werden mit »Frische« verbunden. Der »Biss« der Nahrung, ihre wahrgenommene Konsistenz, ihre Feuchtigkeit oder Trockenheit werden von Geräuschwahrnehmungen begleitet. Seit Beginn des 21. Jahrhunderts hat sich eine interdisziplinäre Forschung entwickelt, die sich Gastrophysik nennt.

Während die Prüfungen der evolutionären Geschmackssinne in fortgeschrittenen Zivilisationen weitgehend durch staatliche Lebensmittelkontrollen von schädlichen oder giftigen Substanzen ersetzt worden ist und der Bereich der Geschmackswahrnehmung für subtilere Verführungstechniken der Nahrungsmittelindustrie benutzt wird, bleiben weltweit weiterhin etwa eine Milliarde Menschen starken Nahrungsmittelunsicherheiten und Gefährdungen ausgesetzt. Für sie sind ihre Geschmackssinne immer noch von überlebensnotwendiger Bedeutung.

Ökologische und kulturelle Beeinflussungen des Geschmacks

Neben der für alle biologisch gleichen Ausrüstung des »gustatorischen Systems« wird der Geschmackssinn von vielen Faktoren beeinflusst. Die »ökologische Nische«, in der Menschen aufwachsen, das Klima und die darin wachsenden Nahrungsmittel sowie die soziale Situation nehmen erheblichen Einfluss. Im Rahmen des »epigenetischen Geschehens« als der generationenübergreifenden Weitergabe von genetischen Informationen der Menschen wird davon ausgegangen, dass Geschmacksrezeptoren in den Regionen dieser Welt unterschiedlich strukturiert sein können. Dies bedeutet, dass das Empfinden von Geschmacksqualitäten sich regional sehr unterscheiden kann. Hinzu kommt, dass die kulturelle Art der Nahrungszubereitung großen Einfluss hat. Geschmack ist erlernt und verbunden mit Vorlieben, persönlichen Erinnerungen, Bewertungen und Erwartungshaltungen. Ähnlich wie die Sexualität bezieht auch das Essen alle Sinne mit ein. Dementsprechend lässt sich der Geschmackssinn leicht verführen. Bekanntlich geht »Liebe durch den Magen«.

Die Nahrungsmittelindustrie hat dieses Verführungspotenzial in den letzten Jahren intensiv untersucht und genutzt. Dies beginnt bei der Verpackung der Nahrungsmittel. Dabei spielt die demonstrative Verwendung von Begriffen wie »frisch« und »Energie spendend« eine prominente Rolle. Das »sensorische Marketing« setzt gezielt auf Farben, Formen und Geräusche und adressiert die sinnenübergreifenden Interaktionen. Werbung spricht den »visuellen Hunger« durch die optische Präsentation von Gerichten auf der Verpackung gezielt an. Das Ganze wird multimedial verbunden mit Kochshows, Foodblogs und raffinierten Kochbüchern. In der Umgangssprache ist von »Foodporn« oder »Gastroporn« die Rede, in denen die virtuelle Darstellung von Nahrungsmitteln stellvertretend zur Völlerei einlädt und manchem »das Wasser im Mund« zusammenläuft. Untersuchungen zeigen, dass Übergewichtige oder Menschen, die unter Bulimie und Heißhunger leiden, deutlich stärker auf diese Werbung reagieren.

Eine besondere Rolle nehmen die aromatischen Zusatzstoffe ein. Zu Beginn waren die meisten Aromen natürliche Stoffe. Diese natürlichen Stoffe sind jedoch teuer und wenig haltbar. Deshalb galt seit dem Ende des 19. Jahrhunderts ein besonderes Interesse in der chemischen Forschung der Frage, wie man aromatische Geruchsstoffe synthetisch herstellen kann. Bereits 1874 wurde Vanillin synthetisiert. Heute ist dieses weltweit der populärste Aromastoff. Es gibt prinzipiell keine molekularen Unterschiede zwischen dem Naturprodukt Vanille und dem synthetischen Vanillin. Insgesamt ist die Menge der Aromastoffe, die verarbeiteten Nahrungsmitteln zugesetzt wirde, relativ gering. In den meisten Fällen sind sie für die Gesundheit unbedenklich. Heute werden etwa der Hälfte aller Lebensmittel Aromastoffe zugesetzt. Etwa 3000 Stoffe zur Aromaherstellung sind bekannt. Dabei werden zusehends mehr exotische Aromastoffe entwickelt und mit wohlklingenden Pflanzennamen versehen. In dieser Hinsicht ist »flavour« auch ein kognitiver Bewertungsmechanismus. In gewisser Weise kann man sagen, dass das milliardenschwere Geschäft mit Aromastoffen auf der gezielten Täuschung unserer Sinne beim Essen beruht. Vor einigen Jahren hat das amerikanische Magazin *The New Yorker* einen spannenden Einblick in die hermetische Welt der Aromaentwickler gegeben (R. Khatchadourian).

Ein erhebliches Problem für die Nahrungsmittelindustrie ist die von den Gesundheitsbehörden intensiv geforderte Herabsetzung der Mengen von Zucker, Salzen und Fetten in Produkten. Der Versuch, dem nachzukommen, erwies sich als ein interessantes »Verbraucherproblem«. Dadurch, dass die Industrie den Gehalt an diesen potenziell gesundheitsschädlichen Substanzen deutlich vermindert hatte, veränderte sich der Geschmack ihrer angebotenen Produkte so, dass viele Verbraucher diese deutlich weniger kaufen wollten. Hier sprang die Aromaforschung ein, indem sie half, die »gewohnten Sinneseindrücke« durch geschickte Aromakombinationen wieder in Erinnerung zu rufen. Aromatische Geschmacksentwickler interessieren sich für die konservativen Geschmacksvorlieben der Menschen und setzen sie der Illusion aus, das Gewohnte beibehalten zu können. Ohne Aromamittel könnte auch die Fast-Food-Industrie nicht in der gleichen Weise florieren. Das Food-Engineering hilft, darüber »hinwegzuschmecken«, dass viele industriell zubereitete Nahrungsmittel eine Ansammlung von sehr unterschiedlichen Komponenten sind.

Auf die Frage »Wonach suchen Sie Lebensmittel aus?« antworteten die deutschen Konsumenten in einer Umfrage des Bundesministeriums für Ernährung

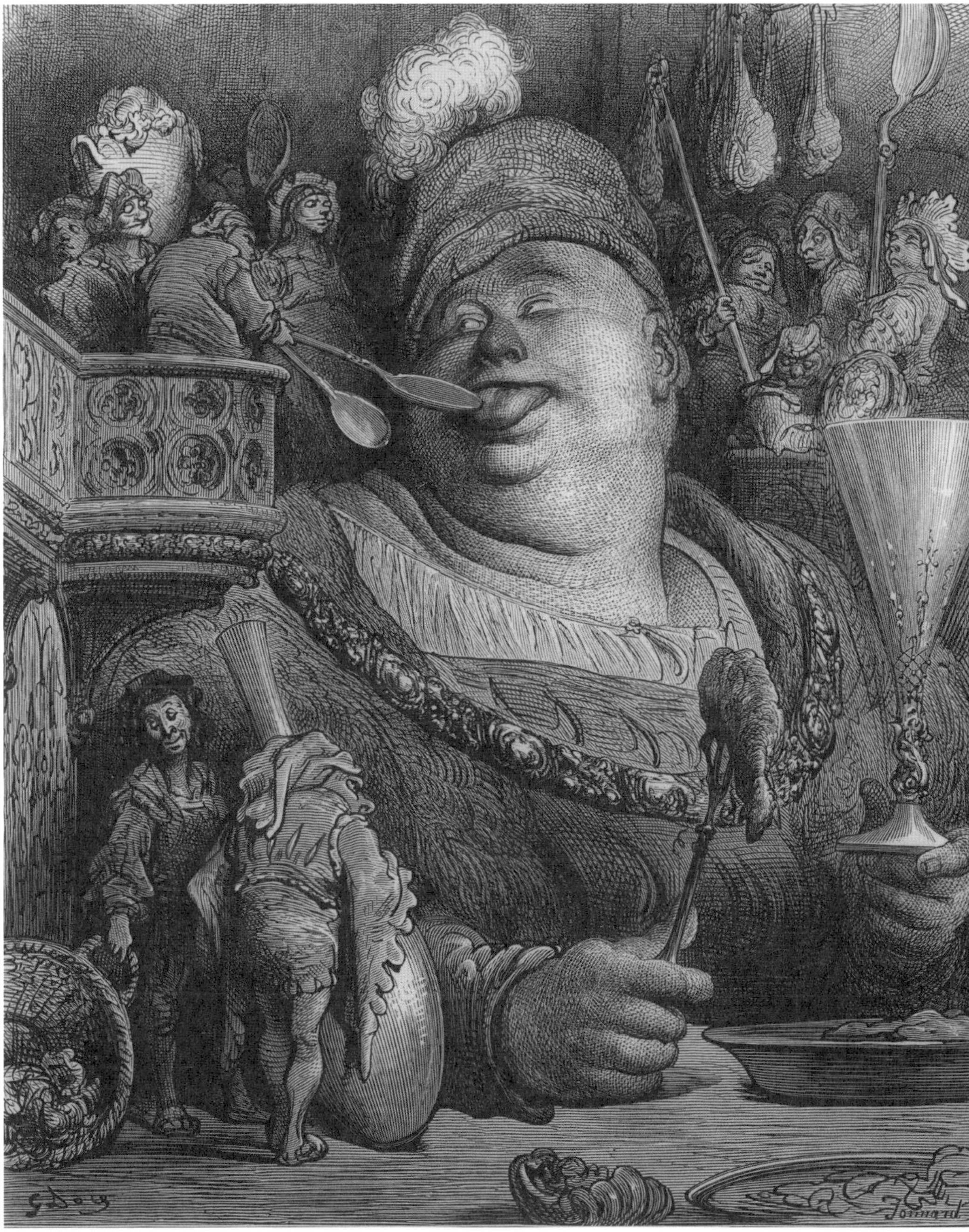

Die alte Todsünde der Völlerei. Illustration zu: François Rabelais, *Gargantua*. Holzstich von 1854.

und Landwirtschaft 2017 fast alle (97 %), dass sie einkaufen, was ihnen schmeckt. Etwa drei Viertel der Befragten legte Wert auf regionale Lebensmittel. 57 Prozent der Befragten gaben an, dass es preiswert sein müsse. 45 % bevorzugten bestimmte Marken und nur 35 Prozent gaben an, sich an bestimmten Gütesiegeln zu orientieren. Hinsichtlich der Erprobung neuer Produkte gaben nur 31 Prozent eine positive Auskunft.

»Ich kaufe was mir schmeckt« – dies bedeutet für die Lebensmittelherstellung eine große Herausforderung – gleichzeitig konservative Geschmäcker zu befriedigen sowie neue Geschmacksrichtungen zu entwickeln und zu vermarkten. Bei aller Kritik und der notwendigen Unterstützung regionaler Produkte sollte nicht vergessen werden, dass die Technologisierung der Lebensmittelproduktion und der Lebensmittelverarbeitung wesentlich dazu beigetragen hat, dass die Grundversorgung auch der ärmeren Bevölkerungsschichten mit Lebensmitteln in den Industrieländern weitgehend gesichert werden konnte.

Eine besondere Rolle spielt die massive industrielle Produktion von Zucker. In den Industrieländern ist der Zuckerverbrauch pro Kopf heute 25 x höher als im 18. Jahrhundert. Weltweit hat sich der Zuckerkonsum deutlich erhöht (J. McQuaid). Dabei steigt er vor allem in einigen Schwellenländern an, während er in der EU und den USA etwas rückläufig ist. Durch die süße Verführung des Geschmackssinns hat sich unter der Hand eine Gewöhnung ergeben, die dazu führt, dass Bundesbürger statistisch im Schnitt in der Nahrung 24 Teelöffel Zucker pro Tag zu sich nehmen und US-Bürger sogar 40 Teelöffel pro Tag. Die Welt unternimmt momentan ein riesiges »süßes Experiment«, mit den bekannten Folgen von global wachsenden Übergewichtsproblemen und den rasch ansteigenden Zahlen von Diabetes mellitus. Aber auch die Salzwürze, die viele Geschmacksrichtungen betont, hat sehr hohe Verbrauchsformen angenommen.

Spezifische Genussstoffe wie Tee, Schokolade oder Kaffee sind heute überall vorhanden und werden als Freizeit- und Verführungsprodukte massenhaft genossen. Bei diesen Nahrungsmitteln gibt es in den Medien viele Warnhinweise hinsichtlich des überzogenen Verzehrs. Diese fruchten aber wenig, wenn man sich nicht selber für einen bewussteren Umgang mit Lebens- und Genussmitteln entscheidet.

Die Verbindung von Nahrungsmitteln und möglichem Übergenuss hat schon immer Diskussionen um Völlerei und Diäten mit sich gebracht. Bereits Epikur von Samos schrieb im 3. vorchristlichen Jahrhundert: »Nicht der Bauch ist unersättlich, wie die Leute meinen, sondern die falsche Vorstellung vom unbegrenzten Anfüllen des Bauches.« Als Oberarzt einer Essstörungsabteilung habe ich Erfahrungen damit gemacht, wie schwierig Veränderungen in den Essgewohnheiten sein können. Dabei tauchten alle Problematiken von heimlicher Verführung, heimlichem Genuss oder von gegenteiliger, asketischer Verweigerung in der Form von Magersucht auf. Geschmack und Essen sind eine Sache der Gewohnheit, die mit Ängsten belegt ist.

Über Götterspeisen, Gastmähler und Mahlzeiten

Angesichts der zentralen Bedeutung von Nahrung und Ernährung für das Überleben von Gemeinschaften war ihre symbolische Bedeutung immer groß. Dementsprechend hat das gemeinsame Darbieten und Opfern von Nahrung einen hohen Stellenwert in allen Kulturen und Religionen. Von den Maisgöttern der Azteken und Hopi-Indianer über Speisendarbietungen an die Götter, Geister und Ahnen im buddhistischen Kontext, den islamischen Ramadan, den Seder-Abend des jüdischen Pessach-Fests oder das christliche Abendmahl in der heiligen Messe und Kommunion finden sich weltweit kulturelle Essensrituale.

Die Art und Weise, wie die Nahrung gewonnen wird, wie geschlachtet und zubereitet wird (»halal« oder »koscher«), wie »was, wann und mit wem« verzehrt wird, nimmt Einfluss auf die Essensrituale. Gemeinsame Tischgebete finden sich in allen religiösen Traditionen. Ich bin in einer katholischen Großfamilie aufgewachsen. Tischgebete gehörten dort ebenso zur Regel wie der Verzicht auf Fleisch und das Essen von Fisch am Freitag oder der Empfang der Hostie bei der heiligen Kommunion. Als Messdiener nahm ich an frühmorgendlichen Feldprozessionen zur symbolischen Bitte um Fruchtbarkeit für die Felder teil. Brot zu brechen und untereinander zu teilen, gehört zu den rituellen Gesten verschiedener Kulturen. Ebenso auch der Leichenschmaus zur gemeinsamen Erinnerung an die Verstorbenen.

Nicht nur im religiösen Kontext, sondern auch im ethnischen und nationalen Zusammenhang spielt Essen eine besondere Rolle. Wir sprechen von »Nationalgerichten« und »Nationalgetränken«. Gerade in globalisierten Gesellschaften gibt es viele ethnisch bezogene Traditionen zur Pflege von Esstraditionen und Esskultur. Bisweilen werden damit Heimatorte oder Regionen, in denen man gewohnt hat, bewusst erinnert. Im Rahmen des Tourismus ist es wichtig, die Authentizität der regionalen Küche hervorzuheben.

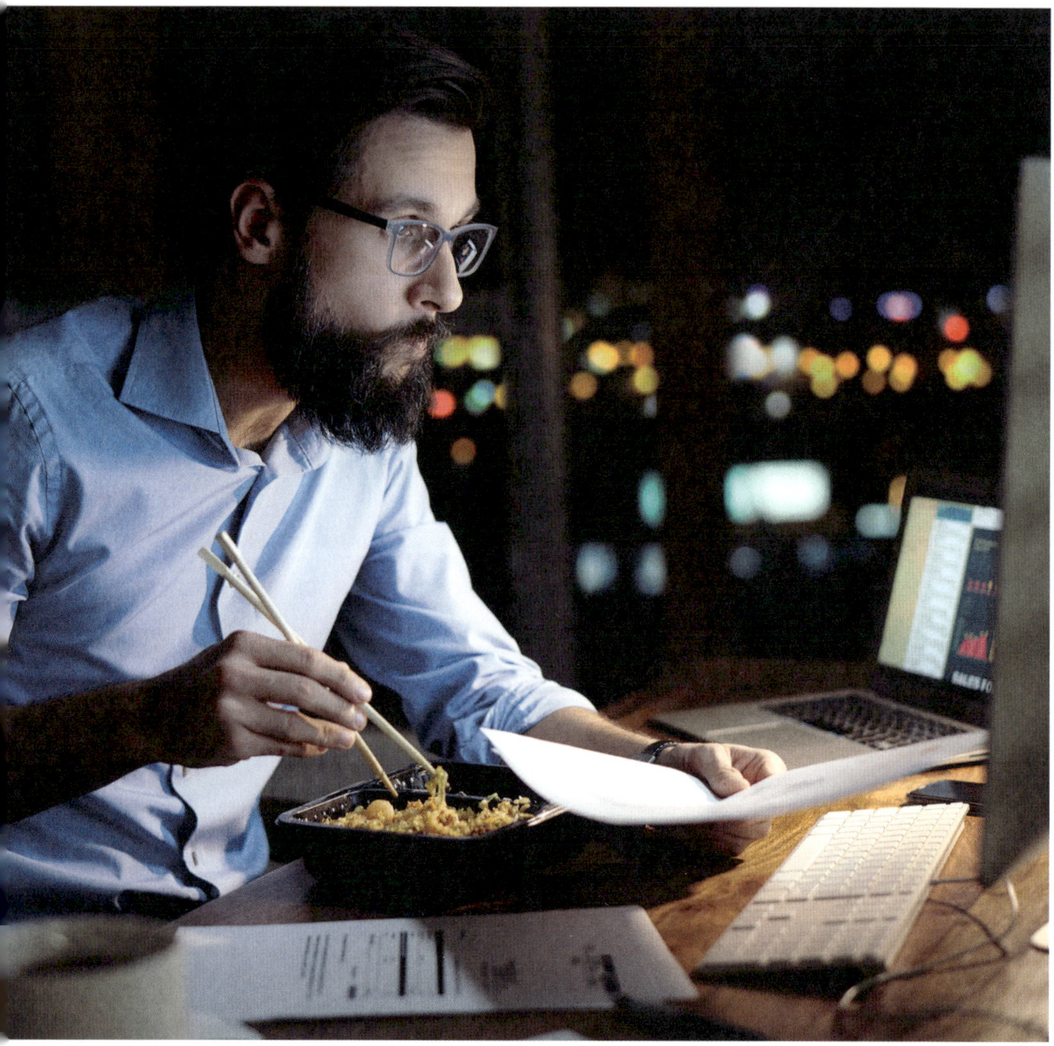

Immer häufiger verzehren Menschen ihr Essen
ohne Pausen vor dem Bildschirm.

Auch im Familienkontext werden kulturelle und sozial angeeignete Rituale von Essen und Geschmack betont. Die gemeinsamen Mahlzeiten der Familie sind wichtige Alltagsrituale: »Lasst es euch schmecken«, »gesegnete Mahlzeit«, »haut rein«. Gemeinsame Mahlzeiten im Familienkontext dienen auch zur Aneignung von Tischsitten und Essverhalten. Händewaschen, warten bis alle am Tisch sind, Essen unter den am Tisch sitzenden Familienmitgliedern aufteilen, das Essen nicht herunterschlingen, nicht schmatzen, nicht beim Essen reden, nicht mit den Fingern essen oder zu deutlich das Essen mit der Nase prüfen.

Die ursprüngliche private Weitergabe von Kochgeheimnissen und Kochrezepten ist inzwischen immer mehr an Kochbücher, Food-Blogs oder Fernsehkochshows delegiert worden. Die sozialen Veränderungen bedingen heute, dass Kinder ihr Frühstück in den Kitas oder in der Schule zu sich nehmen. Gemeinsame Mittagsmahlzeiten werden durch Kantinenessen und Fast Food zwischendurch ersetzt. Für viele Menschen ist Essen im Arbeitsalltag zum »Stressfaktor« geworden. Manche verzichten häufiger vom Frühstück bis zum Abendessen auf Nahrungsaufnahme oder stopfen sich vor dem Bildschirm rasch etwas in den Mund. Diese unregelmäßige Nahrungsaufnahme und die damit verbundene biologische Veränderung der Verdauung haben erheblichen Einfluss auf die zunehmenden Essstörungen, etwa in Form von Übergewicht.

Vom lokalen Anbau bis zur industriellen Produktion von Nahrungsmitteln

In den letzten zweihundert Jahren hat die Nahrungsmittelproduktion erhebliche Veränderungen erfahren. Maschinell unterstützter Anbau, Konservierung, Transport, Verpackung, Vermarktung und industrielle Produktion von Nahrungsmitteln haben in enormem Tempo zugenommen. Während zu Beginn des 19. Jahrhunderts die Mehrzahl der ärmeren städtischen Bevölkerung ihren Kohlenhydratbedarf mit Getreide und Mehl, Bohnen und Erbsen und nur wenigen tierischen Nahrungsmitteln deckte, herrschte auf dem Land weitgehend Selbstversorgung. Die ärmeren Schichten in den Städten mussten damals drei Viertel ihres Lohns für Nahrungsmittel aufbringen.

Mitte des 19. Jahrhunderts begann die systematische Nutzung der bis dahin eher gering geschätzten Kartoffeln. Die Zunahme von Schiffsverkehr und Eisenbahn sowie später des Transports durch Autos ermöglichten eine neue Logistik der Nahrungsmittelverteilung. Durch die Entwicklung der Lebensmittelchemie gelang in der zweiten Hälfte des 19. Jahrhunderts die industrielle Produktion von Fleischextrakt, Tütensuppen, Keksen oder Backpulver. Es entwickelten sich neue Möglichkeiten der Konservierung und Haltbarmachung. Ab den 1930er-Jahren waren Konserven in größerem Maße produzierbar. Das Kochgeschirr wurde ab den 20er-Jahren des 20. Jahrhunderts zusehends aus

Aluminium hergestellt, und der Elektroherd ersetzte immer mehr den offenen Feuerherd. Elektrische Küchengeräte kamen ab Mitte der 50er-Jahre in größerem Maße in die Haushalte. Die Haltung von Lebensmitteln wurde in den 70er-Jahren explosionsartig durch die breite Einführung von Kühlschränken möglich. Verpackungsmaterialien in Form von Kunststoffen kamen zur Sicherung von Frische, Hygiene, Geruch und Geschmack in den Handel. Die industrielle Produktion übernahm beim sogenannten Convenience-Food auch das Säubern, Schälen, Häuten, Entkernen, Entgräten, Mischen, Würzen und Portionieren der Nahrungsmittel. Aus den USA breitete sich eine Welle des Fast Food in andere Länder aus. Als Reaktion darauf entwickelte sich ab den 1990er-Jahren eine größere Gegenbewegung zur Förderung von regionaler, biologischer, organischer und ökologischer Kost. Diese neuen, vor allen Dingen gesundheitsbezogenen Ernährungstrends wurden schrittweise von staatlichen Behörden aufgenommen. Entsprechende Veränderungen in der Zubereitung bereiteten der Nahrungsmittelindustrie erhebliche Schwierigkeiten.

Wo früher noch Kontakt mit dem Anbau und der saisonalen Verfügbarkeit und Zubereitung von Lebensmitteln bestand, geht heute durch die Globalisierung jeglicher sinnliche Kontakt zur Nahrungsmittelherstellung und -verarbeitung für immer mehr Menschen verloren. Lebensmittel gleichen für viele Menschen einem »energetischen Treibstoff«, der durch Supermärkte geliefert wird.

Lasst es euch schmecken

Diese verkürzt dargestellten Verbindungen zwischen Biologie, Kultur und Gesellschaft mit dem Geschmackssinn machen deutlich, dass Geschmack mehr ist als eine Frage der Sinnesphysiologie. Der Gastrosoph Harald Lemke hat den Begriff »essthetisch« für den seiner Meinung nach »organlosen Sinn für Geschmack« verwendet. Er nimmt Bezug auf den Geschmacksphilosophen Brillat-Savarin und dessen Aussage: »Die Geschmäcker sind unzählig, denn jeder lösliche Körper besitzt einen besonderen Geschmack, der keinem anderen ganz ähnlich ist.« Die Frage, welche und wie viele Geschmäcker wir wahrnehmen, hängt davon ab, mit welcher Aufmerksamkeit, mit welchen Erwartungen, mit wie viel Zeit und Genuss wir uns zu essen erlauben. Aus der Mischung von Sinnesempfindungen entsteht das, was durch das Wort »munden« vielleicht am besten ausgedrückt wird. »Munden« deutet darauf hin, dass die Augen mitessen, dass es ein Ohrenschmaus ist, dass einem das Wasser im Mund zusammenläuft, dass wir uns »vollmundig« von dem überraschen lassen, was sich im Mund an Köstlichkeiten entfaltet. Vielleicht gehört zu einem vollmundigen Essen bisweilen auch etwas weniger Sittsamkeit, sodass Schlürfen und Schmatzen oder ausgeprägte Bewegungen von Mund und Gesicht nicht zu schnell der guten Sitte zum Opfer fallen. Das genüssliche Essen mit Freunden, Familie, Kollegen, ja selbst mit Fremden könnte wieder mehr zum Erlebnis werden, das Gemeinschaft spendet. Wer etwas miteinander klären und lösen möchte, der wird »zu Tisch gebeten«, und man setzt sich gemeinsam »an einen Tisch«. Vielleicht können gemeinsam genossene Mahlzeiten sogar dazu beitragen, dass wir uns weniger bekriegen und mehr friedliches Miteinander finden.

Maßhalten und bewusst genießen

»Es ist also nötig, sich nach einem bestimmten Maß umzusehen. Als Maß aber, auf das man sich beziehen könnte, um Sicherheit über die Quantität und Qualität der Speisen zu gewinnen, wird man weder ein Gewicht noch eine Zahl noch etwas anderes finden, sondern nur das Gefühl des Körpers«, schrieb schon Hippokrates.

Ursprünglich prüft der Geschmackssinn die Genießbarkeit einer Nahrung. Wenn diese für gut befunden wird, dann kann sie zum Essen verführen. Essen soll den Hunger stillen und uns neue Lebenskräfte einverleiben. Ernährung und Lebensmittel gehören (neben Leibesübung und Ruhe, Klima, Sexualität, u.a.) zu den unverzichtbaren Grundelementen der gesundheitlichen Ordnungsvorstellungen (Diäten). Der Begriff »Diät« leitet sich von griech. »dieita«, Lebensweise, Lebenskunst ab. In der Tradition des Hippokrates wurde erstmals die Idee vertreten, dass nicht nur die Götter über Wohl und Wehe entscheiden, sondern dass die Menschen selber, durch ihre Lebensführung, mitbestimmen, wer Herr/Frau *in* ihren Körpern ist. Dementsprechend wichtig sei es im einfühlsamen Kontakt mit dem Körper zu sein und mit ihm das notwendige Maß für Tun und Lassen zu finden.

Prophylaxe und Prävention sind in die Ordnungsvorstellungen aller Heilkunden eingebunden. Diese beziehen sich auf die angenommenen »Kräfte« und »Energien« der Lebensmittel, deren saisonale Bedeutungen sowie ihre Kühlung oder Erwärmung, Befeuchtung oder Trocknung des Körpers nicht zuletzt auf das gesunde Mischungsverhältnis bzw. Gleichgewicht der Nahrungsmittel. Dabei ergeben sich teilweise Überschneidungen, aber auch Unterschiede zwischen den westöstlichen Heilkunden. Heute werden diese Unterschiede in populär-globalisierten Gesundheits- und Ernährungsratgebern oft ausgeblendet.

Gesunde Ernährung und Nahrungsmittel als Unterstützung von Heilungsprozessen haben eine wichtige Bedeutung. Die moderne Ernährungswissenschaft und deren medizinische Anwendungen haben sich oft auf biochemische Analysen von Nähr- und Wirkstoffen sowie deren pharmakologischen Wirkweisen beschränkt. Ihre Ratschläge beziehen sich darauf, welche Menge und Dosis für den allgemeinen Organismus ausreichend und gut ist, losgelöst von den individuellen Besonderheiten der Menschen. Wissenschaftliche Daten können die Prüfung des individuellen Bedarfs und der persönlichen Bedürfnisse nicht ersetzen. Alternative, naturkundliche oder ökologische Heilmethoden können manche Lücke im Umgang mit Nahrungsmitteln schließen. Oft neigen sie jedoch auch zu ideologischen Verkürzungen, und manche machen es sich mit dem Slogan »Essen Sie sich gesund« zu einfach.

Lebensmittel sind mehr als der Treibstoff zum Überleben, auch wenn dies angesichts der großen Verbreitung von Fast Food »to go« immer häufiger diesen Eindruck vermittelt. Neben der wissenschaftlichen Quantifizierung von Nährstoffen bleiben Qualitäten wie »genießen können« und »Genuss« wichtige Bestandteile der Wirkweisen von Nahrung. Bewusst genießen zu wollen, zu können und zu dürfen sind ein persönlicher Ausdruck von Selbstliebe, Selbstsorge und Selbstverantwortung. Wie viel oder wie wenig, wie üppig oder wie bescheiden das zu Genießende jeweils ist, diese Frage wird individuell beantwortet. Es gilt, die guten Gelegenheiten zu genießen und »auszukosten«. In diesem Wort steckt die zeitliche Begrenzung jedes Vergnügens.

Genuss steht schon seit der Antike, vor allem aber seit dem christlichen Mittelalter, im Verdacht von Völlerei, Exzess, Sünde, Hemmungs- oder Schamlosigkeit. Statt über das Genießen zu sprechen, werden Schattenbilder von Genusssucht, ausufernden Gelüsten oder missbrauchten Genussmitteln an die Wand geworfen.

Auch heute kennen wir die Ambivalenz der Bezeichnung »Genussmensch«. Wir meinen damit einerseits Lebenskünstler oder Feinschmecker, aber auch Lebemenschen oder hemmungslose Genießer. Letztere überziehen maßlos, können kaum einer Versuchung widerstehen, sind süchtig nach Genuss, kennen wenig Grenzen, schlagen sich den Bauch voll, geben sich die Kante oder fallen gar über alles her.

Genießen bringt die Herausforderung mit sich, die Balance zu finden »zwischen Hingabe an die eigenen Bedürfnisse und der Fähigkeit, diese kontrollieren zu können« (Eva-Maria Endress). Es bietet sich uns vieles an, in dessen Genuss wir kommen können – Lebensfreude, Heiterkeit, Vergnügen, Spaß, Wohlbehagen, Leidenschaft, Lust, Hingabe, Seligkeit, Schönheiten der Landschaft, Delikatessen, Leckereien, Spezialitäten, Muße, Feierabend, Stille, Urlaub, Vertrauen, eine gute Ausbildung, Respekt, einen guten Ruf –, aber auch billiges Amüsement, Ausschweifungen, Gelage, Fressen, Zügellosigkeit. Letztere Formen des Genusses haben einen »schlechten Beigeschmack«. Es gilt deshalb, nicht auf den »falschen Geschmack zu kommen«, manches »mit Vorsicht genießen«, und einiges erweist sich auch als »ungenießbar«. Auch angesichts des gewünschten Konsumrauschs sollten wir uns unsere gesunde Genussfähigkeit nicht nehmen lassen, sondern diese verteidigen und pflegen.

RIECHEN –
Immer der Nase nach

Der kleine Gott der Welt (...)
in jeden Quark begräbt er seine Nase.
Johann Wolfgang von Goethe, *Faust I*

»Das hab ich doch nicht riechen können«, will sagen: nicht ahnen können – Riechen wird mit etwas in Verbindung gebracht, das mich plötzlich anfliegt, vermuten, vorhersehen, wähnen, wittern, befürchten oder argwöhnen lässt. Manchen Menschen wird »ein guter Riecher« nachgesagt, besonders dann, wenn ihre Vermutungen sich bewahrheiten.

Bereits nach dem Aufstehen, wenn wir noch nicht ganz wach sind, beginnt die alltägliche Offensive von Aromastoffen und Geruchsverstärkern, um uns mit angenehmem Geruch und Geschmack zu beglücken. Mithilfe von Zahnpasta, Seife, Rasierschaum, Shampoo, Deo (lat. »desodorant«, Entriecher) und Gesichtscreme rücken wir unseren Eigengerüchen der Nacht auf den Leib. Frisch gewaschen, beduftet mit Menthol, Limette, Olive, Iris, Alkoholextrakten usw. starten wir in den neuen Tag. Auch die Wäsche ist sauber und dezent mit Duftstoffen versetzt, damit man den aufdringlichen Geruch der in Waschmitteln verwendeten Tenside (seifenähnliche Substanzen aus tierischen Fettsäuren) nicht riecht. Schließlich duftet der Kaffee. Wer weiß schon, dass sich dessen Duft aus ca. 800 Aromen zusammensetzt? Je nach Anbaugebiet und Röstverfahren repräsentiert Kaffee eine breite Duftpalette.

Auf dem Weg zur Arbeit mischen sich unsere Düfte mit denen unserer Umgebung und Mitmenschen. Mit jedem unserer täglich etwa 23 000 Atemzüge nehmen wir Duftbotschaften auf und geben solche ab. Unser Geruchssinn hilft uns, uns in der Welt der chemischen Reize zurechtzufinden. Wir können mit seiner Hilfe Gefahrenquellen in der Luft wahrnehmen (giftige Gase usw.), und er bietet uns Schutz vor verdorbenen Lebensmitteln.

Individuelle Geruchsgeschichten

Jeder von uns hat seinen ganz persönlichen Geruch und seine eigene »Geruchsgeschichte«. Viele Gerüche bleiben uns unbewusst in Erinnerung. Ich erinnere mich zum Beispiel lebhaft an die Intensität des Weihrauchs während meiner Messdienerzeit oder an den Holzgeruch frisch geschnittener Bretter im benachbarten Sägewerk. Der penetrante ölige Gestank von Carbolineum, das in der Nachkriegszeit zur Pflege der Holzbohlen meiner Volksschule verwendet wurde, holte mich viele Jahre später in den Baracken der DDR-Grenzkontrollen wieder ein. In Erinnerung geblieben sind intime Gerüche aus Liebesnächten, der wunderbare Geruch der Haare und Köpfe meiner Kinder als Babys, die Ausdünstungen von voll geschissenen Windeln und frisch gecremten Kinderpopos. Später, in der Pubertät, hinterließen die Kinder öfters memorable Schwaden von Deodorants vor ihren Partybesuchen.

Reisen in fremde Länder hinterließen exotische Geruchsspuren. Lavendelduft der Provence, Oleander, Orangenduft und Gewürzsträucher im griechischen Frühling, der Geruch von Curry und Patchuli in Indien, frische Baguettes in Frankreich oder der Duft von riesigen Schinken, die in toskanischen Metzgereien zum Trocknen aufgehängt waren, sind nur einige Beispiele. Wenn ich Blätter vom Oreganostrauch im Garten zwischen meinen Fingern zerreibe, dann ruft deren Duft in mir unmittelbar Bilder von Spaziergängen auf den Hügeln von Kreta hervor.

Aus den Jahren meiner Arbeit in Krankenhäusern bleiben Geruchserinnerungen an viele Liter von Händedesinfektionsmitteln sowie an das liebevoll verteilte Rosenöldestillat, das viele ältere türkische Patientinnen mir auf die Hände tropften, bevor ich sie untersuchen durfte. Nicht zuletzt erinnere ich mich an die fauligen Gerüche der bakterieninfizierter Wunden beim Verbandswechsel oder an den Geruch von Blut und Fruchtwasser während der Zeiten im Kreißsaal. In den vielen Tausenden von Therapiesitzungen umgaben mich Parfümdüfte und Deodorants meiner PatientInnen ebenso wie häufig der Geruch von Angstschweiß und anderen Körpergerüche.

Philosophische Überlegungen zum Geruchssinn

Dem Geruchssinn wird in der klassischen Philosophie nur ein geringes Maß an erkenntnisfördernder Intelligenz zugesprochen. Immanuel Kant stufte ihn als den entbehrlichsten Sinn des Menschen ein. Es gab unter den Philosophen auch Fürsprecher für den Geruchssinn. So notierte Arthur Schopenhauer: »Wie wir im Gesicht den Sinn des Verstandes, im Gehör den der Vernunft erkannt haben, so könnte man den Geruch den Sinn des Gedächtnisses nennen, weil er unmittelbarer als irgendetwas anderes den spezifischen Eindruck eines Vorganges, oder einer Umgebung, selbst aus der fernsten Vergangenheit, uns zurückruft.«

Geradezu ein Verfechter des Riechens war Friedrich Nietzsche. Er schrieb, dass sich »all sein Genie in seinen Nüstern befinde«. An anderer Stelle merkte er an: »Diese Nase zum Beispiel, von der noch kein Philosoph voll Verehrung und Dankbarkeit gesprochen hat, ist sogar einstweilen das delikateste Instrument, das uns zu Gebote steht.« Nietzsche betonte die Verbindung von feiner Nase, Scharfsinn und intuitivem Wittern, die es ermöglicht, »das Innerlichste – die Eingeweide jeder Seele physiologisch wahrzunehmen«. Jean-Paul Sartre meinte: »Der Geruch eines Körpers, das ist der Körper selbst, den wir durch Mund und Nase einatmen, den wir mit einem Male in Besitz nehmen, in seiner geheimsten Substanz. Der Geruch in mir, das ist die Verschmelzung des Körpers des anderen mit meinem Körper. Aber es ist dieser eingefleischte, vaporisierte Körper, der zu Geist verflüchtigt ist.«

Der Dichter Baudelaire hat poetisch vom Geruchssinn als »Sinn der zärtlichen Erinnerung« gesprochen. Die Anthropologin Annick Le Guérer betonte: »Als Sinn der Wahrheit entthront der Geruchssinn die ›kalte Logik‹, da er aus den sicheren Quellen des animalischen Instinkts schöpft, der dem Leib seine große Weisheit verleiht.«

Kulturelle und soziale Schranken des Geruchs

Die Kulturwissenschaftlerin Diane Ackerman bezeichnete den Geruchssinn als »stummen Sinn« und die blinde Schriftstellerin Helen Keller sprach vom »gefallenen Engel der Sinne«. Im modernen Westen sei der Geruch eher ein »Non-Sense«, ein

»sinnliches, schwarzes Schaf«, so die Anthropologin Constance Classen. »Ein Mensch mit besonders feiner Nase erfährt durch diese Verfeinerung sicher sehr viel mehr Unannehmlichkeitez als Freuden«, schrieb der Soziologe Georg Simmel.

Nach der von Hippokrates begründeten »Miasmen-Theorie« wurden Krankheiten durch Fäulniserreger in Luft und Wasser übertragen. *Der Geruchssinn (wissenschaftlich* »olfaktorischer Sinn«, lat. »olfactus, das Riechen) erfuhr historisch kontroverse Bewertungen. Dementsprechend zog der Medizinhistoriker Jonathan Reinarz nach seinen Studien den Schluss, dass der Geruch durch eine klare Trennung in »gut« und »schlecht« charakterisiert werde. Ähnliches hat der französische Historiker Alain Corbin in seinem Buch *Pesthauch und Blütenduft* betont.

Die Polarisierungen des Geruchs verlaufen entlang mehrerer Trennungslinien:

- zwischen religiösen Glaubensgemeinschaften und Ungläubigen
- zwischen Männern und Frauen
- zwischen unterschiedlichen Kulturen und sozialen Schichten.

Den »Wohlgerüchen« von Priestern und Gläubigen, die duftende Rauchopfer zum Himmel sandten, wurde »der Gestank« von Hölle und Ungläubigen gegenübergestellt.

Während Männer scheinbar kräftig und potent rochen, sollten Frauen sich während der »unreinen« Menstruation verbergen. Andere wurden als »stinkende« Hexen und Huren (lat. »putidus«, altfranz. »pute«, stinkend) gebrandmarkt. Heute unterscheiden sich die »verführerischen Düfte« weiblicher Parfüms von »herb männlichen Duftnoten«. Durch zeitgenössische Verschiebungen von Geschlechterbildern ergeben sich inzwischen jedoch mehr Überschneidungen.

Kulturell und sozial wurden Fremde häufig als schlecht riechend eingestuft, nicht nur wegen ihrer ungewohnten Ernährungsgewohnheiten, sondern auch aus Angst vor möglicher Ansteckung. Solche Ängste finden sich in allen Kulturen.

Machtunterschiede zwischen der parfümierten Herrschaftsschicht und den Gerüchen des niederen Volks bildeten eine weitere Trennungslinie. Infolge der städtischen Hygienereformen des 19. Jahrhunderts wurden »Ausdünstungen der Armut« neben der Betonung von krankheitserregenden Gefahren, immer auch moralisch bewertet. Heute kann man zudem eine »Geruchsgeografie« von städtischen Zonen entlang der Luftqualität in Industrievierteln, städtischen Ballungszentren, öffentlichen Parkanlagen und sozialen Milieus feststellen.

Geruchslandschaften

In den letzten dreißig Jahren hat der Geruchssinn deutlich mehr Aufmerksamkeit erfahren. Durch veränderte technische Möglichkeiten sind neue wissenschaftliche Untersuchungen dieses »chemischen Sinns« möglich geworden. Sie zeigten die große Plastizität des Geruchssinns und seiner sich bis ins Alter ständig erneuernden Riechzellen.

Der menschliche Geruchssinn hat im Wesentlichen drei verschiedene Aufgaben: die Beurteilung von aufzunehmender Nahrung, die Erkennung und Vermeidung von Umweltgefahren aus der Luft und die soziale Kommunikation.

Wir beschnuppern Speisen und deren Düfte sowohl mit Nase als auch durch den Gaumen. Ihr Geruch beeinflusst unseren Hunger und unseren Appetit. Grundlegende individuelle Geruchserfahrungen erfolgen bereits intrauterin, und der Geruch der Mutterbrust ist für Säuglinge von großer Bedeutung. Was wir schmecken wird zum großen Teil bestimmt durch das, was wir riechen.

Gerüche der Umwelt können durch Bakterien aller Art sowie durch schlechte Luft, Feuer und Rauch, Gifte oder Chemikalien verursacht sein. Andererseits adaptieren wir uns rasch durch wiederholte Exposition an Gerüche. Solche Effekte können schon in wenigen Minuten eintreten. »Ein Geruch, der über längere Zeit unverändert bleibt, wird meist ausgeblendet«, so der Dresdener Geruchsforscher Thomas Hummel.

Im sozialen Austausch von Sympathie oder Antipathie, insbesondere bei sexueller Anziehung, aber auch bei Ausdünstungen durch Krankheiten, spielt das Riechen eine wichtige Rolle. In der Kommunikation mit anderen Menschen kann deren Gesichtsausdruck Einfluss nehmen darauf, welchen Geruch wir verstärkt wahrnehmen und wie wir diesen bewerten.

Im höheren Alter nehmen Riechstörungen (»Anosmien«) und die damit einhergehenden gesundheitlichen Einschränkungen deutlich zu. Die durch sie bewirkten Beeinträchtigungen der Lebensqualität sind weit verbreitet. Zudem können Riechstörungen erste Hinweise auf neurodegenerative Erkrankungen wie Morbus Parkinson oder Morbus Alzheimer geben. Ob und wie Riechstörungen durch Training teilweise behoben werden können, wird weiter erforscht.

Durch ihre besonderen neurobiologischen Vernetzungen prägen Gerüche mehr als die anderen Sinne das Gedächtnis. Dies kann zwar stabilisierende, positive Assoziationen bewirken, aber auch die gezielte Beeinflussung von Umwelt, Märkten und Vorlieben ermöglichen, die manipulativ genutzt werden können.

In der Wissenschaft spricht man vom »chemical signaling« und von Botenstoffen, die unser zwischenmenschliches Miteinander beeinflussen.

Der Soziologe Georg Simmel hat zu Beginn des 20. Jahrhunderts angemerkt, dass die soziale Frage nicht nur eine ethische, sondern auch eine »Nasenfrage« sei. Er bezeichnete den Geruchssinn als »dissoziierenden Sinn«, der wesentlich für die Distanziertheit des Großstadtmenschen verantwortlich sei. »Dass wir die Atmosphäre jemandes riechen, ist die intimste Wahrnehmung seiner; er dringt sozusagen in luftförmiger Gestalt in unser Innerstes ein, und es liegt auf der Hand, dass bei gesteigerter Reizbarkeit gegen Geruchseindrücke überhaupt dies zu einer Auswahl und einem Distanznehmen führen muss, das gewissermaßen eine der sinnlichen Grundlagen für die soziologische Reserve des modernen Individuums bildet.«

Heute stellen Gerüche und die Luftqualität der Umwelt, die Industrie- und Autoabgase in den Städten sowie der Anstieg des geruchlosen Ozons erhebliche gesundheitliche Gefährdungen dar. Um unangenehmen Gerüche zu neutralisieren oder zu verdrängen, haben manche Städte partielle »Beduftungsprogramme« an öffentlichen Plätzen oder in U-Bahnhöfen installiert. Kaufhäuser und Supermärkte, Möbelhäuser und Autofabrikanten, Hotelketten und Wellnesstempel setzen auf die Verwendung von Wohlgerüchen, als Mittel der sinnlichen Anziehung oder als merkantiles »corporate smell«.

Der Geruchssinn befindet sich an einer wichtigen Schnittstelle zwischen Ernährung und Umwelt sowie großen Märkten der Nahrungsmittel-, Geruchs- und Wohlfühlindustrien. Neue Forschungsergebnisse zum Geruchssinn sind nicht nur für die Gesundheit und zur Steigerung des Wohlbefindens von großem Interesse, sondern auch für neue ökonomische Marketingstrategien. Bedingt durch die Suche nach militärisch nutzbaren »Duftdetektoren«, etwa zum Aufspüren von Sprengstoff und Minen, fließen aus dem Militärhaushalt nicht unerhebliche finanzielle Mittel in die Geruchsforschung.

Gerüche sind in der modernen Welt des digitalen Jetzt nicht präsent. Immer werden »persönliche« Gerüche und Aromen künstlich synthetisiert. Diese Gerüche sind in ihren Zusammensetzungen im Vergleich mit natürlichen Düften »verarmt« und zugleich verstärkt in ihren gezielten Wirkabsichten. Sie werden in der Werbung mit Symbolen von »Magie, Stärke, sexueller Attraktivität oder heilenden Wirkungen« aufgeladen.

Nase und Geruch in alltäglichen Redewendungen

Das Wort »Duft« stammt vom althochdeutschen »tuft«, was so viel wie »Dunst, Nebel, Tau, Reif« bedeutete. »Geruch« leitet sich vom mittelhochdeutschen »ruch« ab, das »Dampf, Dunst, Rauch« besagte. »Riechen« wurde früher oft mit dem Wort »smac«, »schmecken, verdrängen« gleichgesetzt. Heute verwenden wir zudem Begriffe wie Atmosphäre, *Aroma (griech. Wohlriechendes Kraut, Gewürz)*, Bouquet, Wohlgeruch, Ausstrahlung, Air, Smell, Odeur, Flair oder Fluidum.

Die Nase liegt, prominent hervorragend, mitten im Gesicht. Vorwärts geht's, geradeaus, »immer der Nase nach«. Bei manchen Entscheidungen helfen uns ein »feines Näschen« und ein »guter Riecher«. Wir sprechen davon, dass sich mancher eine »goldene Nase« verdient, während andere etwas kränkeln und »blass um die Nase« sind.

Eine »Spürnase« kann Entwicklungen schon »drei Meilen gegen den Wind« riechen, bei Gefahr riecht man »Lunte«. Ehrgeizig strebt man danach, »eine Nasenlänge voraus zu sein« und die »Nase vorn zu haben«. Andere haben »die Nase voll« und wollen sich »frischen Wind um die Nase wehen« lassen. Niemand lässt sich gerne »an der Nase herumführen«, man bekommt plötzlich etwas »vor die Nase gesetzt«, oder es wird einem »vor der Nase weggeschnappt«.

Manchmal muss man sich aber auch »an die eigene Nase fassen«, etwa dann, wenn man »seine Nase in fremde Sachen gesteckt« hat, »anderen auf der Nase herumtanzt«, seine »Nase zu hoch trägt«, »die Nase rümpft«, jemandem »eine (lange) Nase dreht«, etwas Falsches »unter die Nase reibt«. Man könnte »auf die Nase fallen«, wenn jemand unsere »Nase nicht passt« oder schlimmstenfalls eins »auf die Nase kriegen«.

Riechspezialisten aus der Wein- und Parfümbranche haben besonders »feine Nasen«. Mit ihnen erkunden sie Duftnoten und benennen sie mit Labels wie »blumig, fruchtig, süß, warm, würzig, holzig, ledern, herb, orientalisch, erotisch« oder neuen Fantasienamen.

Trotz niedlicher Näschen oder Stupsnasen sind die meisten Beschreibungen der Nase – wie Gesichtserker, Rotznase, Zacken, Knolle, Rüssel, Kolben, Zinken, Himmelfahrtsnase, Adlernase, Hakennase, Boxernase, Säufernase oder Pappnase – eher despektierlich. Im Volksmund wird die männliche Nase auch mit seinem Geschlecht verbunden: »An der Nase eines Mannes erkennt man auch seinen Johannes.« 1947–49 hat Alberto Giacometti seine surrealistische Skulptur »Le Nez« geschaffen.

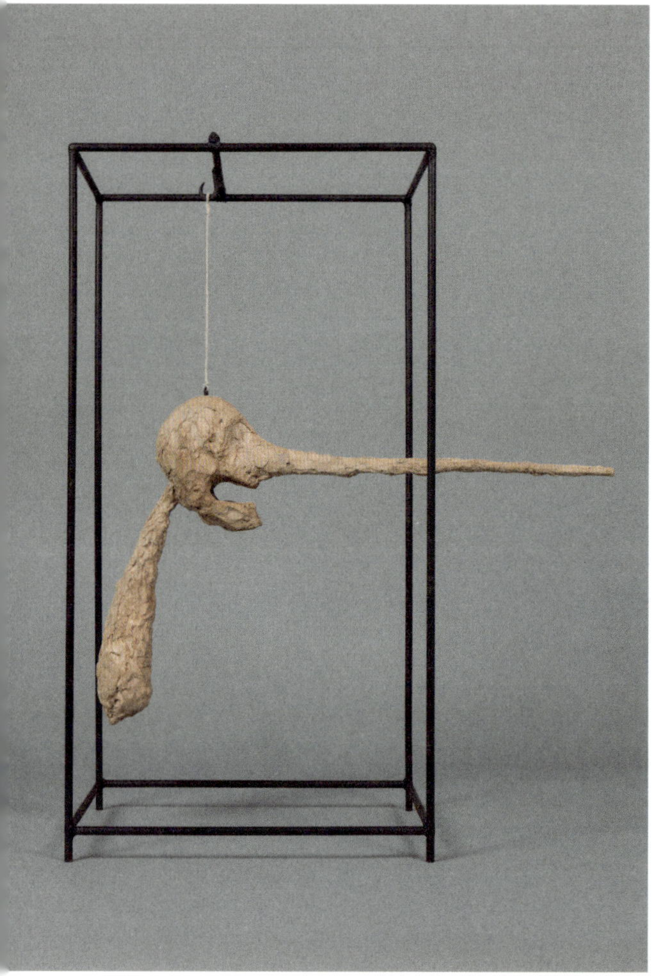

Alberto Giacometti:
Le Nez, 1947–49

Manch einer »riecht den Braten« beizeiten oder »traut dem Braten nicht«, merkt, dass an einer Sache »etwas faul ist« oder »dicke Luft herrscht«. Er kann sich rechtzeitig »verduften«. Es kann hilfreich sein, wenn man sein Gegenüber erst einmal »beschnuppert«, etwa dann wenn ihm »ein anrüchiger Geruch anhaftet«. Natürlich kann dies auch ein »Gerücht« sein.

Wenn man jemanden »gut riechen« kann, dann ist dieser sympathisch. »Det is dufte«, sagt der Berliner. Im vertrauten Milieu herrscht der richtige »Stallgeruch«. Im »Dunstkreis« mancher Menschen möchte man sich lieber nicht bewegen. Andere haben bereits ihre »Duftmarke« gesetzt.

Menschen können »Stunk machen«, »stinkig sein« oder »Latrinenparolen« verbreiten. Anderes »stinkt einem tierisch« oder scheint »erstunken« und erlogen zu sein. Menschen können »mundfaul« sein, und man muss ihnen »alles erst aus der Nase ziehen«. Manchmal ist die Luft »verpestet« (wie ursprünglich die schlechte Luft während der Pestepidemie). Die Krankheit der Malaria (ital. »malaria«, schlechte Luft) nahm ihren Ursprung in modrigen, versumpften Gebieten der Antike. An manchen Orten »mieft und muffelt« es oder es »riecht streng, übel, bestialisch und widerwärtig«, sodass es »in der Nase beißt oder sticht«.

Umweltbehörden erlassen auch heute »Luftverordnungen«, in denen sie Grenzwerte für gefährliche Dämpfe, Abgase und Ausdünstungen festlegen.

Vom Geruch in der Kinderliteratur

Wilhelm Hauff schrieb 1826 das Märchen vom »Zwerg Nase«. Jakob, der Sohn eines Flickschusters, gerät darin für einige Jahre in die Fänge der Hexe Kräuterweis. Nach dem Genuss einer Kräutersuppe und dem Riechen an einer besonderen Pflanze wächst ihm unversehens eine lange Nase. Ein Buckel verunstaltet den armen Kerl. Er wird schließlich doch noch ein angesehener Koch und Feinschmecker. Dabei trifft er auf die ebenfalls verwunschene »Gänseprinzessin« Mimi. Diese kennt sich mit Zauberkräutern aus und hilft ihm schließlich, das erlösende Kraut »Niesmitlust« zu finden. Er riecht daran und wird zurückverwandelt.

Der italienische Schriftsteller Carlo Collodi hat 1883 die Geschichte vom Hampelmann »Pinocchio« geschrieben. Darin erwacht eine geschnitzte Holzpuppe unerwartet zu einem abenteuerlichen Jugendleben voller Verführungen und Gefahren. Tragisch ist, dass ihre Nase mit jeder Lüge immer länger wird. Sie verrät ihn, bringt ihn schließlich vom Lügen ab und zurück auf den Weg der Tugend. Pädagogisch verweist diese Geschichte darauf, dass Kinder nicht »naseweis« sein und ihre »Nase nicht in fremde Sachen« stecken sollen.

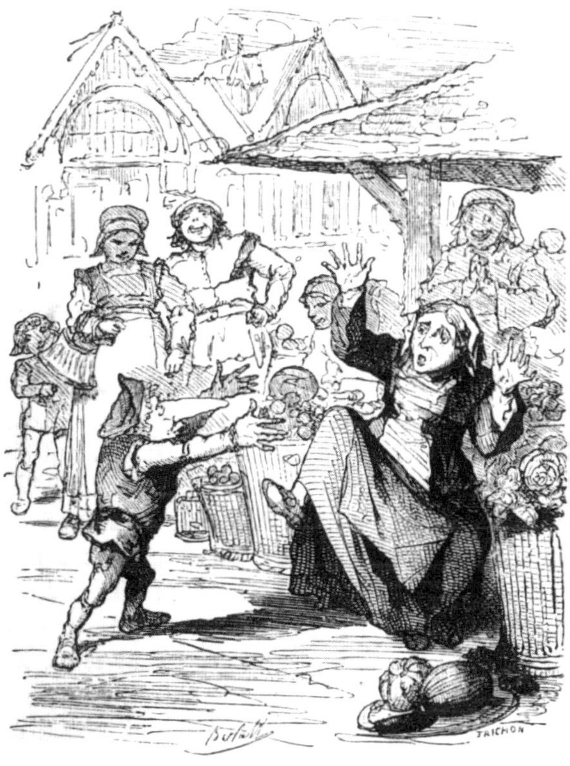

Illustration zu Wilhelm Hauffs Märchen *Der Zwerg Nase*, Stuttgart 1869

Zur Biologie des Riechsinns

Entwicklungsgeschichtlich ist der Geruchssinn einer der ältesten Sinne. Bereits den Lebewesen des Urmeers diente der »chemische Sinn« zur Verbreitung von Signalen, um Nahrung, Gefahren und Fortpflanzungspartner zu orten. Als sich die Lebewesen später auf Land begaben, übernahm die Luft den Transport dieser Signale.

Die naturwissenschaftliche Erforschung des Geruchssinns wurde, ähnlich wie die des Geschmackssinns, lange Zeit als unbedeutend betrachtet. Teilweise wurden diese Bewertungen von kirchlichen Dogmen beeinflusst wie beispielsweise die Einschätzung der anatomischen Hirnstudien des französischen Arztes Paul Brocca (1879). Aus seinem Größenvergleich zwischen dem entwicklungsgeschichtlich jungen Frontallappen des menschlichen Gehirns und dem »älteren« Riechhirn (»Bulbus olfactorius«) schloss Brocca auf eine zunehmend »microsmatische« (»gering riechende«) Natur des Menschen. Ihm zufolge nahm der Geruch kaum einen wichtigen Einfluss auf die Intelligenz und die Seele des Menschen (John McGann).

Sigmund Freund, der mit den Arbeiten seines Zeitgenossen Brocca vertraut war, befasste sich mit der frühkindlichen Bedeutung von Riechen, Schmecken und Tasten in der »oralen« und »analen« Phase. Der vermeintliche Riechverlust des heranwachsenden Menschen bewirkt seiner Meinung nach, dass durch »unterdrückte sexuelle Triebe« seelische Störungen auftreten könnten, insbesondere dann, wenn die Menschen sich weiter am Riechen erfreuen würden.

Neues wissenschaftliches Interesse am Geruchssinn

»Trotz seiner ungeheuren Komplexität und Leistungsfähigkeit organisiert sich das menschliche Gehirn immer noch um sein olfaktorisches System«, schreibt der amerikanische Neurologe Walter Freeman.

Erst seit knapp drei Jahrzehnten hat sich ein differenziertes Interesse am menschlichen Riechsinn in der Wissenschaft entwickelt. Zu diesen Entwicklungen haben technische Fortschritte in Genetik, Molekularbiologie und Neurowissenschaften beigetragen. Die Forschungsgeschichte des Geruchssinns erinnert an Beobachtungen des Wissenschaftssoziologen Thomas Merton zur Serendipität (»serendipity«), insofern sie sich Entdeckungen verdankt, bei denen ein »glücklicher Zufall« zu Hilfe kam. Nach Thomas Mertons Ansicht spielen bei solchen Entdeckungen der »Scharfsinn« (»sagacity«), also der »gute Riecher« und die »Spürnase« eine zentrale Rolle.

Nachdem die Forschung chemische Andockstellen (Rezeptoren) für Hormonmoleküle auf der Oberfläche von Zellen gefunden hatte, begannen Geruchsforscher, dort nach entsprechenden »Fühlern« für Geruchsmoleküle zu suchen. Auf der Riechschleimhaut befinden sich etwa 20 bis 30 Millionen

Geruchsrezeptoren und die Organisation des Olfaktorischen Systems

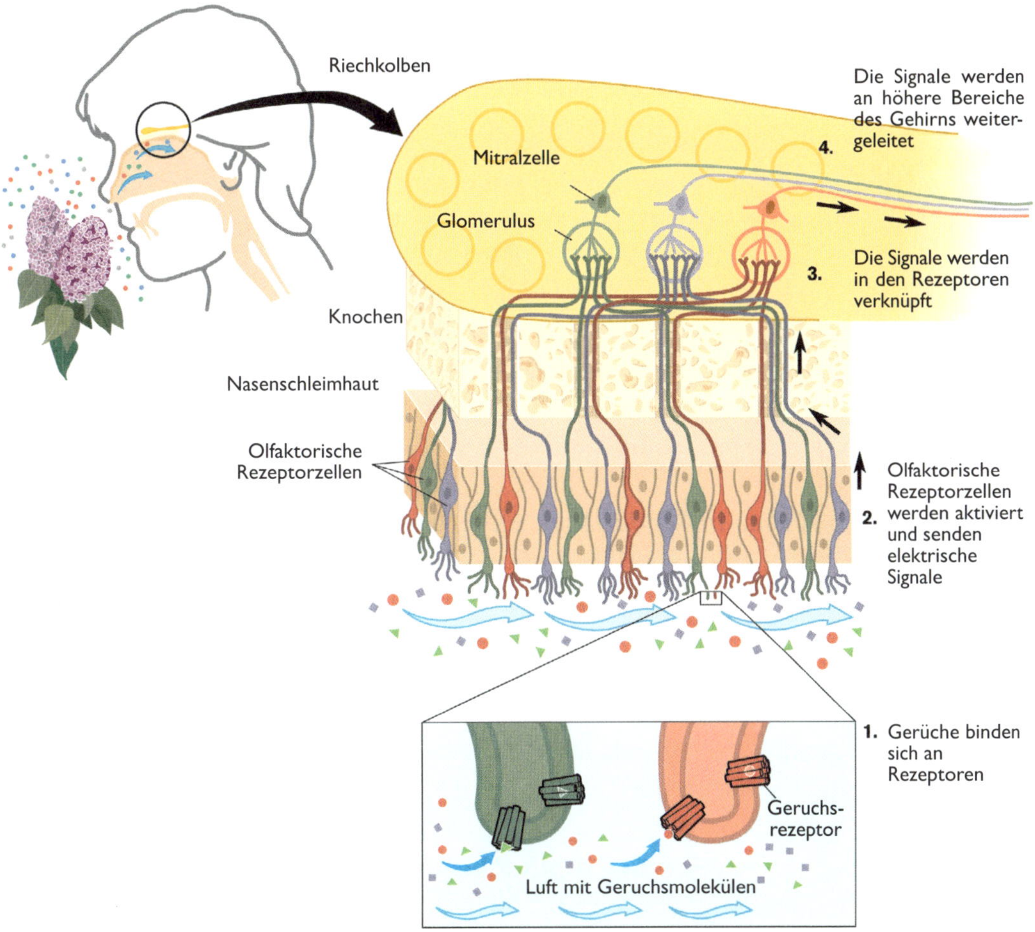

Riechzellen. Eine einzelne Riechzelle kann bis zu 20 verschiedene Duftmoleküle erkennen. Geruchsmoleküle nehmen mithilfe von etwa 350 chemischen Rezeptoren in der Nasenwand Kontakt mit den Riechzellen auf. Diese verändern über die Konzentration von Kalzium ihre »Ionenkanäle« zum Zellinnern und erregen dadurch elektrische Potenziale. Geruchswahrnehmungen werden besonders im oberen Teil der Nasenschleimhaut (»Regio olfactoria«) registriert. Die Intensität des Riechens ist auch beim Menschen mit Schnuppern und Schnüffeln und mit dem raschem Einziehen von größeren Mengen Luft in den oberen Teil der Nase verbunden.

Riechzellen verbinden sich mittels mehrerer zentimeterlanger, dünner Nervenfasern durch kleine Löcher im Schädeldach (Siebbein) mit den Strukturen des Gehirns. In sogenannten Glomeruli (Knoten) werden diese in hoher Geschwindigkeit gebündelt und anschließend in »Mitralzellen« weiterverarbeitet. Die komplexen, miteinander in unterschiedlichen Konzentrationen konkurrierenden Gerüche müssen dabei erkannt, getrennt und koordiniert werden, bevor sie an weitere Gehirnstrukturen geleitet werden.

Zwischen unserem Geruchssinn und älteren Hirnstrukturen, wie dem Limbischen System (»Amygdala«, Mandelkern) oder dem Hirnstamm, bestehen viele Verknüpfungen. In diesen Hirnbereichen werden Gefühle und Motivationen gesteuert. Zudem bestehen zahlreiche Verbindungen mit der Hirnanhangsdrüse (Hypophyse), die die Ausschüttung von Hormonen regelt. Geruchsinformationen werden rasch an Gedächtnisregionen (»Hippocampus«) weitergeleitet und rufen dort Assoziationen hervor. Geruchswahrnehmungen, die sich generell nur schwer in Worte fassen lassen, verursachen emotionale Reaktionen. Unser Geruchssinn ist in vielerlei Hinsicht erlernt und unterliegt Gewöhnungseffekten (Adaptationen), die uns dabei helfen, uns an manche unangenehme oder belästigende Gerüche anzupassen. Darüber hinaus bestehen Verknüpfungen zu jüngeren Regionen des Gehirns im Frontallappen, in dem differenzierte Bewertungen der Gerüche vorgenommen werden.

Für die Entdeckung der Biologie des Geruchssinns wurde 2004 den amerikanischen Forschern Linda Buck und Richard Axel der Medizin-Nobelpreis verliehen.

Riechen beginnt bereits im Mutterleib

Beim Embryo befindet sich das Riechgewebe anfangs an der Spitze der Neuralleiste, die sich später zum Gehirn auswächst. Die beiden Gehirnhälften waren ursprünglich »Knospen des Riechgewebes«. Menschliche Embryos können im Mutterleib ab der 26. Schwangerschaftswoche »riechen« und schmecken. Sie lernen im Fruchtwasser mütterliche Gewohnheiten und Vorlieben kennen und prägen sich diese ein. Nach der Geburt ist die Riechfähigkeit für den neugeborenen Säugling der erste Orientierungssinn, vor allem um über den Geruch die mütterlichen Brustwarzen zu finden. Wissenschaftliche Untersuchungen deuten darauf hin, dass Riechneurone unseres Gehirns bereits nach den ersten Lebenstagen Verknüpfungen bilden (»Geruchskarten«), die lebenslangen Bestand haben.

Säuglinge können ihre Mütter am Geruch unterscheiden ebenso wie umgekehrt. Geruch ist ein zentrales Bindeglied in der Mutter-Kind-Beziehung. Zwischen Geschwistern gibt es Geruchsähnlichkeiten. Der Geruch festigt quasi die Sympathien zwischen Müttern und Kindern. Dies kann bisweilen in manchen Fällen auch ein Faktor in Geschwisterrivalitäten werden. Väter fallen deutlich aus diesem »Geruchsraster« heraus, was sich in der Pubertät als ein Problem erweisen kann.

Jeder Mensch hat ein individuelles »Geruchsmuster«, das sich sowohl aus seiner angeborenen Biologie als auch aus seinen kultur- und sozialspezifischen Umwelt- und Ernährungsgewohnheiten zusammensetzt. In den meist unbewussten Bewertungen zwischen »anziehend oder abstoßend« greift unser Geruchssystem auf erlernte und gespeicherte Erinnerungen zurück.

Körpergerüche, Schweiß und Duftmarken

Die »Geruchskarten« verschiedener Körperregionen stellen ein persönliches Gemisch dar. Kleine Kinder haben eigene Gerüche, vor allem im Kopfbereich. Liebende erkennen sich am besonderen Körpergeruch. Alte Menschen nehmen durch hormonelle Veränderungen und Medikamente einen spezifischen Geruch an. Bewegungsaktivitäten, Körperhygiene und Nahrungsgewohnheiten tragen zur persönlichen Duftnote bei.

Unseren eigenen Körpergeruch nehmen wir gewöhnlich kaum wahr, auch nicht, wenn wir schwitzen. Schweiß ist eine wässrige Absonderung unserer Haut, die vermehrt bei muskulärer Anstrengung entsteht. Er ist Teil der natürlichen »Klimaanlage« zur Wärmeregulierung des menschlichen Körpers und wird von den »ekkrinen Drüsen« abgesondert, die sich insbesondere an Handflächen, Fußsohlen und auf der Stirn befinden. Schweiß ist weitgehend geruchlos und beinhaltet vorwiegend Wasser und Salze. Seine besondere Geruchskomponente bekommt der Schweiß, vor allem der von den sogenannten »apokrinen Drüsen« (Achselhöhlen, Leisten- und Analregion, Nabelbereich, Augenlider, Brustwarzen und äußerer Gehörgang) sowie sekundär durch die Vermischung mit Hautbakterien. Daraus entstehen bisweilen »ziegenähnliche«, »käseartige« (bei Männern) und »zwiebelartige« (bei Frauen) Gerüche.

In Zeiten, in denen sich unsere menschlichen Vorfahren zur Flucht auf Bäume zurückzogen, waren vermehrte Schweißabsonderungen wie feuchte

Hände oder feuchte Füße in Gefahrensituationen sinnvoll, um bessere Haftung zu erreichen. Heute erscheinen sie eher peinlich und werden ängstlich vermieden. Etwa 10 Prozent der Bevölkerung leiden unter vermehrtem Schwitzen. Für viele von ihnen wird diese »Hyperhidrosis« zur problematischen Angelegenheit.

Angstschweiß wird von den apokrinen Drüsen der Haut abgesondert, die sich im behaarten Achsel-, Brustwarzen- und Genitalbereich befinden. Diese werden dann aktiver, wenn starke emotionale Reize wie Erregung und Wut vorherrschen. Angstschweiß wird auch »kalter Schweiß« genannt. Unter Stress führt die Adrenalinausschüttung dazu, dass sich die Blutversorgung mehr ins Innere des Körpers zurückzieht. Dadurch wird die Haut blasser und schwächer durchblutet. Durch die Verminderung der oberflächlichen Körpertemperatur verdampft der Schweiß auf der Haut nicht mehr wie üblich. Es bilden sich vermehrt Schweißtropfen. Gleichzeitig ziehen sich die apokrinen Drüsen vermehrt zusammen und produzieren spezifische Duftstoffe. Sollte Angstschweiß vielleicht ursprünglich die Artgenossen der Gruppe vor einer bestehenden Gefahr warnen? In bedrohlichen Situationen verstärkt Angstschweiß das Mitgefühl innerhalb einer Gruppe.

Untersuchungen bei Menschen mit Panikattacken brachten Hinweise, dass weniger die Areale von Hippocampus und Amygdala als vielmehr die des Großhirns als Ausdruck von unbewussten Erwartungsängsten aktiviert werden, die mit Vermeidungsreaktionen verbunden sind. Bei sensibleren Menschen kann Angstschweiß Erwartungsängste verstärken und somit zur weiteren Entwicklung von Angststörungen beitragen.

Körpereigene Lockstoffe

»Denn der Duft war ein Bruder des Atems. Mit ihm ging er in die Menschen ein, sie konnten sich seiner nicht erwehren, wenn sie leben wollten. Und mitten in sie hinein ging der Duft, direkt ans Herz, und unterschied dort kategorisch über Zuneigung und Verachtung, Ekel und Lust, Liebe und Hass. Wer die Gerüche beherrschte, der beherrschte die Herzen der Menschen«, heißt es in Patrick Süskinds Roman *Das Parfum*.

Tiere markieren während der Brunst ihre Territorien. Sie haben eine feine Nase für eventuell trächtige Partnerinnen. Ausdünstungen geschlechtsreifer Weibchen setzen chemische Signale ihrer Fruchtbarkeit frei. Der Mensch, als weitgehend enthaarter, »nackter Affe« (Desmond Morris), besitzt mehr Duftdrüsen als alle anderen Primaten. Sein Geruchssinn spielt eine wichtige Rolle in der Sexualität und der Partnerwahl. Durch die Entdeckung der Pheromone (Kofferwort aus altgriech. »phérein«, tragen und Hormon) konnten informationsübertragende Duftstoffe nachgewiesen werden. Ob und wie sehr diese die Aufmerksamkeit und die Erregung bei der sexuellen Partnerwahl beeinflussen, ist beim Menschen noch nicht abschließend geklärt. Allerdings wird nachweislich durch sexuelle Erregung die Durchblutung der Nasenschleimhäute deutlich gesteigert.

Einiges deutet darauf hin, dass Duftrezeptoren den Frauen dabei helfen könnten, spezifische Aspekte des Immunsystems ihrer potenziellen Partner für Schwangerschaften zu erkennen. Wenn Immunsysteme der Geschlechtspartner unterschiedliche Qualitäten haben, besteht eine größere evolutionäre Wahrscheinlichkeit für widerstandsfähigen Nachwuchs. Forschungen konnten nachweisen, dass sowohl auf der Oberfläche der Spermien als auch der Eizellen Duftrezeptoren vorhanden sind, die einen spezifischen Duft erkennen.

Öffentliche Hygiene zur Beseitigung des »gemeinen Gestanks«

Kein anderer Sinn hat im Laufe der Zeit so unterschiedliche soziale und kulturelle Bewertungen erfahren wie der Geruchssinn. Der Begriff Geruch verweist ursprünglich auf Rauch, der infolge von Wärme nach oben steigt. Besondere Düfte waren früher religiösen und spirituellen Ritualen vorbehalten und wurden bei Rauchopfern verwendet. Wohlgerüche waren ein Privileg der Herrschenden. Königinnen und Könige, Athleten und Ritter parfümierten sich. Napoleon parfümierte auf seinen Feldzügen sein Zelt mit Veilchenduft. Weihrauch und Myrrhe waren begleitende Duftnoten des Christentums. Die Reformation schaffte diese Düfte im religiösen Raum weitgehend ab (Dianne Ackermann).

Im Mittelalter waren Düfte auch eine Frage von Moral und Unmoral. In den damaligen Badehäusern herrschten Gerüche der »gemeinsamen« Nacktheit, und diese bargen Verführungsgefahren.

Der französische Soziologe Alain Corbin hat die Polarität von Duft und Gestank in seinem Buch *Pesthauch und Blütenduft* anhand der Entwicklung im städtischen Frankreich des 17. und 18. Jahrhunderts beschrieben. Der Geruchssinn wurde dort zunehmend zum feinen »Messinstrument« für Annehmlichkeiten und Unannehmlichkeiten. In den heftigen Ausdünstungen im städtischen Leben wurden potenzielle Ansteckungsstoffe für Krankheiten vermutet. Die Luft galt als »Träger, Beförderungsmittel und Behälter« für solche Keime. Im öffentlichen Raum wurden mit Fäkalien vollgesogene Böden, die Saugfähigkeit der Gebäude und Möbel, die stinkenden Flüsse und Sümpfe ebenso wie Friedhöfe immer besorgniserregender. Gerüche von Zerfall, Gärung und Fäulnis - kurzum das Übelriechende - erregten zunehmende Aufmerksamkeit von Ärzten und Behörden.

Diese versuchten, gegen diese Missstände eine bessere öffentliche Hygiene zu organisieren. Ärzte untersuchten die Patienten nach einem vorgeschriebenen Geruchskalkül und prüften, welche Geruchsabweichungen auf charakteristische Krankheiten hinweisen könnten. Insbesondere Institutionen wie Hospitäler, Gefängnisse, Kasernen, Kirchen oder Theatersäle wurden auf Gerüche untersucht, aber auch größere Schiffe. Durch das Pflastern von Straßen, das Befestigen von Flussufern und besseres Entwässern der Straßen wurde eine zunehmende Desodorierung des öffentlichen Raums angestrebt. Es wurden neue Techniken der Belüftung von Stadtvierteln und Armenwohnungen entwickelt. Gerüche waren eine Frage der sozialen und moralischen Unterscheidung.

Die Körper der Menschen mit ihrem spezifischen Atemgeruch sowie die Ausdünstungen ihrer Haut und Kleidung erfuhren verstärkt Aufmerksamkeit durch die Gesundheitsbehörden. In wohlhabenderen Schichten versuchte man, schlechter, »mephistischer« Luft durch heilsame Aromen beizukommen und setzte auf Wohlgerüche zur Erquickung und Stärkung. Der »aromatisierte Mensch« sollte durch Riechkissen und Kräuterverbrennungen gesunden und aufgeheitert werden. Sowohl durch die Nase eingeatmet als auch bisweilen auf obskure Weise, etwa durch die Vagina, in den Körper hineingeblasen, sollten sie stärken und bei Frauen den Uterus wieder an die richtige Stelle bringen. Für besser gestellte Bürger waren »Luftkuren« in den Bergen eine Möglichkeit, dem städtischen Gestank der Armen in der Ebene zu entfliehen.

Denjenigen, die mit Muskelkraft arbeiten mussten, wurde nachgesagt, dass sie »im Schweiße ihres Angesichts« nur vermindert sensible Nasen haben könnten. Der muffigen Luft ihrer Behausungen wurde der »hygienische Kampf« angesagt, insbesondere den Miasmen ihrer Schlafräume. Belüften, Ausklopfen oder das Verrücken von Möbeln waren probate Mittel.

All diese Entwicklungen führten zur stärkeren »Desodorierung« jeglichen sozialen Kontakts. Aus Sicht der öffentlichen Gesundheitsversorgung war die radikale Verbesserung der städtischen Hygiene ein sehr sinnvolles Unterfangen. Im England des 19. Jahrhunderts war die Arbeit des Sozialreformers Edward Chadwick prägend für die Sanierung der Abwasserkanäle, die Luftverbesserung und die Versorgung mit sauberem Trinkwasser. Zugleich wurden diese hygienischen Reformen von religiösen Kräften zur moralischen Säuberung von Trunksucht, Gewalt und Unzucht genutzt. Nüchternheit, Mäßigung, Sauberkeit, Sparsamkeit und Anstand wurden als moralische Mittel gegen den unmoralischen »Gestank« der Armenviertel gepredigt. Die Entsorgung und Entfernung von Tierdung und Kadavern aus den Straßen, Latrinen und Toiletten, öffentliche Wasch- und Badeanstalten, der regelmäßige Gebrauch von gut riechenden und billig parfümierten Seifen gehörten seit Mitte des 19. Jahrhundert zum hygienischen Standard. Die Entdeckung der »Keimtheorie« von Bakterien als Krankheitsauslöser und die Einführung von Wasch- und Desinfektionsmöglichkeiten etwa in der Geburtshilfe durch Ignaz Semmelweis waren weitere Schritte zur Verbesserung der Krankheitsvermeidung durch bessere Hygiene.

In Deutschland wurden klare Luft und kaltes Wasser verstärkt von Pfarrer Sebastian Kneipp propagiert. Andere Methoden der Naturheilkunde, Lichtbäder, Vegetarismus, Gymnastik und Körperkultur ergänzten die Ideale der prophylaktischen Sauberkeit und sozialen Hygiene.

»Zivilisation ist Sterilisation«
(Aldous Huxley)

Sogar noch 1937 schrieb George Orwell in seinem Buch *Der Weg nach Wigan Pier,* dass das wirkliche Geheimnis der Klassenunterschiede im Westen sich knapp zusammenfassen ließe: »Die unteren Schichten riechen schlecht.« Und er führte aus: »Kein Gefühl der Ab- oder Zuneigung ist so tiefsitzend wie ein körperliches Gefühl. Rassenhass, unterschiedliche Erziehung, Temperamente oder Verstand, sogar die Unterschiede in den Moralvorstellungen, können überwunden werden, aber körperlicher Widerwille nicht.« Selbst nach der allgemeinen Verbesserung der Hygiene hielt sich dieses Klassenvorurteil weiter.

In ähnlicher Weise wurde dieses Geruchsvorurteil gegenüber der schwarzen Bevölkerung der USA gepflegt. Wenn die Behauptung des schlechten Geruchs nur oft genug wiederholt wurde, so die Kulturanthropologin Constance Classen, dann führte diese schließlich dazu, dass die Betroffenen dies selbst glaubten und versuchten, ihr von den Weißen behauptetes negatives »Geruchsbild« durch Deodorants und Parfüms zu überdecken.

Körpergeruch wird heute meist als peinlich wahrgenommen. Seine Auslöschung durch Körperhygiene, Seifen, Shampoos, Parfüms und Geruchsstoffe in den Textilien wird sozial gefordert. Dies überlagert die Duftnote eines jeden Menschen bis zur Unkenntlichkeit, und dies erschwert den Nutzen des Geruchssinns in Medizin und Heilkunde.

Der moderne, »hygienische Körper« kann bisweilen Ausgangspunkt für Geruchsneurosen werden. Bei einigen Menschen kann die Angst vor dem eigenen Körpergeruch zur »Autodysmorphie« führen, die einen stark überhöhten Reinlichkeitsdruck bis hin zum Waschzwang fördert.

Der Umgang mit Gerüchen und Ekelgefühlen in der Heilkunde

Mögliche Verbindungen zwischen Geruch und Krankheiten haben Ärzte schon immer beobachtet. So waren spezifische Ausdünstungen von Diabetes mellitus, Leberkrankheiten oder Gicht schon lange bekannt. Nachdem Geruchsdiagnostik bei modernen Ärzten lange als »primitiv« in Misskredit geraten ist, zeigt sich seit einigen Jahren ein erneutes Interesse an ihrem möglichen diagnostischen Wert.

Ärzte werden geschult, ihre Ekelgefühle vor Gestank zu ignorieren und zu unterdrücken. Während meiner ärztlichen Ausbildung habe ich lernen müssen, ekelerregende Gerüche von Urin, Stuhl, Eiter, Blut und Schmutz zu ertragen. Ärzte, Kranken- und Altenpflegepersonal sind in gewisser Hinsicht »Ekel-Profis«. Es gibt Abstufungen der Ekelschwellen, an die man sich »gewöhnen« kann. Ekelgefühle und schwer erträgliche Gerüche werden kaum thematisiert. Fast scheint es ein gewisses Ekelverbot zu geben. Schließlich seien diese Berufe, so wird betont, nichts »für schwache Nerven«. Der Umgang mit Faulem, Verwesendem sowie körperlichen Ausscheidungen aller Art gehöre zum Beruf dazu.

Desodorierung, Desinfektion, Kontaktscheu, Kontaktängste, Hand- und Mundschutz, Plastikschürzen, Schutzbrillen, Versachlichungen und Objektivierung von Patienten und Verrichtungen, Waschpflicht bis hin zum Waschzwang, Verdrängung und schwarzer Humor sind darum ständige Begleiter in den Kranken- und Pflegeeinrichtungen. »Wo der Pfleger sich nicht ekeln darf, darf der Patient sich nicht schämen«, schreibt Christine Pernlochner-Kügler. In Heil- und Pflegeberufen sollte diese Thematik nicht tabuisiert oder verschwiegen, sondern behutsam gelehrt werden.

Riechen – eine neue Diagnosemöglichkeit?

Geruchsreize können die Aktivitäten des Nervensystems von anderen Menschen und deren Verhaltensweisen beeinflussen. Gerüche von erkrankten Körpern lösen andere Reaktionen im menschlichen Gehirn des Gegenübers aus als gesunde Körper. Wir wissen heute, dass jede Körperzelle in Form von MHC-Molekülen (MHC, engl. »major histocompatibility complex«, Haupthistokompatibilitätskomplex), typische Erkennungszeichen hat, durch die Informationen über ihre Proteinbestandteile an die Oberfläche gelangen. So spricht man zum Beispiel vom »Geruch des Immunsystems«. Im Krankheitsfall scheiden die Zellen Zytokine aus, also Proteine, die das Wachstum und die Differenzierung von Zellen regulieren und den Körpergeruch eines kranken Menschen typisch verändern.

Das Geruchssystem erfährt intensives Interesse durch Forschungen, die zeigen, dass auf bestimmte Gerüche konditionierte Tiere mit erstaunlicher Sicherheit in der Lage sind, subtile Ausdünstungen in Blut, Urin oder Atem zu identifizieren, die beispielsweise auf Krebserkrankungen (Lungen-, Brust-, Ovarial- oder Dickdarmkrebs) hinweisen. Ähnliches gilt für Asthma, Diabetes mellitus oder Tuberkulose.

In der Forschung wird fieberhaft an der Entwicklung von »elektronischen Nasen« gearbeitet, die mittels Sensoren und künstlicher Intelligenz spezifische Moleküle in der Atemluft und in Körperflüssigkeiten identifizieren und mögliche Vorstufen von Krebs oder anderen Krankheiten entdecken könnten. Diese Aufgabe erfordert jedoch das Ausfiltern von anderen Duftmolekülen der umgebenden Luft, um Fehler auszuschließen. Inzwischen werden große Versuchsreihen von Gesundheitsinstitutionen rund um den Globus und von privaten Gesellschaften angestellt. Nach Ansicht von Experten könnten solche »künstlichen Nasen« in etwa fünf Jahren für den klinischen Einsatz bereitstehen.

Aromatherapien

Im Rahmen von psychotherapeutischen Behandlungen können Gerüche gezielt helfen, frühere Situationen wachzurufen, um diese besser verarbeiten zu können. Es werden Duftaversionen und Duftvorlieben untersucht, Düfte können gezielt zur Angst- und Depressionslinderung beitragen.

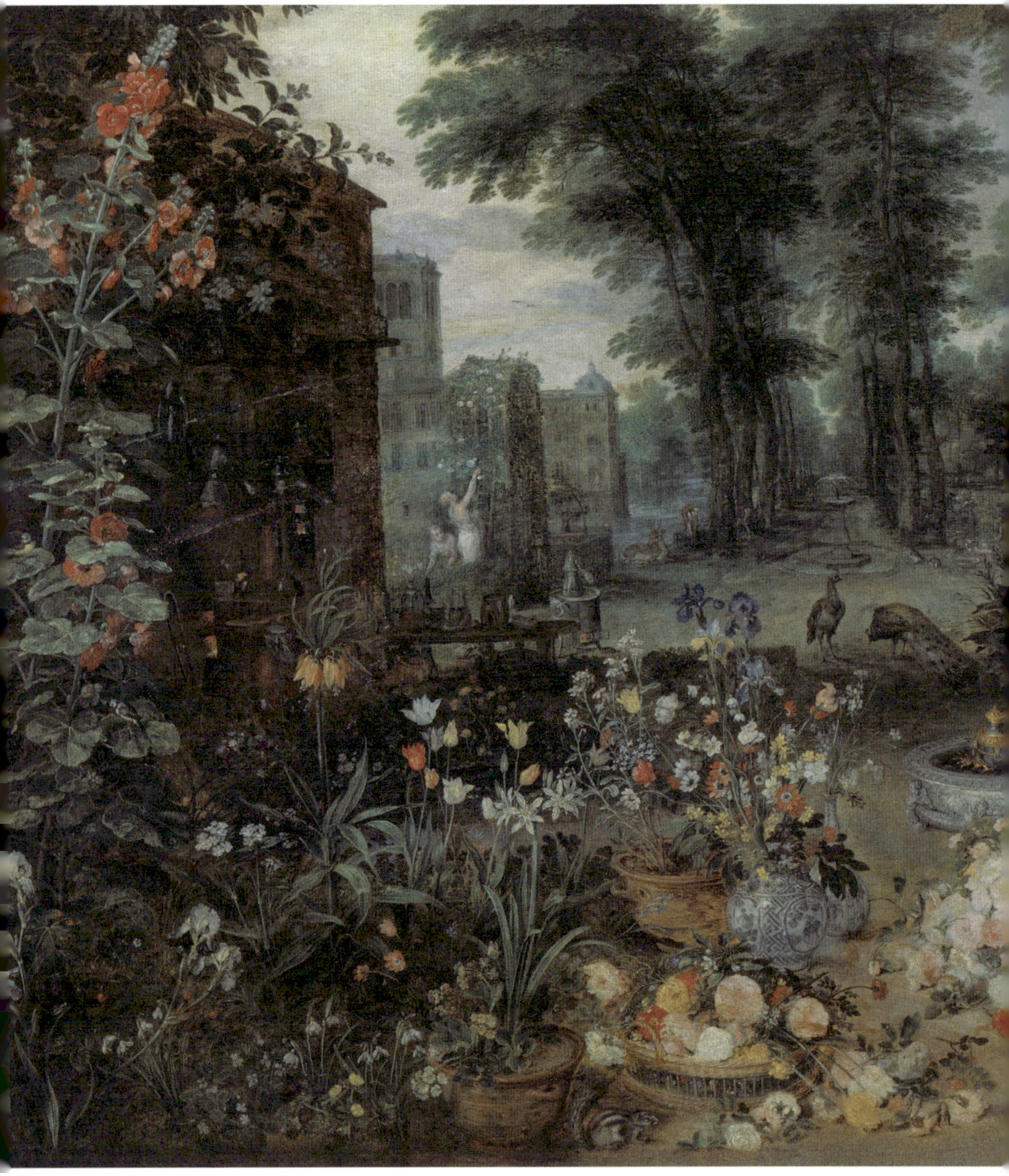

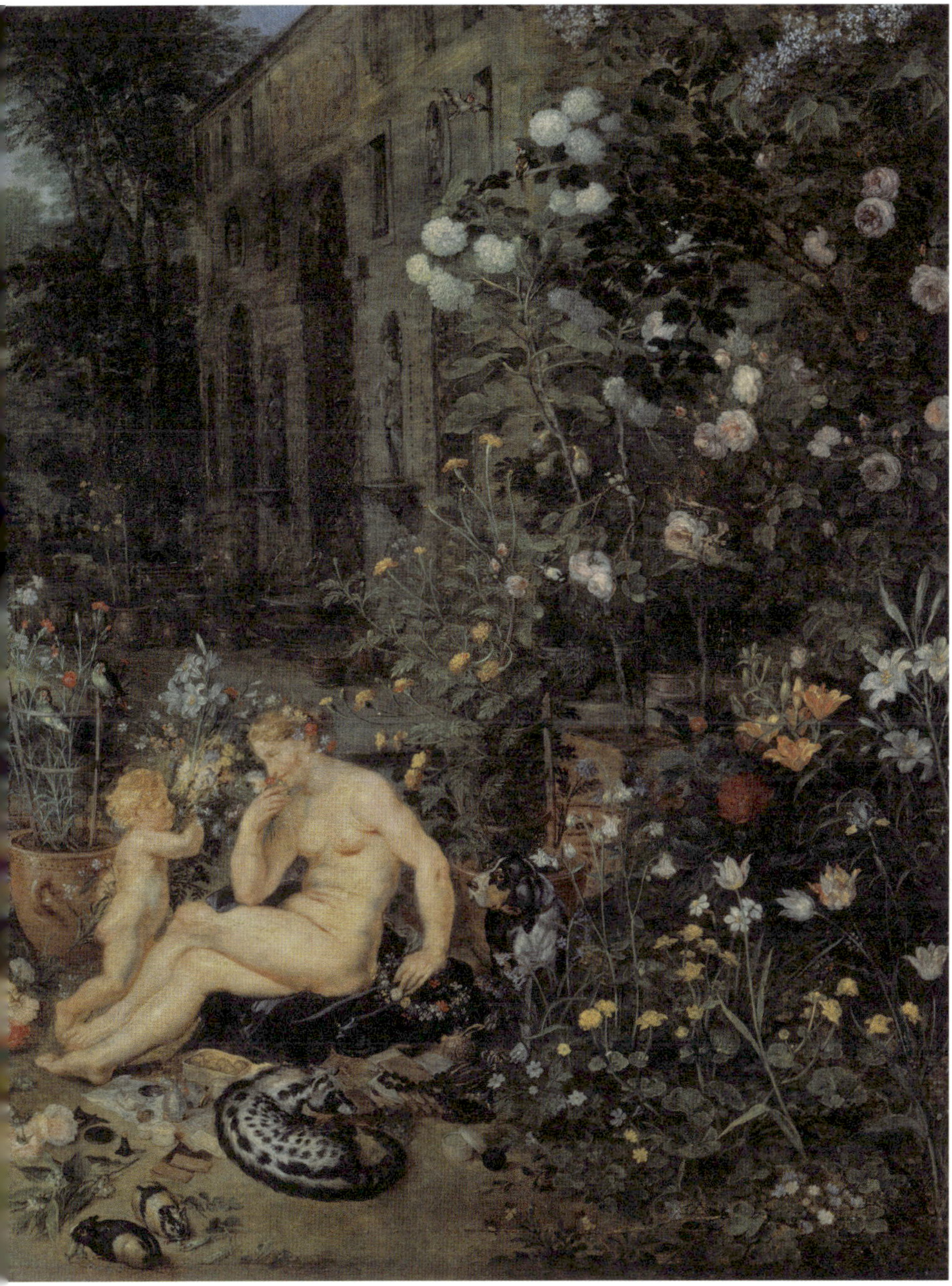

Der Geruch: Gemälde von Peter Paul Rubens (Figuren) und Jan Brueghel d. Ä. (Landschaft und Tiere).

Der französische Philosoph Voltaire merkte einmal an, dass die beste Medizin diejenige sei, die ein starkes Aroma ausströme. Schon in der frühen ägyptischen Medizin, später bei den Griechen und Römern oder in der mittelalterlichen arabischen Medizin wurden pflanzliche Essenzen und Öle zur Heilung oder Gesundheitsverbesserung breit angewendet. Neben ihren angenehmen und der Förderung des Wohlbefindens dienenden Funktionen hatten manche Substanzen der Aromatherapie desinfizierende, entkrampfende oder psychologisch stabilisierende Wirkungen. In der Säftelehre der Griechen und des Mittelalters wurden sie zur Regulierung und Mobilsierung von »Lebens- und Naturkräften« verwendet. Sie sollten etwa dazu dienen, das Herz und die Lunge zu kräftigen, Bauchkrämpfe zu lösen oder Verletzungen und Wunden zu reinigen und heilen.

Heute wissen wir, dass Aromatherapien nachweislich Einfluss auf das Herz-Kreislaufsystem, den Blutdruck, die Atmung und das Gedächtnis, das Stressniveau oder die Hormone haben. Sie können Schmerzen und Übelkeit ebenso positiv beeinflussen wie Ängste oder Niedergeschlagenheit, Menstruationsprobleme oder Schlafstörungen.

In alternativen oder komplementären Heilverfahren ebenso wie im Wellnessbereich werden Aromatherapien heute zur Stärkung des Wohlbefindens verwendet, aber auch als therapeutische Unterstützung verwendet. Sie finden als Hautcremes, Öle, Duftessenzen in Verdunstern oder offenen Behältern eine breite Anwendung.

»Duftmarken« im Warenverkehr

Duftstoffe in Parfüms und Kosmetika gehören heute zur Betonung der persönlichen Duftnote im vermeintlich geruchsneutralen Alltag. Gerüche lassen sich bekanntlich nur schwer in angemessene eigene Worte fassen und werden meist bildreich umschrieben. Dies stellt für die Werbung von Parfüms und Duftstoffen eine Herausforderung dar. Um dieser zu begegnen, ist die Werbung auf Stilmittel der Bildersprache und der Provokation von Fantasien angewiesen. Beworben werden die Wirkung der Duftstoffe und die damit suggerierten, symbolischen »Images« und (Selbst-)Gefühle wie »Attraktivität«, Eleganz, Sex-Appeal und Coolness. Dabei haben sich seit den 1960er-Jahren die klassischen Geschlechtstypisierungen der Duftmarken immer mehr vermischt.

Die vermeintlich direkte Wirkung der Gerüche auf das Befinden und die Erinnerung der Menschen hat auch die gezielte Anwendung von Düften in öffentlichen Räumen befördert. Im Marketing von Shoppingmalls und Hoteldesignern macht sich dies zunehmend bemerkbar. Es gilt dort, eine wohlriechende, angenehme und entspannte Atmosphäre zu schaffen (nach dem Motto: »Gefühle verkaufen sich«). Durch die Betonung von Gerüchen sollen Verbraucher enger an bestimmte Marken gebunden werden. Es gilt, die Überzeugungskraft des Duftes zu nutzen und bestimmte »Kosmologien« für die Gestaltung von Innenräumen zu nutzen. Geruchsmarketing ist meistens eine subtile Angelegenheit, die einerseits nicht aufdringlich erscheinen darf und andererseits wirksam sein soll. Zitronen- oder Tannengeruch sollen erfrischen und den Eindruck von natürlicher Sauberkeit und Gepflegtheit verstärken. Minze oder Lavendel sollen beruhigend auf die Kunden wirken. Aromen und Geruchsstoffe sollen die Kunden emotional mit Produkten und an Orten »verwöhnen«, damit sie sich letztlich an sie gewöhnen und sich dort »heimisch« fühlen.

Die Nase in den Wind halten

Vom scheinbar niederen, animalischen Sinn hat sich der Geruchssinn in den letzten Jahrzehnten in vielen Bereichen in luftigere Höhen entwickelt. Er ist sozial aus der peinlichen Rolle des Gestanks befreit und desodoriert (»entrochen«) worden. Da Menschen ihren eigenen Körpergeruch kaum selbst wahrnehmen, hat man sie öffentlich, manchmal in geschickt beworbener Manipulation, darauf hingewiesen, dass andere sie riechen und dass ihre subtilen Ausdünstungen und Duftmarken erhebliche Auswirkungen auf ihre mögliche Attraktivität, Partnerwahl oder Berufsaussichten haben könnten.

Aus dieser allgemeinen Verunsicherung ist eine neue »aromatisierte Welt« entstanden, in der wir von früh bis spät synthetisierte Aromen schmecken und Düfte atmen, meist ohne die Vielfalt dieser Gerüche überhaupt noch wahrzunehmen.

Sich selber eine feine Nase, einen Sinn für die duftenden Sinnlichkeiten zu erhalten, jenseits des Desodorierens oder Überduftens von Um- und Mitweltgestank, kann Freude und neue Erkenntnisse schenken.

HÖREN –
Was uns zu Ohren kommt

Höre geduldig den an, der mit dir spricht, und beeile dich nicht, ihn zu unterbrechen. Man fängt keine Unterhaltungen mit Antworten an.
Tausendundeine Nacht

Kinder lauschen öfters ungefragt oder ungewollt Gesprächen und Auseinandersetzungen zwischen ihren Eltern. Auch wenn sie dabei häufig nichts verstehen, so kann das Gehörte sie in ihrer ganzen Existenz bewegen. Es versetzt sie in Anspannung oder Alarm, lässt ihren Atem stocken und ihr Herz laut klopfen. Es ist die »Musik der Sprache« die sie berührt, nicht deren wörtlicher Inhalt.

Reisen in fremde Länder können ähnliche Hörabenteuer mit sich bringen. Manchmal erschließen sich Bedeutungen einer Fremdsprache durch den Klang ihrer Sprachmelodie. Man kann zwar »kein Wort verstehen«, spürt aber dennoch, ob diese unbekannten Menschen es freundlich meinen, oder ob sie ablehnend und aggressiv gestimmt sind. Wir können »ohne Worte« Sehnsucht im portugiesischen Fado-Gesang, Eifersucht im spanischen Flamenco-Lied, Melancholie im argentinischen Tango oder Verzweiflung im Blues oder Gospelgesang der Afroamerikaner erkennen.

Geräusche der Natur wie das Säuseln oder Tosen des Windes, die Stille einer Landschaft, das Rauschen und Plätschern des Wassers, das Tröpfeln oder Prasseln des Regens, das Grollen und Krachen des Gewitters breiten einen eigenen »Klangteppich« aus.

Jedes Frühjahr vernehmen wir das Konzert der Singvögel. Sie zwitschern, trillern, pfeifen und piepsen in unterschiedlichen Melodien, um potenzielle Partnerinnen anzulocken oder ihre Brutplätze zu verteidigen. Ihre Schallwellen jagen mit mehr als 1000 Stundenkilometern durch die Luft und erlauben uns, die Positionen der Vögel zu orten. Andere Tiere können wir am Ton ihres Gebells, an der Art ihres Gackerns, an ihrem Schnurren oder Fauchen erkennen und reagieren darauf entsprechend.

Die meisten Geräusche, die wir im zivilisierten Alltag vernehmen, sind technischer Natur: die surrenden Geräusche der elektrischen Zahnbürste und des Rasierapparats, das Brodeln und Zischen der Kaffeemaschine, das Klappern des Geschirrs, die Motorengeräusche und automatischen Bahnsteigansagen, das Scheppern und Quietschen der Straßenbahn, die individualisierten Klingeltöne der Handys, die Endlosschleifen der Musik im Aufzug oder Supermarkt. In diesem täglichen Gemisch von Wohl- und Missklängen helfen uns unsere Ohren, zu unterscheiden und zu entscheiden, ob wir ihnen trauen können oder nicht.

Der Hörsinn

Die Naturwissenschaften untersuchen Anatomie und Physiologie des Ohrs als Sinnesorgan. Sie haben herausgefunden, dass wir nicht nur mit unseren Ohren, sondern auch mit unseren Knochen und in geringem Maße auch mit den Re-

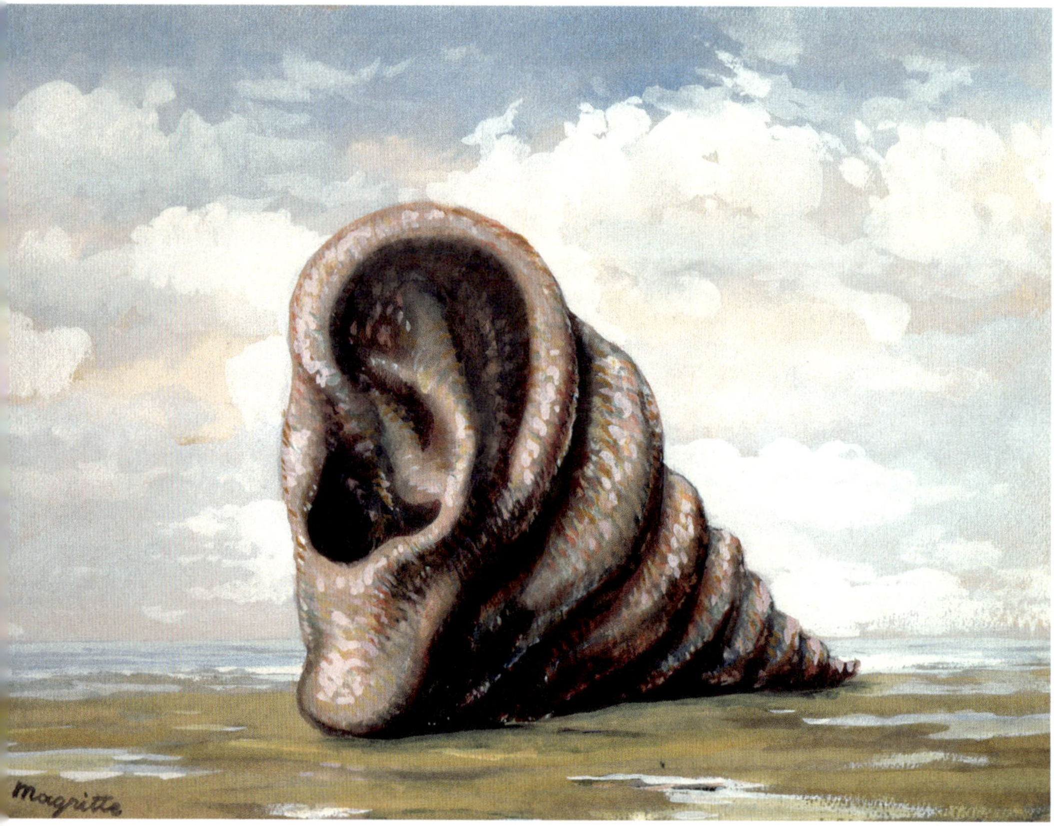

René Magritte: *Muschel in Gestalt eines Ohrs*, 1952.

zeptoren unserer Haut »hören«. Der Hörsinn gilt als Fernsinn, der uns die Orientierung in Raum und Zeit ermöglicht. Wir können mithilfe unserer Ohren Gefahren orten, das Echo von Landschaften und Objekten hören oder Entfernungen und Bewegungen von Geräuschquellen abschätzen.

Das Ohr gehört zu den frühen Sinnesorganen der Lebewesen. Bereits Fische können hören. Sie benötigen dazu keine Ohrmuschel, sondern registrieren die Schallwellen des Wassers mittels einer speziellen Schwimmblase am Bauch. Als sich vor ca. 350 Millionen Jahren die ersten Tiere an Land begaben, benötigten sie ein anders gebautes Hörorgan, das die Schallwellen der Luft auf das mit Wasser gefüllte innere Ohr übertragen konnte. Ein einzelner, winziger Kieferknochen diente dazu, Luftschwingungen auf der Haut - sozusagen als erstem Trommelfell - auf das innere Sinnesempfinden zu übertragen. Es sollte noch weitere 150 Millionen Jahre dauern, bis sich Teile des Kiefergelenks zu feinen Gehörknöchelchen des Mittelohrs umwandelten. Diese wurden später aufgrund ihrer Form Hammer, Amboss und Steigbügel genannt. Zudem entwickelte sich die Ohrmuschel als Schalltrichter.

Die Auswertung von Schallwellen der Luft, der akustischen Signale sowie der Signale der weitergeleiten Vibrationen des Körpers (»Knochenleitung«) ist eine Sache des Gehirns. Hören hat eine wichtige Funktion für die Entwicklung des menschlichen Nervensystems.

Vor ca. 6 Millionen Jahren verfeinerte sich mit dem »aufrechten Gang« auch das innere Gleichgewichtssystem des Menschen. Dazu bildeten sich unter anderem das »Labyrinth« und die »Bogengänge« des Innenohrs aus, mit deren Hilfe die Balance stabilisiert werden kann.

Zuhören

Hören ist ein physiologisches Phänomen. Zuhören ist ein psychologischer Akt. Zuhören kann auf magische Weise Veränderungen bewirken. Dies erzählt der Kinderbuchautor Michael Ende in seinem Roman *Momo*:

»Was die kleine Momo konnte wie kein anderer, das war das Zuhören. Das ist doch nichts Besonderes, wird nun vielleicht mancher Leser sagen, zuhören kann doch jeder. Aber das ist ein Irrtum. Wirklich zuhören können nur recht wenige Menschen. Und so wie Momo sich aufs Zuhören verstand, war es ganz und gar einmalig.

Momo konnte so zuhören, dass dummen Leuten plötzlich sehr gescheite Gedanken kamen. Nicht etwa, weil sie etwas sagte oder fragte, was den anderen auf solche Gedanken brachte – nein, sie saß nur da und hörte einfach zu, mit aller Aufmerksamkeit und aller Anteilnahme. Dabei schaute sie den anderen mit ihren großen, dunklen Augen an, und der Betreffende fühlte, wie in ihm plötzlich Gedanken auftauchten, von denen er nie geahnt hatte, dass sie in ihm steckten. Sie konnte so zuhören, dass ratlose, unentschlossene Leute auf einmal ganz genau wussten, was sie wollten. Oder dass Schüchterne sich plötzlich frei und mutig fühlten. Oder dass Unglückliche und Bedrückte zuversichtlich und froh wurden.«

Hinsichtlich der Sprache von Erwachsenen schrieb der französische Lyriker und Philosoph Paul Valery: »Würde man (in Worten) genau ausdrücken wollen, was man wahrnimmt, wäre man unverständlich.« Der Dichter Rainer Maria Rilke warnte: »Ich fürchte mich so vor der Menschen Wort. Sie sprechen alles so deutlich aus. (...) Ich will immer warnen und wehren, bleibt fern. Die Dinge singen hör ich so gern.« Für Friedrich Nietzsche war das Hören eine entscheidende, fast musikalische Angelegenheit: »Die Dinge rühren unsere Saiten an, wir aber machen die Melodie daraus.« Der Chemiker und Wissenschaftsphilosoph Michael Polanyi sprach von stillschweigendem Wissen, das nicht an Worte gebunden sei.

Wenn man jemandem zuhört, ihm »sein Ohr schenkt« oder »sein Ohr leiht«, wie der Kabarettist Heinz Erhardt ulkte, dann kann man sein Gegenüber besser kennenlernen. Hören betrifft uns als ganze Menschen. Wir nehmen mit dem »körperlichen Ohr« Töne und mit dem »leiblichen Ohr« Schwingungen und Stimmungen wahr. Sie vermelden uns, ob etwas »stimmig« erscheint oder Überein*stimmungen* da sind.

Zuhören versucht das anfangs Unklare, Verschwommene oder Stumme zu entschlüsseln, um das »Dahinterstehende, den »verborgenen Sinn« im Bewusstsein auftauchen zu lassen. Was jemand sagt, bringt möglicherweise auch verborgene Gedanken »zu Gehör«. Das Sinnesorgan Ohr allein versteht noch keine Worte. Dies geschieht erst durch Vergleiche und Bewertungen des Gehörten im Kopf. Wir können nur »mit unseren eigenen Ohren« hören und übersetzen Gehörtes in unsere Vorstellungen und »Einsichten«. Wir entwickeln »geistige Bilder« und Fantasien über das, was wir hören. Solche »Übersetzungen« bergen Unschärfe, Diskrepanzen, Fehler, Falschdeutungen und Missverständnisse in sich.

Was einmal gesagt wurde, lässt sich nicht mehr zurücknehmen. Man kann es nur durch weitere Worte ergänzen und zu erklären versuchen. Über eine gelingende Kommunikation entscheidet weniger, was jemand sagt, als das, was vom Gegenüber gehört wird. Wo dies vergessen wird, da können Gespräche leicht in »Wortgefechte« oder einen »Krieg von Worten« ausarten. »Wer wenig hört, hört immer einiges noch dazu«, schrieb Friedrich Nietzsche.

Zuhören und gehorchen weisen implizit auf eine Macht- und Autoritätsbeziehung hin. Zuhörer sind oft diejenigen, die auf andere »hören müssen«: Untergebene, Gläubige, Kinder, Schüler oder in manchen Kulturen auch Frauen. In diesen Zusammenhängen kann »nicht mehr zuhören wollen« ein Ausdruck von Rebellion, Verweigerung oder Emanzipation sein.

Jedes Gespräch ist ein »Geflecht von Vieldeutigkeit«. Ob ein Gespräch gelingt, hängt davon ab, ob Unterschiede gehört, anerkannt werden und sich klären lassen. Dazu gehört auch die Bereitschaft, »sich von unerwarteten Antworten enttäuschen zu lassen« (Jaques Lacan), was bedeutet, dass man im Gespräch, ohne Misstrauen, auch dem »Unerhörten« lauscht und auf vorschnelle Deutlichkeit oder »Stimmigkeit« des Gesagten verzichtet.

In psychologischen Kommunikationstrainings wird auf die »vier Ohren des guten Zuhörens« verwiesen. Ein Ohr hört den »Sachinhalt« und ist mit Informationen, Daten und Fakten beschäftigt. Das »zweite Ohr« achtet auf mögliche Botschaften der »Selbstkundgabe« der Gegenüber, in denen diese etwas über ihre augenblickliche Stimmung mitteilen. Mit dem »dritten Ohr« vernimmt man mögliche »Beziehungsbotschaften«, also das, was die Gesprächspartner voneinander halten. Nicht zuletzt nimmt das »vierte Ohr« wahr, welchen (offenen oder verdeckten) »Appell« der Sender mit der Botschaft sendet, und was er damit bewirken oder »verändern« möchte, wie Larissa Stierlin und Friedemann Schulz von Thun dargelegt haben. Manchmal lohnt sich die Nachfrage: „»Ist es richtig, wenn ich verstanden habe, dass Sie gesagt haben, dass ...?«

Metaphern des Hörens in der Alltagssprache

Können wir »unseren Ohren trauen«? Es »kommt uns etwas zu Ohren«, wir »bringen etwas zu Gehör«, wir »schenken jemandem Gehör«, wir »bitten um Gehör«.

Wir sagen, dass wir für jemanden ein »offenes Ohr« haben oder dass er bei uns auf »taube Ohren« stößt. Wir können »ganz Ohr sein«, unsere »Ohren auf etwas richten«, sie »auf Empfang stellen«, aber auch »mit halbem Ohr hinhören«,

»auf Durchzug schalten«. Weghören, überhören, »sich die Ohren zuhalten«, »die Ohren verschließen«, »Bohnen oder Watte in den Ohren haben«, »auf seinen Ohren sitzen« – all das kann unser Hören beeinträchtigen.

Manchmal »säuseln« einem die Worte des/der anderen ums Ohr, wenn man »bis über beide Ohren verliebt« ist. Geheimnisse sind »nicht für jedermanns Ohren« bestimmt. Ähnlich wie Tiere bekommen wir dann »Ohren wie ein Luchs« oder »spitzen die Löffel«. Wenn wir etwas intensiv spüren, dann »klingeln uns die Ohren«. Bei starker Belastung kann uns »Hören und Sehen vergehen«, besonders wenn »man bis über beide Ohren« in einer Sache steckt oder »viel zu viel um die Ohren« hat. »Wer nicht hören will«, der muss fühlen. Manchmal halten wir tapfer »die Ohren steif«. Wer müde ist, der »legt sich aufs Ohr«.

Wer noch zu jung für etwas ist, der ist »noch nicht trocken hinter den Ohren« oder »noch grün hinter den Ohren«. Manches ist nichts für »zarte Ohren«. Wenn einem etwas nicht passt, dann »hört man auf diesem Ohr schlecht«. Falls etwas peinlich ist, dann können wir »bis über beide Ohren erröten«.

Wer gerissen ist, der hat es »faustdick hinter den Ohren« oder ist »schlitzohrig«. Wer betrügt, der »haut den anderen übers Ohr«. So einem möchte man eine »Ohrfeige« verpassen, »einen Satz heißer Ohren« bereiten oder die »Ohren lang ziehen«.

Wenn man eine Sache für wünschenswert, aber eher unwahrscheinlich hält, dann wünscht man »dein Wort in Gottes Ohr«. Sich erinnern bedeutet auch, dass man jemandes Worte »noch im Ohr hat«. Wenn man etwas nachdrücklich will, dann »liegt man jemandem dauernd in den Ohren«, oder man »setzt ihm einen Floh ins Ohr«. Wir sprechen von »Ohrensausen«. Wenn eine Musik einem nicht mehr aus dem Sinn geht, dann wird sie zum »Ohrwurm«. Ein verstimmtes Instrument »beleidigt die Ohren«.

Wenn sich »alles um einen dreht«, dann leidet man möglicherweise am Innenohr, das für unser Gleichgewicht und unsere Balance zuständig ist. Manchmal ist etwas »schwindelerregend«, man »verliert den Boden unter den Füßen«, bekommt einen »Drehwurm«, fühlt sich ganz flau. Ein anderes Mal droht »der ganze Schwindel« aufzufliegen.

Religiöse, philosophische und kulturelle Betonungen des Hörens

Frühe Kulturen waren »Hörkulturen«, in denen Mythen erzählt, gesungen und weitergegeben wurden. Mit einfachen Instrumenten wurden höhere Mächte und Götter angerufen und geweckt. Gesänge und Musik wurden mit dem ganzen Körper in Bewegung aufgenommen.

In späteren Offenbarungsreligionen kam dem Ohr eine Schlüsselrolle zu. »Am Anfang war das Wort, und das Wort war bei Gott, und Gott war das Wort« (Johannes 1,1f.). Das Ohr ist eines der häufigsten Wörter im Alten Testament – Gott sein Ohr schenken, sein Ohr zu ihm neigen, ihm seine Ohren öffnen, ihn hören und ihm gehorchen, sind wichtige Momente des Glaubens. Im Alten Testament spricht »Gottes Stimme« und das »Wort des Herrn« zu den Menschen. »Wir bitten Dich, erhöre uns«, flehen die Christen. Worte bilden die »innere Stimme« des Gewissens.

»Worte« kommen in den Religionen aus dem Jenseits und entziehen sich einer »sichtbaren Erkenntnis« von irdischer Philosophie. An dem, was man nur vom Hörensagen glauben kann, darf nicht gezweifelt werden. In den Gesetzestafeln des Alten Testaments werden die göttlichen Worte in Stein gemeißelt und verschriftlicht. Ab jetzt kann man sie auch »sehen«. Im Gegensatz zum Bilderverbot des Islam, griffen die anderen Offenbarungsreligionen zu bildlichen Darstellungen. Ihre Heiligen wurden mit Symbolen wie Fels, Schwert, Wasser usw. abgebildet und verehrt.

Die frühe griechische Kultur war vom Hören dominiert, etwa in ihren Tragödien, die durch Musik geprägt waren. Später wurde die westliche Philosophie vom erkennenden »Primat des Sehens« geprägt. Sie wollte die vorhergehenden Beschwörungen der Götter hinterfragen und an deren Stelle »vernünftige Einsichten« fördern. Hören schafft nahegehende, zeitliche Muster, die leicht vergänglich sind. Auge und Blick erfordern Abstand und Distanz, erkennen Muster dauerhafter wieder, ordnen ein und zu.

Die Wende zur Dominanz des Sehens in der griechischen Philosophie trat etwa ab dem 4. Jahrhundert v. Chr. ein. Wissenschaft und Kunst verlagerten sich zusehends auf »Ideen«. Der Begriff »Idee« leitet sich von griech. »idea« (Gestalt, Erscheinung, Aussehen oder Urbild) ab. Man suchte nach Leitbildern (Idealen), an denen man sich neu orientieren konnte, nach »Visionen« (lat. »videre«, sehen) und setzte sich mit »Spekulationen« (lat. »speculum«, Spiegel) auseinander. Mit diesen Konzepten rückten »Licht« und »Sehen« in den Mittelpunkt der Aufmerksamkeit.

Friedrich Nietzsche, dessen Liebe zur Musik seine Philosophie zeitlebens begleitet hat, schreibt: »Das Verständliche an der Sprache ist nicht nur das Wort selber, sondern der Ton, die Stärke, Modulation, Tempo, mit denen eine Reihe von Worten gesprochen wird, kurz die Musik hinter den Worten, die Leidenschaft hinter der Musik, die Person hinter der Leidenschaft: alles das also, was nicht geschrieben werden kann.« Der Philosoph wollte sich darin üben, seine »Ohren hinter den Ohren« zu nutzen.

Martin Heidegger hat die Wende der abendländischen Philosophie vom Hören zum Sehen als »Sündenfall« bezeichnet. Eine Renaissance erfuhr das Hören als Erkenntnisdimension durch die philosophische Strömung der Phänomenologie. In deren Tradition schreibt der Psychiater Thomas Fuchs: »Unser Leib ist ein empfindlicher ›Resonanzkörper‹, durch den Menschen fühlend an der Welt teilnehmen.« »Resonanz« leitet sich von lat. »resonare«, widerhallen, ab. Wo wir Gehör finden, da erleben wir ein Echo und bekommen Antwort. Unser Gegenüber kann in einer Situation mittönen und mitschwingen, Interesse und Anteilnahme zeigen, Zustimmung und Sympathie signalisieren. Resonanz sollte nicht mit dauerhaftem Gleichklang verwechselt werden. Im besten Fall entsteht eine vorübergehende Harmonie, die gemeinsam erlebt wird. Wenn Resonanz ausbleibt, dann entstehen Missklang und Dysharmonie.

Der Säuglingsforscher Colwyn Trevarthen hat die existenzielle Bedeutung des frühen Austauschs von gemeinsamen Lauten und Gesten zwischen Müttern und Kindern untersucht. Ihr Gurren und Lachen, ihr Austausch von Nonsens-Lauten oder die Universalsprache von Schlafliedern eröffnen »zwischenleibliche«, sichere und geborgene Beziehungen zwischen Mutter und Kleinkind. Daniel Stern hat über viele Jahre die Entwicklung von Säuglingen studiert und betont, dass die Natur es sehr klug eingerichtet habe, wenn sie kleinen Kindern keine symbolische Sprache vor dem 18. Monat ermögliche. Dadurch hätten Kinder ausreichend Zeit, um zu erfahren, wie »die Welt wirklich funktioniere«, »ohne Ablenkungen und Komplikationen von Worten«, sondern ausschließlich durch die »Musik des Sprechens«.

Historisch war die Erfindung des Buchdrucks ein Meilenstein im Übergang vom gemeinsamen, erzählend-zuhörenden Zusammenleben hin zur eher einsamen, sehend-lesenden Erkenntnis. Aber sie hat das Hören nie vollständig ablösen, verdrängen oder ersetzen können. In Singspielen auf den Bühnen, in der Oper oder im Konzert bleiben unterschiedliche, kritische Stimmen öffentlich hörbar. Doch auch die Musik, als vermeintlich »universelle Sprache der Emotionen«, wird in ihren Möglichkeiten des Ausdrucks von Gefühlen durch kulturelle und soziale Machteinflüsse geprägt.

Neue Medien wie Telefon, Lautsprecher, Radio und Grammofon veränderten im 20. Jahrhundert die Hörgewohnheiten der Menschen. Durch deren Übertragungsmöglichkeiten und die beliebige Reproduzierbarkeit von Geräuschen und Klängen konnten sie Klänge festhalten und »Ohrwürmer« produzieren. Die Übermittlung von »Originaltönen« in die privaten Haushalte wurde zu einem wichtigen Machtmittel von politischer Propaganda und »Sendungsbewusstsein« totalitärer Regime, das sich in den gehorchenden Ohren der Massen einnistete. Die Möglichkeit des unmittelbaren Live-Mithörens am Radio erzeugte ein bislang unbekanntes »Hörgefühl« von Nähe. Sie vermittelte körperlos, ähnlich den Stimmen der Götter, Botschaften aus dem Unbekannten, mediensprachlich aus dem Off.

Lauschen und Horchen

Tiere horchen und lauschen auf drohende Gefahren oder auf gute Gelegenheiten zum Beutemachen. Menschliches Hören ist ein natürliches, meist unbewusstes und absichtsloses Geschehen. Wenn wir aufmerksamer und bewusster hinhören, sind wir leicht angespannt, selbst dann, wenn wir offen und ungestört (zu)hören wollen. Manchmal wenden wir uns dem Gehörten versteckt oder heimlich zu. Für diese Art Hören benutzen wir Begriffe wie »(hin)horchen« und »(be)lauschen«. Etwas Unerwartetes lässt uns »aufhorchen«. Wer in sich gehen möchte, der kann in sich »hineinhorchen«.

Robert Gernhardt hat dies in einem kleinen Gedicht mit dem Thema »Selbstbefragung« beschrieben:

Ich horche in mich rein.
In mir muss doch was sein.
Ich hör nur »Gacks« und »Gicks«.
In mir da ist wohl nix.

Kinder »lauschen gebannt«, wenn ihnen spannende Geschichten erzählt werden. Erwachsene lauschen den Ausführungen von Rednern. Gläubige »lauschen andächtig« den Ausführungen des Pfarrers, das Publikum lauscht der Musik des Orchesters.

Erwachsene möchten ihren Kindern vermitteln, dass es notwendig ist zu »gehorchen« und das zu tun, was man ihnen sagt. Wo dieses Ideal zu einseitig vermittelt wird, da kann es im schlimmsten Fall zu blindem Gehorsam führen. Menschen, die sich aus Abhängigkeiten nicht lösen können, laufen Gefahr, anderen gegenüber »hörig« zu werden. Eltern oder Vorgesetzte horchen Kinder oder Mitarbeiter aus.

Horchen und Lauschen drücken gesteigerte Aufmerksamkeit, besonderes Interesse und persönliche Anteilnahme aus. Sie können ein gesteigertes Maß an Privatheit, Heimlichkeit oder Druck auf die Einhaltung von besonderen Normen beinhalten. Wenn jemand »an der Wand horcht«, dann hört er möglicherweise »seine eigene Schand«. Verdächtige (aber auch Unverdächtige) werden vom Staat »ausgehorcht« oder schließlich »verhört«. Staaten unternehmen heute mit modernen Mitteln »Lauschangriffe«.

Stille und Schweigen

Eine besondere Form des Hörerlebens erfahren wir in der Stille. Stille und Schweigen stehen im Kontrast zu Lärm und Reden. »Reden ist Silber, Schweigen ist Gold«, so bewertet es der Volksmund. Wenn etwa »alles zu viel geworden« ist, wenn zu viel Stress uns erschöpft, dann suchen wir Stille. Diese erleben wir als friedlich, beschaulich oder tief.

Sprachgeschichtlich verweist der Begriff »Stille« auf Lautlosigkeit, Bewegungslosigkeit oder Ruhe. Wir sprechen von »Windstille« und »frühmorgendlicher Stille«, aber auch von »unheilvoller Stille« und »Grabesstille«. Rainer Maria Rilke beschrieb eine besondere Art der Stille: »Auch die Stille (...) bestand aus hundert und hundert Bewegungsmomenten, die sich im Gleichgewicht hielten.«

Stille braucht ungestörte, abgelegene, geschützte, verborgene oder heimliche Orte. Es gibt Orte, an denen Schweigen ein Gebot der »feierlichen Stille« ist oder an denen man »in aller Stille« trauern und sich verabschieden möchte. Im Konzerthaus ist Stille ein Gebot der Höflichkeit und Konzentration.

Nicht jede Stille und jedes Schweigen sind wohltuend und erholsam. Stille kann bisweilen peinlich, bedrückend, beklemmend oder gespenstisch sein. Sie kann Ausdruck eines »Stillstands« sein, an dem man nicht mehr weiß, wie es weitergehen soll. Wer lange aus unbekannten Gründen ignoriert wird, keine Möglichkeit mehr zum Gespräch bekommt, wenn »Funkstille« eingetreten ist, wer keine Nachrichten oder Informationen erhält, »wie Luft behandelt« wird, fühlt sich ausgeschlossen und ausgegrenzt, erlebt diese Stille schmerzhaft.

Schweigen kann von Mächtigen verordnet werden, weil sie andere »mundtot« machen oder »zum Schweigen bringen« wollen. Totalitäre Machthaber versuchen, das Schweigen der Menschen durch Gewalt oder Folter »zu brechen«. In solchen Situationen kann bewusstes Schweigen, »Schweigen wie ein Grab«, »stumm wie ein Fisch sein« auch zum Schutz für andere und zu einer »schweigenden Macht« werden.

Für alleinstehende Menschen kann dauerhaftes Schweigen bedeuten, dass sie keine Ansprechpartner mehr haben und sich niemand mehr für »ihre Stimme« interessiert. Andere trauen sich nicht, »ihre Stimme zu erheben«, verzichten auf ihr »Stimmrecht«, enthalten sich »ihrer Stimme« oder gehören zur »schweigenden Masse«.

Jemand ist sprachlos, ihm versagt die Stimme, andere schweigen aus Angst, dass sie etwas sagen könnten, das ihr Gegenüber nicht hören will, oder schweigen aus Ratlosigkeit. Manche schweigen aus Bescheidenheit, weil sie sich nicht einmischen möchten. Doch auch Überheblichkeit oder Verachtung können wortlos ausgedrückt werden.

Einige Berufsgruppen unterliegen einer gesetzlichen oder ethischen »Schweigepflicht«. Ihre Verschwiegenheit bietet leidenden oder angeklagten Menschen eine geschützte Möglichkeit zum Reden.

Klingen und Klang, Tönen und Ton

Was hell klingt und ertönt, gibt einen Klang. Der Begriff ist abgeleitet von ahd. »klang«, was auf Gesang, Stimme, Glocken, Musikinstrumente oder auch das Rauschen des Wassers verwies. Oft wird Klang mit Wohlklang und Harmonie gleichgesetzt. Wir sagen, etwas klingt gut, fröhlich, rein, weich oder tröstlich. Aber wir kennen auch den Missklang und hören, dass etwas seltsam, unglaubwürdig, fraglich oder schlecht klingt. Manches kann »sang- und klanglos« untergehen. In der englischen und französischen Sprache wird »alles, was klingt und Geräusche macht« als »sound« oder »son« (abgeleitet von lat. »sonus«) bezeichnet.

Im Hinblick auf eine bestimmte Klangfarbe sprechen wir vom Ton. Der Begriff leitet sich von griech. »tónos«, Spannung, Seil, Saite, Sehne, Spannung der Stimme ab. Der Ton versetzt sowohl den Sender als auch den zuhörenden Empfänger in eine bestimmte Spannung. »Der Ton macht die Musik«, sagt eine Redensart. Oft ist der »Tonfall«, die Art, wie ein Mensch etwas sagt, wichtiger als das, was er mit Worten sagt. Der »Unterton«, der »durchtönt« und »durchklingt«, kann leise, sanfte, kritische, scharfe oder schrille Nuancen hörbar machen.

Schallen und Schall, Krach, Knall und Lärm

Das althochdeutsche »scal« bedeutete ursprünglich »lauter Ton, Geräusch, Getöse, Gesang, Gelächter, Jubel, Klage, Geschrei«. Was schallt, war laut und weithin hörbar. In der Musik sprechen wir noch vom nachhaltigen Schall der Instrumente, Klänge oder Lieder. Demonstratives Lachen ist »schallendes Gelächter«. Wenn wir etwas für unbedeutend halten, dann ist es nur »Schall und Rauch«. Wo ein Schall zu laut ist oder verborgen werden soll, dann versucht man, es »schalldicht« zu machen, oder benutzt, etwa bei Waffen, einen »Schalldämpfer«. Später wurde der Begriff »Schall« zur allgemeinen Bezeichnung von »Schallwellen«, als physikalische und akustische Tonschwingungen.

Am anderen Ende der Geräuschkulissen stehen hörbare Frequenzen, die unseren Ohren wehtun können oder bei denen man sich »die Ohren zuhalten« möchte. Zu den evolutionären Aufgaben des Gehörs zählt die rechtzeitige Wahrnehmung von Gefahren. Ein plötzliches, lautes Geräusch schreckt auf, und man versucht, es rasch zu orten. Der Begriff »laut« verwies ursprünglich auf das, was »weithin gut hörbar« war. Darauf bezieht der Ausdruck, dass man etwas »läuten« (ursprünglich die Kirchturmglocken), also klingen und tönen hört. Dies kann auch ein Hinweis sein auf etwas, das möglicherweise »vorlaut« ist, bevor es öffentlich »verlautet« werden soll.

Zunehmende Lautstärken (wie Gebrüll, Geschrei, Getöse) oder der Einsatz von Lautsprechern betonen ein Geschehen. Wenn sich ein solches Geräusch mit Getöse, Donner und Poltern (früher »mit Pauken und Trompeten«) aufdrängt, dann sprechen wir vom »Krach«. Später wurde dieser Begriff auf die hörbaren Begleitumstände von lautem Streit und Zank ausgeweitet. Kinder, die solche Auseinandersetzungen in der Familie erleben müssen, halten sich manchmal verschreckt die Ohren zu, können erstarren und später geräuschempfindlicher werden.

Wenn laute Geräusche plötzlich, kurz und sehr laut auftreten, dann nennen wir solche explosionsartigen Vorgänge »Knall«. Im übertragenen Sinn werden unerwartet heftige Lautstärken so erlebt, als ob »eine Bombe« platzt.

Der Begriff »Lärm« als Bezeichnung für laute und Aufsehen erregende Geräusche steht sprachgeschichtlich mit dem Begriff »Alarm« in Verbindung (abgeleitet von ital. »alle armi«, zu den Waffen). Starker oder andauernder Lärm verweist auf Unruhe, Tumult und Aufruhr, wogegen man sich zur Wehr setzen möchte. Heute verstehen wir darunter anhaltende, ruhestörende oder gesundheitsgefährdende Geräusche.

Anfangs standen vor allem die lauten Geräusche von Maschinen in Fabriken im Mittelpunkt des Interesses von gesetzlichen Lärmschutzmaßnahmen, die etwa das Tragen von Ohrenschützern vorschreiben. Lärmbelästigungen wirken sich auf den ganzen Menschen und seinen Organismus aus. Sie können zu Stress, Gesundheitsschäden, Schlafstörungen, erhöhter Reizbarkeit oder Stimmungsschwankungen führen. Andauernder Lärm gilt als Risikofaktor für Herz-Kreislauf-Erkrankungen, hohen Blutdruck, Hörschäden oder Tinnitus. Heute stehen die Geräuschpegel von Straßen oder Flugschneisen im Vordergrund der Aufmerksamkeit.

In Untersuchungen klagen die meisten in Deutschland darüber, dass sie sich in irgendeiner Weise vom Lärm betroffen fühlen. Dabei rangiert nach Straßen- und Luftverkehrslärm die »Lärmquelle Nachbarschaft« an zweiter Stelle der erlebten. Inzwischen werden in den Industrieländern die meisten Umgebungsgeräusche technisch erzeugt. Nur noch ein kleiner Teil entstammt der Natur. Der kanadische Komponist und Klangforscher R. Murray Schafer hat neue Begriffe, wie »soundscapes« (»Geräuschlandschaften«) und »akustische Ökologie« geprägt. Dabei spricht er auch von »sacred noises« (»heiligen Geräuschen«) als historischen Ausdruck des Verhältnisses von Geräuschen und sozialer Macht. Diese sei erst den Kirchen und ihren Kirchturmglocken zugestanden worden. Später sei sie auf die Industrie übergegangen. Es habe 150 Jahre gedauert, bis man deren Lärmschäden für die Arbeiter vermindert habe. Heute seien die Luftfahrt, der Verkehrslärm, die zunehmende Lautstärke der Sirenen von Polizei und Feuerwehr sowie die Unterhaltungsindustrie und Rockkonzerte Machthaber von solch »heiligen Geräuschen«. Schafer plädiert für ein gemeinsames, genaueres Hinhören auf die Geräuschlandschaften der sich wandelnden Zeit und für deren bewusste Gestaltung. Zu den neuen Geräuchkulissen gehören die zunehmende Beschallung von Einkaufszentren, Aufzügen und

Bahnhöfen, aber auch die Summtöne von tragbaren Mobiltelefonen und anderen elektronischen Geräten.

Es ist nicht zu überhören, wie sich immer mehr Menschen die Ohren selber permanent betäuben. Die Verkabelung junger (und älterer) Menschen im öffentlichen Leben hat epidemische Ausmaße angenommen. Unterhaltungen in öffentlichen Verkehrsmitteln sind zur Ausnahme geworden. So hat Rüdiger Liedtke herausgefunden, dass ein 80-jähriger Zentralafrikaner das gleiche Hörvermögen hat wie ein 18-jähriger New Yorker Jugendlicher, der unter der akustischen Glocke lebt. Der Gebrauch von Kopfhörern und Ohrstöpseln kann durchaus freudvollen Musikgenuss ohne Hörbeeinträchtigung erlauben, wenn Menschen die Lautstärke ihrer Geräte entsprechend anpassen. Vielleicht sollte die Industrie dazu verpflichtet werden, die mögliche Lautstärke automatisch zu begrenzen?

Die wissenschaftliche Erforschung des Hörorgans

Aufgrund von der Verborgenheit dieses Organs im Schädel blieb die Anatomie des Ohrs bis ins 16. Jahrhundert weitgehend unbekannt. Frühe griechische Ärzte sahen im Ohr ein Hohlraumsystem, das das Organ des »Luftsinns« war. Erst durch systematische Sektionen von Leichen konnten Vesalius und seine Mitstreiter Mitte des 16. Jahrhunderts die Dreiteilung des Ohres in Außen-, Mittel- und Innenohr beschreiben. Dabei entdeckten sie, dass das Innenohr von einer besonders harten Knochenschicht geschützt wird.

Leonardo da Vinci schrieb in seinem Tagebuch: »Das Ohr empfängt die Bilder der Töne in geraden, krummen und gebrochenen Linien, und keine Windung kann seine Dienstleistung verhindern.« Mit »Linien« bezeichnete er Ähnlichkeiten mit »natürlichen Strömungen«, die er in der Natur beobachtet hatte.

Im 18. Jahrhundert erforschten die Anatomen Gabriele Falloppio, Bartolomeo Eustachio und Antonio Maria Valsalva detaillierte Strukturen des Ohrs. In der zweiten Hälfte des 19. Jahrhunderts entdeckte der Anatom Alfonso Corti die Strukturen der Basalmembran der Innenohrschnecke (das »Cortische Organ«). Einige Jahre später beschrieb der Physiologe Hermann von Helmholtz in *Die Lehre von den Tonempfindungen* seine Untersuchungen zum Verständnis der mechanischen Kopplung und der Interpretation von Geräuschen im Innenohr sowie der Schallübertragungen durch die Knochen des Mittelohrs. Für die Aufschlüsselung der »Wanderwellen« des Schalls in der Hörschnecke erhielt der Physiker Georg von Békésy 1961 den Nobelpreis für Medizin.

Neben der Schallleitung der Luft spielt für das menschliche Hören die Knochenleitung eine wichtige Rolle. Sie verstärkt den Schall und verändert dessen Frequenzspektrum. Beim Reden leitet sie das Geräusch unserer Stimme direkt an unser Innenohr weiter. Wir hören unsere Stimme sowohl über die Knochenleitung als auch über Luftschwingungen. Um den »Eigenlärm« der Stimme zu verringern, bewegen beim Sprechen oder Singen die feinen Muskeln des Mittelohrs unsere Gehörknöchelchen, damit sie sich den gesprochenen Silben genauer anpassen. Es gibt Hinweise darauf, dass sich diese feinen Hörmuskeln auch bewegen, während wir »Selbstgespräche« führen oder träumen.

Das heutige Verständnis der Anatomie und der Funktionen des Ohrs lässt sich verkürzt so darstellen: Das äußere Ohr, die Ohrmuschel mit ihren Windungen, nimmt die Luftschwingungen auf und ist über den Gehörgang mit dem Trommelfell verbunden. Die kleine Membran des Trommelfells empfängt Schallwellen mit unterschiedlichen Tonhöhen. Hinter dem Trommelfell beginnt das luftgefüllte Mittelohr, in dem sich drei winzige Gehörknöchelchen befinden. Diese werden Hammer, Amboss und Steigbügel genannt. Der Steigbügelmuskel des Ohrs ist mit etwas mehr als 6 mm der kleinste Muskel des Körpers. Er verbindet sich mit dem »Runden Fenster«, einer zweiten Membran, die die empfangenen Schwingungen an das flüssigkeitsgefüllte Innenohr weiterleitet. Dort findet sich die »Hörschnecke« (»Cochlea«), in der sich das »Cortische Organ« befindet. Dieses ist für die Umwandlung von mechanisch-akustischen Signalen in elektrische Nervenimpulse zuständig. In der Hörschnecke können aufeinander folgende Reize mit einer Geschwindigkeit von 3/1000 Sekunden unterschieden werden. Die etwa 30 000 Haarzellen der Hörschnecke differenzieren die empfangenen Schallwellen und leiten sie zur »Hörbahn« weiter. Von dort werden Impulse in verschiedene Gebiete des Hirnstamms geleitet, etwa zum Thalamus oder zur »Hörrinde« in der Schläfenregion des Gehirns. Im Gehirn werden diese Töne nach Intensität und Zeitdauer unterschieden und anschließend vom Gedächtnis als Signale und Informationen bewertet.

Viele Fragen über das Hörgeschehen, über Lauschen und Horchen werden im Zusammenhang mit psychologischen Phänomenen wie Aufmerksamkeit, Gedächtnis oder kulturellem Umgang mit Geräuschen und Lärm weiter intensiv erforscht.

Das Gleichgewichtsorgan im Innenohr

Auf beiden Seiten des Innenohrs befindet sich das »vestibuläre System« als die »Zentrale« des Gleichgewichtssinns. Dieses Vestibularsystem hat drei Bogengänge und zwei Vorhofsäckchen (Macula-Organe). Diese sind für die Registrierung von linearen Beschleunigungsbewegungen bei Vorwärts- und Rückwärtssowie bei Aufwärts- und Abwärtsbewegungen des Körpers zuständig. Die Macula-Organe sind mit kleinen »Hörsteinchen« bestückt, die durch die Schwerkraft in verschiedene Richtungen bewegt und deren Bewegungen über Nerven an das Gehirn gemeldet werden.

Die drei Bogengänge sind für Drehbewegungen und für das Kopfschütteln oder Nicken zuständig. Sie befinden sich jeweils in einem 90-Grad-Winkel zu-

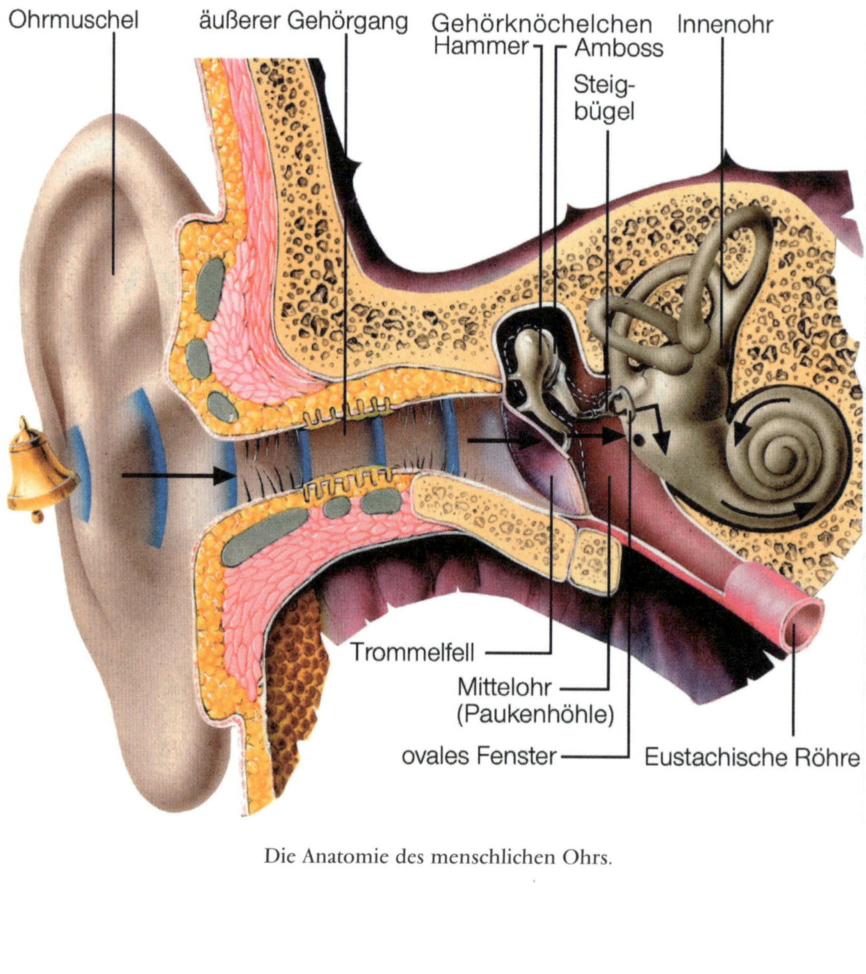

Die Anatomie des menschlichen Ohrs.

einander und sind mit Sinneszellen (»Haarzellen«) ausgestattet, die die Bewegungen einer gallertigen Membran registrieren und damit den Richtungswechsel ausloten.

Das Gleichgewichtsorgan im Innenohr ist Teil eines größeren Gleichgewichtssystems, dessen Informationen in den ältesten Teilen des Gehirns, dem Hirnstamm, und im Kleinhirn gebündelt werden. Dort laufen alle wichtigen Informationen für das Gleichgewicht und Wahrnehmungen der Bewegungen des Körpers zusammen, wie etwa Signale aus den Augen, den Sinnesfühlern (Propriozeptoren) in Muskeln, Sehnen und Gelenken sowie der Haut und der Fußsohlen.

Verbindungen zwischen Hören und Gleichgewichtsempfinden

Evolutionsgeschichtlich sind der Gleichgewichtssinn und die Hörschnecke eng miteinander verbunden. Das Besondere am VIII. Hirnnerv (Nervus statoacusticus) ist, dass er zu Beginn getrennte Impulse aus dem Gleichgewichtssystem und aus der Schnecke des Innenohrs aufnimmt, die später in einer gemeinsamen Strecke zum Gehirn weitergeleitet werden.

Welche Konsequenzen dies haben kann, zeigt die Reaktion von Säuglingen auf rasche Fallbewegungen und lauten Schall. Der sogenannte Moro-Reflex (Klammerreflex oder Umklammerungsreflex) zeigt, dass bei Säuglingen eine Schreckreaktion des gesamten Körpers auftritt, wenn sie rasches Fallen oder Zurückneigen ihres Kopfes erleben und wenn sie heftige Laute vernehmen. Bei dieser Schreckreaktion strecken sie anfangs ruckartig die Arme aus, spreizen die Finger und öffnen den Mund. Daran schließt sich eine starke Aktivierung der Beugemuskeln des gesamten Körpers an. Dieses reflexartige Zusammenziehen ist mit der Ausschüttung von Stresshormonen, Sinken des Blutzuckerspiegels und einem Anstieg von Herz- und Atemfrequenz verbunden.

Auch bei chronischen Stresssituationen und Ängsten im Erwachsenenalter kann eine solche körperliche Gesamtreaktion auftreten. Die Körperbeugung ist mit einer Anspannung des Zwerchfells und einer verminderten Atmung verbunden. Der Schwerpunkt des Körpers verlagert sich nach oben und das Gleichgewichtssystem wird stärker aktiviert. »Schwindelgefühle« sind Begleiterscheinungen von Angst- und Panikstörungen.

Die intrauterine Entwicklung von Ohren und Hören

Bereits drei Wochen nach der Befruchtung der mütterlichen Eizelle beginnt sich das Ohr des Embryos zu formen. Wie die Haut, so bildet sich auch das Innenohr aus dem äußeren Keimblatt (Ektoderm) des Embryos, was darauf hinweist, dass Tasten und Hören entwicklungsgeschichtlich miteinander verbunden sind. Das Mittelohr entwickelt sich aus Zellen der äußeren und inneren Keimblattschichten. Am Ende des 4. Schwangerschaftsmonats sind die Strukturen des Ohrs in voller Größe ausgereift. Etwa ab dem 5. Monat sind Außen-, Mittel- und Innenohr funktionsfähig. Sie unterstützen den wachsenden Embryo in dessen Raumorientierung. Zugleich entwickelt sich das Gehör des Embryos in einer Vielfalt von Darmgeräuschen, Herztönen sowie der Atmung der Mutter und den gefilterten Geräuschen der Außenwelt.

Zu Beginn nehmen Embryos hauptsächlich tiefe Töne wahr. Ihre Hörnerven, die das Innenohr mit dem Gehirn verbinden, reifen langsam aus. Embryos reagieren auf wiederkehrende Geräusche und deren Muster. Ihre Hörnerven können Stimmlagen der Mutter unterscheiden und nach der Geburt wiedererkennen.

Hören wird in Bewegungen gelernt

Nachdem der Embryo bereits im Mutterleib eine Vielzahl von rhythmischen (z.B. Herzschlag der Mutter) und unregelmäßigen Geräuschen wahrgenommen hat, »entladen« sich nach der Geburt seine Gefühle in vielfältigen Lauten. Der Säugling wächst im Echo seiner Laute und Bewegungen heran.

Der ganze Mensch lernt hören sowohl mit seinen Ohren als auch mit seinem Körper. Bewegungen in der Mimik und der Gestik der Mutter, die eigenen Körperbewegungen und Rhythmen, die Vibrationen seiner Knochen beim Hüpfen, Springen und Tanzen, und anderes mehr sind für seine Hörfähigkeiten wichtig. Das Hören als Orientierungssinn löst Reaktionen im ganzen Menschen und seinen »Körperräumen« aus. Kleine Kinder bewegen ihre Arme und Beine, klatschen in die Hände oder auf andere Körperbereiche, stampfen und wippen mit ihren Füßen oder drehen sich im Kreis.

Das Kind hört die Schritte der Mutter als Indiz dafür, ob sie sich nähert oder entfernt. Sprache ist ohne Rhythmus nicht möglich, schreibt der Philosoph Roland Barthes. Die »Zeichen« der Sprache bewegen sich »hin und her«.

»Der Rhythmus ist ursprünglich ein Rhythmus der Füße«, schrieb Elias Canetti. »Die Füße treten nie mit genau derselben Kraft auf. (...) Immer hat der Mensch auf die Schritte anderer Menschen gehört, er war sicher mehr auf sie bedacht, als auf die eigenen.« Man könne an der »Choreografie der Schritte« den Puls einer Gesellschaft besser messen als an ihrem Herzschlag, meinte der Klangforscher Murray Schafer.

Ohrgeräusche (Tinnitus), Schwerhörigkeit im Alter und Hörhilfen

Anhaltende Ohrgeräusche (lat. »Tinnitus aureum«, Klingeln im Ohr) produzieren quälende Töne, die keiner äußeren Tonquelle zugeordnet werden können. Inzwischen ist Tinnitus zu einer Zivilisationskrankheit geworden. Schätzungsweise jeder Vierte in Deutschland erlebt während seines Lebens kurzfristige Tinnitusbeschwerden, die sich meist spontan wieder zurückbilden. Bei etwa 15 Prozent der Betroffenen entwickelt sich eine chronische Problematik.

Tinnitus kann apparativ nicht genau diagnostiziert werden. Bisher lassen sich nur wenige spezifische Ursachen zurückverfolgen – wie Knalltraumen, Unfall- und Entzündungsfolgen oder Nebenwirkungen von Medikamenten. Tinnitusbeschwerden entwickeln sich meist schleichend, häufig im Zusammenhang mit psychischen Leiden wie Angst, Depression oder chronischer Überforderung. Therapeutisch haben sich stressreduzierende Verfahren, kognitiv orientierte Verhaltenstherapie, akustische Masker, physiotherapeutische Maßnahmen und Akupunktur hilfreich gezeigt.

Hörverlust und Hörschäden betreffen Millionen von Menschen. Ob es dabei eine natürliche, physiologische Alterung des Hörorgans gibt, darüber sind sich die Wissenschaftler nicht schlüssig. Diese Frage dürfte sich kaum unabhängig von den inneren und äußeren Faktoren beantworten lassen, die zur Abnahme des Hörvermögens im Alter beitragen. Dazu zählen Erkrankungen wie Diabetes mellitus, Bluthochdruck, Durchblutungsstörungen, Ohrinfektionen sowie Unfälle, dauerhafte Lärmbelästigung oder Nebenwirkungen von Medikamenten.

Statistiken verweisen darauf, dass heute in Deutschland fast jeder fünfte Mensch von Hörminderung oder Schwerhörigkeit betroffen ist. Höreinschränkungen nehmen ab Mitte fünfzig deutlich zu. Sie beginnen meist im Hochtonbereich, in dem wir etwa Vogelstimmen oder auch Stimmen im Gespräch wahrnehmen. Oft lassen sich diese Einschränkungen für eine gewisse Zeit kompensieren, indem man die Lautstärke von Radio- oder Fernsehgeräten stärker aufdreht. Schwerhörige Menschen sprechen mit auffällig lauter Stimme. Bei zunehmender Hörminderung ergeben sich Kommunikationsprobleme, und vermehrte Höranstrengungen können zu kognitiven Störungen, Depressionen sowie zu Unfallgefahr durch das Überhören von Warnsignalen führen.

Ludwig van Beethoven litt bereits als junger Mann unter zunehmendem Hörverlust und wurde schließlich taub. Dennoch komponierte er bis an sein Lebensende weiter. Als vorübergehende Hörhilfe klemmte er sich einen Holzstab zwischen die Zähne und verband dessen anderes Ende mit dem Klavier. Unter Umgehung der Schallübertragung durch die Luft und das Mittelohr leitete er über seine Zähne und die Kieferknochen die Vibrationen direkt zu den Hörzellen seines Innenohrs weiter. Nachdem er auch die Fähigkeiten seiner Hörzellen eingebüßt hatte und gänzlich taub war, komponierte er mit seinem »inneren Gehör« und musikalischen Vorstellungsvermögen.

Ein anderes Beispiel für den Umgang mit Hörverlust bietet die amerikanische Schriftstellerin Helen Keller. Sie verlor nach einer Hirnhautentzündung mit 19 Monaten sowohl das Augenlicht als auch das Hörvermögen. Daraufhin erlernte sie geduldig und mühsam das Fingeralphabet für Gehörlose und die Braille-Schrift für Blinde. Zudem eignete sie sich durch das Abtasten der Lippenbewegungen von anderen das Sprechen an. Schließlich meisterte sie mehrere Fremdsprachen, machte einen Universitätsabschluss, wurde Schriftstellerin und politische Aktivistin. Blindsein trenne die Menschen von den Dingen; Taubsein trenne sie von den Menschen, schrieb Helen Keller.

Heute lassen sich Hörstörungen mit Hörtests diagnostizieren. Hörtherapien können Unterstützung zur besseren Erkennung von Klang- und Schallmustern bieten. Seit der Erfindung der Hörrohre (»ear trumpets«) im 17. Jahrhundert haben viele technische Entwicklungen stattgefunden. Durch die Entdeckung von elektronisch verstärkten Geräuschen in der Telefontechnik konnten Hörhilfen weiterentwickelt werden. Hörgeräte werden heute von HNO-Ärzten verordnet, von Krankenkassen finanziert und von Hörgeräteakustikern individuell angepasst. Sie sind zunehmend kleiner geworden, können unauffällig außen oder im Ohr getragen werden, enthalten spezifische Mikrofone, die Umgebungs- und Sprachgeräusche trennen und vermeiden rückgekoppelte Pfeiftöne. Zudem wurden Cochlea-Implantate entwickelt, die direkt ins Innenohr eingepflanzt werden.

Stimme und Stimmungen in der Kommunikation zwischen Arzt und Patient

In der Arzt- Patient-Kommunikation haben Worte Einfluss auf den Verlauf eines Leidens. Leidende Menschen hören ihre eigenen »Zwischentöne«. Die »ärztliche Sprache« kann entweder die Sorgen der Menschen verstärken oder die Wirkung eines Placebo-Effekts fördern. Ärzte müssen lernen, »ihre Ohren frei zu machen«, um ein »geschultes Ohr« zu entwickeln für die kurzen und fragmentierten »Rufe« ihrer Patienten.

Um eine nachhaltige Therapie zu finden, müssen Ärzte die Persönlichkeit des kranken Menschen verstehen können. Der Begriff »Person« leitet sich von lat. »persona«, Maske ab. Durch die Maske kann man die Stimme des Sprechers hören. Das »geschulte Ohr» des Arztes sollte Unterschiede wahrnehmen, in Betonung und Lautstärke, im Klang und am Rhythmus einer Stimme Stimmungen erkennen, im Ringen der Menschen nach Worten hören, wann es wem die Sprache verschlägt. Nicht zuletzt geht es auch darum, das zu hören, was möglicherweise verschwiegen wird. Der Neurologe Dieter Janz schrieb zu Recht: »Man kann eine bittere Wahrheit auch schweigend zum Ausdruck bringen.«

Ein leidender Mensch kann die Worte seines Arztes oft nur »verzerrt« hören. Ein anderes Mal, zum richtigen Zeitpunkt (»Kairos«) gehört, können die gleichen Worte ähnlich einem »magischen Zauberwort« (Placebo-Effekt, von lat. »placere«, »ich werde gefallen«) wirken. Joseph von Eichendorff schrieb in seinem Gedicht »Wünschelrute«: »und die Welt hebt an zu singen, triffst du nur das Zauberwort.«

Der Medizinhistoriker und Ethiker Giovanni Maio hat in seiner Essaysammlung *Auf den Menschen hören* kritische Stimmen zum »Verlust des Zuhörens« in der Medizin zusammengetragen. Danach verlagere sich die Medizin zu einseitig auf die sichtbare »Evidenz und Transparenz« bildlicher Dokumentationen. Neben ihrem distanzierten, rasternden, isolierenden und objektivierenden »Blick auf Krankheitsbefunde« gehe die hörbare Wahrnehmung der »feinen Nuancen« im »Befinden« des Menschen und das überraschende »Ohrenscheinliche« unter.

Für die Übersetzung von ärztlichen Diagnosen in die Normalsprache der Patienten sowie für die Erläuterung der Behandlungsmaßnahmen steht den Ärzten kaum Zeit zur Verfügung. Meistens redet nur der Arzt, und der Patient ist bemüht, dies zu verstehen. Zuhören und Gespräche bleiben oft auf der

Strecke. Mehr Zeit für das Zuhören könnte helfen, wichtige Dimensionen des Befindens der Patienten zu erschließen und ihre Befunde verständlicher zu machen. Zudem würden sich eine »bessere Chemie« und ein vertrauensvolleres »Behandlungs- und Heilungsklima« entwickeln können.

Auf die innere Stimme hören

Bedauerlicherweise hat die Arzt-Patient-Kommunikation heute den Charakter eines einseitigen, gezielten Aushorchens und Abhörens. Patienten werden in ihren Schilderungen nach wenigen Minuten unterbrochen. Ärzte lernen, aus dem, was Patienten schildern, gezielt einzelne Worte als Infos, Daten oder Alarmsignale zu extrahieren und einzuordnen. Dabei bieten genormte »Entscheidungsfindungsbäume« den Ärzten nur eine trügerische Eindeutigkeit. Der medizinische Alltag ist von Situationen geprägt, in denen in sehr knapp bemessener Zeit – auf der Basis unvollständiger Informationen und begrenzten Wissens – rasche Lösungen gefunden werden sollen.

Dazu braucht es aber neben einer guten Aus- und Weiterbildung und logischem Denken auch die »ärztliche Kunst« des Erfahrungswissens, gute Menschenkenntnis und intuitives Wissen.

Der Begriff »Intuition« leitet sich von lat. »intueri« ab und bedeutet »betrachten, erwägen, angeschaut werden sowie Eingebung und ahnendes Erfassen. Intuition ist etwas, das schnell im Bewusstsein auftaucht, ohne dass man dessen genaue Gründe kennt. Bei erfahrenen Menschen kann sie bisweilen bessere Ergebnisse bewirken als langes Nachdenken. Wissenschaftliche Studien, auch aus der Medizin, zeigen, dass solche »heuristischen Prozesse« bisweilen bessere Vorhersagen ergeben.

Intuition folgt einer eigenen Vernunft. Es geht um die Entwicklung von Vertrauen in eine andere Form von Intelligenz, bei der gewonnene Faustregeln als Entscheidungshilfen wirken.

Auch seitens der Patienten hat das Zuhören auf die eigene »innere Stimme« und Intuition eine große Bedeutung. Es kann ihnen helfen, Vertrauen oder gesundes Misstrauen in ihr ärztliches Gegenüber zu entwickeln sowie bei schwierigen Entscheidungen anraten, sich um eine zweite Meinung zu bemühen.

Ohren hinter den Ohren

»Haben Sie jemals darüber nachgedacht, dass es einfacher ist, eine Diagnose zu stellen, wenn man einen Menschen zum ersten Mal sieht, und dass es immer schwieriger wird, je besser man einen Patienten kennenlernt?«, fragte der amerikanische Psychotherapeut Irvin Yalom. In der Psychotherapie kommen Hören und Sprechen besondere Bedeutungen zu. Dort habe ich gelernt, dass Worte für jeden Menschen eine andere Bedeutung haben können. Jeder hört mit seinen eigenen Ohren und denkt in seinem eigenen Vokabular. Beide Gesprächspartner reagieren nach ihren eigenen Erfahrungen, Spracheigentümlichkeiten und persönlichen Ausdeutungen.

Anders als in der Medizin fehlen der Psychotherapie technische Apparaturen zur objektiven Vergewisserung. Psychotherapeuten müssen ein subtiles Hören von Unterschieden entwickeln. In allen Psychotherapien ist eine »tragfähige Beziehung« entscheidend. Dies bedeutet, dass beide Seiten ein »stimmiges Gefühl« entwickeln, das man sich unvoreingenommen »Gehör schenkt« und sich beide Seiten (zu)hören. Wenn das »dritte Ohr« des Psychotherapeuten durch zu viel Theorie und Fachwissen »verstopft« ist, dann führt dies, ebenso wie eine Kopflastigkeit, die die leibliche Wahrnehmung ignoriert, zum beschränkten, selektiven Zuhören.

Im Unterschied zum persönlichen Gespräch besteht im psychotherapeutischen Geschehen trotz allem ein Machtgefälle zwischen dem wissenden Experten und dem Hilfe suchenden Patienten. Psychotherapeuten müssen deshalb die daraus erwachsenden Fallen und »Verführungspotenziale« im Austausch mit erfahrenen Kollegen (Supervision) überprüfen.

Frühere Lebensereignisse (Krankheiten, Unfälle, Operationen, Trennungen) lassen sich auch durch therapeutische Gespräche nicht mehr ändern, aber die Menschen können Wege finden, diese besser zu akzeptieren. Viele Menschen haben in der Krise ihre »positiven Erfahrungen« der Vergangenheit vergessen. Psychotherapeutische Fragen können ihnen dabei helfen, ihre Ohren und Sinne für das zu öffnen, was »trotz alledem« im eigenen Leben weiterhin gut ist. Was wäre anders, wenn es ihnen durch die Therapie jetzt gelingen würde, das Problem zu ändern? Womit müssten und möchten sie sich auseinandersetzen, wenn das Problem gelöst wäre?

Karl Valentin sagte: »Alles hat drei Seiten, eine richtige, eine falsche und eine komische.« Das sogenannte Tetralemma, eine alte Lösungsstrategie der indischen

Logik, welche therapeutisch verwendet werden kann, kennt sogar vier Seiten. Sie geht über die vertraute Annahme eines Dilemmas und dessen ausschließende Wahl zwischen »richtig/falsch, gut/schlecht« hinaus. Zwei weitere Möglichkeiten werden zusätzlich geprüft: »sowohl/als auch« (»der übersehene Kompromiss«) und »weder/noch« (»die Erweiterung des Kontexts«) (Matthias von Varga, Insa Sparrer).

Psychotherapeutisches Zuhören kann helfen, unnütze Wiederholungen und Sichtweisen zu verunsichern. »Jede Wahrnehmung ist eine Schöpfung, jede Erinnerung auch eine Neuschöpfung – alles Erinnern ist In-Beziehung-Setzen, verallgemeinern, neu kategorisieren. In einem solchen Verständnis haben starre, unveränderliche Erinnerungen, hat die ›reine‹ Auffassung von einer, nicht durch die Gegenwart verzerrte Vergangenheit keinen Platz« (Oliver Sacks). Jeder Augenblick ist neu, wenn man dies erlaubt.

Heilsame Impulse von Musik

Viele kennen das Phänomen, dass ein zufällig im Radio gehörtes Lied unmittelbar ein Ereignis aus dem eigenen Leben in Erinnerung ruft. Plötzlich tauchen Bilder, Szenen, Menschen und Stimmungen auf, in denen man diese Musik gehört hat. Das können die »guten alten Zeiten« der Jugend, Open-Air-Konzerte mit Freunden bis hin zu Musikstücken sein, die an traurige Abschiede oder Trennungen erinnern. »Die Musik spricht für sich allein. Vorausgesetzt, wir geben ihr eine Chance« (Yehudi Menuhin).

Das Auf und Ab, das Anschwellen und Verschwinden, das Explodierende, das sich in die Länge Ziehende, das Flüchtige, Pulsierende, Leichte und Heftige von Musik bewegen, laden uns ein mitzusingen oder zu tanzen. Wir nehmen hohe und tiefe Töne, enge und weite Klänge, Tempi und Rhythmen wahr. Musik bewegt uns ohne Worte und nimmt uns mit auf Reisen durch unsere Gefühle.

Die Musik drückt das aus, was nicht gesagt werden kann und worüber zu schweigen unmöglich ist (Victor Hugo). Musik mobilisiert andere Bereiche unseres Gehirns und Nervensystems als dies Gedanken tun. Sie kann selbst bei schweren, chronischen Leiden Wirkung erzielen, wie die Musiktherapie zeigt. »Musikalische Einladungen« an Menschen, die oft nur noch dumpf in ihren Rollstühlen sitzen, können diese Menschen dazu »bewegen«, sich für die Dauer eines bekannten Liedes zu erheben, zu tanzen oder zu singen. Der Neurologe Oliver Sacks hat in seinem Buch *Der einarmige Pianist* Fallgeschichten beschrieben, in denen Musik schwer neurologisch erkrankte Menschen auf einer Ebene erreichte, auf der Worte und Sprache nichts mehr bewegen konnten.

In den 1970er- und 1980er-Jahren entwickelte sich eine Debatte darüber, dass die Kultivierung des Hörens ein dringend notwendiges Korrektiv zur dominierenden Kultur des (Fern-)Sehens sei. Es gelte, die Welt wieder zu hören, den anderen Menschen zuzuhören, mehr Momente der Stille und des Schweigens zu ermöglichen.

Mittlerweile hören immer mehr Menschen (ständig) mit privaten Minilautsprechern Musikkonserven ihrer Handys ab. Wie sehr achten wir noch auf Unterschiede zwischen bewusstem Hörempfinden, zwischenmenschlichem verbindendem Hören, abschottendem Autismus und einlullenden Klangteppichen?

Das Ohr als Reflexzone

Seit vielen Jahren nutze ich die therapeutischen Möglichkeiten der Ohrakupunktur (Aurikulotherapie). Die wissenschaftlichen Grundlagen der Aurikulotherapie, die auf den französichen Arzt Paul Nogier zurückgeht, basieren auf reflexartige Beziehungen zwischen unserer Ohrmuschel und den anderen Körperarealen.

Im Rahmen der Psychotherapie können Ohrakupunktur und Selbstmassage der Ohren helfen, dass die Menschen entspannter und tiefer atmen, wodurch sich manche Angstsymptome lösen und depressive Verstimmungen bessern lassen. Schmerzpatienten, vor allem bei Beschwerden in Gelenken und Wirbelsäule, können bisweilen Linderung verspüren.

Zu Beginn des 16. Jahrhunderts hat der Maler Hieronymus Bosch eine »Doppelohr«-Darstellung in sein Bild: »Garten der Lüste« eingefügt. Darauf werden in drastischer Weise die beiden Ohren durch ein scharfes Messer getrennt. Wer genauer hinschaut, der sieht, dass diese Ohren keine Gehörgänge haben und folglich nichts hören können. Zudem werden die Ohren von einem Pfeil an einer Stelle durchbohrt.

Der Akupunkteur Paul Nogier versuchte, Hieronymus Boschs Darstellung des durchbohrten Ohrs als ein Akupunkturbild zu verstehen. Er setzte Nadeln

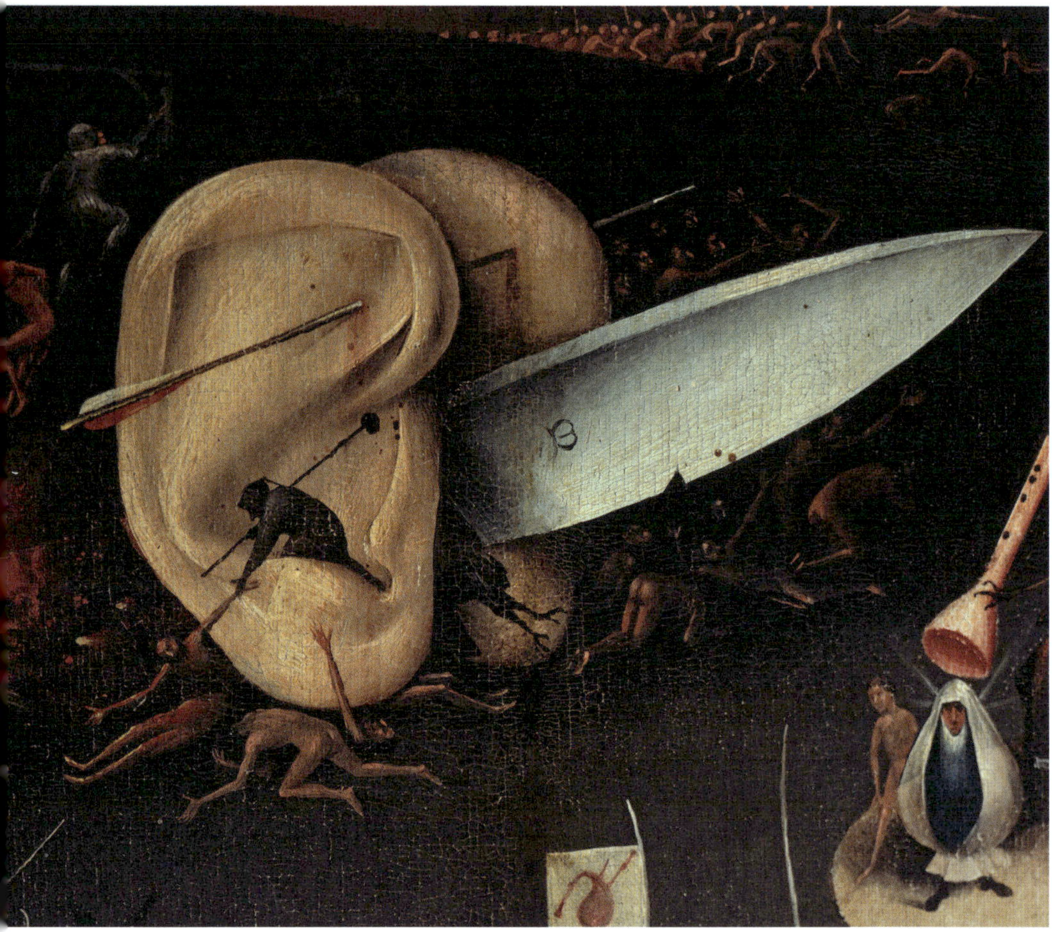

Hieronymus Bosch: *Im Garten der Lüste* (Ausschnitt).

an den von Bosch hervorgehobenen Stellen und fand Hinweise, dass diese Punkte mit denen des sexuellen Verlangens korrespondieren. Diesen Ohrpunkt nannte er später »Point Bosch« und behandelte dort Leiden wie Sexualneurosen und Impotenz. Es ist unwahrscheinlich, dass Hieronymus Bosch von diesen Punkten Kenntnis hatte, aber eine Kuriosität ist es allemal.

Das regelmäßige sanfte Massieren der Ohren mit Daumen und Zeigefinger kann wunderbar belebende und ausgleichende Wirkungen haben (Günther Zenz). Praktiken der »Ohrmassage« werden auch als Vorbereitung in Methoden der asiatischen Kampfkünste oder im Qigong angewendet.

Den Klang der Welten hören

Obwohl immer mehr Lärm produziert wird, können wir weiter auch noch die die Stimmen der Natur hören – im Klang der Worte der Menschen, mit denen wir unser Leben teilen, in den Geräuschen des Wassers und des Windes, im Schlagen unserer Herzen, in den vielen Formen der Musik. Wir sollten zugleich nicht weghören oder uns die Ohren zuhalten vor den aggressiven Klängen der rücksichtslosen Zerstörung dieser Welt oder den verführerischen Tönen neuer Rattenfänger, sondern uns diesen entgegenstellen.

SEHEN –
So weit die Augen reichen

Im Auge eröffnet sich uns der Horizont der Welt.
Heinrich Schipperges

Augen und Sehen dominieren heute »im Konzert der Sinne«. Sehen ist sowohl ein optischer Vorgang als auch die subjektive Interpretation des Gesehenen. Zudem sehen nicht die Augen, sondern der ganze Mensch. Seheindrücke vermischen sich mit anderen Sinneswahrnehmungen, Empfindungen, Erwartungen, auch mit Illusionen und optischen Täuschungen.

Die Evolution des menschlichen Auges hat dieses zum Teil eines komplexen »Sehsystems« werden lassen. Dabei wird das Auge, als »optischer Apparat«, mit den persönlichen »Bildern im Kopf« eines jeden Menschen verbunden. Es zählt nicht nur, *wie* wir sehen, sondern auch *was* wir mit unseren eigenen Augen sehen.

Seher, Priester, Philosophen und Forscher aus verschiedenen Kulturen haben sich mit dem Phänomen des Sehens auf sehr unterschiedliche Arten auseinandergesetzt. Später fand die wissenschaftliche Erforschung des Auges heraus, dass sich die Augen während des Sehens immer wieder auf einen einzelnen Bildausschnitt fokussieren, um sich bald wieder von diesem zu lösen, damit die Augen danach für eine Zeit in der weiteren Umgebung des Gesehenen umherschweifen können, bevor sie sich erneut einem Ausschnitt zuwenden. Diese ständigen kleinen Augenbewegungen, die oft von außen kaum sichtbar sind, gehören zum natürlichen Sehen.

Das neuronale Netzwerk unseres Gehirns vergleicht ständig neu eintreffende Nervenimpulse von aufgenommenen Lichtwellen mit bereits vorhandenen »Bildmustern« der persönlichen Erinnerung eines Menschen. Daraus entwickeln sich individuelle Bedeutungen des Gesehenen. Die vorhandenen »Bildmuster« der Einzelnen werden sowohl durch kulturelle und soziale Beziehungen als auch durch die Lebenserfahrungen des Einzelnen geprägt. Visionen und Offenbarungen haben die Sichtweisen der Religionen seit ihrem Beginn mitgestaltet. Daraus haben sich für sie sehr unterschiedliche Umgangsweisen mit bildlichen Darstellungen ergeben.

Leidende Menschen wollen nicht nur als neutrale Träger von Befunden, sondern auch als besondere Personen mit einem eigenen Befinden betrachtet werden. Welche Auswirkungen dabei der »Expertenblick« haben kann, lässt sich am Beispiel des »ärztlichen Blicks« und dessen Placebo- oder Nocebo-Wirkungen sowie am möglichen Wechsel von Blickrichtungen im Rahmen einer Psychotherapie darstellen.

Optische Täuschungen gehören zum Alltag des Sehens. Sie stellen die realistische Abbildung des Äußeren manchmal infrage. Das Sehen in der Kunst möchte vorschnelle Eindeutigkeiten hinterfragen und den Blick auf mehrdeutige Sichtweisen erweitern.

Bilder sind auch ein ausdrucksstarkes Mittel zur Beeinflussung und Propaganda. Sie werden ausgewählt, betont, retuschiert und manipuliert. Mithilfe neuer Medien können Fotografien verändert, Personen entfernt und hinzugefügt sowie Zusammenhänge nach den Wünschen und Bedürfnissen der Benutzer neu angeordnet werden. Ein Begriff wie »Fake News« hat sich in kurzer Zeit in der Alltagssprache eingenistet. Die digitale Bilderflut, gepostete Selfies und die alltäglichen Videoüberwachungen im öffentlichen Raum haben Sehen und Gesehenwerden in den Mittelpunkt unseres Lebens treten lassen. Durch die Allgegenwart der Medien haben sich unsere Sehgewohnheiten verändert. Ob und wie wir trotzdem im realen Alltag die anderen sehen, ist mitentscheidend für die Entwicklung von konkretem Mitgefühl.

Sehen und Sichtweisen

Eine klare Sicht zu haben bedeutet, ungehindert sehen zu können. Sehen ist aktives Tun. Wir bewegen dabei unsere Augen, unseren Kopf und unseren Körper, wir verändern den Blickwinkel und die Perspektive. Wir haben »Ansichten« und »Aussichten« und gewinnen »Einsichten«. Wir fragen uns, wie etwas aus »damaliger« und aus »heutiger Sicht« aussieht. Wir können »um- und nachsichtig« sein, mit »Vorsicht« und »Rücksicht« handeln, versuchen, nicht »kurzsichtig«, sondern »klar- und hellsichtig« zu sein, um auf »lange Sicht« planen zu können. Manchmal setzen wir »unterschiedliche Brillen« unserer Expertise auf. Wir können uns fragen, wie etwas aus der »Sicht eines erkrankten Menschen« aussehen mag oder »aus ärztlicher Sicht«, und ob sich diese Sichtweisen widersprechen oder ergänzen können.

Entscheidend ist »das Auge des Betrachters«. Die Dinge auch »mit den Augen seines Gegenübers« sehen zu wollen, zeugt vom Wunsch nach Verständnis und Einfühlung, bisweilen auch nach Versöhnung. »Vier Augen sehen manchmal mehr« und helfen, »die Welt mit neuen Augen« zu sehen.

Das »Schauen« verweist auf ein eher zulassendes oder gar beschauliches Sehen. Wir »schauen uns um«, halten »Ausschau«, »schauen etwas an«, schauen bewusster »hin« oder auch »weg«. Wer »auf sich« oder »auf jemand anderen schaut«, der achtet auf diesen und kümmert sich. Intuitives Erkennen ist »geistiges Schauen«. Beim »Schau-spiel« wird etwas auf der Bühne »zur Schau gestellt«. Der analysierende Blick will »durchschauen«. Die Wissenschaft verwendet »Schau-bilder«, um ihre Untersuchungen bildhaft zu verdeutlichen.

Der eigene und der fremde Blick

In der Antike glaubte man, dass ein »Sehstrahl« die äußeren Dinge »betaste«. Auch die sprachgeschichtliche Herkunft des germanischen Begriffs »blikk« hatte ähnliche Bedeutungen: »Strahl«, »schnelles Glanzlicht«, »Blitz«. Der »Blick« hat die doppelte Bedeutung des »Ausrichtens der Augen auf etwas« und steht zugleich für einen bestimmten »Ausdruck in den Augen«. Charakteristika des Blicks sind »plötzliches Aufleuchten« oder »Strahlen der Augen«. Ein kurzer Moment, ein »Augen-Blick«, steht für das Gegenwärtige. Er kann auch um Geduld bitten (»einen Augenblick, bitte«) oder auf Bevorstehendes verweisen (»es kann jeden Augenblick geschehen«). Wir kennen den »Anblick«, »Ausblick«, »Einblick«, »Durchblick«, »Scharfblick«, »Überblick« oder den »vorausschauenden Blick«. Der »Kennerblick« erfasst alles »auf einen Blick«. Wer über sich nachsinnt, der richtet seinen »Blick nach innen«.

Man kann seinen Blick »schweifen« lassen oder »schärfen, lenken, richten, heben, senken, an etwas heften oder abwenden«. »Ein Blick sagt oft mehr als tausend Worte.« Blicke können »berühren«, »trösten« und »besänftigen«.

Blicke können freundlich, klar, unschuldig, verstohlen, flüchtig, fragend, finster, streng, böse oder geil sein. Sie können durchdringen oder fesseln. Man fragt, was geschehen würde, »wenn Blicke töten könnten«. »Dem Blick wohnt aber die Erwartung inne, von dem erwidert zu werden, dem er sich schenkt«, schrieb Walter Benjamin. Umso schlimmer ist es für manche, wenn sie niemand »eines Blickes würdigt«.

Wissenschaftliche Untersuchungen zeigen, dass die bevorzugte Blickdauer zwischen fremden Menschen zwischen zwei und fünf Sekunden beträgt. Kürzere Blicke können Unsicherheit, Verlegenheit oder Schüchternheit vermitteln. Länger

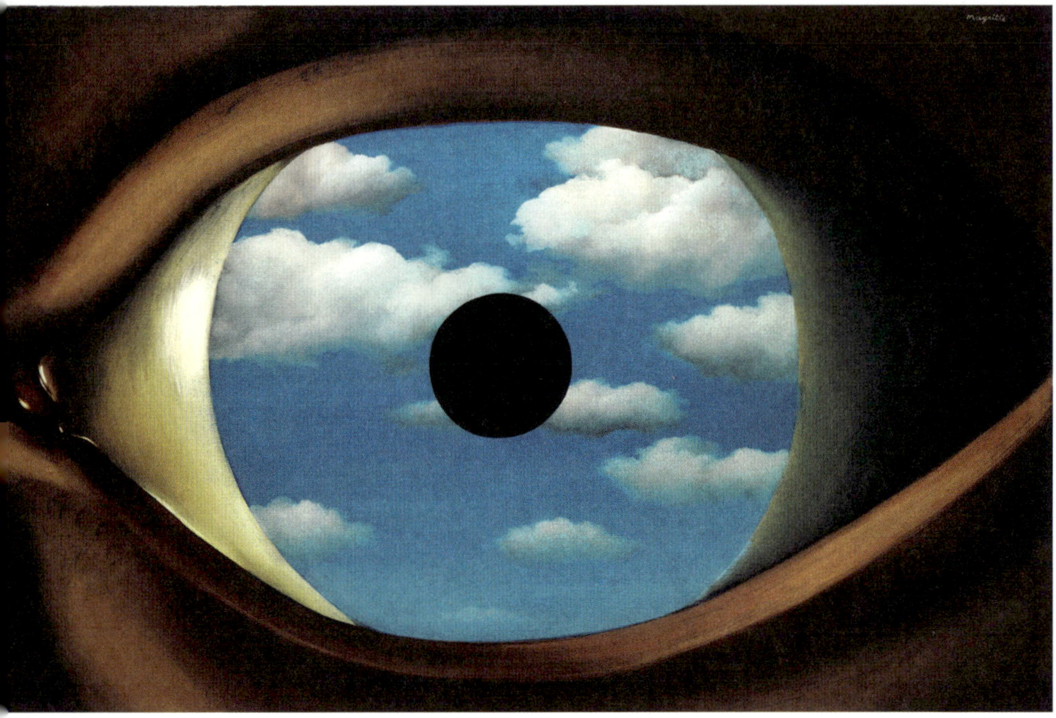

René Magritte: *Der falsche Spiegel*, 1928. Museum of Modern Art, New York.

dauernde Blickkontakte deuten möglicherweise auf Dominanz, Bedrohung oder Fixierung hin. Die Häufigkeit des ausgetauschten Blicks kann je nach Zusammenhang auf Rückversicherung, genauere Musterung, Zuzwinkern oder Flirten verweisen.

Der Blick von Fremden wird meist vermieden. Man versucht, ihn zu ignorieren oder ihm auszuweichen, vor allem wenn dieser einen ungebührlich anzustarren scheint. Geschlechtliche Unterschiede sind hier umso wichtiger. Besonders dann, wenn Männer auf Brüste, Körper oder Geschlechtsregionen von Frauen »schielen« oder gar »starren«.

Der kulturelle Zusammenhang, in dem bestimmte Blicke erwünscht oder verboten sind, ist für deren Wirkung wesentlich. In manchen Kulturen sollen provozierende Moden als »selbstbewusster Blickfang« dienen, und verführerische Make-ups betonen die Augen der Frauen. In anderen Kulturen müssen die Körper der Frauen vor den Blicken der Männer versteckt und tabuisiert werden. Nur noch die Augen blitzen hinter den »Sehschlitzen« auf.

Welche unbewussten Auslöser für die Reaktionen der anderen können Blicke bewirken? Wissenschaftlich hat in diesem Zusammenhang 1992 die Entdeckung der sogenannten Spiegelneuronen durch die italienischen Forscher Giacomo Rizzolatti, Vittorio Gallese u.a. für Aufsehen gesorgt. Die Spiegelneuronen deuten darauf hin, dass unser Gehirn unbewusst auf Handlungen und Gesichtsausdrücke unseres Gegenübers reagieren kann, aber nicht automatisch muss. Der Neurowissenschaftler Francisco Varela hat in diesem Zusammenhang vom »Zwischen-Sein« (»inter-being«) gesprochen, während Thomas Fuchs von »Zwischenleiblicheit« und Vittorio Gallese vom »geteilten Vielfältigen« (»shared manifold«) spricht. Was all diese theoretischen Annahmen verbindet ist, dass wir »im Blick des anderen« mögliche »Ähnlichkeiten« und Unterschiede wahrnehmen, auf die wir reagieren. Wo uns dies nicht gelingt, sind wir durch den »Blick des anderen« emotional leicht zu manipulieren und werden von diesem »angesteckt«.

Mit dem Herzen sehen

Im Märchen *Der kleine Prinz* von Antoine de Saint-Exupéry heißt es: »Man sieht nur mit dem Herzen gut, das Wesentliche ist für die Augen unsichtbar.« Sie verweisen auf die besondere Liebe und Sorge zu dem, was uns anvertraut ist. Der von den Nationalsozialisten als »entarteter Künstler« verfemte Grafiker HAP Grieshaber hat 1938 sein »Herzauge« geschaffen. Dazu schrieb er: »Wir sehen nicht, weil wir aus Feigheit erst wissen wollen, ehe wir zu empfinden wagen.«

Mit den Augen des Herzens zu sehen betont Mitgefühl und Einfühlungsvermögen. Mit diesen können wir »weniger achtlos« (Ellen Langer) und »immer wieder neu sehen«. »Staunen bedeutet, mit den Augen des Herzens zu sehen« (David Steindl-Rast).

In seiner *Fröhlichen Wissenschaft* hat Friedrich Nietzsche ein kleines Gedicht verfasst, das ein Dilemma unserer Augen beschreibt:

Ich kenne mancher Menschen Sinn,
und weiß nicht, wer ich selber bin!
Mein Auge ist mir viel zu nah -
Ich bin nicht, was ich seh und sah.

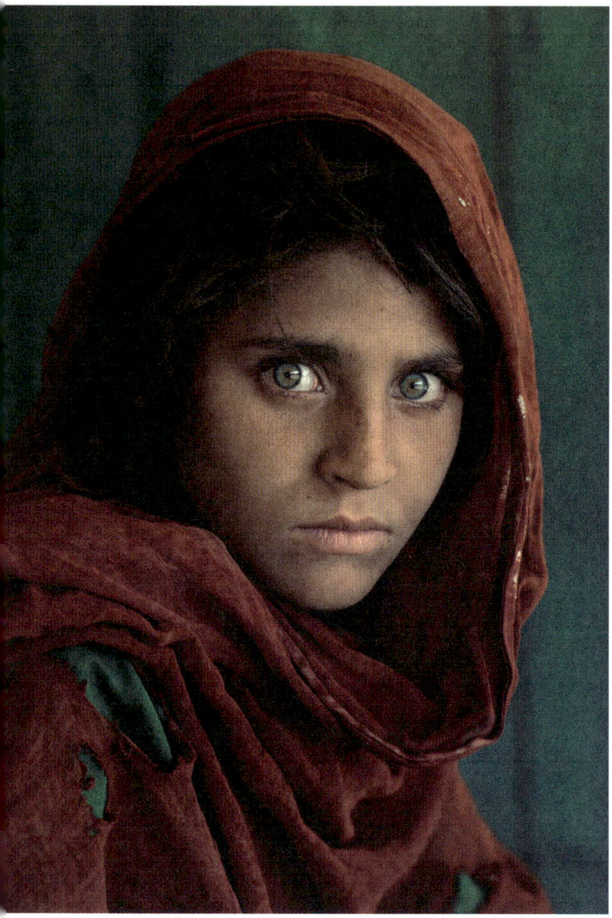

Steve McCurry, Sharbat Gula: *Afghanisches Mädchen,* 1984.
Der intensive Blick der jungen Afghanin löst
eine unmittelbare Auseinandersetzung im Betrachter aus.

Interesse an und Neugier auf sich selbst sollten wohlwollend und freundlich sein, besonders dann, wenn manche »inneren Bilder« anfangs schmerzhaft und erschreckend sind. Um sich selbst besser erkennen zu können, sind »innere Augen« nötig. Man braucht Mut zur meditativ-kontemplativen Haltung, die erlaubt, dass sich »innere Bilder« formen und wieder losgelassen werden.

Sinnenfreuden und verliebte Blicke

Es gibt unzählige Redewendungen, die sich der Metapher des Auges bedienen, um Sinnenfreude und deren mögliche Nebenwirkungen zum Ausdruck zu bringen, wie folgende Auswahl zeigt: »Das Auge isst mit«, ein »Augenschmaus«. »Die Augen sind oft größer als der Magen«, und die »Augen können sich oft nicht satt sehen«. Manches ist eine »Wohltat für die Augen«, anderes »beleidigt die Augen«.

»Wie viel Schönheit empfängt das Herz durch die Augen!«, betonte Leonardo da Vinci. Wir »liebäugeln« mit etwas und manchem gehen beim »Anblick« eines schönen Gegenübers »die Augen über«, Sie »werfen ein Auge auf sie/ihn«, machen ihr/ihm »schöne Augen«, »halten Ausschau«. Manchmal »verschlingen« Sie ihn/sie »mit den Augen«. »Die Einladung zum Flirt wird mit den Augen geschrieben« (Jeanne Moreau). Du bist mein »Augenstern«, eine wahre »Augenweide«. Ich möchte dir »jeden Wunsch von den Augen ablesen« und dich hüten »wie meinen Augapfel«. Im Blick unseres Gegenübers sehen wir möglicherweise »Zustimmung, Ablehnung, Offenheit, Gutmütigkeit, Ärger oder Zorn«. »Frauen, die lange ein Auge zudrücken, tun es am Ende nur noch, um zu zielen.« (Humphrey Bogart, »Aus den Augen, aus dem Sinn«).

Augenmerk und fixierter Blick

Wenn wir etwas bemerken, spüren, entdecken, beachten, wahrnehmen, beobachten, dann richten wir unsere Aufmerksamkeit darauf. Unser »Augen-merk« wird auf etwas gelenkt, wir wenden uns einem Geschehen zu, nehmen etwas in den Blick, beobachten es oder »lassen es nicht mehr aus den Augen«.

Aus der Optik haben wir den Begriff »Fokus« übernommen. Dabei wird einfallendes Licht durch eine Linse oder einen Hohlspiegel gebündelt. Ursprünglich leitete sich dieses Wort von lat. »focus« ab, was »Feuerstelle, Herd, auch Haus und Besitz« bedeutete. Was »im Brennpunkt«, im Mittelpunkt und Zentrum unserer Aufmerksamkeit steht, worauf wir »unsere Blicke richten«, was wir »anvisieren«, – das ist aktuell für unser Denken entscheidend. Wir betrachten es konzentriert und sorgfältig. Bei zu langer und einseitiger Betrachtung laufen wir jedoch Gefahr, einen »Tunnelblick« zu entwickeln und die Zusammenhänge aus dem Blick zu verlieren. Wir »sehen vor lauter Bäumen den Wald nicht mehr«.

Wir müssen unsere Augen immer wieder neu öffnen und »defokussieren«, um das sehen zu können, »was jetzt ist«. Ein andauerndes »Starren« der Augen zu lösen, sie von fixierten »inneren Bildern« wieder loslassen zu können, den Blick neu zu öffnen und zu weiten, dies sind besonders Herausforderungen für Menschen, die immer wieder von »traumatischen Bildern und Erinnerungen« gequält werden. Um die dadurch bedingte Lähmung zu vermindern, hilft es zu lernen, die inneren Bilder zu »zerstreuen« und »verwischen zu können«, damit man das »Licht an den Rändern« wieder sehen und »mehrdeutige Sichtweisen« zulassen kann.

Ungewöhnliche Seherfahrungen: Visionen und Offenbarungen

Wir schauen die Welt mit unseren Erfahrungen, Ängsten und Wünschen an, oft auch aus Perspektiven, die von Glauben, Theorien und Ideologien bestimmt werden. Manchmal sehen wir Szenen oder Bilder vor unserem »geistigen Auge«.

Wir haben Vorstellungen, Fantasien oder Ahnungen, unterliegen optischen Täuschungen, machen uns Illusionen und können in extremen Situationen Halluzinationen haben. Allein deshalb, weil man etwas nicht mit bloßem Auge sehen kann, bedeutet dies noch nicht, dass es nicht existiert.

In allen Kulturen der Menschheitsgeschichte finden sich Zeugnisse von übernatürlichen Erscheinungen und ungewöhnlichen Offenbarungen. Solche »Visionen« (lat. »visio«, ich sehe, erblicke) sind häufig religiöse »Bilder«, die auf Wirkungen von jenseitigen Mächten deuten können. Begleitet von Ritualen des Fastens, der Reinigung und des tranceähnlichen Schlafentzugs zogen sich Eremiten in die Einsamkeit oder Wildnis zurück. Übersinnliche »Erscheinungen« erlebten beispielsweise die antiken Seher, der biblische Jesus, der 40 Tage in der Wüste fastete, der heilige Hieronymus, der Prophet Mohammed in seinen Offenbarungen, Buddha in seiner Erleuchtung unter dem Bodhi Baum, die Eskimos in den schamanistischen Seelenreisen, die indianischen Naturvölker auf ihrer »Visionssuche«, die Visionärin Hildegard von Bingen oder Bernadette in Lourdes. Die Beschreibungen solcher Visionen lösen bei Individuen und Glaubensgemeinschaften mystische Bewunderung aus.

Bewusstseinsverändernde Pflanzen haben zur Förderung von »Bildern über andere Wirklichkeiten« in allen Kulturen eine wichtige Rolle gehabt, um spirituelle Erfahrungen zu fördern. Sie wurden im Zusammenhang mit festgelegten kulturellen Ritualen eingenommen. Die unkontrollierten, auf oft naive Weise unternommenen Selbstversuche in westlichen Subkulturen haben aber viele negative Konsequenzen gehabt.

Michael Pollan hat die widersprüchliche, pharmakologische Forschungsgeschichte einer bewusstseinsverändernden Substanz, des Psylocybin, die ursprünglich in halluzinogenen Pilzen vorhanden ist, in einem kritischen Beitrag für das Magazin *The New Yorker* dargestellt. Inzwischen wurde dieser Wirkstoff synthetisiert und wissenschaftlich untersucht. In sorgfältig kontrollierten Experimenten konnten erste positive Bewertungen zur signifikanten Reduzierung von Ängsten sowohl bei Krebspatienten als auch in der Behandlung von langjährigen Substanzabhängigkeiten (Alkohol, Nikotin) oder psychischen Störungen wie Angst und Panikstörungen, Depressionen oder Zwangserkrankungen gefunden werden. Anerkannte neurobiologische und klinische Wissenschaftler prüfen jetzt die Potenziale dieser Substanz unter therapeutisch begleiteten Bedingungen. Pollan betont, dass es einer sehr sorgfältigen Auswahl der Teilnehmer dieser Behandlungsmöglichkeit bedarf und dass sie nicht für jeden geeignet ist. Neurobiologen wie Matthieu Ricard und Richard Davidson untersuchen zudem die Auswirkungen von langjähriger Meditation auf die Hirnfunktionen und wie dies zu veränderten Sehweisen beitragen kann.

Die Rolle von Bildern in unterschiedlichen Religionen

Wandgemälde und großflächige Bilder sollten in den frühen christlichen Kirchen und Versammlungsräumen das des Schreibens und Lesens unkundige Volk zur Andacht mahnen und zur Beachtung der göttlichen Gesetze auffordern.

Im Bereich des Judentums und des Islam gab es hingegen ein »Bilderverbot« im sakralen Bereich, das vor allem das »Abbild« Gottes betraf. Nach Einschätzung der Gelehrten sollte man keine menschlichen Gestalten abbilden, die zur Anbetung dienen könnten oder denen göttliche Attribute beigegeben waren. Auch Sonne und Mond sollten nicht dargestellt werden, weil sie oft in der antiken Welt angebetet wurden. Doch selbst in den Zeiten des alten Israel, so berichtet es die Bibel, war der Jerusalemer Tempel reich ausgestattet. Darin liegt aber Carsten Dippel zufolge kein Widerspruch, denn es gehe im sakralen Bereich wesentlich nur, »nicht das Abbild des Falschen anzubeten«. Anstelle von Bildern haben im Judentum und im Islam die besondere

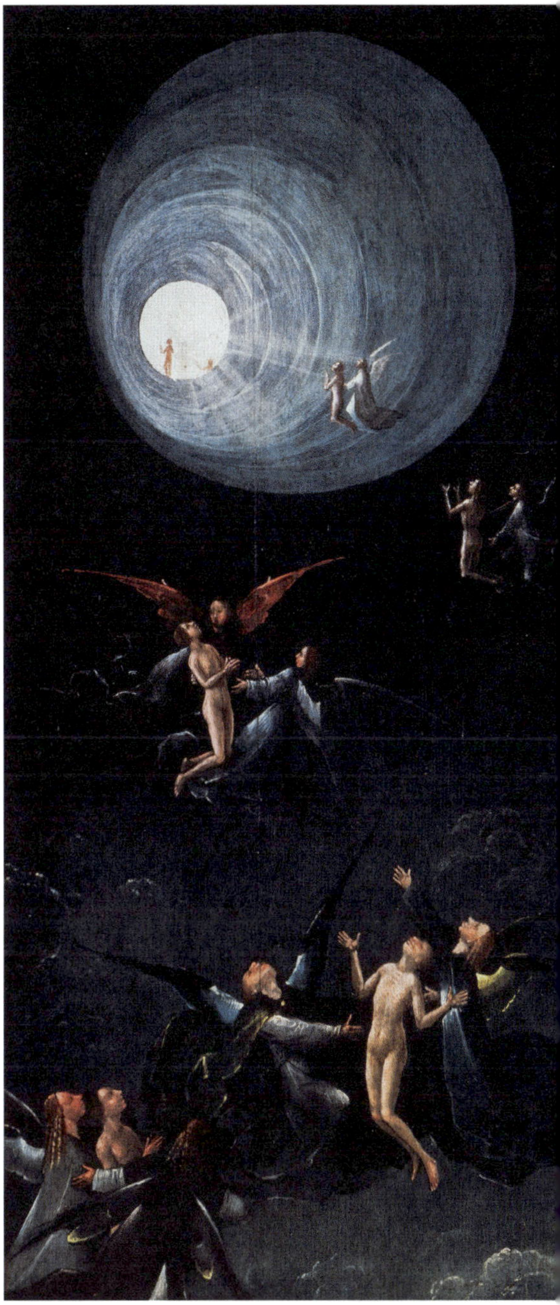

Hieronymus Bosch: *Visionen des Jenseits* (1505–15). Palazzo Grimani, Venedig.

Gestaltung der Schrift (Kalligrafie), ihre Ästhetik und Kombinatorik sowie das Ornament große Bedeutung.

In der Reformation gab es auch in Teilen des Christentums »Bilderstürme, die sich gegen Götzenanbetung und die Unmöglichkeit der Darstellung Gottes nach menschlichem Ebenbild richteten.

Was blinde Menschen »sehen«

Seit der griechischen Mythologie finden sich in der Literatur viele Erzählungen von außergewöhnlichen Fähigkeiten des »blinden Sehers« wieder. Der Neurologe Oliver Sacks ist bekannt für seine Berichte über Menschen, die trotz neurologischer Erkrankungen, »ungewöhnliche Lösungen« im Umgang mit ihren Problemen gefunden haben. In seinem Buch *Das innere Auge* hat er Fallgeschichten von blinden Menschen zusammengetragen, die zu unterschiedlichen Zeitpunkten ihres Lebens erblindet waren. Die Wissenschaft geht von einer »spezifischen Lokalisationstheorie« des Gehirns aus, der zufolge Sinneswahrnehmungen und Gefühle einen jeweils spezifischen Ort im Gehirn einnehmen. Zugleich wissen wir, wie sehr sich unsere Sinne untereinander abstimmen und im Fall der dauerhaften Schädigung eines Sinnesorgans andere Bereiche des Gehirns diese Verluste und Mängel »ausgleichen« können. Wissenschaftlich spricht man von der »meta-modalen Organisation« des Gehirns (Pasquale Leone) und von »Plastizität« in der Organisation des zentralen Nervensystems.

Oliver Sacks beschreibt das Schicksal von Menschen, die ihre Erblindung durch die Entwicklung von anderen Sinnesfähigkeiten »ausgleichen« konnten. Dabei waren die Erfahrungen und die Vorlieben ihrer Aufmerksamkeit vor ihrem Sehverlust prägend für die Art und Weise ihrer »Neuorientierung« nach der Erblindung. Der »Ganzkörperseher«, ein Professor für religiöse Studien, verlor sein Sehgedächtnis schrittweise ab seinem 18. Lebensjahr und erblindete komplett mit 48 Jahren. Er berichtete, dass er bald darauf seine inneren Vorstellungsbilder gänzlich verloren und stattdessen eine außerordentliche Sensibilität seiner Hörfähigkeit entwickelt habe. Hören ist im Kontext des religiösen Glaubens der dominierende Sinn.

Ein Psychologe, der nach einem Unfall im Alter von 21 Jahren schlagartig erblindete, hatte vor seiner Erblindung ein sehr ausgeprägtes »fotografisches Gedächtnis« durch Mitarbeit an Filmdrehbüchern seines Vaters entwickelt. Für ihn wurde nach seinem Sehverlust die Arbeit mit »inneren Vorstellungen und Bildern« zentral. Er konnte auf diese Art sogar selbstständig das Dach seines Hauses erneuern. Zudem wurde er ungewöhnlich sensibel für Stimmungen und Gefühle, sodass er seine Patienten und deren aktuelle emotionale Befindlichkeit an ihren Gerüchen wahrnehmen konnte. Ein Psychotherapeut, der im Laufe seiner Jugend rasch erblindete, konnte durch eine neue Synästhesie, also durch die Übertragung von Sinnesqualitäten, Informationen, die er früher mit den Augen aufgenommen hatte, durch Berührungen, Bewegungen, Töne und Gerüche wahrnehmen. Ein französischer Widerstandskämpfer, der durch einen Unfall im Alter von acht Jahren erblindete, projektierte seine sensible »Vorstellungswelt« auf eine »innere Leinwand«, auf der Gehörtes sich für ihn in Farben widerspiegelte. Er entwickelte eine scheinbar nicht zu täuschende »Nase« und »Ohren«, mit denen er mögliche »Verräter« erkennen konnte, was für die Arbeit der Widerstandsbewegung sehr wichtig wurde.

Alle diese erblindeten Menschen sprachen davon, dass sie durch ihre Blindheit gezwungen wurden, sich neue Welten der Wahrnehmung zu erschaffen. Neurowissenschaftliche, Untersuchungen von blinden Menschen zeigen, dass deren Sehrinde (visueller Cortex) verstärkte Aktivitäten der inneren Reize, etwa ihres autonomen Nervensystems, auditiver und taktiler Informationen sowie der Gedanken und Gefühle aufweist.

Von der Mythologie des Sehens zur wissenschaftlichen Erforschung des Auges

Im alten Ägypten wurde das »Horusauge« als Amulett zur Abwehr des »bösen Blicks« getragen. Es war zudem ein wichtiges Symbol in der frühen Mathematik. Im Islam übernahm die »Hand der Fatima« den Schutz gegen »böse Geister und bösen Blick«. In der christlichen Ikonografie symbolisiert »das Auge Gottes«, das »alles sieht«, die »Dreieinigkeit: Vater, Sohn und Heiliger Geist«. In der griechischen Sagenwelt konnte der Riese Argus mit hundert Augen wachen, weil diese nie alle zugleich schliefen. Wenn wir heute etwas besonders »im Auge behalten« wollen, sprechen wir auch von »Argusaugen«. Die ursprünglich wunderschöne Gorgonentochter Medusa wurde von der Göttin Athene beim Liebesspiel mit Poseidon beobachtet und anschließend von ihr zu einer schlangenumkrönten Hässlichkeit verflucht. Jeder Mann, dem Medusa fortan ins

Antlitz schaute, wurde auf der Stelle durch ihren Blick versteinert. Perseus gelang es schließlich, sie mithilfe eines Tricks zu enthaupten. Danach heftete Athene das »Medusenhaupt« auf ihren Kampfschild, was ihm besondere Abwehrkräfte verlieh.

Mit dem Sehen befassten sich philosophisch die Vorsokratiker. Die sogenannten Atomisten gingen wie Demokrit davon aus, dass sich von allen Gegenständen formgleiche »Bilder« (»eidola«) ablösten. Diese würden durch die Luft zwischen ihnen und dem Auge »zusammengedrückt« und hinterließen dadurch auf dem Auge einen »Berührungs- oder Tasteindruck«. Platon sah eine enge Verbindung zwischen dem »Feuer und Licht« des Auges sowie der Sonne. Das »bewegliche Auge« taste mithilfe von »Sehstrahlen« die Objekte der Umgebung ab, ähnlich wie ein Blinder mit dem Taststock. Platon zufolge war das Auge »lichtartig gebildet«. Aristoteles kritisierte diese beiden Sichtweisen. Er ging von einer besonderen Bedeutung der Luft für die Reflektion von Licht auf die Augen aus. Der römische Arzt Galenos nahm an, dass der Lebenshauch »Pneuma« mit einem »optischen Impuls« durch spezifische, »hohle Nerven« zum Auge fließe. Seine Theorie hatte lange Bestand und wurde erst im 16. Jahrhundert von Vesalius anatomisch entkräftet.

Zu Beginn des 11. Jahrhunderts analysierte der arabische Gelehrte Alhazen (Ibn al-Haitham, 965–1039) den anatomischen Aufbau des Auges genauer. Er betonte erstmals die Bedeutung der Augenlinse. In seinem *Book of Optics*, der wohl ältesten erhaltenen Darstellung des Sehsinns, stellte Alhazen die Theorie auf, dass nur dasjenige Licht, das von »selbst leuchtenden oder von beleuchteten Objekten« ins Auge falle, zu Seheindrücken führe. Er verwies darauf, dass alles, was man sehe, auch von persönlichen Erfahrungen geprägt werde. Sehen finde weniger in den Augen als im Gehirn statt. Er experimentierte mit einer »Camera obscura« und Linsen, wodurch das einfallende Bild auf einer dahinter befestigten Leinwand »auf dem Kopf stehend« abgebildet wurde.

Galenos ging von drei »Hirnventrikeln« (»cellula phantastica, cellula rationalis, cellula memoralis«) aus. Zur vollen Blüte gelangte diese Sichtweise des Gehirns erst im frühen Mittelalter. In den oben genannten drei »Kammern« wurden nach dieser Ansicht alle Sinneseindrücke, also auch das Sehen, verarbeitet. Die erste »heiße und trockene« Kammer (»cellula visualis« oder »imaginativa«) nahm als »Schaukammer« eine Form der Erkenntnis der noch »heißen« Sinneseindrücke vor. In der mittleren, »warmen und feuchten« Kammer wurden die Sinneseindrücke von der Instanz der »Vernunft« geprüft, ausgesondert und geordnet. Die erlebten Eindrücke und gemachten Beobachtungen wurden schließlich in der »kalten und trockenen« »Kühlkammer der Bilder« des Gedächtnisses gelagert. Um in der Erinnerung zum Vergleich dienen zu können, mussten sie immer wieder in der zweiten Kammer »aufgewärmt und angefeuchtet werden«, wie Heinrich Schipperges schrieb.

Dieser komplizierte Dreischritt von der Wahrnehmung über die geistige Vorstellung bis zur vollen Vernunft wurde vor allem in der mittelalterlichen Scholastik gepflegt und verfeinert. Eine erste objektive Darstellung der Hirnventrikel gelang Leonardo da Vinci mithilfe von flüssigem Wachs am Gehirn eines Ochsen.

Seit dem 16. Jahrhundert löste sich »der Augensinn« zunehmend vom Rest des Körpers ab. Sehen wurde ab diesem Zeitpunkt mehr als »ein Tasten auf Entfernung« verstanden. Im gleichen Jahrhundert unternahm Leonardo da Vinci seine Studien zum perspektivischen Sehen in der Malerei. Die bereits im 11. Jahrhundert vom arabischen Gelehrten Alhazen erkannte Lichtbrechung des Auges wurde langsam in ihrer Bedeutung besser verstanden.

Im 17. Jahrhundert entwickelte der Astronom Johannes Kepler das Verständnis des Sehens weiter. Für ihn gliederte sich das Sehen in ein optisches Sehen und ein »inneres, mentales Sehen«. Für Kepler war das Auge auch ein Medium, um spirituell mit dem »göttlichen Schöpfers des Lichts« zu kommunizieren. Der Schweizer Arzt Felix Plattner veröffentlichte erste anatomische Tafeln über die Strukturen des Auges: Hornhaut, Pupille, Linse und Netzhaut. Weitere wichtige Beiträge zur Entschlüsselung des Sehens leisteten Rene Descartes und Isaac Newton.

Augen und Sehen brauchen Licht. Das Zeitalter der »Aufklärung« – »the age of enlightenment«, »le siècle des lumières« – sollte Licht ins »finstere Mittelalter« bringen. »Aufklären« bedeutet auch »aufklaren, hell werden, aufhellen, heiter werden«.

Nach den Entdeckungen von infraroten und ultravioletten Lichtstrahlen zu Beginn des 19. Jahrhunderts veröffentlichte Johann Wolfgang von Goethe 1810 seine umfangreichen Recherchen zur Farbenlehre. Mithilfe von Prismen konnte er die »Spektralfarben« des weißen Lichts (Rot, Orange, Gelb, Grün, Blau, Violett) zerlegen. »Über die physikalischen und psychologischen Bedeutungen der einzelnen Farben gab es Kontroversen zwischen Goethe und Newton, die der Wissenschaftshistoriker Olaf Müller nachgezeichnet hat.

»Es gibt nur ein perspektivisches Sehen, nur ein perspektivisches Erkennen; und je mehr Affekte wir über eine Sache zu Wort kommen lassen, je mehr

Augen, verschiedene Augen wir uns für dieselbe Sache einzusetzen wissen, umso vollständiger wird unser Begriff dieser Sache und unsere Objektivität sein. (...) Es gibt vielerlei Augen: und folglich gibt es vielerlei ›Wahrheiten‹, und folglich gibt es keine Wahrheit«, schrieb Friedrich Nietzsche 1887 in *Zur Genealogie der Moral.*

Seit dem 19. Jahrhundert ging man zunehmend davon aus, dass die Augen passive Empfänger von Lichtreizen sind. Der Begriff »passiv« ist jedoch insofern irreführend, als die Augen erst durch ihre schnellen, flackernden Eigenbewegungen (»Sakkaden«) in der Lage sind, dem Gehirn Bilder zur weiteren Auswertung zukommen zu lassen. Augen-, Kopf- und Körperbewegungen bilden ein zusammenarbeitendes, bewegliches Wahrnehmungssystem. Der Sehsinn übernimmt auch eine wichtige Funktion in der Organisation von Muskelbewegungen. Der »Gesichtssinn« der Augen wechselt ständig zwischen einem »Umherschauen« in der Umgebung und einem genauen »Hinsehen« (Fokussierung) auf Einzelheiten. Er entnimmt dem Fluss der Lichtreize der Umwelt diejenigen Informationen, die für den Menschen in der Organisation seiner Bewegungen und für seine Orientierung im Raum wichtig sind.

Durch die zunehmende Bilderflut werden Augen und Sehen scheinbar immer mehr vom »ganzkörperlichen Sehen« losgelöst. Diese Kultivierung des Sehens bedeutet ein zunehmendes Abstrahieren vom leiblichen Wahrnehmen zugunsten eines visuellen Scannens der Umwelt (Klaus Wolschner). Mit der Entwicklung von modernen, digitalen Technologien lassen sich Seheindrücke und Bilder weiter von den natürlichen Sehgewohnheiten trennen und durch Algorithmen und Codes ersetzen.

Das Auge als biologischer Sehsinn

Wir nehmen ca. zehn Millionen Informationen pro Sekunde über unsere Augen auf. Die empfangenen Reize und Impulse, von denen wir nur einen kleinen Teil bewusst wahrnehmen können, beanspruchen umfangreiche Aktivitäten unseres Gehirns. In einem komplexen Prozess werden Sinnesempfindungen ein- und aussortiert, gefiltert, verglichen, bewertet und schließlich mit Bedeutungen versehen.

Heute sprechen wir vom »visuellen System« als Teil des Nervensystems. Durch den »dioptrischem Apparat« werden gebrochene Lichtreize auf die Netzhaut projektiert, biochemisch in elektrische Impulse umgewandelt und von da aus über die Sehnerven zur Verarbeitung ans Gehirn übertragen.

Die Augäpfel können sich in den Augenhöhlen, im Zusammenspiel mit Kopf- und Körperbewegungen sowie mithilfe der Augenmuskeln rasch in alle Richtungen bewegen. Diese Bewegungen produzieren richtungsspezifische Reize, die zur Verarbeitung an das Gehirn weitergeleitet werden

Unsere Augen können statische oder bewegte Objekte in der Außenwelt reflexartig fixieren. Dies geschieht auf der Basis von früheren, gespeicherten Erfahrungen im Bereich der Sehbahnen des Gehirns. Diese greifen auf Assoziationen mit erlebten »Szenen« sowie damit verbundenen Körper- und Sinneswahrnehmungen und Gefühlen zurück. Pupillen, Lidschluss oder Drehbewegungen der Augen können sich reflexartig verändern wie Fixierungsreflexe zur Entfernungsanpassung der Augen, Fokussierungen auf Objekte, Folge- und Kopfbewegungen und schnelle »Sakkadenbewegungen« der Augen zur Vermeidung von zu starken Gewöhnungseffekten. Manche dieser reflexartigen, psychologischen Augenreaktionen werden, meist unbewusst, von anderen Menschen wahrgenommen. Sie sind Teil der Augensprache.

Zur Reinigung, Befeuchtung und Ernährung der Hornhaut wird ständig Tränenflüssigkeit produziert. Deren Menge kann je nach Umweltbelastungen oder emotionalen Stimmungen erheblich variieren.

Der dioptrische Apparat

Die Augen sind von einer weißen Lederhaut (Sklera) umgeben, die sie vor Verletzungen schützt. Einfallende Lichtwellen aus der Außenwelt werden vom »dioptrischen Apparat« (griech. »dioptron«, Mittel zum Durchsehen) der Augen gebrochen. Dieser besteht an seiner Außenseite aus einer 0,5 mm dicken Hornhaut (Cornea), die mit der stärksten Brechkraft (Dioptrie) bündelt. Die farbige Blende des Auges, die Regenbogenhaut (Iris), enthält zwei Ringmuskeln, die diese je nach Lichtverhältnissen vergrößern oder verkleinern können. In deren Mitte befindet sich die Pupille. Deren Größe wird sowohl von Lichteinflüssen als auch von Gemütszuständen wie Angst, Freude, sexuelle Erregung oder Aufregung beeinflusst.

Hinter der Pupille befindet sich die elastische »Augenlinse«, die das Licht weiter bündelt. Sie kann ihre Form und Brechkraft mithilfe von Muskeln verändern. Dadurch lässt sich der Spannungszustand ihrer Fasern, je nach Schärfeeinstellung, auf nahe oder entfernte Objekte anpassen (Akkomodation), wobei die Linse zwischen flachen oder kugeligen Formen variiert. Die Naheinstellung der Linse ist ein aktiver Vorgang, während die Ferneinstellung des Auges ihren Ruhezustand ausmacht. Dies zu berücksichtigen ist wichtig, damit den Augen immer wieder notwendige Pausen ermöglicht werden. Der Strahlenkörper (Ziliarkörper) umgibt die Linse wulstförmig und enthält den Ziliarmuskel. Außerdem produziert der Strahlenkörper das Kammerwasser, eine Flüssigkeit, die den Raum zwischen Linse und Hornhaut ausfüllt.

Der »Glaskörper« ist durchsichtig. Er besteht fast ausschließlich aus Wasser sowie zu einem geringen Teil aus Hyaluronsäure. Er füllt das gesamte Augeninnere zwischen Linse und Netzhaut aus. Zudem finden sich im Auge zwei »Augenkammern«, die mithilfe des Kammerwassers die Versorgung des Auges mit Sauerstoff und Nährstoffen gewährleisten. Diese Nährflüssigkeit des Kammerwassers ist im Unterschied zum Blut des übrigen Körpers klar und durchsichtig. Durch einen winzigen Kanal (Schlemm'scher Kanal) im »Kammerwinkel« zwischen Iris und Hornhaut wird das Kammerwasser wieder ins Blut zurückgeführt. Über diesen Abfluss wird auch der Innendruck des Auges geregelt, der mit dem Alter variiert und bei Abflussstörungen zum „Engwinkelglaukom" führen kann.

Die Teile des dioptrischen Apparats des Auges sind aufeinander abgestimmt. Wo dies nicht der Fall ist, dort entstehen Brechungsprobleme. Das Zentrum der gebündelten Lichtstrahlen befindet sich dann vor oder hinter der Netzhaut, auf der sie jetzt nicht mehr scharf abgebildet werden. Diese Unschärfe wirkt sich entweder als Kurz-, Weit- oder Altersweitsichtigkeit aus und erfordert entsprechende Korrekturen durch Brillen oder Kontaktlinsen.

Das visuelle System

Im Zusammenspiel der abgestimmten Elemente des dioptrischen Apparats wird die 0,2 Millimeter dünne, lichtempfindliche Gewebsschicht der Netzhaut (Retina) am rückwärtigen Teil des Augapfels gereizt. Auf der Netzhaut befinden sich etwa 125 Millionen Lichtrezeptoren, die das gebündelte und gebrochene Licht mithilfe biochemischer Reaktionen (Sehpigmenten) in elektrische Nervenimpulse umwandeln. Die Lichtrezeptoren unterscheiden sich in zwei Gruppen: die Zapfen (ca. 6 Millionen) sind für das Farbensehen zuständig, während die lichtempfindlicheren Stäbchen (ca. 120 Millionen) das Hell-Dunkel-Sehen regeln. Im Zentrum der Netzhaut liegt der Bereich des schärfsten Sehens, der »gelbe Fleck« (Macula). Aus dem permanenten »Datenstrom« der Lichtreize filtern diese Fotorezeptoren Unterschiede des Lichts nach Helligkeit, Bewegung, Form, Kontur und Farbe heraus.

Die Zellen der Netzhaut leisten eine erste Verarbeitung der optischen Informationen in Seheindrücke. Sie leiten die empfangenen Lichtimpulse über spezialisierte Zellen (Bipolarzellen, Ganglienzellen) weiter. In den Fotorezeptoren befinden sich Sehpigmente (Opsin, Retinal, Rhodopsin), die für ihre Funktionen unter anderem Vitamin A benötigen. Die gebündelten Nervenfortsätze dieser Zellen verlassen die Netzhaut am »blinden Fleck« (dort ist kein Sehen möglich) und leiten die Impulse an den Sehnerv (Nervus opticus) weiter. Über die zentrale Sehbahn sowie über neuronale Umschaltstationen überträgt der Sehnerv seine Informationen an Zentren des Gehirns (Sehrinde). In ihrem Verlauf vereinigen und koordinieren sich die Sehnerven der beiden Augen an der Sehnervenkreuzung (Chiasma opticum). Die Fasern der inneren, der Nase zugewandten Nervenstränge kreuzen auf die Gegenseite.

Auf der Ebene des Gehirns werden die ankommenden Sehimpulse mit Informationen und anderen Impulsen, etwa aus dem Hör- und Gleichgewichtssinn, dem Tast- oder Hörsinn »abgeglichen« und gemeinsam verarbeitet. Heute lassen sich diese Aktivitäten mit Techniken der computerassistierten Bildverarbeitung »beobachten«. Von einem kompletten Verständnis der physikalisch-biologischen Prozesse, geschweige denn von deren subjektiv-psychologischem Verstehen kann aber noch keine Rede sein.

Im Gehirn entstehen anfangs keine Bilder, sondern es finden sich erst kurzfristige, neuronale Aktivierungsmuster. Oft bestehen die Reaktionen auf diese Erregungsmuster in körperlichen Reflexen oder »Bauchgefühlen«. Dabei werden Erinnerungsbilder oder auch Fantasien rasch abgeglichen. In einem zweiten Schritt der »mentalen Interpretation« und Verarbeitung wird, je nach dem »Wissen« des Sehenden, ein bewusstes Begreifen der Sehmuster möglich. »Das, was auf diese Weise ins Bewusstsein gelangt, ist nur ein verschwindend kleiner Anteil der vom Gehirn generierten inneren Bilder« (Gerald Hüther). Sehen ist keine Abbildung der äußeren Welt. In vielen unbewussten Schritten werden in unserem Gehirn als »Beziehungsorgan«(Thomas Fuchs) neue Aktivierungsmuster mit bereits bestehenden »Bildern« der Erinnerung und Vorstellungen abgeglichen.

Die Harvard-Psychologin Ellen Langer hat in ungewöhnlichen Experimenten den negativen Einfluss von psychologischen Annahmen (»priming«) oder gewohnheitsmäßiger Achtlosigkeit (»mindlessness«) auf körperliche Funktionen demonstriert. So konnte sie zeigen, dass es beispielsweise einen Unterschied in der »angenommenen Leistungsfähigkeit« des eigenen Sehvermögens macht, wenn man die Ziffern eines Sehtests von größeren zu kleineren Typen lesen soll oder von kleinen zu größeren. Unsere Erwartungen mobilisieren unsere Funktionen.

Sehen als früher Orientierungssinn

In den ersten Monaten der Säuglingsentwicklung besteht eine »Einheit« zwischen Säugling und Mutter, wie ein Echo oder ein Tanz von Signalen und Zeichen. Dies bezieht auch vertraute Stimmen ein, die der Embryo bereits im Mutterleib vernommen hat. Anfangs stehen die »Nahsinne« im Vordergrund. Der Säugling »kennt« der Geruch der Mutter und schmeckt den spezifischen Geschmack ihrer Milch. Er fühlt ihre Wärme und Zärtlichkeit ihrer Berührungen. In dieser »Einheit« wachsen und reifen langsam die Gehirnstrukturen des Säuglings.

In der Evolution setzt – worauf mich der Augenarzt Wolfgang Lange hingewiesen hat – der aufrechte menschliche Gang die vorderen Gliedmaßen als Werkzeuge frei. Deren Einsatz verlangt mit der »Auge-Hand-Koordination« enorme Leistungen der Neuronen des Gehirns, unter anderem für die Verarbeitung der präzisen Wahrnehmung in der »dritten Dimension des Sehraums« (Stereopsis). Diese Fähigkeit beansprucht viel Raum im Wachstum des Gehirns und fördert den Schädelumfang der Neugeborenen. Dies trägt zu einem »Zielkonflikt der Evolution« zwischen dem Schädelumfang des Neugeborenen und der Beckenbreite der Mutter bei. Die Lösung der Evolution besteht in der physiologischen »Frühgeburt des Menschen« (Neotenie), was bedeutet, dass wir »unfertig« geboren werden.

Nach der Geburt erkennen Säuglinge anfangs nur Helligkeitsunterschiede und Gesichter, die nicht weiter als ca. 25 cm entfernt sind. Nachahmungen, die Kleinkinder bereits nach wenigen Tagen ausführen können, etwa das Herausstrecken der Zunge, wenn die Mutter dem Baby die Zunge zeigt, sind noch keine gezielten Bewegungen. Die ersten Dreh- und Bewegungsmuster des Kopfes werden von Mund und Nase organisiert.

Es dauert, bis Säuglinge lernen, die horizontale Sehebene ihrer Augen zu stabilisieren. Erst wenn es ihnen durch eine schrittweise Kräftigung der Streckmuskulatur in Nacken und Rücken gelingt, den Kopf länger in einer bestimmten Position zu halten, beginnen die Augen – etwa ab dem zweiten oder dritten Monat –, Bewegungen gezielt zu verfolgen, Farben zu unterscheiden und den »Fernsinn« zu entwickeln. Nach ca. vier bis sechs Monaten beginnen Babys nach dem, was sie sehen, gezielter zu greifen, und sie entwickeln ein koordiniertes Zusammenspiel von Hand, Mund und Augen.

Das »Spiegel-Stadium« in der kindlichen Entwicklung

Im Alter von ca. 18 Monaten erlebt das Selbstgefühl des heranwachsenden Kindes eine schwierige Entwicklungsphase. In diesem Alter erkennt das Kind bei der Betrachtung seines Spiegelbildes erstmals sein eigenes Bild »von außen«. Mit dem »Gewahrwerden«, dass ihm sein eigenes Bild im Spiegel gegenübertritt, beginnt für das Kleinkind die Trennung von seiner bisher symbiotischen Umweltbeziehung. Durch seinen Blick auf das »verdoppeltes Selbst« im Spiegel beginnt das Kind zu ahnen, dass es von anderen getrennt ist. Es erfährt eine Unterscheidung zwischen »Selbst« und »Nicht-Selbst«. Erst durch diesen »Blick der anderen« auf sich wird es zu einem gesonderten Wesen, das sich zu einer Außenwelt zu verhalten beginnt. In diesem Entwicklungsstadium, das der französische Theoretiker der Psychoanalyse Jacques Lacan als »Spiegelstadium« bezeichnet hat, erfolgt eine entscheidende Wende in der mentalen Entwicklung des Kindes. Erstmals treten Erfahrungen einer Entfremdung auf.

Wenn ich mich selbst »von außen«, im Spiegel, betrachten kann, dann können mich auch andere sehen. Was können sie sehen? Können sie in mich hineinschauen? Was ist noch mein privates Inneres? Was kann ich verbergen? In meiner psychotherapeutischen Arbeit äußern erwachsene Menschen öfters die Angst, dass ich sie mit meinem »Expertenblick« durchschauen könnte.

Die Entwicklung des »ärztlichen Blicks«

Der französische Philosoph Michel Foucault hat 1963 die »Archäologie des ärztlichen Blicks« beschrieben. Durch ihn gewann seit Ende des 18. Jahrhunderts die anatomische Diagnose von kranken Geweben in der Medizin zusehends die Oberherrschaft über die frühere »milieubezogene« Diagnostik. »Das Auge wird zum Hüter und zur Quelle der Wahrheit; es hat die Macht, eine Wahrheit an den Tag kommen zu lassen, die es nur empfängt, sofern es ihr das Tageslicht geschenkt hat; indem es sich öffnet, eröffnet es die »Wahrheit«.

Durch die anatomischen Studien wurden Verbindungen zwischen der sichtbaren Oberfläche des Körpers und seinen versteckten Tiefen »einsehbarer«. Seit der Aufklärung rückten optische Darstellungen weiter in den Mittelpunkt des Interesses. An die Stelle der subjektiven, sinnlichen Wahrnehmungen der Ärzte und Patienten traten immer mehr objektive, »sicht- und messbare«, materielle Abbildungen. Die Kunsthistorikerin Barbara M. Stafford hat diese Schritte und Entwicklungen der »Wahrnehmungsgeschichte« der Medizin »von der Oberfläche in die Tiefe«, vom »Text zum Bild« detailliert nachgezeichnet.

Neue Instrumente wie Augen- und Rachenspiegel, Messgeräte zur Darstellung von Puls, Blutdruck oder Muskelspannung sowie die Mikroskope der Bakteriologen erweiterten den ärztlichen Blick. Die Einführung der röntgentechnischen Untersuchungen um 1900 erlaubte erstmals innere Momentaufnahmen einer Krankheit sowie einen direkten Blick in den Körper. Bilder kranker Organe und Gewebe wurden jetzt »reproduzierbar«. Einen weiteren Schub bekam die Entwicklung des »ärztlichen Blicks« nach dem Zweiten Weltkrieg. Ultraschall oder Wärmebildkameras waren ursprünglich Technologien der militärischen Forschung. Jetzt trugen sie in der Medizin zur Darstellung »weicher Gewebe« bei. Die Digitalisierung der medizinischen Diagnostik ab den 1970er-Jahren hat »die Augen« der modernen Medizin erheblich erweitert, vertieft und flexibilisiert.

Der Medizinhistoriker David Gugerli hat verschiedene »Stämme und Häuser« der Technikentwicklungen und deren Folgen genauer »unter die Lupe genommen«: Röntgendiagnostik, Nuklearmedizin, Ultraschall, Computertomografie und Magnetresonanz. Aufgrund der technischen Komplexität der neuen bildgebenden Verfahren erfordert deren breite Einführung sehr kostenintensive strukturelle Veränderungen der Kliniken. Die Ärzte müssen lernen, die neuen »Bilder« zu verstehen und zu interpretieren. Für eine Auswertung von Magnetresonanzdaten reichen ärztliche Augen allein nicht mehr aus. In ihren Diagnosen sind Ärzte zunehmend auf Computer und Software angewiesen. Zu den Instrumenten, die den Blick in den menschlichen Körper erheblich erweitern, gehört die virtuelle Endoskopie, die, mit kleinen Kameras versehen, dreidimensionale Reisen durch Speiseröhre, Gefäße oder Gedärme ermöglicht.

Paul Virilio sprach zu Beginn der 1990er-Jahre von einer zunehmenden »Eroberung des Körpers« durch optische Technologien. Durch die Möglichkeiten der nanotechnischen Miniaturisierung könne man zusehends mehr in die Physiologie des Menschen eindringen und dessen »Intrastruktur«, den Raum seiner körperlichen Innenwelt, durch eine »fortschreitenden Kolonisierung der Organe und Eingeweide des menschlichen Körpers« erobern.

Eine andere Besonderheit der technologischen Erweiterung des »ärztlichen Blicks« hat der Medizinhistoriker Michael Hagner in seinen Untersuchungen zur Hirnforschung beschrieben. Er spricht angesichts der »Sichtbarmachung des Gehirns« von »Cyber-Phrenologie«. Dem Psychiater Hans Berger war es 1929, durch die Erfindung der Elektroenzephalografie (EEG) erstmals gelungen, »Gedanken« nicht mehr nur als »Bilder«, sondern »auch als Kurven zu kodieren«. Die modernen Bilder der Hirnforschung werden »nicht mehr von Menschen, sondern von Maschinen gelesen, die eine riesige Datenmenge gespeichert haben, um die Kurven in Gedanken zurückzuübersetzen«, so Michael Hagner. »Neuro-Imaging«, als Darstellung von dynamischen Gehirnabläufen, sei keine magische Praktik. Im Hinblick auf das Gedankenlesen sei ihr Effekt aber ähnlich. Das »Hirn-Bild« werde zum Symbol, das die Leistung und Bedeutung des Symbolisierten, also des Gedankens, übernehmen solle.

Während meiner Ausbildung zum Arzt wurde mir glücklicherweise noch ein breiterer »ärztlicher Blick« vermittelt. Diagnose (griech. »dia«, durch, »gnosis«, Erkenntnis, Urteil) bedeutet ursprünglich eine unterscheidende »Gesamtschau« und zusammenfassende Beurteilung des geschilderten »Befindens« eines Menschen mit den erhobenen medizinischen »Befunden«. Dies erfordert Zeit zum Abwägen, Vergleichen und Überlegen.

Heute befinden sich Ärzte zunehmend in Situationen, in denen sie unter erheblichem Zeitdruck rasche Einschätzungen treffen müssen. Sie haben in ihrer Ausbildung eine Vielzahl von »Krankheitsbildern« theoretisch unterscheiden gelernt. Der erste Eindruck ihres »ärztlichen Blicks« erhebt eine »Vermutungs«- oder »Verdachtsdiagnose« und soll helfen, Arbeitshypothesen für die Behandlung aufzustellen. Ärzte orientieren sich inzwischen immer mehr an standardisierten »Leitfäden« und digitalen »Entscheidungsbäumen«. Bei mangelnder Wachsamkeit, geringer beruflicher Erfahrung und fehlender Reflexion kann ein mangelnder »ärztlicher Blick« bisweilen zum »Tunnel- oder Scheuklappenblick« werden. Die plausible Frage: *Warum plagt diese Krankheit diesen Menschen zu diesem Zeitpunkt?* wird heute immer weniger gestellt, weil ihre Beantwortung zu viel Zeit in Anspruch nimmt.

Ärzte schauen »im Gespräch« immer häufiger auf die Daten ihrer Bildschirme und Befundberichte und immer seltener auf die realen Menschen, mit denen sie sprechen. Patienten fragen sich bisweilen zu Recht, ob sie von ihren Ärzten überhaupt noch als Person wahrgenommen werden. Manche Ärzte »übersehen« so das »Offensichtliche«, das sich vor ihren Augen befindet.

Im ärztlichen Gespräch und Handeln müssen Augenmaß und Weitblick einfühlsam den Besonderheiten des Gegenübers angepasst werden. Ärztlicher »Weitblick« benötigt so unterschiedliche Qualitäten wie Scharfsinn und Instinkt, Sachverstand und Klugheit, Mut und Geduld. Eine Prognose (griech. »prognosis«, Vorwissen, Vorauskenntnis) muss mehr umfassen als nur statistische Daten.

Der »ärztliche Blick« hat durch Automatisierung und Technologien in der modernen Medizin erhebliche Erweiterung erfahren. Trotzdem behält »das eigene Auge«, als erkennendes und handlungsweisendes Organ, einen erheblichen Stellenwert. Der »ärztliche Blick« sollte nicht nur den Zeichen einer Erkrankung, sondern auch den Besonderheiten des erkrankten Menschen gelten.

Blickkontakte in der Psychotherapie

Blickkontakt und Blickverhalten können diagnostische und therapeutische Bedeutungen haben. Von Sigmund Freud wird berichtet, dass er den Gebrauch der psychoanalytischen Couch unter anderem damit begründete, dass die Blickkontrolle des Therapeuten für den Patienten hinderlich sein könnte. Gleichzeitig ist von ihm der Satz überliefert: »Ich vertrage es nicht, acht Stunden täglich (oder länger) von anderen angestarrt zu werden. (...) Da ich mich während des Zuhörens selber dem Ablauf meiner unbewussten Gedanken überlasse, will ich nicht, dass meine Mienen dem Patienten Stoff zu Deutungen geben oder ihn in seinen Mitteilungen beeinflussen.«

In meiner psychotherapeutischen Arbeit habe ich das Arrangement der Stühle im Behandlungszimmer so gewählt, dass sich diese in einem Winkel von etwa 45 Grad zueinander befinden. Somit haben sowohl der Patient als auch ich die Möglichkeit, unsere Blicke durch das gegenüberliegende Fenster ins Freie schweifen zu lassen. Aber diese Sitzanordnung erlaubt auch, das gegenseitige Blickverhalten einzubeziehen. Wann ist es für mein Gegenüber ein Bedürfnis, mich genau im Auge zu behalten? Wann kann er/sie den Blick von mir abwenden? Wann treffen sich unsere Blicke, und wann vermeiden diese sich?

Therapeutische Arbeit mit »inneren Bildern«

In der psychotherapeutischen Arbeit können »innere Bilder« und »der Blick nach innen« wichtige Hilfen sein. Solche »er-innerten Bilder« bilden sich aufgrund von persönlichen Erfahrungen. Sie können sich unbewusst verfestigen und Erwartungen prägen. Viele Methoden der Psychotherapie wie die Hypnose, die Aktive Imagination nach C. G. Jung oder das Katathyme Bilderleben arbeiten mit inneren Bildern.

»Interactive Guided Imagery« (Martin Rossman, David Bresler) ist eine angeleitete Arbeit mit inneren Bildern sowie mit dem Vorstellungsvermögen. Das Auftauchenlassen von inneren Bildern »vor dem geistigen Auge« wird gezielt gefördert. Es gilt zu lernen, die spontanen, assoziativen Abläufe dieser »inneren Bilder«, ohne Bewertung, in ihrem Fortschreiten zu beobachten. Dabei ist der Begriff »imagery«, der sich ausschließlich auf Bilder bezieht, irreführend, da durchaus auch andere Sinnesqualitäten wie Hören, Riechen, Schmecken, Wärmegefühle oder Berührungsqualitäten einbezogen werden. Im Austausch mit dem Therapeuten, der als begleitender Beobachter im Hintergrund fungiert, sollen innere Anteile (»the inner observer« und »the inner healing image«) zur Förderung von Konfliktlösungen und Heilungsprozessen zugänglich gemacht und aktiviert werden. Besondere Aufmerksamkeit findet die Arbeit mit »inneren Bildern« und Visualisierungstechniken im Bereich der Krebstherapie sowie in der Arbeit mit chronischen Schmerzen.

Die therapeutische oder pädagogische Arbeit mit spannungsregulierenden Techniken der Bildersprache ermöglicht auch einen Zugang zu gezielten Beeinflussungen des autonomen Nervensystems. Ähnlich wie H. J. Schultz im seinem Autogenen Training verwendet das Biofeedback Imaginationstechniken und fördert durch verbale Anleitungen Tiefenentspannung.

»Visualisierung« bezieht sich auf die angeleitete, innere Vergegenwärtigung von gezielten Bildern, Vorstellungen oder Bewegungsabläufen. Eine Besonderheit der Visualisierungsarbeit ist die »Motor imagery«, Bewegungsvorstellungen, auf die besonders im Leistungssport und in der Rehabilitation von Bewegungsstörungen Wert gelegt wird. Dazu liegen inzwischen umfangreiche Forschungsergebnisse vor. Sie zeigen, dass durch die gezielte Vorstellung von Bewegungsabläufen auf der neurophysiologischen Ebene fast die gleichen Areale des Gehirns aktiviert werden, die auch für den wirklichen Bewegungsablauf in Anspruch genommen werden. Durch diese Praxis können – Steven Kosslyn zufolge – Nervenbahnen gestärkt und für aktive Bewegungsabläufe aktiviert werden.

Vorstellungen und Einbildungskräfte als Teil von Placebo- oder Nocebo-Effekten

Vorstellungen der Menschen über ihren Körper, ihre Krankheit und deren Heilungsmöglichkeiten können erheblichen Einfluss auf deren Verlauf nehmen. »Innere Bilder« sind ein wichtiges Element des Placebo-Effekts (lat.: »placebo«, ich werde gefallen), aber auch des Nocebo-Effekts (lat. »nocebo«, ich werde schaden). Frühere Erfahrungen und daraus abgeleitete Erwartungen, die aktuell gebrauchten Worte und das Verhalten von Therapeuten oder Angehörigen als auch die Art der gewählten Behandlung können die »inneren Bilder« beeinflussen. Diese verschiedenen Faktoren haben persönliche Bedeutungen und ergeben, weitgehend unbewusst, »Sinn«. Der Anthropologe Daniel E. Moerman hat deshalb vorgeschlagen, statt von Placebo-Effekt von einer »Sinn-Antwort« (»meaning response«) zu sprechen.

Die Diskussionen um den Placebo-Effekt in der Heilkunde dauern schon lange an und sind durchaus kontrovers. Die Liste von Erklärungsversuchen

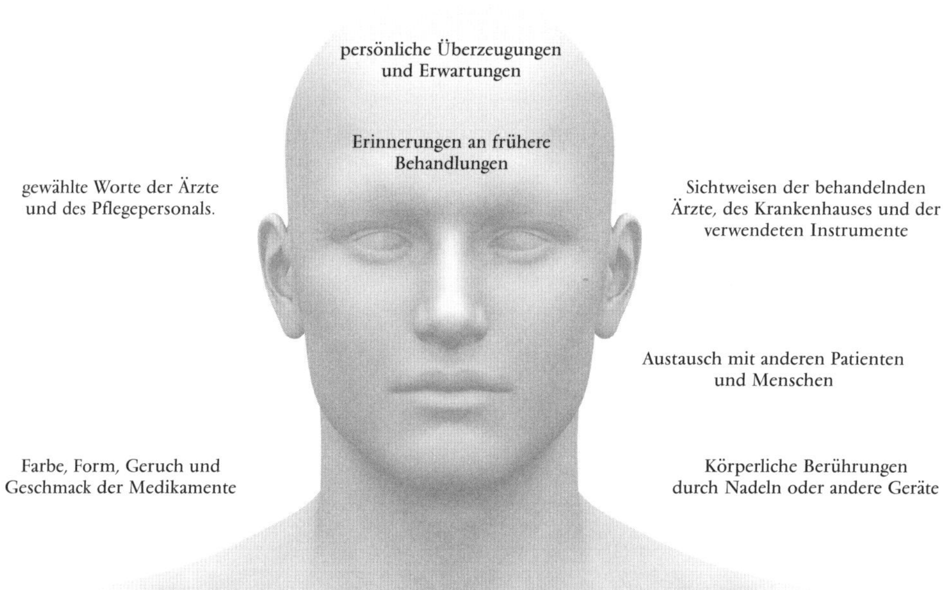

Der Kontext bewirkt das Ritual einer therapeutischen Handlung, das im Mittelpunkt der Placebo- und Nocebo-Antwort steht.

reicht vom »Besprechen« und der »Kraft der Worte«, über Faktoren wie »Glaube und Hoffnung«, Einbildungskräfte, Erwartungshaltungen, hypnotische Suggestionen, psycho-physiologische Konditionierungen bis hin zu abfälligen Bemerkungen über »eingebildete Kranken« die mit »Zuckerpillen« getäuscht werden.

Obwohl seit mehr als fünfzig Jahren wissenschaftliche Studien zu diesem Thema existieren, hat sich laut Fabrizio Benedetti erst in den letzten Jahrzehnten ein breiteres Interesse an der bewussten Nutzung des Placebo-Effekts entwickelt. Dabei zeigt sich zusehends, dass dieser in der Lage ist, Widerstandskräfte und Selbstheilungspotenziale der Menschen gezielt zu mobilisieren. Positive Erwartungshaltungen können Hirnaktivitäten und Botenstoffe aktivieren, die etwa helfen, Entzündungen und Schmerzen, Stresshormone, Depressionen und Ängste zu beeinflussen.

Es scheint umso erstaunlicher, dass selbst die erklärte Einnahme von pharmakologisch unwirksamen Medikamenten diesen Effekt bewirken kann, wenn dies im Zusammenhang mit einer überzeugenden Erklärung der erwiesenen Wirksamkeit von konditionierten Heilungsritualen sowie sorgfältiger, kompetenter ärztlicher Beratung und Fürsorge geschieht (Stephen Silberman, Irving Kirsch).

Wechselnde Blickrichtungen erkunden

Psychotherapeutische Arbeit kann helfen, sich selbst »mit neuen Augen zu sehen« und »mit verschiedenen Augen« auf das zu schauen, was geschehen ist, was geschieht oder geschehen könnte. Um »klarer zu sehen«, hilft bisweilen ein »Wechsel der Blickrichtung«. Während der einzeltherapeutischen Sitzungen sind sozusagen auch »viele andere Personen« aus dem Lebensumfeld der Betroffenen »mit im Raum«. Es wird »über sie und manchmal auch »für sie« gesprochen.

Zur Klärung von Konfliktsituationen zwischen real anwesenden Patienten und den von ihm »angesprochenen Gegenübern« kann die »therapeutische Inszenierung eines Perspektivenwechsel« hilfreich sein. Mithilfe eines oder mehrerer »leerer Stühle«, werden »die anderen« »in den Raum eingeladen«. Dadurch, dass die Patienten für eine gewisse Zeit auf dem Stuhl des/der imaginär »eingeladenen anderen« Platz nehmen, können sie versuchen, das Geschehen »aus deren Blickwinkel« und »mit deren Sichtweise« wahrzunehmen. Nach der Rückkehr auf ihren »eigenen Platz« eröffnen sich dadurch überraschende neue Dialogmöglichkeiten.

Den erstarrten Blick lösen – »Augenarbeit« mit traumatisierten Patienten

Wenn wir uns heftig erschrecken oder stärkere Ängste verspüren, weiten sich unsere Augen vor Schreck, und wir bekommen einen starren Blick. Im Zusammenhang von lebensbedrohlichen Situationen und Traumata kann dieser erstarrte Blick auch später zum Begleiter von plötzlichen Erinnerungen an das erlebte Geschehen werden. Während sich das traumatisierende Erlebnis erneut »wie ein Film, vor dem inneren Auge« abspult, fixieren die Augen erneut hilflos das erinnerte Geschehen.

Dabei richtet sich das »Haupt-Augenmerk« dieser Menschen auf das in der Vergangenheit Geschehene. Alles, was aktuell geschieht, gerät leicht »aus dem Blickfeld«. Der »fixierte Blick« auf die wiedererlebten traumatischen Erfahrungen wird von körperlichen Empfindungen wie Regungslosigkeit, Atemnot, Übelkeit oder Schwindel sowie von Gedanken der Hilflosigkeit und negativen Erwartungen begleitet.

In der Psychotherapie sind in den letzten Jahren neue Behandlungsmethoden entstanden, die gezielt mit bifokalen oder multifokalen »Wahrnehmungen« arbeiten. Dabei geht darum zu lernen, »gleichzeitig« auf das traumatisch Erlebte und auf eigene Stärken zu »schauen«. Besondere Bekanntheit erlangte dabei die Methode der amerikanischen Psychologin Francine Shapiro, die sie Ende der 1980er-Jahre erstmals vorstellte. Sie lautet seitdem EMDR (Eye Movement Desensitization and Reprocessing). Shapiro hatte diese heilsame Arbeit erstmals im Selbstversuch entdeckt, als sie nach Wegen suchte, um sich besser von ihren Ängsten sowie ihrem einseitigen »Blick« auf die eigene Krebserkrankung »lösen« zu können.

Wenn sich der starre Blick lösen kann, dann geraten innere, traumatische Bilder in größere Distanz. Die mit ihnen gekoppelten Automatismen der körperlichen Empfindungen und Gefühle werden unterbrochen und geraten »in Bewegung«. Am Ende der Therapiesequenzen steht die Einübung von hoffnungsvolleren Gedanken zur Überwindung des Geschehens.

Eine Methode, mit der ich selbst über Jahre viele Erfahrungen gemacht habe, ist eine »Selbsthypnotherapeutische Arbeit«, die ich von ihrem Begründer, dem amerikanischen Psychotherapeuten Ernest Rossi, erlernt habe. Darin geht es darum, das vorhandene Problem »in eine Hand« zu legen, während gleichzeitig die andere Hand »das Gegenteil des Problems« aufnimmt. Die unbestimmte Bezeichnung »Gegenteil« ist wichtig, weil sie dem Betroffenen die Möglichkeit bietet, sich eigene, spontan auftretende »innere Bilder« anzuschauen. Ein begleitender Effekt dieser systematischen, sich über etwa 20 Minuten erstreckenden Arbeit ist, dass sich dabei die geschlossenen Augen unbemerkt hin- und herbewegen und so »fixierte innere Bilder« in größere Ferne geraten.

Die medizinische Behandlung von Augenproblemen

Etwa seit dem 14. Jahrhundert sind Sehhilfen in Form von Kristallen (Beryllium – Halbkristall, wahrscheinlich leitet sich hiervon der Begriff »Brille« ab) sowie Gläsern und geschliffenen Linsen bekannt. Sehr wahrscheinlich gelangten sie erstmals aus dem Mittelmeerraum über Indien nach China. Brillen waren zu Beginn häufig ein Ausdruck von Gelehrtheit.

Durch das Aufkommen von antiseptischen Operationsmethoden, Spaltlampen, mikroskopischen Techniken und Antibiotika haben sich die Möglichkeiten der Augenheilkunde erweitert. Heute stehen zudem computerbasierte Untersuchungsmethoden und Lasertechniken zur Verfügung. Augenärzte behandeln und operieren Funktionsstörungen, entzündliche Veränderungen, Verletzungen und Folgeerkrankungen von Leiden wie Bluthochdruck, Diabetes mellitus und Nebenwirkungen von Medikamenten.

Einige Augenleiden der Moderne

Die Operation des Grauen Stars (Katarakt) stellt heute die häufigste, wenn auch kosteneffektivste Operation dar. Sie ist gleichzeitig die Operation, die weltweit die meisten Gesundheitskosten verursacht. Dabei wird die trübe Linse des Auges entfernt und durch eine Kunstlinse ersetzt. Allein in Deutschland wird die Katarakt-OP jährlich 800 000-mal durchgeführt. Nach Angaben des Verbandes der deutschen Augenärzte beliefen sich die Behandlungskosten für Augenkrankheiten 2012 auf etwa 2,6 Milliarden Euro, plus ca. ½ Milliarde für Medikamente. Der Branchenumsatz im Bereich der Optiker umfasste ca. 4,5 Milliarden.

Insbesondere in Asien hat die pathologische Kurzsichtigkeit in den letzten Jahren rasant zugenommen. In den letzten sechzig Jahren ist sie beispielsweise in China bei Teenagern von etwa 20% auf heute bis zu 90% angestiegen. In anderen Teilen der Erde sind ähnliche Entwicklungen zu beobachten, etwa in den USA oder in Europa, wo inzwischen etwa jeder zweite Jugendliche betroffen ist. Am Ende dieses Jahrzehnts könnten weltweit ca. 2,5 Milliarden Menschen von pathologischer Kurzsichtigkeit betroffen sein.

Gefördert wird diese Entwicklung durch die vielen Stunden, die Kinder und Jugendliche während ihrer Ausbildung in geschlossenen Räumen verbringen. Die dadurch veränderte Lichtsituation beeinflusst über eine verminderte Dopaminproduktion (Botenstoff des Gehirns) negativ das Längenwachstum des Augapfels. Zur ausreichenden Produktion dieses Botenstoffs wären etwa drei Stunden im Freien notwendig. Viele Schulkinder und Jugendliche verbringen heute nur noch ein bis zwei Stunden im Freien.

Nach Recherchen der Wissenschaftsjournalistin Jane Brody litten 2016 weltweit ca. 70 Millionen Beschäftigte unter dem sogenannten Computer Vision Syndrome. Der überwiegende Teil der Menschen, die intensiver in Beruf und Freizeit mit Bildschirmtätigkeiten beschäftigt sind, entwickelt verschwommenes Sehen, trockene Augen, Kopfweh oder Nacken- und Rückenschmerzen.

Die Frequenz des Lidschlags pro Minute ist bei Bildschirmarbeit vermindert, was zu trockenen, irritierten Augen führt. Die technisch vorgeschlagenen Abhilfen, etwa bessere Umgebungsbeleuchtung des Bildschirms, verbesserte Anordnung von Bildschirm und Sitzposition oder regelmäßig, alle zwanzig Minuten für zwanzig Sekunden und 60–70 cm vom Bildschirm entfernt zu sitzen, sind wichtig, aber nur von begrenzter Wirkung.

Selbsthilfe für die Augen

Es gibt Ansätze zum aktiven Augentraining, um selber an der Verbesserung und Erhaltung ihres Augenlichts und ihrer Sehfähigkeit mitzuarbeiten. Der Schriftsteller Aldous Huxley, der seit seinem 16. Lebensjahr unter einer bedrohlichen Sehstörung litt, hat 1942 seine Erfahrungen mit Selbsthilfeübungen in seinem Buch *Die Kunst des Sehens* beschrieben. Er verband darin Sehschulung mit einer Psychologie und Philosophie des Sehens sowie mit Ideen eines »visuellen Systems«.

Die Schulung von Augenbewegungen hat Einfluss auf die Beweglichkeit des ganzen Körpers und ist ein Bestandteil von körperbezogenen Lern- und

Therapiemethoden. Im Rahmen der Feldenkrais-Arbeit findet sich eine Vielzahl von Augenübungen. Dabei spielen sowohl vertikale und horizontale als auch kreisförmige Augenbewegungen eine Rolle. In anderen Ansätzen, wie »Sensory Awareness« oder Eutonie werden »Augenblockaden« spürbar und deren schrittweise Lösung angestrebt.

Ist das, was ich sehe, das, was wirklich ist – oder sind es optische Täuschungen?

Wir sagen: »Das habe ich mit eigenen Augen gesehen.« Augenzeugen gelten als zuverlässige Quelle vor Gericht. Aber kann man seinen Augen immer trauen? Wir kennen viele Beispiele von alltäglichen optischen Täuschungen wie etwa die 1889 entdeckte »Müller-Lyer'sche Täuschung« über das Längenmaß zweier Striche:

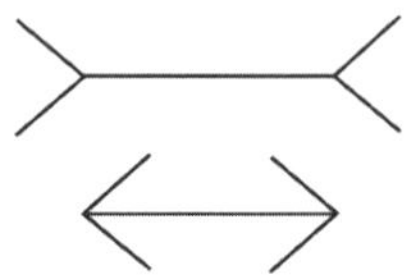

Ein anderes Beispiel ist der »sich bewegende« Würfel des Schweizer Louis Necker von 1832:

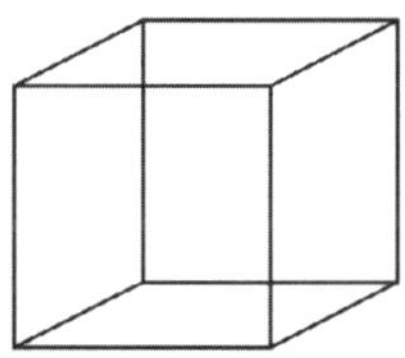

Verwunderlich ist auch der unterschiedliche Zeitpunkt des »Erkenntnisumschlags« beim Betrachten des unten gezeigten Männergesichts und der Frauengestalt (»Hysterese«). Je nachdem, ob man diese Bildreihe von links nach rechts oder umgekehrt betrachtet, unterscheidet sich der Zeitpunkt des neu gesehenen Bildes:

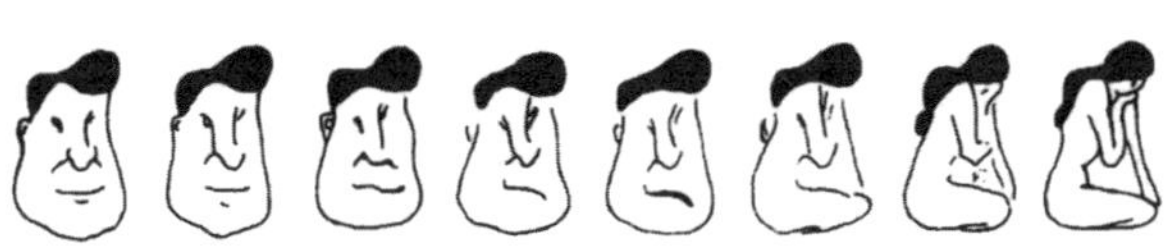

Zwar arbeitet der menschliche Sehapparat immer nach den gleichen Grundprinzipien, aber anhand der Vielzahl von mehrdeutigen Bildern oder räumlichen Konfliktsituationen werden wir auf einige Proben gestellt.

Sich zu fokussieren, sein Augenmerk auf das Wesentliche zu richten, ist wichtig. In anderen Zusammenhängen ist es jedoch hilfreich zu »defokussieren«, seine »Augen zu lösen«, den »Blick schweifen« oder »eine Szene auf sich wirken zu lassen«.

Das Sehen in der Kunst

Kunst gibt nicht das Sichtbare wieder,
sondern Kunst macht sichtbar.

Paul Klee

Während religiöse Bilder und Statuen unmittelbar die Gefühle der Menschen ansprechen wollen, zielen Bilder, Plastiken und Schauspiel in der säkularisierten

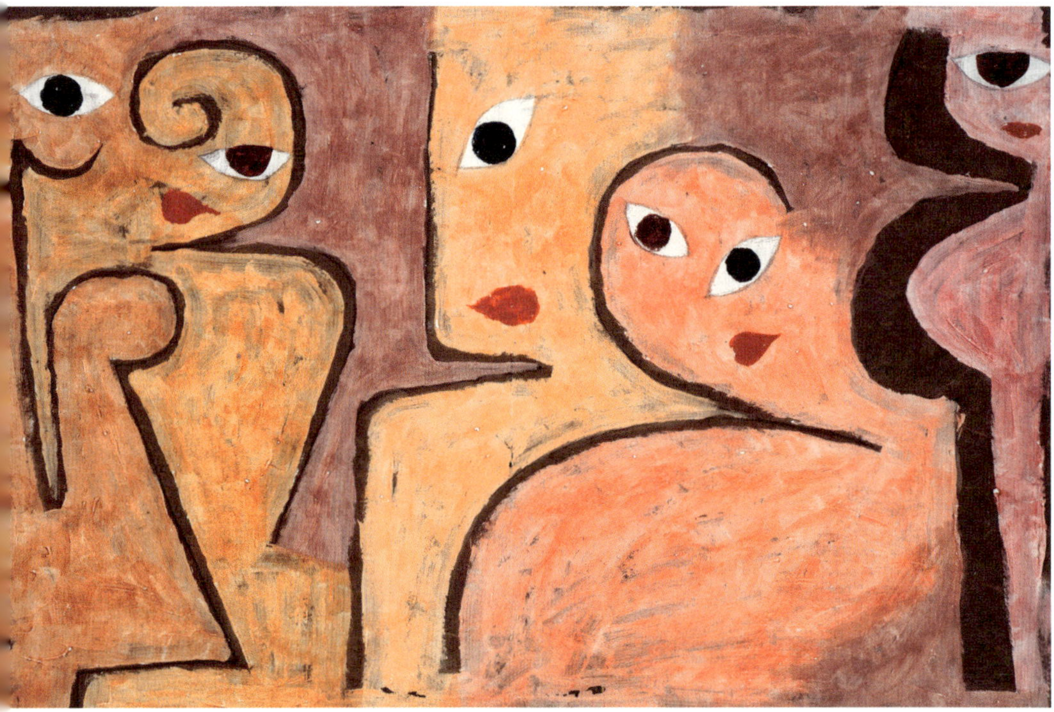

Paul Klee: *Gruppe macht Augen*, 1938.

Kunst eher auf eine stärkere Distanzierung ab. Sie modifizieren idealisierte Wirklichkeiten, die als Erinnerungen oder Zukunftsvisionen mehrdeutige Botschaften zur eigenen Sichtweise anbieten. Statt nur den konkreten Inhalt der Darstellungen oder Darbietungen zu betrachten, können die Betrachter »ein Stück zurücktreten«, um die ästhetischen Dimensionen des Kunstwerks, seinen Aufbau und seine Komposition, die Farben und Formen zu betrachten und zu bewerten.

Wachsame und überwachende Blicke

Wir nehmen die Welt in »Augenschein«, »öffnen unsere Augen«, »haben etwas vor Augen«, »führen uns etwas vor Augen« oder sind »Augenzeugen«. Aufmerksame Beobachter können »an den Augen« ihrer Mitmenschen Stimmungen ablesen. »Blickkontakte« sprechen in verschiedenen »Augensprachen«, die »sehen, schauen, blicken, gucken, zwinkern, blinzeln, strahlen, schielen, lauern, durchbohren, glotzen, glupschen, kieken oder gaffen«. Wenn etwas besonders scharf gesehen werden soll, bekommen wir »Adleraugen« bzw. »Augen wie ein Luchs«.

Wer oder was im Mittelpunkt unseres Interesses steht, auf den oder das »richten sich alle Augen und Blicke«. Sehen ist das bevorzugte Terrain von allen Vergewisserungsversuchen. Es gilt nicht länger, die Augen zu »verschließen«, weder etwas »durch die rosarote Brille« zu sehen noch alles »schwarz zu sehen«, sondern »den Tatsachen ins Auge zu sehen«.

Manche »Einsicht« kommt spät, langsam gehen einem »die Augen auf«, manches wird deutlicher »sichtbar«, vieles war »Augenwischerei«. Ob man »alles nicht so eng und verbissen sehen« sollte? »Augen zu und durch«, aber das »kann ins Auge gehen«. »Warum siehst du den Splitter im Auge deines Bruders, aber den Balken in deinem Auge bemerkst du nicht?«, fragt die Bibel. Den alttestamentarischen Leitspruch von »Auge um Auge« kritisierte Mahatma Gandhi zu Recht: »... und die ganze Welt wird blind sein.«

Wo in der Religion das »Auge Gottes« alles sah, da überwacht heute »das Auge des Gesetzes« per Video (lat. »video«, ich sehe) oder mithilfe von medialer »Gesichtserkennung«. Was früher »in meinen Augen« wichtig war, war begrenzt davon, wie weit »meine Augen sehen« konnten. Inzwischen hat das Medium Fernsehen längst »vor aller Augen«, »vor den Augen der Welt« das »Auge des Betrachters« verändert. Man kann wählen, was man sich »aufs Auge drücken lassen« oder welchen »Sand man sich in die Augen streuen lassen« möchte.

Medien und veränderte Sehgewohnheiten

»Sehen und Gesehenwerden« treten zusehends in den Mittelpunkt des Lebens. Über das integrierte GPS unserer Smartphones können wir jederzeit geortet und nachverfolgt werden.

In Fernsehnachrichten werden wir täglich mit »ungeschminkten« Schreckensbildern konfrontiert, sodass wir gegen diese abzustumpfen drohen. Öffentlich-rechtliche Medien sind um eine ausgewogene, objektive und kritische Berichterstattung bemüht, die eine demokratische Meinungsbildung ermöglichen soll. Gleichzeitig bilden sich immer mehr gleichgeschaltete, zentralistisch gelenkte Medien, die ausgewählte Ausschnitte über den »massenhaften Zuspruch« für autokratische Führer zeigen.

Es wird für »Zuschauer« schwieriger, sich »ein eigenes Bild« machen und »ihren Augen trauen« zu können, bei dem, was sich ihnen anbietet. Immer mehr Menschen informieren sich selektiv in den Fernseh- oder Internetkanälen, die ihre Meinung bevorzugen, fördern und verfestigen. Idole und »Influencer« verbreiten neue Ideen und Ideale, beeinflussen Moden und Maßstäbe, lenken die Blicke der Menschen und helfen, »andere Wirklichkeiten« auszublenden. Die Macht der Bilder kreiert neue Schönheitsideale, wie etwa die von Schlanksein, Muskelpaketen oder Tattoos, die vielfach zu neuen Krankheitsfallen beitragen.

Seit dem »Verschwinden der Kindheit« (Neil Postman) hinterlassen Unmengen von früh gesehenen Bildern ihre Spuren in den Sehgewohnheiten unserer westlichen Kultur. Wir sind durch tägliche Nachrichten an den Anblick von Gewalt, Katastrophen, Kriegen und Konflikten gewöhnt. Diese Bilder produzieren oft nur noch kurze Momente der Betroffenheit und Spannung.

Fritz Breithaupt hat in seinen Untersuchungen zur den *Kulturen der Empathie* vom »empathischen Lärm und Rauschen« der Umwelt gesprochen, die uns fortwährend dazu auffordern, uns in die Rolle der anderen hineinzuversetzen. Permanentes Mitleid und Mitgefühl würde uns jedoch überfordern. Deshalb seien individuelle Mechanismen notwendig, die Spielräume eröffnen, um unser Mitgefühl lenken, zuordnen, umleiten, filtern, abziehen und blockieren zu können. Wir müssten uns selbst unbewusste, kurze Geschichten über die anderen »erzählen«, »Ähnlichkeiten mit ihnen konstruieren«, für oder gegen sie »Partei ergreifen«, um unsere Möglichkeiten des Mitgefühls zu dosieren und zu steuern.

Die Augen unserer Augen wieder öffnen

»Wie wirklich ist die Wirklichkeit«, die wir sehen und wahrnehmen? Diese Frage von Paul Watzlawick nach dem Grad der Manipulation unserer Umwelt steht immer wieder im Raum. Wie wir was sehen, oder was wir wie sehen können und wollen, dies wird durch mehr als die für uns alle gleichen, optischen Gesetze bewirkt.

E.E. Cummings formulierte eine poetische Herausforderung an unser Sehen: »Jetzt sind die Augen meiner Augen offen.« Während um uns herum neue Methoden der Alltagskontrolle durch »Big Brothers« in all ihren Formen des Videoüberwachung zunehmen, während mit »Eyetrackern« die Bewegungen unserer Augen und Pupillen verfolgt werden, bleibt uns trotz alledem die Möglichkeit, mit offenen Augen durch die Welt zu gehen, das Wunderbare zu schauen, ohne von dem wegzuschauen, was unseren gemeinsamen Widerstand und Veränderung erfordert.

DAS MENSCHLICHE HERZ –
Der herzliche Mensch

Man sieht nur mit dem Herzen gut.
Das Wesentliche ist für die Augen unsichtbar.
Antoine de Saint-Exupéry

Der Psychologe James Hillman hat drei typische und geläufige Vorstellungen des Herzens in der westlichen Kultur beschrieben. Da sei zum einen das »Löwenherz«, als Ausdruck von »Lebensmut und Stärke«, »Loyalität, Tapferkeit oder Mitgefühl«. (Im Gegensatz dazu sprechen wir auch vom »Hasenherz«, als Ausdruck von »Zweifeln, Angst oder Verzagen«.) Dann gebe es das »Harvey-Herz«, als »zentrales Körperorgan und Muskelpumpe« des Blutkreislaufs. Schließlich spricht er vom »persönlichen Herzen«, als dem »Ort« den wir mit »Liebe, Gefühlen, Seele, Persönlichkeit, Innerlichkeit, Begehren, Scham und Gewissen« verbinden.

Anhand von umgangssprachlichen Metaphern und Redewendungen werden im Folgenden Spuren des Herzens in Sprache und Literatur gesucht. Danach werden diese auf mögliche Wurzeln in den sich wandelnden Kulturen des Herzens geprüft. Die widersprüchliche und lange Geschichte der Entdeckung des »Harvey-Herzens« wird nachgezeichnet. Hinsichtlich des »persönlichen Herzens« werden alte Tiefen ausgelotet und zeitgenössische Oberflächen benannt.

Das vielgestaltige Herzen in der Alltagssprache

Das eigene Empfinden im Brustraum spiegelt sich auch im Wort »Herz« (»Herza«, ahd.) wieder, das sich vom gotischen »Hairto« ableitet. Dieses bedeutete »klopfen, pochen, das Pochende«. Die Begriffe »kardia« (griech.) oder »cor« (lat.), die in der Medizin verwendet werden, sind sprachgeschichtlich aus dem Sanskritwort »kurd« hervorgegangen, das »schwingen, springen, zucken, zittern, zagen, zaudern« bedeutete. Diese am eigenen Leib spürbaren Empfindungen führen ein bewegtes Eigenleben.

Unterschiedliche Gefühle beeinflussen das Empfinden im Brustraum, in der »Herzgegend«, rufen Weite und Enge, Druck und Erleichterung hervor, klopfen, pochen, zagen, stolpern, hüpfen, drücken, stechen. Eine kürzlich durchgeführte finnische Studie zu Gefühlsempfindungen verdeutlicht dies anschaulich. Die Wissenschaftler hatten darin mehr als 700 Versuchspersonen mit unterschiedlichen kulturellen und ethnischen Hintergründen gebeten, zwei Körperumrisse zu beurteilen, die ihnen zusammen mit Geschichten, Gesichtsausdrücken und bewegten Bildern präsentiert wurden. Anschließend sollten sie die dabei aufgetretene Intensität ihrer Körperempfindungen in die Körperumrisse einzeichnen.

Die Schattierungen der Körperumrisse zeigen, wo die Versuchsteilnehmer über eine gesteigerte Körperaktivität berichteten (rot) und wo diese sich in ihrer Wahrnehmung eher abschwächte (blau). Die obere Reihe stellt die Resultate der Basisemotionen Wut, Furcht, Ekel, Freude, Traurigkeit und Überraschung gegenüber. In der unteren Reihe sind die Muster komplexerer Gefühle dargestellt – Angst, Liebe, Schwermut, Verachtung, Stolz, Scham und Neid.

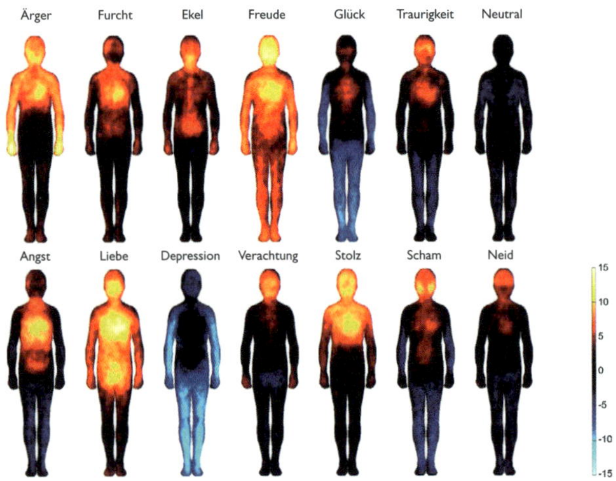

Wo empfinden Menschen ihre Gefühle im Körper ?
(rot = deutlich, blau = schwach)

In der deutschen Sprache kennen wir eine große Zahl von »herzbezogenen« Begriffen und Redensarten: Ein herzlicher Mensch trägt sein Herz am rechten Fleck. Man öffnet oder verschließt sein Herz gegenüber anderen. Etwas greift einem ans Herz, oder man nimmt sich etwas zu Herzen. Manche Menschen werden als großherzig und andere als engherzig erlebt. Kann man von Herzen geben und nehmen? Was spricht mir aus dem Herzen? Was ist ein herzloser Mensch? Was bringe ich nicht übers Herz? Was heißt es, wenn man sein Herz auf der Zunge trägt? Wann folge ich der Stimme meines Herzens? Woran hängt mein Herz, und was ist mir ans Herz gewachsen? Was liegt mir am Herzen, was ist mir eine Herzensangelegenheit? Wann bin ich mit dem ganzen Herzen bei der Sache? Was lässt mein Herz höher schlagen, und was bedeutet es für mich, wenn ich etwas nach Herzenslust mache?

Man kann herzhaft lachen, es wird einem warm, leicht oder schwer ums Herz. Manchmal scheint das Herz zu tanzen oder zu jubeln. Man verliert oder verschenkt sein Herz oder schließt jemanden in sein Herz. Herzen werden gebrochen, man spürt Herzeleid, es wird beklommen ums Herz, oder man schüttet jemandem sein Herz aus. Bisweilen wird etwas aus tiefstem Herzen bedauert. Ein anderes Mal trennt man sich schweren Herzens.

Manchmal fällt einem spürbar ein Stein vom Herzen, ein anderes Mal schlägt das Herz bis zum Hals, dann rutscht es wieder in die Hose. Manchmal bleibt das Herz gar vor Schreck stehen. Wann macht jemand aus seinem Herzen eine Mördergrube? Was bedeutet es, wenn ich mir ein Herz fasse, mein Herz mutig in beide Hände nehme und beherzt, etwas zu ändern versuche?

Das Herz als ein »Joker« in der Literatur

Ausgesetzt auf den Bergen des Herzens.
Rainer Maria Rilke

Vor einigen Jahren schrieb der Literaturkritiker Marcel Reich-Ranicki ein leicht ironisches Nachwort zu einer »Herzanthologie« der deutschen Literatur. Dabei zitierte er zu Beginn den Propheten Jeremias: »Das Herz ist ein trotzig und verzagt Ding: wer kann es ergründen?« Es gebe in der deutschen Sprache kaum ein Substantiv, das so häufig und in so vielen Verbindungen gebraucht werde wie das Herz. Und es gebe kaum ein Eigenschaftswort, das man nicht früher oder später mit der Vokabel »Herz« gekoppelt habe. Groß sei auch die Zahl der deutschen Adjektive, die aus dem Wort »Herz« gebildet wurden. Das Herz sei gleichsam das Sammelbecken aller sinnlichen Triebe und aller idealistischen Bestrebungen in der deutschen Literatur. Dementsprechend hätte Goethe dieses auch als den „»jüngsten, mannigfaltigsten, veränderlichsten, erschütterlichsten Teil der Schöpfung« bezeichnet. Marcel Reich-Ranicki fragt: »Sollte das Herz ein Allerweltswort sein, das nahezu alles symbolisieren kann, also gleichsam der Joker der deutschen Sprache, der deutschen Dichtung?« Das sei Ausdruck für alles Unbegreifliche und Unfassbare.

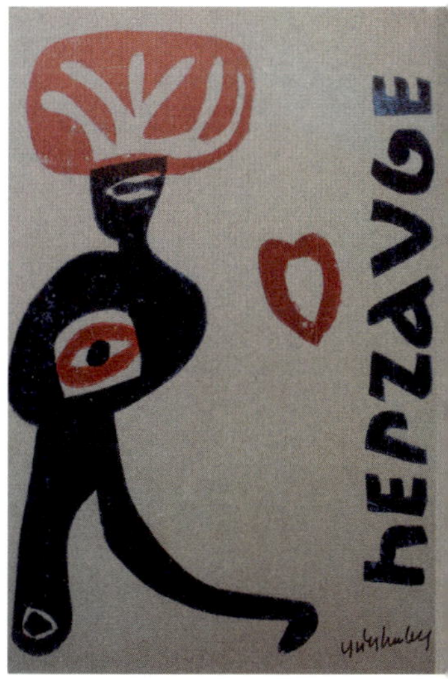

HAP Grieshaber:
Herzauge, 1939.
Dieses Motiv findet sich in leicht veränderter Form auch im Logo der Deutschen Herzstiftung wieder.

Wir kennen deutsche Erzählungen vom Herzen, wie Wilhelm Hauffs: »Kaltes Herz« oder E.T.A. Hoffmanns: »Steinernes Herz« oder die berühmte Herzpassage in Thomas Manns *Zauberberg*.

Erich Kästner schreibt in seinem Gedicht »Das Herz im Spiegel«:

Und zwischen den Rippen schlug sonderbar
Ein schattenhaftes Gewächs.
Und das war mein Herz! Es gleicht aufs Haar
Einem zuckenden Tintenklecks.

Ich muss gestehn, ich war verstört.
Ich stand zu Stein erstarrt.
Das war mein Herz, das dir gehört,
geliebte Hildegard?

Das »Herz« in der Musik

Musik und Rhythmen, Gesänge und Lieder haben sich in allen Kulturen auch an das »Herz« der Menschen gewandt. Zu den bekanntesten gehören die Troubadoure und Minnesänger des Mittelalters, die herzzerreißenden Klagen des portugiesischen Fado oder des andalusischen Flamenco sowie die Tango-Musik Argentiniens.

Kaum eine andere Musik adressiert die Herzensgefühle so vielgestaltig, mit und ohne Worte, wie die Oper. »Oh, wie ängstlich, oh, wie feurig, klopf mein liebes volles Herz«, singt Belmonte in Mozarts Oper *Die Entführung aus dem Serail*. »Der Hölle Rachen kocht in meinem Herzen« ist die zweite Arie der Königin der Nacht in Mozarts *Zauberflöte*. »Frag ich mein beklommenes Herz«, heißt es bei Rossini in *Der Barbier von Sevilla*; »Leicht muss man sein, mit leichtem Herzen und leichten Händen« sinniert die Marschallin in Richard Strauss' »Komödie für Musik« *Der Rosenkavalier*. »Kaum ein Librettist scheint ohne das Herz auszukommen«, schreibt der Kardiologe und Psychotherapeut Georg Titscher.

Inzwischen werden die Effekte von unterschiedlichen Musikstilen auf das Herz intensiver wissenschaftlich untersucht. Klassische Musik kann helfen, den Blutdruck und die Herzfrequenz zu senken (Hans-Joachim Trapp). Vergleichende Studien zu diesen Themen zeigen eine Vielzahl von positiven Wirkungen, allerdings noch keine eindeutigen Zuordnungen (Stefan Koelsch).

»Dein ist mein ganzes Herz, wo du nicht bist, kann ich nicht sein«, dieses Lied aus Franz Lehars *Das Land des Lächelns* kennt fast jeder. Anfang der 1960-er Jahre besangen Peter Frankenfeld und Lonny Kellner das stolpernde Herz der Patientin, die sich in ihren Arzt verliebt hat. In der Volks-; Unterhaltungs-, Rock- oder Popmusik ist das Herz ein Dauergast: Einige englisch-amerikanische Klassiker sind: »It's a heartache, nothing but a heartache« (Bonny Tyler); »because I don't have a wooden heart« (Elvis Presley), »Heart of Stone« (Rolling Stones); »Unchain my heart« (Joe Cocker); »Heart of gold« (Neill Young), »Still my beating heart« (Sting); »Bleeding heart« (Jimi Hendricks), »Fortgetful heart« (Bob Dylan) – diese Aufzählung ließe sich endlos verlängern.

Man spürt und hört in diesen Liedern das Klopfen und Schmachten, die Sehnsüchte und Klagen der gebrochenen Herzen und noch vieles mehr.

Das Herz im Wandel der Kulturen

1997 lernte ich den damals 80-jährigen Heidelberger Medizinhistoriker Heinrich Schipperges kennen. Er hat mich mit seinem Buch *Die Welt des Herzens* zu meiner Suche inspiriert. In diesem Buch findet sich diese Passage, die er als 25-jähriger Soldat im mörderischen Zweiten Weltkrieg in Russland 1943 in sein Tagebuch geschrieben hat:

> *Dies aber, das ist das Wunderbarste: dass da in der Brust des sterblichen Menschen ein Herz ist, das innerstes, innigstes, kostbarstes Leben ist und an das doch alles heranschlägt, was da nur an Grauen und Ekel und Entsetzen und Schmerz und Tod anzubieten ist (...) wiewohl es doch so empfindlich und entzündlich ist, so ganz offen und verletzlich, so verworren und verwundbar, zerbrechlich, vergänglich-, so ganz armes schwaches banges Herze (...) und an dem doch alles Schicksal gebrochen ist und alle Mächte zuschanden wurden und verwandelt sind und einbezogen in das leise, große, reine, freie fröhliche Schlagen seines tief-, tiefinneren Seins: Das ist ganz wunderbar!*

Mir wurde deutlich, wie sehr das Thema »Herz« mit der deutschen Tradition verbunden ist. In keiner anderen Sprache gibt es mehr Publikationen zur Kulturgeschichte des Herzens. Die Medizinjournalistin Lynn Payer hat 1988 auf die besondere Stellung hingewiesen, die das Herz in unserer Medizin einnimmt: »Für die Deutschen stellt das Herz keine Pumpe dar, sondern ein Organ, das eigener Regungen fähig ist und auf eine Reihe von verschiedenen Impulsen, einschließlich der Emotionen, nach seinen eigenen Gesetzen reagiert. (...) In Deutschland werden deutlich mehr Herzmedikamente verordnet, (...) vor allem herzstärkende Digitalis-Präparate, aber in niedrigerer Dosis als in anderen Ländern (...), ab 30 spricht man dort von ›Altersherz‹.«

Starke Empfindungen im Brustraum des Menschen, werden von vielen Kulturen als Hinweis auf eine wichtige »Mitte« in diesem Körperbereich gedeutet. In den uralten Aufzeichnungen des mesopotamischen *Gilgamesch-Epos* (ca. 2000 v. Chr.) spielt das »unruhige und verletzliche Herz« im Zusammenhang von Liebeskünsten und »Wahrheitssuche« eine wichtige Rolle.

In der ägyptischen Kultur galt ein »stabiles, kaltes und glattes« Herz als Ergebnis der eigenen besonnenen »Formung und Selbstbeherrschung« des Herzens. Weil an das Herz von außen viele Impulse herangetragen werden, muss es beschützt werden, um »gut denken und urteilen« zu können. Das »hörende Herz« der ägyptischen Kultur bezog sich anfangs auf den Willen der Götter. In späteren Epochen wurde dieses »Hören« immer stärker zum »innerlichen Geschehen«. Im »Herzgedächtnis« werde alles gespeichert, was im Leben geschehen ist.

Nach dem Tod wurde ausschließlich das Herz den einbalsamierten Leichen der toten Ägypter wieder eingesetzt, während ihre anderen Organe separat beigesetzt wurden. Vor dem Übergang ins Reich der Toten wurde das Herz in der Unterwelt gegen die Feder der Göttin Maat »gewogen«, die Wahrheit und Ordnung symbolisierte. Wenn es im Vergleich zu dieser leichter war, durfte der Tote anschließend im himmlischen Duat, im lichten Jenseits, weiterleben.

Separate »Herzbestattungen« hatten bis in die Neuzeit hinein auch an vielen Herrscherhäusern, bei Päpsten und Bischöfen oder anderen hochgestellten Persönlichkeiten eine besondere Bedeutung. So wurden etwa die Herzen von Mitgliedern des Hauses Habsburg in gesonderten Urnen in der Loretokapelle in Wien beigesetzt.

Die frühen Griechen besaßen keine Vorstellung vom Herzen in unserem Sinne. Menschen der homerischen Zeit erlebten sich als »eine zusammengesetzte Ansammlung von wiederstreitenden Kräften, Impulsen und Leidenschaften«, aber noch nicht als einen einheitlichen Körper. In Homers Schriften gab es mehrere Wörter für das Herz, wie »etor«, »ker« oder »kradia« (»kardia« im späteren Bergriff der Kardiologie). Diese standen für »unterschiedliche Kräfte und unmittelbare körperliche Reaktionen in der Herzgegend« (Guido Rappe).

Es gab keine Unterscheidungen zwischen sinnlich-gefühlsmäßigen und intellektuell-vernünftigen Urteilen des Herzens, denn diese Fähigkeiten wurden alle von den körperlichen Kräften wahrgenommen. Auch Kräfte wie »noos« und »thymos«, die für »Verstand, Urteilskraft und Willen« standen, hatten ihren Ort im Brustraum, und die Region des »phrenes« (Zwerchfell) spielte bei allem eine wichtige Rolle.

»Homerische Menschen denken im Grunde gar nicht selbst, sondern es denkt in ihnen« (Ole Hoystadt). »Psyche« war bei Homer noch ein »Lebenshauch«, der den Menschen am Leben hielt, aber noch kein selbstbewusstes Prinzip. Auf der Bühne des Körpers (»autos«) tobten sich Kräfte wie »eros« (Liebe) und »eris« (Streit) aus. In der griechischen Tragödie wurden später wilde, »dionysische Leidenschaften« durch »apollinische Visionen« in ihren chaotischen Auswüchsen »harmonisiert und geordnet«. Wenn wie heute die Epen Homers lesen, können wir die Gefühle dieser Zeit nur noch entfernt begreifen.

Seit Platon werden »Psyche«, »Seele«, »Geist« und »Körper« zunehmend getrennt verstanden. Im »Ich-Bewusstsein« werden ursprünglich körperliche Empfindungen zu »metaphorischen Angelegenheiten«, die vom Bewusstsein kontrolliert werden. Platon teilt die menschliche Seele in drei Bereiche ein: eine chimärenhafte »Begierdenseele« mit Sitz im Unterleib, eine löwengleiche »Mutseele« in der Herzgegend und eine engelähnliche »Denkseele« im Kopf.

Aristoteles ist der »antike Herzphilosoph«, der das »Herz als Zentrum« des »kommunizierenden Körpers« versteht und dort »die Steuerung von Gefühlen und Lernen« ansiedelt. Empedokles zufolge befinden sich Gedanken »im Blut um das Herz« herum. Bald danach wanderte das Denken philosophisch und medizinisch »in höhere Gefilde des Gehirns«. In der »Säftelehre« des Galenos wurde das Herz zur »Wärmequelle« für das in der Leber entstandene Blut, auf dessen Weg zu Lunge und Gehirn. Diese Sichtweise dominierte weitgehend die westeuropäische Medizin bis ins 17. Jahrhundert hinein.

Im Alten wie im Neuen Testament wird das Herz als »Sitz des Guten *und* des Bösen«, des Wollens und Wünschens, der Lust und der Begierde sowie der Moral und des Verhältnisses der Menschen zu Gott beschrieben. Im Judentum werden verschiedene Begriffe für das Herz gebraucht (»leb«, »lebab«, »nephesch«), die sich nicht eindeutig zuordnen lassen (Ole Hoystedt). Im Christentum wohnen die »Seele« und »Liebe« (Agape) dem Herzen inne. Letztere wird dabei scharf von den »Begierden der fleischlichen Liebe« (Eros) abgegrenzt, die als Hauptquelle der Verführung zur Sünde gebrandmarkt wird. Der Kirchenvater

Augustinus belegt das Herz (»cor«) im 5. Jahrhundert mit Bedeutungen wie »Seele, Geist und Vernunft«. Bei Augustinus hat sich die Herzempfindung schon weitgehend vom Organ gelöst, wenn er anmerkt: »Trotzdem wissen wir nicht, in welchem Teil des Körpers wir das Herz als Stätte des Denkens haben. (...) Ich bin mir freilich darüber im Klaren, dass wir nicht das Teilchen des Fleisches meinen, das hinter den Rippen verborgen ist, wenn wir hören, wir sollten Gott aus ›ganzem Herzen‹ lieben, sondern dass jene Kraft gemeint ist, aus der die Gedanken entstehen.« Thomas Fuchs hat dazu angemerkt: »Erkenntnisorgan und Gemütssphäre sind nicht getrennt, sondern beide vom Herzen umfasst. In diesem Sinn kann das Herz auch ›Augen‹ und ›Ohren‹ besitzen.«

Insbesondere der Islam stellt das Herz als »Organ der sinnlichen Wahrnehmung, Intuition und Erkenntnis« in den Mittelpunkt, als einen »Ort«, an dem »der Mensch Gott treffen kann«. Ursprünglich bezieht sich der Religionsgründer Mohammed auch auf viele Vorstellungen des Alten Testaments und des Judentums. Nach seinem Tod übernehmen später aber auch die »Buchstabengetreuen« und Dogmatiker die Macht im Islam und interpretieren diesen sehr unterschiedlich.

Eine Sonderstellung im Islam nimmt die Tradition des Sufismus ein, die stark die »Weisheit und Liebe des Herzens« betont. Ihr folgt auch der persische Dichter Dschalal ad-Din Rumi, der im 13. Jahrhundert eine Vielzahl von herzbezogenen Liebesgedichten verfasste. Rumi schrieb unter anderem die Verse:

Des Liebenden Herz
ist angefüllt mit einem Ozean.
In seinen rollenden Wogen
wiegt sanft sich das All.

Im 19. Jahrhundert ließ sich Johann Wolfgang von Goethe von diesen zu seinem West-östlichen Divan inspirieren (»Nur wenn das Herz erschlossen, dann ist die Erde schön«).

In asiatischen Kulturen wird das Herz mit »Seele, Geist oder Sinn« verbunden sowie mit Bedeutungen wie »Stimmung, Gemüt, Mut, Sensibilität oder Mitleid« verknüpft. Der japanische Begriff für das Herz heißt »Kokoro«. Er bezieht sich vieldeutig sowohl auf »positive wie negative Gefühle, Stimmungen, Mut, Mitleid, Treue, Loyalität, Sorgen, Kummer oder Ängste« und verweist zudem auf kognitive Aspekte wie »Wissen, Verständnis oder ›Herz-Verstand‹« (Guido Rappe). Bei all diesen Begriffen bestehen Ähnlichkeiten mit unseren Vorstellungen, aber sie können nicht kulturübergreifend gleichgesetzt werden.

Auch das chinesische Zeichen für Herz, »Xin«, umfasst mehrdeutige Aspekte. Es erfährt im Laufe der chinesischen Geschichte unterschiedliche Deutungen. Das Herz ist in dieser Tradition der »Sitz der Lebenskraft, des Denkens und Wollens, der Erinnerung, der Moral, der Gefühle und nicht zuletzt einer mit dem Numinosen verknüpften Geisteskraft« (Gudula Link). Betont wird die »Zusammenarbeit zwischen dem Herzen und den fünf Sinnesöffnungen«. Das Herz wird in Analogie zum chinesischen Kaiserreich als »Fürst« oder »Herrscher« verstanden, der sich »vor zu vielen Sinneseinflüssen verschließen« oder von diesen »leeren« müsse, um seine Aufgaben der »inneren Selbstkontrolle« »fokussiert und zentriert« wahrnehmen zu können. Möglicherweise unter dem Einfluss asketischer Aspekte mancher eher körperfeindlicher Traditionen des Buddhismus wurde das Herz dabei »gespalten« in ein »oberes, himmlisches Herz«, das »zwischen den Augen sitzt«, und ein »fleischernes Herz«, das »Verführungen und Verstrickungen der Außenwelt ausgesetzt« ist (Gudula Link).

Es gehe vor allem darum, besonders einen im Herzen wohnenden Lebensgeist »Shen« zu schützen. Dieser sei stets von »der Heftigkeit der Gefühle« in wichtigen Funktionen bedroht. »Herzlos oder ohne Herz zu sein« bedeutete »möglichst gelassen, absichts- und emotionslos« zu handeln. Nur dann könne das Herz, als ein »friedlicher Fürst im Inneren des Menschen« angemessen regieren. Es gelte, das Herz immer wieder »von falschem Begehren zu leeren«, es geradezu »mit einem Besen auszufegen« und zu säubern. In der zeitgenössischen Alltagsmetaphorik der Chinesen bedeutet das »kleine Herz« nicht nur »Vorsicht«, sondern auch »Engstirnigkeit«.

Auch heute zeigt das moderne chinesische Schriftzeichen für »Denken« noch Bezüge zum Herzen. Im traditionellen indischen Ayurveda (»Wissen des Lebens«) befindet sich das sogenannte Herzchakra in der Mitte des Brustkorbs. Es steht in Verbindung mit der Atmung und ist emotional Sitz der Liebe, der Freude, der Beziehung und des Mitgefühls. Das »erwachende Herz« und die Entwicklung von »Herzenswärme« und Mitgefühl sind zentrale Elemente der Meditationstechniken des tibetanischen Mahayana-Buddhismus. »Ich glaube, dass die einzige Religion darin besteht, ein gutes Herz zu haben« (Tenzin Gyatso, 14. Dalai-Lama).

Während des frühen Mittelalters wurde im nordischen Kulturraum Europas das Herz als »Sitz des Muts« verstanden. Im Volksglauben galt, dass das Herz eines tapferen Mannes kleiner sei als das eines Feigen. »Man glaubte, dass die Angst mit dem Blut ins Herz stieg. Zuviel Herzblut vergrößert das Herz und lässt es zittern. Ein mutiges Herz dagegen enthält wenig Blut und ist folglich klein, fest und hart« (Ole Hoystadt). In der kriegerischen Kultur der Wikinger wird das starke Herz auch als Sitz von Sinn und Gemüt geschätzt. Ebenfalls wurde dem Blut eine magische Kraft zugesprochen. Erst mit der späten Einführung des Christentums wurden Gefühle in diesem Kulturraum mit dem Herzen verknüpft.

Im 12. und 13. Jahrhundert erlebt das Herz in der höfischen und ritterlichen Gesellschaft einen emotionalen Wandel. Troubadoure und Minnesänger besingen die romantische Liebe und in den Ritterromanen ist die Leidenschaft des Herzens das zentrale Thema. Auch als Symbol der Nächstenliebe (»caritas«) erlangt das Herz große Bedeutung, wie etwa die Zeichnung von Giotto (ca. 1305) dies ausdrückt. Interessant auf dieser Abbildung ist die große Übereinstimmung des abgebildeten Herzens mit der menschlichen Anatomie, etwa 250 Jahre vor den bekannten anatomischen Büchern von Vesalius.

Am Ende des Mittelalters taucht verstärkt das Motiv des flammenden »Herzens Jesu« als Ausdruck des liebenden und leidenden Christus auf.

»Das Herz wird Fabrikmarke«, so hat der Arzt und Ökonom Richard Lewinsohn (Pseudonym: Morus) ironisch die beginnende Vermarktung des »Herzsymbols« durch das Handwerk ab dem 14. Jahrhundert bezeichnet. In den Wasserzeichen des Papiers, auf Wappen und Siegeln wurde ab jetzt das Herz ausgestellt. Die bildliche Darstellung des Herzens als Symbol der Liebe begann, nach Meinung Lewinsohns mit »einer Karikatur« der Darstellung der antiken Venus durch Meister Caspar von Regensburg 1485. Im Zentrum steht Venus nackt in modischen Schuhen auf einem Herzen, in einer Hand ein Schwert, das ein Herz durchsticht, vom großen Spruchband glossiert »MEIN HERCZ LEIDET SCHMERCZ«.

Später machen sich die verschiedensten Gewerbe wie Pfefferkuchen- und Zuckerbäcker die aufkommende »neue Herzmode« zu eigen und popularisieren sie. Das Herz wird zu einer Farbe auf den Spielkarten. Das freundliche rote Ornament der Herzkarten macht dieses zum Allerweltszeichen.

Zu Beginn des 17. Jahrhunderts entwickelt sich ein neuer »Herz Jesu«-Kult, der erst auf den Widerstand des Vatikans stößt. Dieses »Herz Jesu« ist durchaus das Symbol eines »fleischlichen, schlagenden Herzens«, das aber »unvergänglich ist«. Das »Herz Marias« wird als Symbol der Mutterliebe verehrt. Im 19. Jahrhundert bilden sich vor allem in Frankreich Zehntausende von katholischen »Brüderschaften« zur Verehrung der Gottesmutter. Schließlich erbauen sie ihr in Paris eine gigantische Basilika. 1914 ist das Werk vollendet, und Paris hat mit »Sacre Coeur« (»Heiliges Herz«) ein neues, weithin sichtbares Herz-Wahrzeichen.

Verbindungen von Pulsschlägen, Gefäßen und dem Herzen

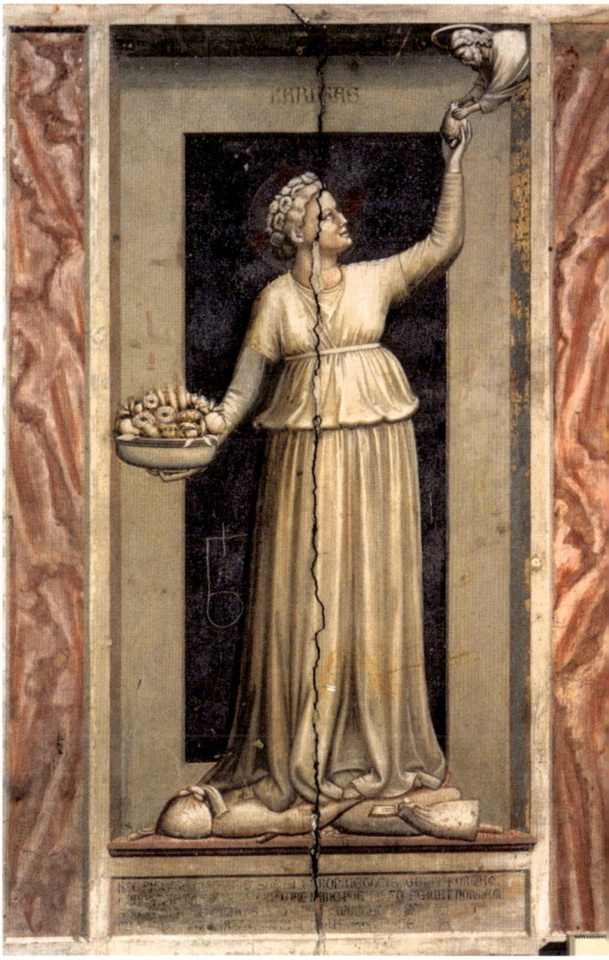

Giotto di Bondone: *Caritas,* 1305. Scrovegni-Kapelle, Padua.

Das Betasten und Untersuchen des menschlichen Pulses an verschiedenen Körperstellen gehört schon seit dem Beginn der verschiedenen Heilkulturen zur Routine. Allerdings bestanden erhebliche Unterschiede in der Deutung dieser Pulswellen. In der Tradition der indischen Ayurvedamedizin wurden während der medizinischen Untersuchung acht Pulse gemessen und auf ihre Zusammenhänge mit den »drei Lebenssäften«, »vata/Luft«, »pitta/Galle« und »kapha/Schleim« hin analysiert.

In der alten chinesischen Medizin wurden jeweils drei Pulse an beiden Handgelenken auf ihre Geschwindigkeit und oberflächliche und tiefe Qualitäten hin untersucht und mit den jeweiligen »Hauptorganbereichen« dieser Tradition in Beziehung gesetzt.

Die alte ägyptische Medizin ging davon aus, dass sich spezifische »Kanäle« oder Gefäße vom Herzen zu allen Gliedmaßen erstrecken. Dementsprechend wurden die Pulse an diesen getastet, wobei man annahm, dass sich in den Gefäßen auch Luft befand.

Der griechische Begriff Arterie leitet sich von »artēría« (»Luftrohr, Luftröhre; Luftader, Pulsader«) und von a(ë)rter ab (»woran etwas aufgehängt wird«). Griechische Ärzte hatten schon früh beobachtet, dass sich »Pulsationen« nur in Arterien feststellen ließen, wobei man im Rahmen der »Säftelehre« davon ausging, dass diese Pulswellen bedingt würden durch das in den Gefäßen transportierte »Pneuma«. Später hat Galenos eine ganze Reihe von spezifischen Pulsqualitäten beschrieben, die er zur Diagnose von Krankheiten verwendete.

Auch in der vorwiegend arabisch geprägten Medizin des Mittelalters wurden sehr unterschiedliche Pulsarten unterschieden nach ihrer Stärke, Dauer, Pausen, Temperatur, Spannung der Arterien, Fülle, Gleichmäßigkeit oder ihrem Rhythmus.

Erst mit der Entdeckung des großen Blutkreislaufs durch William Harvey im 17. Jahrhundert wurden spezifische Beziehungen zwischen Herzaktionen und Puls besser verständlich. Außerdem konnte er erstmals zeigen, dass sich ausschließlich Blut und keine Luft in diesen Gefäßen befand. Mit der Entdeckung des Pendels und später der 24-Stunden-Zählung wurden seit dem 18. Jahrhundert die Sekunden und Minuten zur Referenzzeit für die Pulsmessung.

Ab dem 18. und 19. Jahrhundert wurden erstmals Instrumente zur Puls- und Blutdruckbestimmung entwickelt. Der italienische Arzt Scipione Riva-Rochi (auch heute noch »RR«-Messung genannt, als Synonym für Blutdruckmessung) erfand 1896 ein Blutdruckgerät mithilfe einer Quecksilbersäule. Der russische Arzt Nicolai Korotkow erweiterte diese Methode um das mit dem Stethoskop hörbare »Koratkow-Geräusch«. Inzwischen sind die Blutdruckgeräte mit Digitalanzeigen und Mikrofonen für den allgemeinen Gebrauch aufgerüstet worden.

Die Geschichte der Pulsuntersuchung zeigt auf der einen Seite eine Zunahme an physiologischer Präzision und auf der anderen aber auch einen Verlust an ärztlicher Sorgfalt und Kontakt mit dem Patienten.

Die Entdeckung des Blutkreislaufs im 16. Jahrhundert – Das »neue Herz« der Medizin

Das Herz ist das Prinzip des Lebens
und »die Sonne der kleinen Welt«
William Harvey

Der römische Arzt Galenos hatte in seiner »Säftelehre« zwei separate Blutkreisläufe beschrieben: Der eine, venöse, ernährende basierte auf der Leber, der andere, atembezogene, arterielle basierte auf dem Luft atmenden Herzen. Das Herz galt als »ein einzelnes Organ, welches in zwei geteilt war« und zwei unterschiedliche Systeme bediente. Galenos ging davon aus, dass kleine Mengen venösen Blutes durch das poröse System der Herzscheidewand übertreten, um sich in der anderen Herzkammer mit dem belebenden »Pneuma« der Lebenskräfte zu vermischen, die dann die lebensnotwendige Hitze durch die Arterien des Körpers weitertrugen.

Bereits im 2. Jahrhundert n. Chr. hatte Galenos das Herz auch als einen Mechanismus im Körper verstanden, der »das Blut in Bewegung« halte. Nach seiner Vorstellung kreiste das Blut aber nicht im Körper, sondern das Herz erzeugte ein »Hin- und Herströmen des Blutes«, ähnlich der Wellenbewegung des Meeres. Der von innen und außen spürbare Puls war Ausdruck dieser vom Herzen übermittelten Kraft.

Die medizinischen Texte von Galenos hatten immensen Einfluss auf die medizinischen Traditionen des Vorderen Orients und Europas. Vor allem die unterschiedlichen Übersetzungen seiner Texte in verschiedene Sprachen, die chaotischen gesellschaftlichen Verhältnisse im Mittelalter sowie der enorme religiöse Druck der katholischen Kirche und der königlichen Machteliten trugen dazu bei, dass seine Texte über fast 1400 Jahre zum alleinigen, nicht hinterfragten Dogma der europäischen Medizin wurden.

Die »Entdeckung des Blutkreislaufs« zeugt davon, wie langwierig es sein kann, bis neue Entdeckungen in der Medizin und Heilkunde Anerkennung finden. Richard Lewinson (Morus) hat dies in seiner *Weltgeschichte des Herzens* detailliert nachgezeichnet. Ironischerweise schrieb er sein Buch, während er sich in der Klinik von den Folgen eines Herzinfarkts erholte.

Der spanische Theologe und Naturforscher Michael Servetus hatte Mitte des 16. Jahrhunderts in seinen Schriften zur *Wiederherstellung des Christentums* einige Spitzen gegen den herrschenden Glauben und dessen Statthalter verfasst. Deswegen wurde er mit Bannbullen belegt und ausgewiesen. In seinen theologischen Schriften hatte er auch erstmals einige Sätze eingefügt, die ein »neues Kapitel in der Geschichte des Herzens« eröffnen sollten. Ob er zu seinen Erkenntnissen durch Beobachtungen und Experimente oder durch Gedankenassoziationen gelangte, bleibt ungeklärt. Michael Servetus hatte in seinen Schriften erstmals den »kleinen Kreislauf des Blutes vom Herzen zur Lunge und wieder zurück zum Herzen« ausführlicher dargestellt. Da diese Beschreibung in einem theologischen Buch erfolgte, blieb sie in der Medizin weitgehend unbemerkt. Schließlich geriet Michael Servetius in Genf in den Einflussbereich der Schreckensherrschaft des Reformators Jean Calvin. Dieser führte in seinem

Wappen ein brennendes Herz auf einer dargebotenen Hand, was ihn aber nicht daran hinderte den vermeintlichen Ketzer Servetius 1553 samt dessen Schriften auf dem Scheiterhaufen zu verbrennen.

Als Entdecker und Erstbeschreiber des »großen Blutkreislaufs« gilt der englische Arzt William Harvey. Er hatte seine Ausbildung in Italien erhalten und wurde schließlich Hofarzt des englischen Königs. Harvey sprach vor seinen Studenten davon, dass das Blut vom Herzen aus wie von einer »Wasserpumpe« durch die Lunge zum Herzen zurück und von dort in den Körper getrieben würde. Er war ein leidenschaftlicher Tiersezierer, und er versuchte, seine These über zwölf Jahre experimentell nachzuweisen. 1628 veröffentlichte Harvey diese Studien in seinem berühmtes Buch *De Motu Cordis* (»Die Bewegung des Herzens«). Aus Vorsicht vor seinen englischen Kollegen publizierte er es in einem kleinen Verlag im Ausland, in Frankfurt am Main. Anfangs wurde sein Buch kaum zur Kenntnis genommen. Aber zwei Jahre später wurde es heftig kritisiert und von der Pariser Medizinischen Fakultät auf die Verbotsliste gesetzt. Der Autor wurde als »circulator« beschimpft, also als jemand, der andere an der Nase herumführt. Die Physiologie und Therapie des Herz-Kreislaufsystems blieb noch für lange Zeit eine englische Spezialität. Erst drei Jahrhunderte später bezeichnete Rudolf Virchow William Harvey als »Vater der modernen Physiologie«.

Die schrittweise »Entzauberung des Herzens«

Die naturwissenschaftliche Medizin hat die Magie, Mystik, Symbolik und Bildersprache des Herzens immer mehr entzaubert und versachlicht. Verkürzt seien nur einige wichtige Schritte dazu aufgeführt. Gegen Ende des 18. Jahrhunderts systematisierte der Grazer Arzt Leopold von Auenbrugger die Klopftechnik zur Bestimmung der Größe des Herzens. Der französische Arzt René Laennec entwickelte erste Instrumente zum Ausforschen des Herzens, das sogenannte Stethoskop. Gegen Ende des 19. Jahrhunderts wurden wichtige Verbindungen zwischen dem sympathischen und parasympathischen Nervensystem und dem Herzen sowie die Wirkungen von chemischen Botenstoffen wie Atropin und Adrenalin auf das Herz erforscht. Wilhelm Röntgen machte mithilfe der nach ihm benannten Strahlen 1895 das Herz erstmals von außen sichtbar. 1901 erhielt er dafür den ersten Nobelpreis für Physik.

Zu Beginn des 20. Jahrhunderts wurden durch die Arbeiten des holländischen Physiologen Willem Einthoven erstmals Herzaktionen im Elektrokardiogramm (EKG) durch »Extremitätenableitungen« (»Eindhovendreieck«) aufgezeichnet. Der Holländer bezeichnete die unterschiedlichen Teilzacken der Herzaufzeichnungen mit den Buchstaben P, Q, R, S, T und U. Aus ihren Mustern konnte er auf elektrische Aktionspotenziale in den Vorhöfen und Kammern des Herzens schließen. 1924 erhielt er für seine Arbeiten den Nobelpreis. Durch die »Brustwandableitungen« des amerikanischen Arztes Frank N. Wilson konnte 1930 diese Methode weiter verfeinert werden.

Die Rolle der Herzkranzgefäße, ihre Deutung als sogenannte Herzenge (Angina pectoris) und möglicher Vorläufer eines Herzinfarkts, ließ sich jetzt erstmals detailliert erforschen. Die möglichen Bedeutungen von Stress und Managerkrankheit (Typ A) auf die zunehmende Zahl der Herzerkrankungen wurde erkannt. Risikofaktoren für die Blutgefäße wie Ernährungsgewohnheiten, insbesondere der Anteil an einem bestimmten Cholesterin, Bewegungsarmut, Hochdruckleiden oder Zuckerkrankheit wurden in ihre Auswirkungen auf das Herz verständlicher.

Herzerkrankungen sind heute die häufigste Todesursache in den Industrieländern. Zwar können einige genetische Faktoren bei ihrer Entstehung eine wichtige Rolle spielen, aber die Hauptursachen sind die schleichenden Gefäßverhärtungen (Arteriosklerose) durch die Wechselwirkungen von ungesunder Lebensweise, Ernährung, Bewegungsmangel, Rauchen und Stress.

Diese Zusammenhänge wurden nach dem Zweiten Weltkrieg in großen epidemiologischen Studien (»Framingham Studie«) genauer untersucht. Verstärkte gesundheitspolitische Anstrengungen zur Primär- und Sekundärprävention des Herzinfarkts begannen ab den 1980er-Jahren. Inzwischen sind erhebliche präventive, medikamentöse und operative Erfolge erzielt worden sowie eine Rückläufigkeit der Häufigkeit von tödlich verlaufenden Herzinfarkten zu verzeichnen. Die Behandlungsmethoden haben sich sowohl in der Akutphase als auch in der Rehabilitation erheblich verändert. Dabei wird zusehends kritisiert, dass die therapeutischen Vorteile operativer Eingriffe (Bypass-Operationen und Stents) möglicherweise als zu optimistisch und die eventuellen Nebenwirkungen als zu unkritisch betrachtet werden (David Jones).

Zeitgenössisches Wissen über das Herz und seine Funktionen

William Harveys Entdeckungen des »großen Kreislaufs« bestimmen bis heute unsere Vorstellungen des Herz-Kreislaufsystems. Das Herz wird unterteilt in eine rechte Kammer und einen rechten Vorhof, die das venöse Blut der Leber aufnehmen und in die Lunge pumpen, sowie eine linke Kammer plus Vorhof, die das sauerstoffreiche Blut aus der Lunge aufnehmen und in den ganzen Körper pumpen. Eine wichtige Besonderheit ist, dass die linke Herzkammer die erste Portion des frischen, sauerstoffreichen Bluts unmittelbar zur Versorgung des Herzmuskels in die Herzkranzgefäße (Koronarien) pumpt.

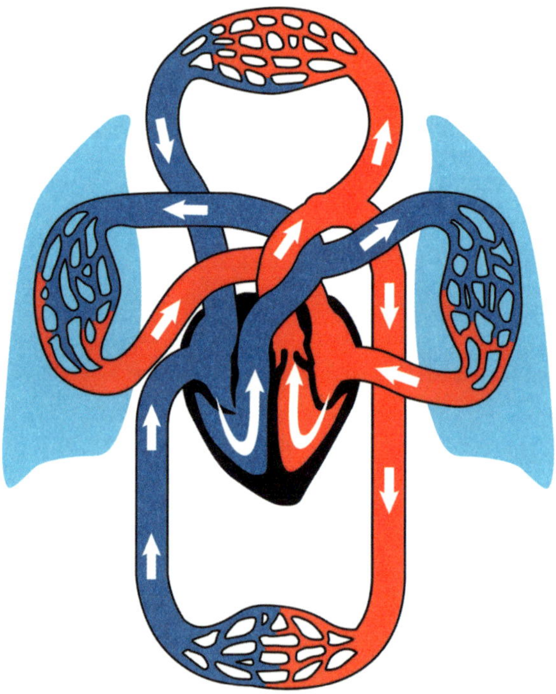

Schematische Darstellung des kleinen und großen Kreislaufs des Herzens.

Eine weitere Besonderheit des Herzens ist seine »autonome Erregungsleitung«. Zwei spezialisierte Zellverbände der Herzmuskulatur, der Sinusknoten und der AV-Knoten, initiieren und koordinieren die »rhythmischen Pumpaktionen« der beiden Vorhöfe und Kammern. Dabei wirken sie auf den Strom von Kaliumionen in die »Kanäle« der Herzzellen ein, damit sich diese einzeln und in Koordination mit den Nachbarzellen öffnen und schließen können. Bereits in den Zellen von noch kaum differenzierten Embryonen lassen sich solche »Schwingungen« nachweisen. Sie pulsieren ohne Unterbrechung, bis sich das Herz ausgebildet hat. Damit ist in gewisser Weise auch jede Herzmuskelzelle ein »Schrittmacher«. Der Herzschlag reagiert auf Belastungen und Verfassung des Körpers, und andere Körpersysteme nehmen, vermittelt durch das autonome Nervensystem und über Körperhormone, ständig Einfluss auf den Herzrhythmus. Der Biophysiker Gerold Baier, Spezialist für nicht lineare Dynamiken, schreibt: »Die Zahl der Herzschläge pro Minute, gemessen über vierundzwanzig Stunden, zittert, schwankt, bricht aus, beruhigt sich, zittert schwächer, wird weicher, fällt stark ab – der Kurvenverlauf wirkt so unsinnig kompliziert, dass es schwer ist, dahinter etwas anders als den regellosen blinden Zufall zu vermuten. So gut wie keine Wiederholungen oder Muster kommen vor, aus denen man auf ergründbare, sinnvolle Zusammenhänge schließen kann. (...) Eine umfassende Interpretation ist schwierig, eine gute Prognose für den nächsten Tag unmöglich. Es passiert zu viel auf einmal.«

Einerseits ist die Flexibilität der sogenannten Herzratenvariablität sehr wichtig, sie wird aber zum Problem, wenn der Herzrhythmus zu lange aus dem Ruder läuft und damit die Pumpleistung des Herzens gefährdet. Bisher sind sowohl die medikamentösen als auch die technischen Interventionen (Katheterablationen) noch nicht zufriedenstellend. Manche Formen der Herzrhythmusstörungen bergen die Gefahr des schleichenden Herzversagens in sich.

Interessant ist, dass unter physiologischem Gesichtspunkt ein schleichendes »Herzversagen« seit den 1980er-Jahren immer mehr als ein langsam zunehmendes, »neuroendokrines Syndrom« (griech. »syndrome«, das Zusammenkommen, Zusammenlaufen) ist und keine reine »Herzkrankheit« (Roberto Ferrari, et al.). Vom Herzen ausgehend breiten sich verschiedene Kompensationsversuche der Herzmängel durch andere Organsysteme aus. Durch diese Sichtweise hat sich die medikamentöse und technische Behandlung dieses Herzleidens stark geändert.

Das Herz ist auch eine Drüse

350 Jahre nach William Harveys Entdeckung des Blutkreislaufs hat die Forschung eine weitere Funktion des Herzens entdeckt. Das Herz produziert eine Gruppe von sogenannten Peptidhormonen, die Einfluss auf die Regulierung von Blutvolumen und Blutdruck nehmen. Die sogenannten Natriuretischen Peptide werden zu einem geringen Teil in den Vorhöfen, meistens jedoch in den Herzkammern gebildet. Als eine Reaktion auf das stressbedingt erhöhte Volumen der Blutgefäße, produzieren Muskelzellen des Herzens »Signal- oder Botenstoffe«, die die Wasser- und Salzausscheidung der Nieren fördern sowie die Muskulatur der Blutgefäße ändern, um Blutdruck und Druckbelastung des Herzens zu vermindern.

Das vereinsamte und das kommunizierende Herz

Mit harten Krallen presst Krankheit dem Herzen die gegensätzlichsten Gefühle ab: Furcht, Glauben, Hoffnung, Verzagen, Fluch, Demut und Verzweiflung. Sie lehrt den Kranken fragen, denken und beten.

Stefan Zweig

Die Psychophysiologie kann auch als Beginn einer Wiederanerkennung von leibseelischen Wechselwirkungen durch naturwissenschaftliche Augen verstanden werden. Der amerikanische Forscher James Lynch hat das Herz als »kommunizierendes Organ« beschrieben. Er konnte zeigen, dass Blutdruck und Herzaktion steigen, wenn wir engagiert sprechen, und dass diese beiden Parameter sinken, wenn wir gelassen dem Sprechen eines anderen zuhören. Auch das Tempo des Sprechens und die damit verbundenen Atemmuster sowie Selbstwertgefühl und Gefühle der sozialen Verbundenheit nehmen Einfluss auf die Herzaktionen.

Der Kardiologe Dean Ornish bezeichnet »soziale Einsamkeit« als Hauptrisikofaktor für Herzerkrankungen. In der längerfristigen Behandlung von Herzkrankheiten komme es entscheidend darauf an, dass auch die sozialen Verbindungen der erkrankten Menschen quasi »von Herz zu Herz« gefördert würden. In Gruppengesprächen von Herzpatienten gehe es darum, die eigenen Gefühle besser kennenzulernen und diese mitteilen zu können sowie »Verletzungen«, Feindseligkeit und zu starkes Konkurrenzdenken zu vermeiden.

Eigene, professionelle Begegnungen mit dem Herzen

In meinen beruflichen Begegnungen kann ich auf sehr unterschiedliche Begegnungen mit dem Herzen zurückblicken. Ich erinnere mich an das mulmige Gefühl am Anfang des Studiums, als ich erstmals im Anatomiekurs ein präpariertes Herz in meinen Händen hielt. Schließlich lernte ich das Herz in seinen unterschiedlichen Aspekten zu betrachten und mit lateinischen Namen zu versehen. Ich fertigte Gewebsschnitte des Herzens an und betrachtete seine Zellen unter dem Mikroskop. Dabei wurde mir auch erklärt, wie das Herz als mechanische Pumpe im Zentrum des Blutkreislaufs funktioniere. Dass dieser Erkenntnis ein sehr langer und kontroverser Forschungsprozesses vorausging, habe ich damals nicht gelernt.

Als junger Arzt arbeitete ich erst auf einer Narkoseabteilung und auf der Intensivstation. Dort lernte ich Beobachtungen von EKG-Aufzeichnungen und Livedaten an Monitoren kennen sowie Herzmassage, elektrische Schockbehandlungen zur Wiederbelebung oder wie man Adrenalin direkt ins Herz spritzt. Jeden Mittag fand in diesem Krankenhaus eine »pathologisch-anatomische Demonstration« der sezierten Organe von verstorbenen Menschen statt. Dort sah ich auch die herausgeschnittenen Herzen vieler Menschen, die ich kurz zuvor mit dem Stethoskop in ihrem Körper hatte schlagen hören.

Bei unzähligen Patienten habe ich deren Puls auf Frequenz, Rhythmus, Stärke und Volumen abgetastet. Mit meinem Stethoskop habe ich das Herz auf ihren nackten Oberkörpern abgehorcht und mit meinen Fingern die Größe ihrer Herzen durch Klopfgeräusche untersucht. Es galt, Zeichen von Herzkrankheiten wie Wasserstau, Luftnot oder verengte Brustgefühle einzuordnen. Fingerhut-Präparate (Digitalis) zur Herzstärkung oder entwässernde Medikamente (Diuretika) zur Entlastung waren damals üblich. Immer wieder erlebte ich alte Menschen, die aufgrund einer relativen Überdosierung mit Herzmedikamenten ins Krankenhaus eingeliefert wurden. Nachdem diese Medikamente ein paar Tage abgesetzt worden waren, besserten sich häufig die Symptome.

Später lernte ich in der Geburtshilfe, die frühen Herzschläge eines kleinen Embryos mithilfe von Ultraschallgeräten zu orten. Kurz vor ihrer Geburt wurden die Herzschläge der Neugeborenen durch Elektroden an ihrer Kopfschwarte aufgezeichnet, um ihren Zustand vor der Geburt zu überwachen und, falls nötig, durch einen Kaiserschnitt ihr Leben zu retten.

Einige Jahre danach lernte ich durch meine Studien zur Public Health, das gesamte Ausmaß von Herzkrankheiten in der Bevölkerung besser zu verstehen. In epidemiologischen Studien wie etwa »Heartbeat Wales«, der »Nord-Karelien-Studie« in Finnland oder der multinationalen »WHO-Monica-Studie« (»Multinational monitoring of trends and determinants in cardiovascular disease«) wurde der Einfluss der Lebensweise auf Herzkrankheiten erforscht.

Zusammen mit Bernhard Badura und der Bundeszentrale für gesundheitliche Aufklärung hatte ich 1986 Gelegenheit, eine Konferenz zum Thema »Gesundheitsförderung bei chronischen Krankheiten« zu organisieren. Dabei war das Thema des veränderten Umgangs mit dem Herzinfarkt eine zentrale Frage.

Während meines ersten, längeren Kalifornien-Aufenthalts lernte ich 1984 einen jungen amerikanischen Kardiologen, Dean Ornish, kennen. Er untersuchte neue Wege in der Herztherapie. Später lud er mich zu einem Vortrag über meine Arbeit bei der WHO für seine Herzpatienten ein. 1990 stellte er offen ein medizinisches Dogma infrage, nachdem sich Herzkranzgefäß-Verengungen zwangsläufig immer nur weiter verschlechtern könnten, was schließlich zum Herzinfarkt führen würde. Dean Ornish konnte wissenschaftlich nachweisen, dass Verhaltens- und Ernährungsveränderungen, Bewegung, gezielte Vorstellungsübungen zum Herzen und die Zusammenarbeit in Selbsthilfegruppen sehr wohl dazu in der Lage sein können, die Erkrankungen der Herzkranzgefäße zu verbessern oder möglicherweise sogar umzukehren. Inzwischen sind seine Erkenntnisse als Bestandteil der Behandlung von koronaren Herzerkrankungen weltweit anerkannt. Die wichtigsten Dimensionen in Dean Ornishs Programm sind: Ernährung, Abbau von unnötigem Stress, ausreichende Bewegung und der Aufbau von liebevollem, sozialem Miteinander.

Im Rahmen meiner Beschäftigung mit ganzheitlichen Ansätzen in der Heilkunde habe ich mich mit verschiedenen Traditionen auseinandergesetzt. Dabei habe ich ähnliche Beobachtungen machen können, wie Gundula Link am Beispiel der chinesische Medizin sie beschrieben hat: »Keine Kultur lässt sich auf *eine* Wahrnehmung vom Herzen festlegen; es gibt immer Gewichtungen und Neigungen, die sich zudem auch in der Geschichte wandeln.«

In der Zusammenarbeit mit dem Kardiologen Ulrich Hildebrandt wurde mir deutlich, wie wichtig es ist, nicht nur die besonderen Befunde eines Herzpatienten zu prüfen, sondern sich gemeinsam mit ihm auch darum zu bemühen, den möglichen Sinn seines Herzleidens im Verlauf seiner Lebensgeschichte besser zu verstehen.

Ich erfuhr, dass viele von ihnen scheinbar plötzlich von einem Herzleiden überrascht wurden. Dabei hatten sie erste Anzeichen von Herzstörungen verdrängt oder ignoriert. Als sie sich dann »ohne Vorwarnung« in einem Ambulanzwagen bzw. im Krankenhaus wiederfanden, wurden sie unmittelbar Zeugen von Katheteruntersuchungen ihres Herzens auf den Bildschirmen neben dem Untersuchungstisch und davon, wie man ihnen kleine Netze, sogenannte Stents, in die Herzkrankgefäße implantierte. Diese Menschen waren einerseits froh, dass sie die akuten, meist lebensbedrohlichen Ereignisse gut überstanden hatten. Aber noch lange Zeit später wachten sie nachts mit panikartigen Gefühlen auf, denn die »Sorge um ihr Herz« hatte dann häufig »herzneurotische Züge« angenommen. Mit ihnen an diesen Ängsten zu arbeiten und zu lernen, sich selbst neu zu orientieren, war eine sehr bereichernde Erfahrung für beide Seiten.

Entwicklungen in der Herzmedizin

Die Herzmedizin hat heute stärker zur »interventionellen Kardiologie« entwickelt. Dabei geht es um Katheterdiagnostik und die Implantation von Stents. In Deutschland werden jährlich etwa 900 000 Herzkatheteruntersuchungen durchgeführt. Die gleichwertige, aber weniger belastende Kardio-CT ist bisher noch nicht in den Leistungskatalog der gesetzlichen Krankenkassen aufgenommen worden. Die Verpflanzung von neuen Umgehungsgefäßen für die Herzkranzgefäße, sogenannte Bypass-Operationen, ist heute fast zur Routine geworden. Nach einer Statistik der Barmer Ersatzkasse wurden hochgerechnet auf die Bevölkerung Deutschlands 2013 zusammen mehr als 335 000 Interventionen an den Kranzgefäßen durchgeführt. 2017 ging die Zahl der Bypass-Operationen am Herzen leicht zurück. Aktuell werden in Deutschland ca. 290 000 Ballondilatationen der Herzkranzgefäße durchgeführt, bei denen in etwa 90% ein sogenannter Stent (feine, mechanische Gefäßstütze) eingesetzt wird. Deutschlandweit wurden 2017 248 Herztransplantationen durchgeführt, wobei die Zahl dieser Eingriffe leicht rückläufig ist.

Trotz aller medikamentösen Fortschritte bleibt die Behandlung von Herzrhythmusstörungen weiterhin eine schwierige Angelegenheit. Im letzten Bericht der Deutschen Gesellschaft für Kardiologie heißt es:

> *Herzrhythmusstörungen gehören zu den verbreitetsten Herzerkrankungen mit zunehmender Erkrankungshäufigkeit und Sterblichkeit. Unter den vielfältigen Formen von Herzrhythmusstörung ist in Deutschland Vorhofflimmern die häufigste anhaltende Form. Derzeit sind etwa 800000 Menschen, also rund ein Prozent der Bevölkerung, davon betroffen. Innerhalb der nächsten 50 Jahre wird bei Vorhofflimmern mit einer Verdoppelung der Erkrankungszahlen gerechnet. .... Zwischen den Jahren 2008 und 2016 ist die Zahl der vollstationär behandelten Fälle von Herzrhythmusstörungen um 20,7 Prozent angestiegen. (...) Neben Medikamenten gibt es die therapeutische Möglichkeit einer »Katheterablation«, mit der krankhafte elektrische Erregungsherde am Herzmuskelgewebe verödet werden. Hochrechnungen zufolge wurden im Jahr 2016 in Deutschland 81 956 Ablationen durchgeführt, um 7,6 Prozent mehr als im Jahr davor.*

Insgesamt ist es jedoch erfreulich, dass die Zahl der tödlichen Herzinfarktfälle in den Industrieländern zurückgegangen ist.

Wie steht es mit der Herz-Rehabilitation?

Für angehende Kardiologen hat die kardiologische Rehabilitation von älteren Menschen an Attraktivität verloren, denn sie verspricht ihnen erst einmal kaum Karriereaussichten. Die psychosomatisch-psychotherapeutische und psychokardiologische Begleitung von Herzpatienten wird zwar in ihrer Bedeutung von vielen anerkannt, ist aber sicherlich noch ein wenig entwickeltes Gebiet. Naturwissenschaftlich zukunftsweisende Strategien wie etwa die »Stammzellbehandlung des Herzens« zur Selbstregeneration stecken noch in den Kinderschuhen. Das Bewusstsein für die eigenen präventiven Möglichkeiten durch Verhaltensänderungen ist gestiegen. Dem anatomischen Herzen wird aber weiterhin deutlich mehr Aufmerksamkeit geschenkt als seiner subjektiven Bedeutung als »Mitte des Lebens«.

Ich stimme dem Neurologen Dieter Janz zu, wenn er sagt: »Die Medizin, wie sie gelehrt wird, ist heute mehr eine Medizin, die sich einem Etwas zuwendet, als einem Jemand.« Es ist zu Beginn wichtig, nach den Regeln und Schemata der modernen Medizin die aktuelle Krankheitsgeschichte abzufragen, danach sollte es ebenso zum ärztlichen Alltag gehören, zusammen mit dem erkrankten Menschen nach möglichen Zusammenhängen seines Herzleidens im Rahmen seiner Lebensgeschichte zu forschen.

In den vielen therapeutischen Gesprächen mit herzkranken Menschen, die sich noch in einer kardiologischen Rehabilitation befanden, wurde mir deutlich, dass sie und ihre Herzen sich schon seit langer Zeit – oft stillschweigend, aber manchmal auch deutlich vernehmbar – mit einem »Herzensleid« beschäftigten. Die medizinische Problematik des »Harvey-Herzens« an ärztliche Experten zur Behandlung zu delegieren, ist ein unumgänglicher Schritt. Neben der medizinischen Behandlung muss jeder Einzelne neuen Lebensmut zu seinem eigenen »Weg des Herzens«. finden.

Der Kardiologe Ulrich Hildebrandt hat zusammen mit dem Kardioforum Bayern seit Jahren auf diesem Gebiet vorbildliche Arbeit geleistet, etwa mit den »Herzwochen« auf Kreta oder mit dem »Kardiotrecking«. Auch die deutschen Koronarsportgruppen sind hervorzuheben.

Achtsamkeit des Herzens

Positive Vorstellungsübungen und Entspannungsmethoden für das Herz sind wichtige Aufgaben der begleitenden Psychokardiologie. In den letzten Jahren hat dabei das ursprünglich buddhistische Konzept der Achtsamkeit verstärktes Interesse gefunden. Achtsamkeit war ursprünglich mit dem Sanskrit-Begriff »sati« verbunden, der auf Phänomene wie Umsicht, Sorgfalt, Besinnung, Gedächtnis oder Erinnerung Bezug nimmt.

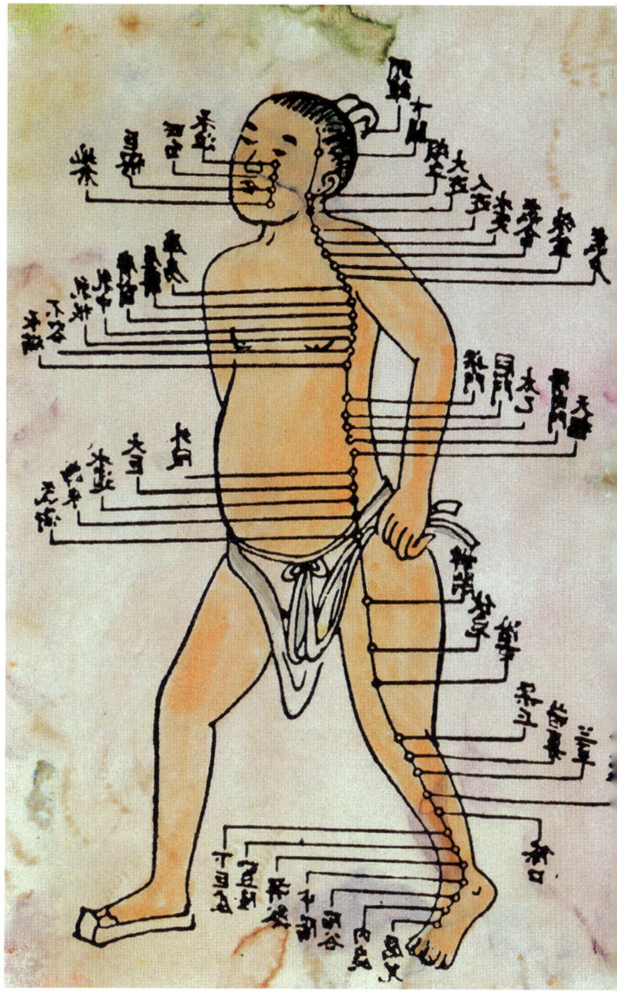

Akupunktur-Meridian des Herzens in der Traditionellen Chinesischen Medizin.

Im traditionellen chinesischen Zeichen wurde das Schriftzeichen »hsin« bzw. »xin« (»Herz und Verstand«) sowohl für ein spürbar pochendes Herz als auch für Glauben und Vertrauen in die Einheit der Natur verwendet. Es ging um Verbindungen des Herzens mit der übrigen Welt. Im Mittelpunkt stand die »Geistesgegenwart, die von Herzen kommt«. Die zeitgenössische Übersetzung des englischen Begriffs »mindfulness« mit »Achtsamkeit« wird leider zu ausschließlich auf geistige Aktivitäten des Gehirns bezogen, etwa auf die Beruhigung von Hirnwellen durch meditative Übung. Unter der Hand vollzieht sich damit eine Verlagerung von der traditionellen, gefühlten Mitte des Herzen hinauf zum Gehirn der Moderne.

Die digitale Abstraktion des Herz-Symbols

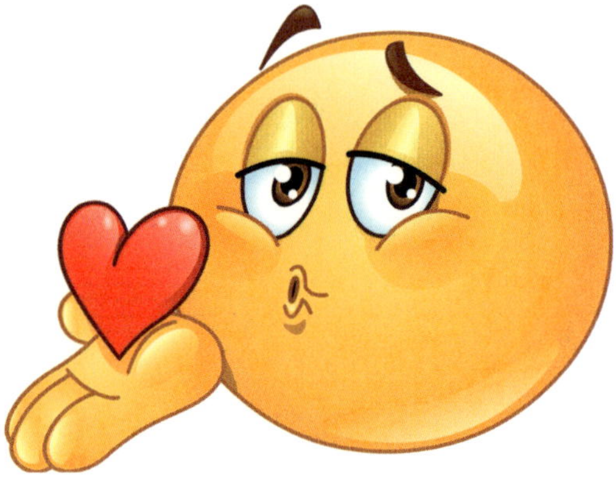

Herz-Emoji

Im Internet-Slang hat sich derweil ein neues, kryptisches Akronym für »I love you« entwickelt, das sich häufig nur Eingeweihten entschlüsselt. Eine andere Variante kombiniert die Buchstaben mit einem computeranimierten Bild des anatomischen Herzens.

I <3 U

Millionenfach werden sogenannte Emojis ausgetauscht, die die Herzen höher schlagen lassen sollen:

»Denn es muss von Herzen gehen, was auf Herzen wirken soll«, schrieb Goethe. Ob dies sich auch per Internet erledigen lässt?

Dem eigenen Herzen freundlich begegnen

Wenn das Herz weitgehend zum Objekt der Wissenschaft und Medizin, zur Metapher und zum Symbol oberflächlicher Kommunikationen geworden ist, dann ist es an der Zeit, sich dem eigenen, spürbaren und lebendigen Herzen wieder mit freundlicher Sorge zuzuwenden. Mir selbst hilft dabei das Bild einer Übung, die ich vor Jahren von der Körpertherapeutin Bonnie Bainbridge-Cohen übernommen und etwas modifiziert habe. Ausgangspunkt ist dabei, dass man die Handflächen für ein paar Momente auf dem eigenen Herzen ruhen lässt. Dann stellt man sich vor, dass das Herz unten auf dem Zwerchfell sitzt, von diesem gehalten und getragen wird und sich mit jedem Atemzug nach unten und oben bewegt. Gleichzeitig ist das Herz oben an den großen Gefäßen sanft »aufgehängt«. Es ist in die Lungenflügel eingebettet und wird von diesen freundlich massiert.

Bei jeden Atemzug wird das Herz etwas gedehnt und wieder zusammengedrückt, während es sich passiv öffnet, füllt und schwerer wird, um sich danach wieder aktiv zu schließen, auszuschütten, zu entleeren und erleichtern

– immer wieder neu, denn obwohl sich ein flexibler Rhythmus findet, ist kein Herzschlag genau wie der vorherige. Dabei hilft es, wenn sich die äußeren Impulse und Sinneseindrücke ebenso wie die vielen Gedanken langsam vermindern und beruhigen dürfen, so wie wenn ich mein Herz vorübergehend herzlich »verschließe«, »schütze« und neu »festige«.

Mein Herz schenkt, wie jedes andere Herz auch, seine erste Portion von frischem, mit Sauerstoff angereichertem Blut über die Herzkranzgefäße an sich selber. Erst wenn es sich selbst gut versorgt hat, kann mein Herzmuskel das Blut kräftig weiter an den ganzen Körper verteilen. Dies erinnert in metaphorischem Sinn auch an die lebenspraktische Umsetzung des Bibelworts: »Liebe Deinen Nächsten wie dich selbst.«

ATMEN –
Im ständigen Wechsel

Während ich einatme,
atme ich nicht aus.
Während ich ausatme,
atme ich nicht ein.
So übe ich tun und lassen zugleich,
indem ich das Getane lasse.
Theodor Weißenborn

Atmen ist eine unserer wichtigsten Lebensäußerungen – vom ersten Schrei nach der Geburt bis zum Aushauchen des letzten Atemzugs. Ohne Atmung können wir nur wenige Minuten überleben. Was immer wir tun, wirkt sich auf die Atmung aus. Stimme, Tonfall und Sprachmelodie werden durch unsere Atmung beeinflusst. Wenn unser Atem stockt, dann verschlägt es uns die Sprache. Elias Canetti sagte, dass alle Denker gefährlich seien, die nicht »genügend geatmet« haben.

In meinen Ausführungen über Luft, Wind und Atem wähle ich bewusst einen breiteren Zugang, um die Einbettung der Atmung in größere Zusammenhänge zu betonen.

In Redewendungen und Metaphern taucht das Thema Atmen in unserer täglichen Kommunikation auf. Jede Beschäftigung mit dem Atemthema bleibt im luftleeren Raum, wenn sie sich nicht der Thematik des Umgangs mit der zunehmenden Klima- und Luftverschmutzung widmet.

Persönliche und professionelle Erfahrungen

Mit meinem Atem habe ich mich in der Jugend nur selten befassen müssen, außer dann, wenn mich Mandelentzündungen plagten. Leider sind mir seit meiner Kindheit aber Angstgefühle vertraut, unter anderem als eine Folge der Erfahrung eines drohenden Ertrinkens. Zudem war meine Mutter, die als Jugendliche und junge Frau im Krieg schwierige Erlebnisse verkraften musste, bei all ihrer Liebe eher ein ängstlicher Mensch.

In meiner medizinischen Ausbildung lernte ich die biologischen Grundlagen der Atmung kennen. Während der ärztlichen Tätigkeit standen Pathologien der Lunge im Vordergrund. Es ging um Diagnostik durch Abklopfen und Abhorchen. Resonanzen im Brustbereich wurden untersucht: der »hohle« Schall der »überblähten Lunge« bei Menschen mit Lungenemphysem, der »gedämpfte« Schall und das »Brodeln« von flüssigkeitsgefüllten Bereichen bei Lungenentzündungen oder Pleuraerguss sowie das »Giemen, Brummen und Pfeifen« von asthmatisch verkrampften Lungen. Zur Behandlung wurden sekret- oder krampflösende Inhalationen und Antibiotika verordnet. Zur »physikalischen« Unterstützung wurden die Patienten in die krankengymnastische Abteilung überwiesen. Was dort geschah, war den wenigsten Ärzten bekannt. Dramatisch waren Lungenverletzungen durch Unfälle oder Messerstiche, die zum Pneumothorax führen, bei dem die Lunge kollabiert und erst langsam stabilisiert werden kann. Nicht zuletzt erinnere ich mich an die Pathologie-Demonstrationen der präparierten Lungen von Verstorbenen und an deren Farben, Konsistenz und Flüssigkeitsfüllungen. Zur Rehabilitation dienten damals Klinikaufenthalte in Luftkurorten. Viele waren Überbleibsel aus der Zeit der Behandlung von Lungentuberkulose (vielen bekannt aus Thomas Manns Roman *Der Zauberberg*).

Nach zehn Jahren Arbeit in der Klinik begann ich in den 1980er-Jahren, nach ganzheitlicheren Möglichkeiten von Gesundheit und Heilkunde zu suchen. Dabei konnte ich jetzt auch eigene Erfahrungen mit bewussteren Atemtechniken machen. Während der letzten dreißig Jahre habe ich eine große Wertschätzung für Möglichkeiten der Einbeziehung von Atemarbeit in die psycho- und leibtherapeutische Arbeit gewonnen.

Gerda Alexander, die Begründerin der Eutonie, machte mich »auf indirektem Weg« mit meiner Atmung vertraut. Durch sie lernte ich meine »Körper- und Atemräume« besser kennen. In der Feldenkrais-Arbeit verfeinerte sich meine Aufmerksamkeit für subtile Bewegungszusammenhänge und körperliche Stabilität. Ich lernte die wichtigen Unterschiede zwischen Brust- und Bauchatmung kennen. Charlotte Selver, eine Schülerin von Elsa Gindler, der Begründerin einer Form der Bewegungstherapie, betonte das notwendige »Erlauben und Zulassen«, die »Einladung an den Atem«, sich »von selbst entfalten zu können«. Sie verwies darauf, dass es »keine richtige Atmung gebe«, sondern dass sich die Atmung an die Umstände anpassen möchte. Durch behutsamen Kontakt und das Beklopfen unterschiedlicher Körperregionen konnte ich Gespür dafür entwickeln, dass »es auch dort atmet«.

In Studien chinesischer Bewegungsmethoden wie Tai-Chi und Qigong traten innere Aufmerksamkeit für Energieflüsse und Atembewegungen hinzu. Die Schulung von Bewussthcit für die Bauchregion (Hara, Dantien) stabilisiert den Kontakt mit dem tragenden Boden, und der Atem kann mehr nach unten »sinken«. Aufmerksamkeitsübungen für die Kardinalrichtungen (unten/oben, vorne/hinten, rechts/links) schulen das »Atemraumerleben«. Auf die Lösung von starren Augen und fixiertem Blick, verbissenem Kiefer und hochgezogenen Schultern reagiert der Organismus mit verstärkter Ausatmung, und der Atem löst sich.

Eine Besonderheit in der Kampfkunst kann darin liegen, den Atemfluss des Gegenübers so zu stören, dass dieser aus seinem Gleichgewicht und seiner Fassung kommt und dadurch uneffektiv handelt

Mit meinem Aikido-Zen-Freund Gerhard Walter habe ich viele Stunden »still gesessen« und Atmung »geschehen lassen«. Er verweist häufig auf Meister Eckhart: »Setz dich hin und lass dich sein.« Das heißt auch: »Lass dich atmen.«

Der holländische Arzt und Atemtherapeut Jan van Dixhoorn betont die Bedeutung von synergistischen Zugängen zur »indirekten« Förderung des Atems. Es gehe darum, dass die Menschen ein gelassenes und geduldiges Gespür für ihre Atemprozesse entwickeln. Sein Ansatz umfasst bewegungsbezogene Spannungsreduktion, Aufmerksamkeitsverlagerung, direkte und indirekte Atemtechniken, Berührungs- und Kontakttechniken sowie Arbeit mit verschiedenen Bewegungstempi. Dabei hebt er die Wirksamkeit eines »prozessorientierten Vorgehens« hervor, um den Wert von subjektiven Erfahrungen eines Menschen mit der äußeren Betrachtung zu verbinden.

Die geduldige Heranführung an Atem-Gewahrsein für einige Momente, zum Beispiel durch den Kontakt der eigenen Hände im Brust- und Bauchbereich, kann bereits hilfreiche Hinweise geben. Eine »zu kontrollierende« Beobachtung des Atems, die Illusion einer »richtigen Atmung« sollte vermieden werden.

Der mythologische und kulturelle Kontext des Atems

Let us become like stones, plants, and trees. Let us be animals, think and feel like animals. Listen to the air. You can hear it, feel it, smell it, taste it. Woniya wakan - the holy air - which renews all by its breath.

John Fire Lame Deer, Medizinmann, Lakota-Sioux

Der amerikanische Philosoph David Abram hat in seinem Buch *Im Bann der sinnlichen Natur* unter anderem an das »Rätsel und Geheimnis« der uns ständig umhüllenden Luft erinnert, die innen und außen »liebkose«, immer wieder neu ein- und ausströme, fülle und leere und die »unfassbarste Abwesenheit sei, die unserem Körper bekannt ist«.

Bereits in den ältesten Kulturen finden wir Zusammenhänge mit dem Lebensprinzip »Atem«. Vielfach wurden Luft und Atem mit Dämonen und Geistern verbunden. Australische Aborigines sahen Verbindungen zwischen dem Atem und dem Geist Wau-Wau, der während des ganzen Lebens anwesend sei und später als »beratender Geist« den Nachkommen hilfreich zur Seite stehe. Indianische Ureinwohner Nordamerikas erleben den Atem als Austausch mit dem »heiligen Wind«, der ein- und ausfließt. Bei Geburt werde dem Menschen eine »mütterliche und väterliche Atemseele« mitgegeben. Nach der Mythologie der Navajo-Indianer hinterlässt dieser »ererbte Wind« sogar »Spuren« in der Anatomie. Davon zeugten die Wirbelstrukturen in den Finger- und Zehenspitzen oder auf den Kopfhaaren. Durch diese Wirbel seien die Menschen oben mit dem Himmel und unten mit der Erde verbunden, was ihnen eine aufrechte Körperhaltung ermögliche. In anderen frühen Kulturen kommen »Geister« mit dem Wind durch Mund und Nase »in den Körper«. Gehörtes Wissen werde mithilfe von wirbelförmigen Strukturen der Ohrmuscheln durch den Wind übertragen.

In der ägyptischen Mythologie brachte die Göttin Isis Kranken »Worte der magischen Kraft«, wobei ihr Mund »mit dem Atem des Lebens erfüllt« gewesen sei. So habe sie ihren getöteten Gatten Osiris kurzzeitig wieder belebt und sei von diesem geschwängert worden, um dann ihren Sohn Horus zu gebären. Aus der Sicht der alten Ägypter leiteten vier »Gefäße der Nase« die Luft zum Herzen, zu den Lungen und zum Bauch. Der australische Lungenarzt Bryan Gandevia berichtet von Heilungspraktiken der babylonischen Kultur, in denen auch der Anus (Enddarm) als Atemorgan angesehen wurde. Bei rituellen Reinigungen oder im Krankheitsfall wurden »Räucherungen« des Enddarms vorgenommen.

In der Mythologie der Hindus in Indien entspringt der individuelle Atem dem universellen Atem. »Vayu«, was so viel bedeutet wie »Luft oder Geist«, ist eine Gottheit des Windes. Vayu gilt als Erster von »drei Säften« (neben »Schleim« und »Galle«), die man zur Gesundheit braucht. »Atman«, was im Sanskrit »Hauch, Seele, Wesen und Natur« bedeutet, hat sprachgeschichtliche Nähe zum Wort »Atem«. »Pranavayu« (Atemluft, Atemgeist) gelangt durch Mund und Nase in den Körper, um im Brustraum das Leben zu unterstützen. Die Lebensenergie

»Prana« umfasste alle seelisch-geistigen Bereiche, Sinne und Leidenschaften. Praktiken des Yoga zielten darauf ab, sich von materiellen, weltlichen Bindungen zu lösen und durch Atem- und Meditationsübungen »den Geist zu beruhigen«.

In der christlichen Schöpfungsgeschichte erschafft Gott den Menschen aus Erde und bläst ihm »den Odem des Lebens« in die Nase. Das hebräische Wort »ruach« bedeutet »Wind, Atem, Luft, Geist«. Atem heißt auf Hebräisch »neschem«. Das Wort für das Wichtigste der Seele des Menschen heißt »neschema«. Nach Friedrich Weinreb bedeutet »ruach« nicht nur Geist, sondern auch »Wind und Windrichtung«. Mit dem Atmen entwickle sich eine Sicht auf das Leben »um uns herum«. Das Herz, die Mitte und die Lunge bräuchten einen »sehenden Atem«, ohne den sie »das Blut nicht überall hinschicken könnten«.

Chinesische Schöpfungsmythologien gingen davon aus, dass der »himmlische Atem« die Erde und der »Atem der Erde« den Menschen erschaffen habe. Dann habe der Atem erst die menschliche »Leber« und später die »Lunge« beseelt. Im chinesischen und japanischen Kulturraum entwickelten sich Vorstellungen von »Qi« oder »Ki«. Das chinesische Schriftzeichen »Qi« bedeutet »Dampf über dem Reistopf«. Im Dampf sind kleinste Wassertropfen (Yin) sowie Wärme, Bewegung und Energie (Yang). Es galt, diesen »Lebensatem« zu pflegen und in der Balance zu halten. Davon abgeleitete Übungen sind Tai-Chi, Qigong und Kampfkünste wie das Aikido (Ai: »Harmonie«, Ki: »Energie, Kraft«, Do: »Lebensweg«).

Traditionelle chinesische Atemkonzepte in der Heilkunde stellen für uns ungewöhnliche Verbindungen her. So kontrollierte darin das »große Yin der Lunge« das »Innere des Körpers« oder die »animalische Seele« und beeinflusste Haut, Körperbehaarung oder Herz. Die Lunge galt als eines der wichtigen Speicherorgane des Körpers. Man ging davon aus, dass ein Großteil der Luft durch die Haut aufgenommen werde. Dies geschehe durch die Poren, an denen sich auch Akupunkturpunkte befänden.

Der Medizinhistoriker Shigehisa Kuriyama verweist auf Beziehungen zwischen Windeinflüssen, Atmung und allgemeiner Gesundheit. Im Klassiker der chinesischen Medizin, dem *Nèijing* (*Das Buch des gelben Kaisers*), das erstmals um 200 v. Chr. erwähnt und bis ins 9. Jahrhundert n. Chr. fortgeschrieben wurde, wird berichtet über »die hundert Krankheiten, die aus dem Wind hervorgehen können«. Demnach können sich krankheitsverursachende »Winde« im Körper stauen und diesen aufblähen, verunreinigen, aufwühlen und dadurch Symptome wie Blähungen, Zittern, Schweißausbrüche, Ohnmacht und sogar Epilepsien (»Schaum vor dem Mund«) auslösen. Die »Winde« können die körperlichen Formen, die Bewegungsmöglichkeiten und die Wünsche der Menschen beeinflussen.

Selbst Anlage und Einrichtung der Häuser wurden auf »Winde« bezogen, was heute als Feng-Shui bekannt ist und so viel heißt wie »die Kunst von Wind und Wasser«. Aus der damals vorherrschenden kosmologischen Sicht des menschlichen Organismus als »kleinem Abbild des größeren Ganzen« entwickelte sich ein differenziertes System von Behandlungstechniken, wie etwa die spezifischen »Wind auflösenden oder Wind vertreibenden« Akupunkturpunkte oder Kräutermischungen.

Im Unterschied zu früheren Kulturen machen wir uns heute kaum noch Gedanken darüber, »aus welcher Richtung der Wind weht« (außer im metaphorischen Sinn) und welche gesundheitlichen Gefahren er mit sich bringen könnte.

In der griechischen Mythologie waren die »Anemoi« (griech. »Winde«) wichtig, als geflügelte Gottheiten, die Schicksal und Fruchtbarkeit wesentlich beeinflussten. Die göttlichen Lüfte hießen »aether« und die irdischen Lüfte der Menschen »aer« (engl. »air«). Später galten die drei Hauptfiguren der Winde – Zephyros, der laue West- und Frühlingswind, Boras, der kalte Nord- und Winterwind, und Notos, der schwüle und stürmische Sommerwind – als Entsprechungen der drei griechischen Jahreszeiten.

Seit den Epen des Homer wurden die Götter mehr als »vermenschlichte« Gestalten mit vorhersehbaren Eigenschaften betrachtet. Dort wurde erstmals der Begriff der »psyché«, was so viel wie »Atem« oder »Hauch« bedeutet, verwendet. »Psychein« steht für »atmen, aushauchen, erfrischen, abkühlen«, aber auch für »ohnmächtig werden« und »sterben«. Die »psyché« war der Inbegriff des Belebtseins.

In der frühen Medizin des Hippokrates war der Einfluss »der Winde« auf das Krankheitsgeschehen bedeutend. Hierbei ging es um die gefährdenden Einflüsse von kühlen Nord- und heißen Südwinden. Die Winde innerhalb des Körpers wurden als »physia« bezeichnet. Nach Ansicht des Hippokrates floss die eingeatmete Luft durch Mund und Nase erst zum Gehirn und beeinflusste dort das Denk- und Urteilsvermögen. Erst dann floss sie durch hohle Venengefäße zum Körper weiter, um diesem Bewegung zu ermöglichen. »Luft« war für Hippokrates das Grundprinzip allen Lebens.

Der griechische Philosoph Anaximander sprach davon, dass »die Welt atme«, und Diogenes sah in der Luft »den Grundstoff für die menschliche Intelligenz«. In der Philosophie wurde zwischen »aer« als allgemeiner Luft, die im Wesentlichen durch die Haut aufgenommen werde, und der Lebenskraft »pneuma«, die durch die Lunge aufgenommen wurde, unterschieden. Letztere gelange nach Prozessen der Erwärmung und Umwandlung in Herz und Lunge in den gesamten Organismus. Aristoteles ging davon aus, dass die Bewegungen der Lunge durch die »Wärme des Herzens« bedingt seien. Dessen Wärme bewirke das Ausatmen, und durch seine Abkühlung werde das Einatmen der Luft bedingt.

Wenn in der heutigen Medizin von »Hautatmung die Rede ist, sind darunter fast nur noch die Ausscheidung von Wasser zur Temperaturregulierung sowie Absonderungen von Duft- oder Giftstoffen durch die Poren der Haut gemeint. Bereits Mitte des 19. Jahrhunderts konnte aber auch wissenschaftlich nachgewiesen werden, dass die menschliche Hautoberfläche durch ihre Poren geringe Mengen Sauerstoff aus der Luft aufnimmt.

Die Atemtherapeutin Ilse Middendorf hat mit dem Bild einer »Porenatmung« gearbeitet. Charlotte Selver verwendete die Vorstellung, dass »der ganze Körper atme ... auch durch die Haut«. Diese Bilder erlauben eine Verbindung mit der umgebenden Natur und »erweitern« die Atmung durch Nase und Mund.

Die Bedeutung des Zwerchfells (Diaphragma)

Bereits in tieranatomischen Studien der Antike entdeckte man ein trennendes Gewebe zwischen Lunge und Bauch (griech. »diaphragma«, Zwischenwand). Es wurde anfangs nicht als Atemmuskel verstanden, sondern es galt als Trennung der verschiedenen Teile einer mehrschichtigen »Seele«. Der obere, »unsterbliche« Seelenteil war verantwortlich für »Vernunft und Urteilsfähigkeit«. Er wurde im Kopf- und Halsbereich angesiedelt. Die beiden »untere Teile« der Seele wurden in einen besseren und schlechteren Teil eingeteilt. Im Brustbereich befand sich der Teil, der durch »geistige und mutige« Qualitäten an der Vernunft teilhatte. Dabei nahm das Herz eine strategische Funktion der Mitte und Vermittlung ein. Die Lunge stellte eine Art abkühlendes Kissen dar, um die »Hitze des Herzens« zu besänftigen, wenn dieses zu aktiv oder durch Leidenschaften zu sehr angeheizt wurde. Die anderen Teile der »unteren Seele« waren unterhalb des Zwerchfells angesiedelt und für Ernährung, Trinken und die Triebe und Begierden des Körpers zuständig (J.-Ph. Derenne). Das mittelhochdeutsche Wort

»zwerch« bedeutet »quer«, während »Fell« sich von lateinisch »pellis« (Haut) ableitet. Zwerchfell bedeutet also »Querhaut«.

Die Rolle des Diaphragmas in der frühen griechischen Medizin blieb lange Zeit unklar, da diese noch keine Vorstellung der Muskeln hatte. Erst mit einem erweiterten Verständnis über die möglichen Funktionen der Nerven und der Muskulatur als Kraft und Bewegungsfaktoren wurde ab dem dritten vorchristlichen Jahrhundert das Zwerchfell als Atemmuskel in der Medizin beschrieben.

Wesentliche Erweiterungen der medizinischen Atemvorstellungen ergaben sich im 2. Nachchristlichen Jahrhundert durch die Arbeiten von Galenos. Er verwarf frühere metaphysische Ansichten zur Atmung, behielt aber die Vorstellungen der »inneren Hitze« und des »Pneuma« bei. Zudem beschäftigte er sich mit dem Einfluss des Atems auf die Stimmgebung bei Tieren, um den Einfluss der Muskulatur auf die Atmung zu verdeutlichen. Er demonstrierte, welche Rolle der Phrenikusnerv für die Atmung hat.

In der alten chinesischen Heilkunde wurden Verbindungen zwischen Lungenbereichen und Gedärmen gesehen. Sie verbanden in ihrer Fünf-Elemente-Lehre in einem »Funktionskreis« Lunge (Yin) und Dickdarm (Yang). Der »Funktionskreis« war mit dem Geschehen der Haut, den Haaren, den Stirnhöhlen sowie den Ellbogen, Armen und Händen verbunden.

Leonardo da Vinci notierte um 1490: »Die zusammengedrückten Gedärme mit der angestauten Luft, die sich in ihnen sammelt, drängen das Zwerchfell nach oben; das Zwerchfell drückt die Lunge zusammen und presst damit die Luft heraus.« Die Öffnung der Lunge für die Einatmung wird seinen Notizen zufolge durch die Lösung der Magenmuskulatur bewirkt, wodurch die Gedärme nach unten sinken, das Zwerchfell nach sich ziehen und die Lunge öffnen.

Heute wissen wir um die große Bedeutung des Zwerchfells und seine Einwirkung auf Lunge, Herz, Blutgefäße des Brustkorbs und Verdauungsprozess. In der Einatmung wird das Zwerchfell nach unten gezogen. Dadurch erweitert sich der Brustraum mithilfe der Atemmuskulatur, die sich zwischen den Rippen befindet und diesen nach außen und oben bewegt. Als Folge entsteht ein Unterdruck im Brustraum, und es strömen gleichzeitig Luft und venöses Blut aus der rechten Herzkammer in die Lunge ein. Während der Einatmung erhöht sich die Schlagzahl (Frequenz) des Herzens. Die Lunge wird durch ein feines, wässrig gefülltes Gewebe (Pleura) mit der Wand des Brustkorbs verbunden und gleitet bei der Atmung an dieser entlang. Die sauerstoffreiche Luft und das kohlendioxidreiche Venenblut treffen in den feinen Lungenbläschen (Alveolen) aufeinander und tauschen sich dort aus. Sauerstoff wird an das Hämoglobin der roten Blutkörperchen gebunden. Während dieses Vorgangs befindet sich etwa ein Liter Blut in der Lunge.

In der Ausatmung löst und bewegt sich das Zwerchfell nach oben, das Volumen des Brustraums verkleinert sich, und der Druck in der Lunge und den Blutgefäßen erhöht sich. Die Luft entleert sich durch die Atemwege, und das sauerstoffreiche Blut wird durch die Lungenvenen zur linken Herzkammer transportiert. Von dort wird es in den Körper gepumpt. Beim Ausatmen verlangsamt sich die Herzfrequenz ein wenig. Die feine Koordination zwischen Gas- und Blutaustausch und die veränderte Herzfrequenz nennt man »respiratorische Sinusarrhythmie«. Sie bewirkt gesunde, atembedingte Unregelmäßigkeiten des Herzschlags. Wenn diese leichten Variationen der Herzfrequenz nachlassen und starr werden, kann dies ein Anzeichen für eine beginnende Herzkrankheit sein.

An der Abstimmung dieses Austauschs von Luft und Blut sind neben dem autonomen Nervensystem auch Druckrezeptoren in den großen Arterien sowie Streckrezeptoren in Lunge und Herz beteiligt. Mit jeder Bewegung des Zwerchfells »schwingt« das autonome Nervensystem zwischen »aktiv-sympathischen« und »passiv-parasympathischen« Anteilen.

Bonnie Bainbridge-Cohen vermittelt in ihrem »Body-Mind Centering« ein subtiles Gespür für die Beweglichkeit der Lunge. Dabei betont sie, dass beide Lungenflügel »oben« an Bändern, Gefäßen und der Luftröhre »aufgehängt sind« und »gehalten werden« sowie gleichzeitig »unten« »auf dem Zwerchfell ruhen« und »von diesem mitbewegt« werden. Durch die Atembewegungen wird auch der Herzbeutel, in dem das Herz auf dem Zwerchfell ruht, leicht massiert. Das Zwerchfell berührt die großen Organe (Leber, Bauchspeicheldrüse, Magen und Milz), auf denen es liegt, und bewegt deren inneren »Säfte« mit. Die Bewegungen des Zwerchfells vermitteln auch Effekte zum Bauchraum. Dies können wir an unseren Bauchbewegungen beim Ein- (Bauch weitet sich) und Ausatmen (Bauch sinkt) beobachten.

Auf der Ebene der Nervenaktionen geschieht im Bauchbereich, vermittelt durch die Zwerchfellbewegungen, das Gegenteil dessen, was im Brustbereich geschieht. Während sich oberhalb des Zwerchfells durch das Einatmen eine Erhöhung der sympathischen Aktivität ergibt, verringert sich diese unterhalb im Bauchraum. Dadurch verlangsamt sich die Verdauung. Umgekehrt verlangsamt sich beim Ausatmen die Aktivität im Brustraum (Herzfrequenz sinkt) und durch die verstärkte Aktivität des Vagus-Nervs steigert sich die Verdauungstätigkeit.

Die Aktionen des Zwerchfells können durch diverse Faktoren wie Körperhaltungen (schlechte, überlange Sitzpositionen) oder chronisch festgehaltene Gefühle behindert und eingeschränkt werden.

Die Rückenmuskulatur und die Wirbelsäule, die sich bei der Atmung leicht in ihrer Kurvenstruktur dynamisch ändert, geben dem Atemprozess hinten ein »Widerlager«, während die großen Bauchmuskeln vorne Widerstand bieten. Wenn die Bauchmuskulatur zu sehr erschlafft oder durch Übergewicht zu stark nach vorne verlagert ist, beeinflusst dies die Aktionen der Bauchatmung ungünstig.

»Äußere« Lungenfunktionen und »innere Atmung«

Unter »äußerer« Atmung verstehen wir die Bewegung der Atemluft zwischen Umwelt und Körper. Die »innere« Atmung betrifft den Gasaustausch zwischen Atemluft und Blut durch Prozesse der »Zellatmung« im flüssigen Milieu der Zellen.

1777 fanden der französische Physiologe Antoine Lavoisier und andere Forscher in chemischen Experimenten heraus, dass die umgebende Luft ein spezifisches Gemisch aus Sauerstoff und Kohlendioxid ist. In getrockneten Präparaten eines Erdwurms entdeckte fast ein Jahrhundert später der Anatom Friedrich Hünefeld erstmals die roten Blutkörperchen. Der Biochemiker Felix Hoppe-Seyler konnte in diesen den Farbstoff Hämoglobin isolieren und zeigen, dass er in der Lage ist, Sauerstoff zu transportieren. Mithilfe der Mikroskopie entdeckte der Schweizer Anatom Albert von Koelliker 1857 kleine Strukturen in den Zellen, die er Mitochondrien nannte. 1925 gelang es dem deutschen Biochemiker Otto Heinrich Warburg, ein »Atmungsferment« zu isolieren, das in diesen Mitochondrien die »Atmungskette« in Gang setzt, und nannte diesen Prozess »Zellatmung«. Einen weiteren entscheidenden Hinweis fand der Internist und Biochemiker Hans Adolf Krebs. Er entdeckte den nach ihm benannten »Krebs- oder Zitronensäurezyklus«. In der inneren Zellatmung werden in den Membranen der Mitochondrien in mehreren Schritten der Fermentation und Gärung (Glykolyse) schrittweise Sauerstoff und Wasser aus den Nährstoffen Zucker, Aminosäuren und Fettsäuren abgebaut. Diese werden in den zellulären »Energiebausteinen« des Adenosintriphosphat (ATP) gespeichert. ATP ist der Hauptenergielieferant für alle körperlichen Lebensprozesse. Sowohl Warburg als auch Krebs wurden für ihre Arbeiten mit dem Nobelpreis für Medizin geehrt.

Neuere Forschungen zeigen, dass die Lungenatmung einem autonomen Rhythmus folgt, jedoch durch zahlreiche Steuerungsmechanismen beeinflussbar ist. Im Hirnstamm befindet sich ein Atemzentrum. Körperliche Belastungen können Atmungsaktivitäten ungefähr um das Zwanzigfache steigern. Während der Atmung verändert sich das Verhältnis von Sauerstoff und Kohlendioxid im Blut. Dies wird von Chemorezeptoren registriert und rückgemeldet. In der Lunge wurden Dehnungsrezeptoren gefunden, die die Atemtiefe begrenzen (Hering-Breuer-Reflex) sowie die Bronchienweite und deren Flüssigkeitsabsonderung beeinflussen.

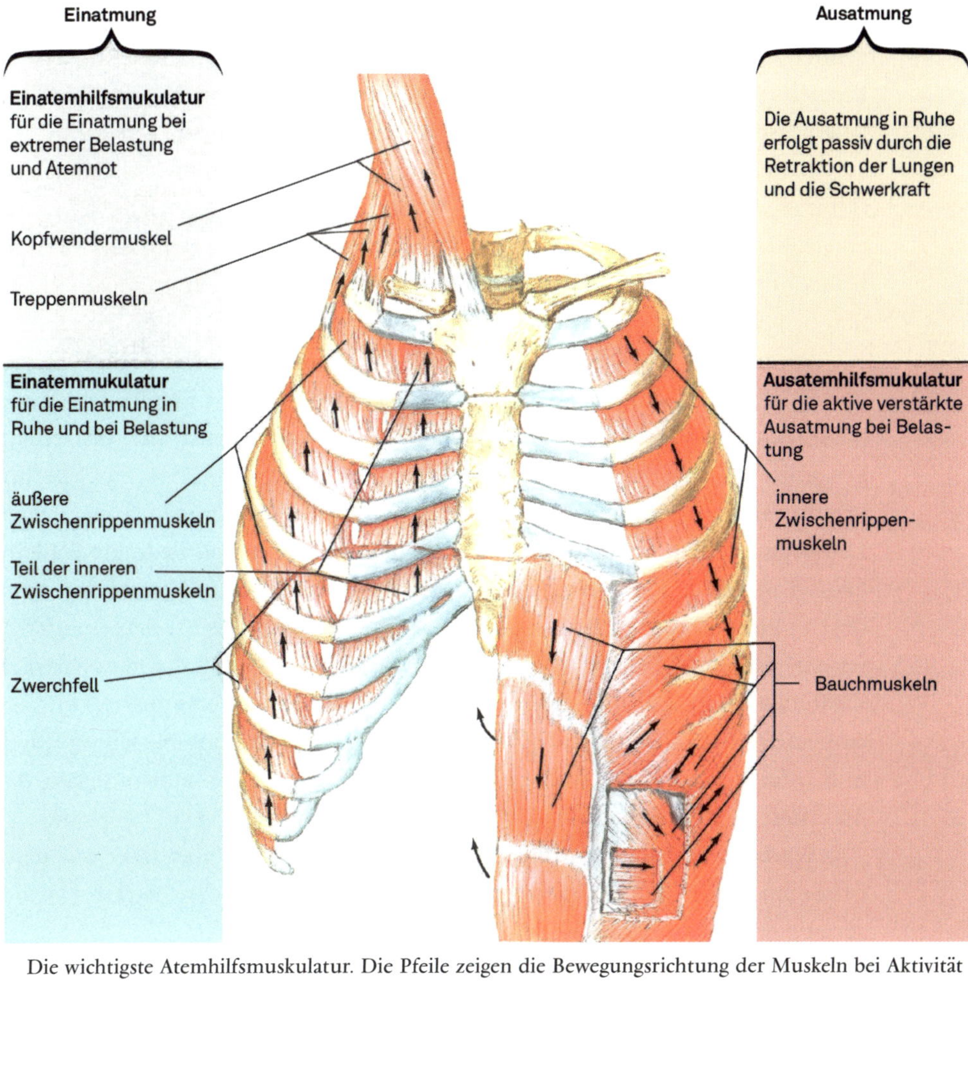

Die wichtigste Atemhilfsmuskulatur. Die Pfeile zeigen die Bewegungsrichtung der Muskeln bei Aktivität an.

Die Muskulatur der Bronchien wird parasympathisch gesteuert, während die Gefäße, die sie mit Blut versorgen, durch sympathische Aktivitäten reguliert werden. Atmung ist in den Säure-Basen-Haushalt des gesamten Blutes eingebunden, wodurch die jeweiligen Sauerstoff-Kohlendioxid-Verhältnisse an das Atemzentrum des Gehirns gemeldet werden. Die Atemanforderungen und -bedingungen eines Menschen können sich in Sekundenbruchteilen verändern und erfordern das Zusammenspiel von fein abgestimmten Regulierungen. Dabei spielen die Temperatur der Atemluft, die Zusammensetzung der Luft und das Vorhandensein von reizenden Stoffen in Kehlkopf und Luftröhre eine Rolle. An Abzweigungen der großen Halsgefäße befinden sich knötchenförmige Gewebe (Glomerula carotica und Glomerula aortica). Diese nur etwa 2 Milligramm wiegenden Organe sind die am stärksten durchbluteten Gewebe des Körpers. Sie können mechanische und chemische Abweichungen des Blutes registrieren und leiten rasch Veränderungen der Atemaktivität und der Blutgase ein.

Bei der Atmung werden verschiedene Atemformen unterschieden: Brust- (Thorax-), Bauch- (Abdomen-) oder Flankenatmung. Zwischen den Atemzügen entstehen Atempausen, die dem Gasaustausch und den Übergang zwischen »äußerer« und »innerer« Atmung ermöglichen. Diese natürlichen Atempausen können bewusst erfahren werden.

Eine freie Atmung ist beweglich und kann auf körperliche und psychische Beanspruchungen antworten. Bei immer mehr Menschen ist dies leider aber nicht mehr der Fall, und hier kann Atemtherapie Hilfe leisten. Bei Anstrengungen spielt die Einbeziehung der »Atemhilfsmuskulatur« im Hals-, Nacken- und Schulterbereich eine wichtige Rolle. Mechanische Hindernisse im Bereich der Luftwege (wie Fremdkörper, Entzündungen oder allergisch bedingte Schleimhautschwellungen) können zu Atembehinderungen führen. Diese können auch durch chronische Veränderungen in der Wandstruktur der Bronchien oder Alveolen (wie bei der Staublunge der Bergleute), bei lang anhaltendem, starkem Zigarettenrauch (COPD) oder Feinstaubbelastungen durch Industrie- und Autoabgase entstehen. Solche Veränderungen der Atmung können sich im Rhythmus oder der Tonhöhe der Sprache, später in der Atemgeschwindigkeit und Atemtiefe bemerkbar machen.

Wachsende Aufmerksamkeit erfahren heute lange unbemerkt bleibende Unregelmäßigkeiten und Problematiken der nächtlichen »Atemaussetzer« (Schlafapnoe).

Atem und Gefühle

Die Vokale unserer Sprache stimulieren »Atembewegungsräume« (Ilse Middendorf): das U den Beckenbereich, das O die Körpermitte, das E den Bereich der Hüften, das I den oberen Schultergürtel. Das A wirkt sich auf den ganzen Menschen und seine leibliche Umgebung aus.

Wir kennen Ausdrücke wie freies, tiefes, hastiges, schnelles, stoßweises, schweres, mühsames oder röchelndes Atmen. Manche Arten des Atmens sind hörbar, zum Beispiel blasen, schnüffeln, schnaufen, stöhnen, keuchen, schnauben oder schnappen. In Worten wie wutschnaubend, kleinlaut, übergeschnappt, frohlockend, Dampf ablassen, seinem Ärger Luft machen, Liebesseufzer tauchen Verbindungen zum Atem auf.

Veränderungen der Atmung sind mit Gefühlslagen verbunden. Unsere Atmung passt sich meistens von selbst den jeweiligen Situationen an. Konzentration auf knifflige Tätigkeiten, Überraschungen, spannende Momente, überwältigende Eindrücke, Aufregung, Erschrecken oder panische Situationen schlagen sich in unserer Atmung nieder. Es entstehen »Atemgestalten«, die auch biografische »Atemspuren« beinhalten. Stimmungs- und Seelenlagen sind »Atemlagen«. Sie können gedrückt oder getrübt, ausgelassen oder heiter sein und zwischen diesen Lagen wechseln. Erinnerte oder vorgestellte Gefühle beeinflussen unsere Atmung.

Bei Erleichterungen und nach überstandenen Belastungen atmen wir auf, tief durch, finden unseren Atem wieder, gönnen uns Atempausen, schöpfen neuen Atem. Dies geschieht auch, wenn wir Eingebungen (Inspirationen, lat. »inspirare«, einhauchen, einatmen) erleben. Dazu braucht es manchmal einen »langen Atem«, sprich: viel Geduld.

Überraschungen und Angst können den »Atem verschlagen«. Wer um Fassung ringt, der »ringt um Atem«. Jeder kennt Zusammenhänge zwischen Ärger oder Angst und Atem. Wir »halten den Atem an«, etwas ist »atemberaubend«, wir »ringen nach Luft«, etwas »schnürt uns die Kehle zu«, der »Atem stockt«, oder wir »schnappen nach Luft«. Manchmal wollen wir alles »in einem Atemzug« sagen. Erschöpfte Menschen sind »außer Atem« oder »atemlos«. Ihnen »geht die Puste aus«.

Die betrübte Haltung von depressiven Menschen drückt den Brustkorb zusammen; angestaute Wut bläht den Oberkörper auf, bis alles »herausplatzt«; Resignation weicht dem Leben nach hinten aus. Freude empfängt man mit weiten Armen, das öffnet den Brust- und Herzraum; Lachen lässt das Zwerchfell hüpfen.

Auch Sprachbilder der »Luft« sind geläufig, etwa wenn »etwas in der Luft liegt«, »dicke Luft« herrscht, wenn jemand für uns »Luft ist«, wenn uns »die Luft wegbleibt«, wenn uns jemand anschnauzt:»halt die Luft an« oder wenn wir am liebesten »in die Luft gehen« würden.

Gewahrwerden des eigenen Atems

Die Geschichte der Atemarbeit und der Atemtherapie beginnt im Westen um die Mitte des 19. Jahrhunderts, zu einer Zeit, als Tuberkulose von großer Bedeutung war. Einen wichtigen Einfluss hatten vor allem die Frauen, die Atem einschnürende Korsetts bekämpften.

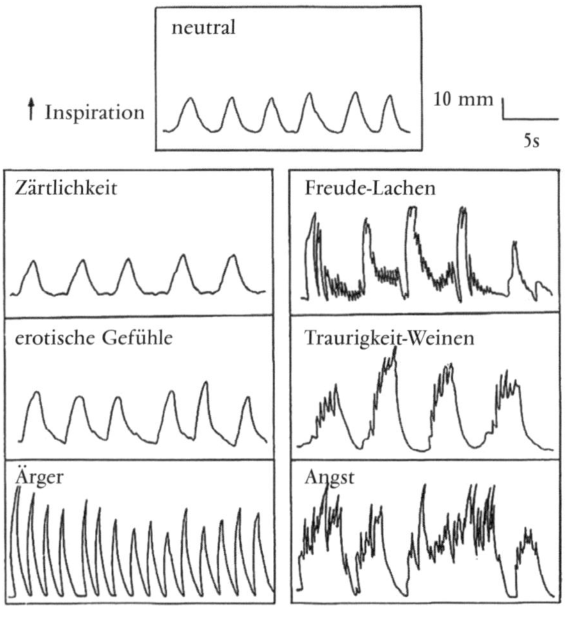

Gefühlsspezische Wirkmuster der Atmung (S. Bloch).

In der zweiten Hälfte des 20. Jahrhunderts erlangten Methoden der traditionellen chinesischen Heilkunde mit Bewegungsmeditationen des Tai-Chi und »inneren Methoden« des Qigong sowie das indische Yoga auch bei uns Popularität. Eine Fülle körpertherapeutischer Impulse ging aus der rhythmischen Gymnastik, der Arbeit von Elsa Gindler (die mit geduldigen eigenen Atemübungen ihre TBC überwunden hatte), Eutonie, Feldenkrais-Arbeit oder Tanztherapie hervor. In den letzten Jahren sind atembezogene, östliche Formen in der Achtsamkeitsarbeit (Mindful-Based Stress Reduction, MSBR) populär geworden.

Die chilenische Neurowissenschaftlerin Susana Bloch hat unterschiedliche Atemmuster bei Gefühlen untersucht und zwischen Atemform, Atemtiefe, Atemgeschwindigkeit, Atemrhythmen und Atempausen unterschieden. Untersucht wurden Atemmuster von Gefühlen wie Ruhe, Zärtlichkeit, Freude/Lachen, erotische Gefühle, Traurigkeit/Weinen, Ärger und Angst. Dabei fielen einerseits die Unterschiede in den Atemmustern mit unregelmäßigen, ruckartigen Unterbrechungen und nur kurzen Atempausen auf (insbesondere bei der Angst). Analysiert wurden auch die zu diesen Gefühlen gehörenden Körperhaltungen und Gesichtsausdrücke. Sie zeigen, welche Wechselwirkungen zwischen Atmung, der Gefühlslage, Körperhaltung und innerem Raumerleben stattfinden.

Später entwickelte Susana Bloch aus diesen Forschungen eine Methode zur präzisen schauspielerischen Darstellung von Gefühlen durch Atemmuster, Körperhaltungen und Gesichtsausdrücke. Diese Methode kann zur Verdeutlichung von Gefühlen in der Psychotherapie angewendet werden (Lars Theßen).

Der amerikanischen Psychotherapeutin und Neurowissenschaftlerin Julie Henderson zufolge kann auch regelmäßiges, sanftes Summen zur Atemlockerung und Atemförderung beitragen. Summen helfe, übermäßige Anspannungen in den Strukturen des Körpers zu lösen.

Regelmäßiges Gähnen kann ebenfalls den Atem fördern und Spannungen lösen. Der Neurowissenschaftler Robert Provine hat auf amüsante Weise viele Ergebnisse der »Gähnforschung« zusammengetragen. Als biologischer Selbsthilfe-»Streckreflex« ist Gähnen in allen Säugetierarten vorhanden und wirkt vom Säugling bis zum Greis ansteckend. Es kann nur mühsam bewusst unterdrückt werden. Aus gesellschaftlichem „Anstand muss es oft verborgen werden, obwohl es unserer Gesundheit förderlich wäre, wenn wir uns Gähnen öfters erlauben würden«.

Wenn Erwachsene den Kindern Geschichten erzählen, werden diese erst dann spannend, wenn sie »mehrstimmig«, mit einer gewissen »Atemmagie« in der Stimme erzählt werden – als Löwe, Katze, Hund, Zauberer, Hexe, Freundin oder Beschützer. »Ein guter Satz muss auch Atem haben, muss auch gesprochen werden können«, schrieb Günter Grass.

Singen – »mag ich gerne« oder »konnte ich noch nie«. Zwischen diesen Extremen gibt es für viele Menschen nichts anderes. Dabei kann Singen (allein oder gemeinsam mit Freunden oder im Chor) eine lustvolle Art der Atmung fördern. »Oh, welche Lust, in freier Luft den Atem leicht zu heben«, so Ludwig van Beethoven in seiner »Ode an die Freude«.

In meiner therapeutischen Arbeit habe ich oft ersten Kontakt mit unbekannten Menschen aufgenommen, wenn sie sich telefonisch zur Therapie anmeldeten. Im Laufe der Jahre habe ich »ein gutes Ohr« für die Stimmungen entwickelt, die Menschen durch ihre Stimme verraten. Ob jemand gepresst oder mit kaum zu vernehmender Stimme etwas mitteilt, rasch und drängelnd oder sich fast entschuldigt dafür, um Hilfe nachzufragen – all dies können subtile »Stimmungszeichen« sein.

Menschen mit Ängsten, depressiven Krisen oder Schmerzen tun sich anfangs schwer, offen zu sprechen. Sie nehmen Körperhaltungen ein, die ihren Atem erheblich einschränken. Um dies zu ändern, ist es hilfreich, sie zunächst nicht auf ihre Stimme anzusprechen, sondern geduldig zu beobachten, bei welchen Themen sich ihre Stimme von selbst ändert und sie diese klarer und mutiger »einsetzen«.

Im bewussteren Erleben des Zusammenspiels von Atem und Stimme können wir erfahren, wie gut es tut, den Atem gelöster kommen und gehen zu lassen. Die eigene Stimme wird »mitgehört«, man wagt selbstbewusster zu sprechen, laut und leise, statt nur kleinlaut zu sein. Wir können entdecken, wie »unsere Stimme trägt«, wenn wir zu dem stehen, was wir vermitteln wollen, wenn wir »unsere Stimme erheben«. »Heraus mit der Sprache«, diese Aufforderung wird zum selbstbestimmten Wunsch und bleibt nicht äußerer Befehl.

Wir sollten nicht vergessen, uns selbst regelmäßig und gut dosiert Humor und herzhaftes Lachen zu gönnen oder uns des Öfteren ein stilles, »inneres Lächeln« zu schenken. Der Neurobiologe Jaak Panksepp und seine Kollegen haben gezeigt, dass alle Säugetiere auf ihre besondere Art »lachen«. Lachen verpasst unserem Zwerchfell eine auflockernde, »innere Massage«.

Luft, Atem und Umweltverschmutzung

Im wahrsten Sinne des Wortes herrscht in vielen Bereichen der Städte »dicke Luft«. Da helfen die Bemühungen um Stadtrandbezirke und Parkanlagen als »grüne Lungen« nur in Maßen. Durch die Arbeit in klimatisierten Büroräumen wird der Zugang zur Frischluft zum Dauerproblem.

Der Soziologe und Atemtherapeut Klaus Neubeck hat in seinem Buch *Atem-Ich* auf die vielfach sozialisierten Regulierungen der Atmung hingewiesen, auf Gefühle, die sich später durch atembezogene, psychosomatische Störungen, Herz- und Kreislaufbeschwerden, Allergien, funktionelle Lungenerkrankungen und Bronchialasthma, Überspannungen, Kopfschmerzen, Wirbelsäulenbeschwerden, Depressionen oder Angstzustände ausdrücken können. Neben der individuellen Auseinandersetzung mit diesen Beschwerden ist die kollektive Verringerung der Achtlosigkeit gegenüber den uns umgebenden Wetter-, Wind- und Luftverhältnissen von entscheidender Bedeutung.

Der Vorname des Begründers des modernen Indiens, Gandhi, lautet: Mahatma, was so viel bedeutet »großer Atem«. Die heutige Wirklichkeit der Luftverpestung in Städten wie Neu-Delhi, chinesischen Großstädten wie Peking oder vielen anderen Städten der Dritten Welt machen erschreckend spürbar, mit welcher Ignoranz wir die Luft, in der wir alltäglich leben, verpesten. So wie Fische das Wasser zum Leben brauchen, so brauchen Menschen die Luft zum Leben.

Da wir die Luft vom ersten bis zum letzten Atemzug brauchen, müssen wir uns gemeinsam um ihre Reinhaltung und Verbesserung kümmern. Der amerikanische Pionier der integrativen Medizin, Andrew Weil, schrieb: »Wenn ich meine Ratschläge für ein gesundes Leben auf einen einzigen begrenzen müsste, dann wäre dies, darauf hinzudeuten, wie wichtig es ist, richtig atmen zu lernen.« Richtig atmen heißt aber für jeden Einzelnen etwas anderes, denn entscheidend ist es, auf die »Variabilität« des Atems zu achten. Der Atem eines jeden Menschen ist ähnlich einzigartig wie sein Körperbau, sein Aussehen und seine Lebensgeschichte.

Klaus Neubeck hat auf die Diskrepanz zwischen den »besitzergreifenden, hochmütigem Tendenzen« des »westlichen« Einatmens und den »nüchternen, loslassenden, bejahenden und demütigen Tendenzen« des »östlichen« Ausatmens hingewiesen. Weder nur die »Selbstbehauptung« westlicher Individuen noch allein die spirituelle Auflösung östlich-esoterischer Praktiken scheinen mir einen gesunden »Atemfluss« zu fördern.

Zur Poesie des Atems

Von Sokrates ist der Ausspruch überliefert: »Sprich, damit ich dich sehe, atme, damit ich dich erkenne.« Der chinesische Weise Laotse sagte: »Der weise Mensch atmet so, als wenn er gar nicht atmet.« Im indischen Text der *Bhagavad Gita* heißt es: »Als Lebenswärme werde ich offenbar in Wesen, welche atmen. Zweifach ist mein Atem, innerlich und äußerlich, geistig und physisch. So ernähre ich alles.« Der persische Mystiker Dschalal ad-Din Rumi schrieb über den Atem:

Nicht Christ, nicht Jude, nicht Moslem, nicht Hindu,
nicht Buddhist, nicht Sufi, nicht Zen.
Nicht Religion, nicht kulturelles System.
Ich bin nicht aus dem Osten, nicht aus dem Westen.

Nicht aus dem Meer, nicht aus der Erde.
Ich bin natürlich, ich bin nicht ätherisch.
Ich bestehe aus keinerlei Elementen. Ich existiere nicht.
Ich bin kein Etwas.
Weder in dieser Welt, noch in der nächsten.
Ich stamme weder von Adam und Eva ab.
Noch von irgendeiner Entstehungsgeschichte.
Mein Ort ist ortlos, eine Spur des Spurlosen.
Weder Körper, noch Seele.
Ich gehöre dem Geliebten,
hab die beiden Welten als eines gesehen.
Und dieses eine ruft und kennt,
nur dieses erste, letzte, äußere, innere,
atmende Menschenwesen.

1819 hat Johann Wolfgang von Goethe in seinem *West-östlichen Divan,* der sich auf die persische Dichtung von Rumi und Hafis bezieht, das Gedicht »Talismane« geschrieben:

Im Atemholen sind zweierlei Gnaden:
Die Luft einziehen, sich ihrer entladen;
Jenes bedrängt, dieses erfrischt;
So wunderbar ist das Leben gemischt.
Du danke Gott, wenn er dich presst,
Und danke ihm, wenn er dich wieder entlässt.

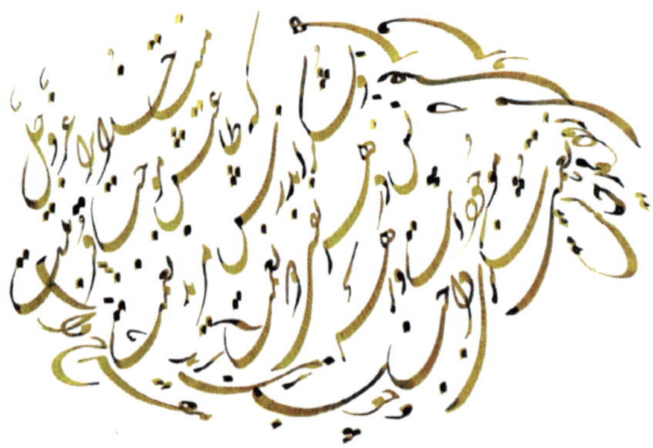

Shams Anwari-Alhousseny
Kalligrafie zu »Im Atemholen sind zweierlei Gnaden«.

Theodor Fontane merkte an: »Es ist und bleibt ein Glück, vielleicht das höchste, frei atmen zu können. Denn je freier man atmet, je mehr lebt man.«

Rainer Maria Rilke hat die Poesie des Atems 1922 in *Die Sonette an Orpheus* beschrieben:

Atmen, du unsichtbares Gedicht!
Immerfort um das eigne
Sein rein eingetauschter Weltraum. Gegengewicht,
in dem ich mich rhythmisch ereigne.

Vom Spielraum des Atems

Es gibt keine allgemeine Richtlinie für »richtige« Atmung für jedermann und in jeder Situation. Wichtig ist, dass wir unserem Atem und unserer Atmung Raum zur flexiblen Anpassung an die wechselnden Situationen des Alltags und bei der möglichen Lösung von angestauten, unverdauten eigenen Konflikten erlauben. Dabei helfen bewusste, gezielte, kurze Atempausen, in denen wir unseren Atem »beachten«, aber nicht kontrollierend, sondern ihm freundlich »aus dem Weg gehen«. Eine einfache Übung, die ich in meiner therapeutischen Arbeit und in meinen Kursen empfehle, lehnt sich an einen Vorschlag an, der erst von Mabel Todd als »constructive rest position« bezeichnet wurde und später von F.M. Alexander als »aktive Ruheposition«.

Ich empfehle zwei Übungsvarianten: 1. Aus Gründen der alltäglichen Praktikabilität kann die liegende Körperhaltung mit ausgestreckten Beinen ausreichen (obwohl dabei der Effekt der Entlastung des großen Psoas-Muskels wegfällt). 2. Ich empfehle, eine Hand auf die Mitte des Brustkorbs zu legen, während die andere Hand auf dem Bauch, etwas unterhalb des Nabels ruht. So kann man sich gelassen, jeden Tag, immer wieder für ein paar Minuten, von der eigenen »Atemwelle« tragen lassen. Wenn die Gedanken davontreiben, dann kann, wie bei einem festgemachten Boot, der Atem immer wieder als »Anker« dienen, um in die Gegenwart zurückzukommen. Natürlich kann jeder diese Übung im Sitzen für sich variieren. Darüber hinaus empfehle ich häufige Atempausen, sich zu räkeln, beugen und strecken, dehnen und gähnen, hüpfen und lachen – alles was guttut und dem Atem »Spielräume« verschafft.

DAS NERVENGEFLECHT –
Informationen und Botschaften

Der Muskel wird durch starken Gebrauch gestärkt; der Nerv hingegen dadurch geschwächt. Also übe man seine Muskeln durch jede angemessene Anstrengung, hüte hingegen die Nerven vor jeder.

Arthur Schopenhauer

Nervenstärken und Nervenschwächen

Freundliche Begegnungen mit Menschen, behutsame Berührungen, ein freier Blick in die Natur, wohlriechende Essenzen, gutes Essen – das beruhigt die Nerven. Grelles Licht, hektischer Lärm, stechende Gerüche, eine lieblose Mahlzeit – das kann die Nerven strapazieren.

Millionen von Sinnesrezeptoren, die über den ganzen Körper verteilt sind, nehmen Signale auf und leiten diese in elektrischen und chemischen Impulsen der Nervenfasern zu spezifischen Umschaltstationen. Dort werden sie »geprüft« und »ausgewertet«, an spezifische Zentren des Gehirns, an »sensomotorische Areale« (»Homunculus«) und »Gehirnkarten« (»brain maps«) gesendet, wo sie mit Erinnerungen verglichen werden, Bilder und Assoziationen hervorrufen, um als unbedeutend ignoriert oder als wichtig beachtet zu werden. Manche Nervenimpulse werden direkt, reflexartig beantwortet, andere lösen unbemerkte, chemisch-hormonelle Reaktionen aus. Wieder andere Impulse wecken bewusste Aufmerksamkeit, rufen Gedanken hervor und lösen Planungen oder Bewegungen aus in Verhalten oder Sprache.

Ständig besteht ein »Grundrauschen« von nervlichen Aktivitäten, die wir als Stimmungen erleben: gelöst, frisch, munter, lebendig, gleichgültig. angespannt, müde oder erschöpft. Wir erfahren Gelassenheit, Vitalität, Lebensfreude, Anspannung, Irritation oder Energielosigkeit.

Manche Nervenerregungen bringen schmerzhafte Empfindungen mit sich. Unsere Glieder ziehen sich rasch und reflexartig zurück, wenn wir irgendwo anstoßen. Wenn ein Zahn länger wehtut, ein Gesichtsnerv schmerzt oder uns der Ischiasnerv quält, suchen wir um ärztliche Hilfe nach. Chronische Zerstörungen des Nervensystems wie Parkinson-Krankheit, Multiple Sklerose, Demenz oder Alzheimer nehmen an Bedeutung und Häufigkeit zu. Bisher sind die Behandlungsmöglichkeiten dieser Leiden eher bescheiden: medikamentöse, physiotherapeutische und pflegerische Maßnahmen lindern sie, während die Betroffenen weitgehend hilflos bleiben. Forschungen über neuronale Plastizität oder Stammzellentherapien bringen neue Hoffnungen. Im Hinblick auf psychophysische, imaginative und hypnotherapeutische Strategien sind einige Potenziale vorhanden, die als begleitende und als Selbsthilfemaßnahmen mehr genutzt werden können.

Aus meiner Erfahrung mit Menschen, die unter solchen Erkrankungen leiden, weiß ich, dass die Vermittlung dieser Diagnosen große Sensibilität erfordert. Welches »innere Bild« ein Arzt einem Menschen mit beginnendem Morbus Parkinson von einer Krankheit mitgibt, kann einen förderlichen Placebo- oder einen schädlichen Nocebo-Effekt hinterlassen.

In den letzten drei Jahrzehnten habe ich mich intensiv Erfahrungen und Techniken zur Verfeinerung der sinnlichen Wahrnehmung und des leiblichen »Gewahrseins« gewidmet. Gewahrsein bedeutet aufmerksam da zu sein für das, was man im Augenblick erlebt, wahrnimmt, spürt, fühlt, an Bildern und Gedanken beobachtet, ohne sich in diesen zu verlieren. Wenn mehr innere Stille einkehrt, dann kann man feine Unterschiede von Körperbewegungen und Bewegungszusammenhänge spüren. Kraftanstrengung oder Tempo von Bewegungen können bewusster verändert sowie Unterschiede dieser Bewegungsvariationen mit vollzogen werden. Solche Ansätze finden sich etwa in der Feldenkrais-Arbeit, Eutonie oder im Sensory Awareness.

Nervosität, aufgeregtes Hin- und-Herrutschen auf dem Stuhl, fahrige Bewegungen, unruhige Augen, schwitzige Hände, rasches Sprechen, Springen der Gedanken, eingezogener Kopf, verkrampfte Hände, schnelles und kurzes Atmen sind Anzeichen von erhöhter Nervenanspannung. Den Kopf hängen lassen, ein eingefallener Brustkorb, in sich zusammensinken, lascher Händedruck, die Zähne beim Sprechen nicht auseinanderbringen, die Augen niederschlagen, stöhnende und schwere Atemzüge lassen vermuten, dass nervliche Erschöpfung droht.

Psycho- oder Leibtherapien versuchen zusammen mit den erkrankten Menschen herauszufinden, welche Belastungen ihres »Nervenkostüms« vorliegen – in ihrer Lebens- und Leidensgeschichte sowie in ihrem alltäglichen Leben. Wichtige Fragen dieser Suche sind: Wie definieren Sie ihr aktuelles Problem? Welche

Ziele möchten Sie erreichen? Was hindert Sie daran? Was regt Sie auf, spannt Sie an, laugt Sie aus oder erschöpft Sie? Was könnte Ihnen dabei helfen, diese Hindernisse zu überwinden? Womit müssten Sie sich auseinandersetzen, wenn ihr »Problem« gelöst wäre? Solche lösungsorientierten Fragen, wie sie von Insa Sparrer und Matthias Varga betont werden, sind sehr hilfreich.

Wichtig ist es zu erkunden, was Menschen in den therapeutischen Begegnungen unbewusst oder bewusst verbergen, überspielen oder inszenieren. Wo betonen sie etwas theatralisch, wann unterdrücken sie etwas durch Coolness?

Aber nicht nur die Psyche, sondern auch die Ernährung kann Einfluss auf das Nervenkostüm nehmen. Welchen wohltuenden Einfluss haben »Nervennahrung« wie Nüsse, Bohnen und Linsen, Fisch und Fischöle, pflanzliche Substanzen wie Johanniskraut, Baldrian, Melisse, Lavendel oder Hopfen in Bädern, Dragees, Tees oder Tropfen?

Integration und Koordination durch das Nervensystem

Das Nervensystem spielt eine wesentliche Rolle in allen Lebensvorgängen. Die kontinuierlichen Abstimmungen im Inneren unseres Organismus sowie der in Wahrnehmungen und Verhaltensweisen in einer sich ständig verändernden Welt wären ohne unser Nervensystem nicht möglich. Es vermittelt Botschaften, Zeichen und Informationen über unseren augenblicklichen Zustand und ermöglicht Reaktionen und Bewegungen. Diese bedingen unsere Lebendigkeit, Gefühle, Erinnerungen und Denkprozesse.

Pausenlos leitet unser Nervensystem Signale aus allen Körperbereichen zur Abstimmung an Hirnzentren weiter, damit Antworten zur Korrektur des »inneren Milieus« und seines »Fließgleichgewichts« erfolgen. Nur ein kleinerer Teil der Aktivitäten des Nervensystems ist mit der Verarbeitung von äußeren Sinneswahrnehmungen, bewussten Bewegungen und Gedanken beschäftigt.

Heute geht die Wissenschaft davon aus, dass der Mensch etwa 86 Milliarden Neuronen besitzt. Man schätzt, dass ein Neuron mit ca. 1000 anderen Neuronen über Synapsen verbunden ist, wobei die Vernetzung sehr unterschiedlich verlaufen kann. Es gibt Hochrechnungen, nach denen alle Nervenfasern, die sich im menschlichen Körper befinden, hintereinander gereiht eine Länge von etwa 780 000 Kilometern ergeben würden. Dies wäre die Entfernung von der Erde zum Mond und zurück.

Lange Zeit ging man davon aus, dass sich nach der Geburt keine neuen Nervenzellen bilden. Inzwischen hat sich in der Forschung die Hypothese einer Neuroneogenese entwickelt, wobei diese nur in beschränktem Maße möglich scheint. Wenn sich neuronale Netzwerke unter intensiven Lern- oder Umweltbedingungen verändern und anpassen, sprechen wir von »neuronaler Plastizität«. Durch diese sind die Strukturen unseres Nervensystems gestalt- und formbar.

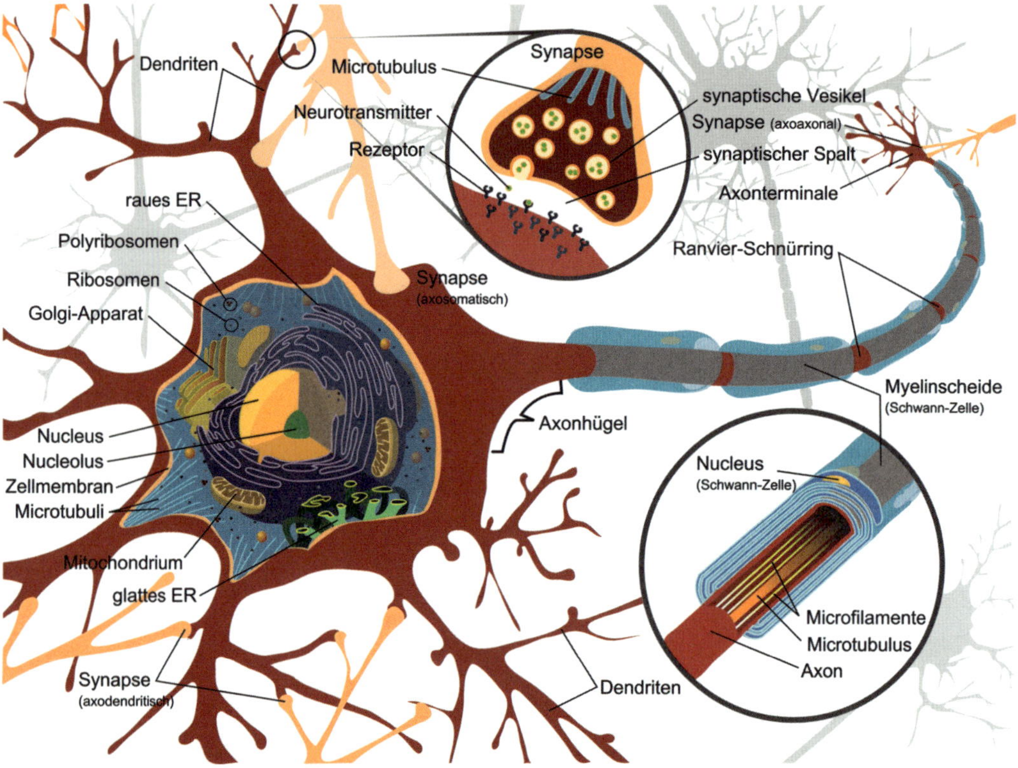

Schematische Darstellung der menschlichen Nervenzelle.

Der überwiegende Teil der Aktivitäten unseres Gehirns und seines Energieverbrauchs dient der Aufrechterhaltung der inneren Abläufe des Organismus. Dies erfordert eine fortlaufende Energieversorgung der Nerven. Forschungen verweisen darauf, dass Nervenzellen bei vermehrten Aktivitäten ihren Zuckerverbrauch (Glukose) steigern. Ihr Energiebedarf wird durch die weitverzweigte Ausdehnung von mikroskopisch kleinen Fortsätzen der Nervenzellen (Dendriten) unterstützt. Diese senden Signale an ihre benachbarten Blutgefäße aus, damit sich diese erweitern und einen größeren Blutfluss zur Anlieferung von Energiebausteinen aus der Nahrung auslösen.

Obwohl das Gehirn nur etwa 2 Prozent unserer gesamten Körpermaße ausmacht, verbraucht es etwa 20 Prozent aller Körperenergie. Dieser »Brennstoff« wird durch enzymatische Bearbeitung und Synthese von Blutzucker (Glukose) und Sauerstoff in den Miniaturkraftwerken der Zellen (Mitochondrien) geleistet. Dort werden im Darm aufgespaltene und über das Blut zum Gehirn transportierte Energiebausteine der Nahrung in die Zellenergie ATP (Adenosintriphosphat) umgewandelt. Die Mitochondrien wurden Mitte des 19. Jahrhunderts entdeckt und seit Mitte des 20. Jahrhunderts intensiver erforscht. Manches deutet darauf hin, dass Mitochondrien ursprünglich von Bakterienformen abstammen, die bereits besondere, »innere Atmungsprozesse« besaßen und sich erst später in höheren Organismen angesiedelt haben. Mitochondrien haben nur eine kurze Lebenszeit und müssen ständig erneuert werden.

Anatomie und Funktion des Nervensystems werden unterschieden in zentrales Nervensystem, zu dem das Gehirn und das Rückenmark gehören, und peripheres Nervensystem, das motorische Bewegungen und Sinneswahrnehmungen steuert. Das autonome oder vegetative Nervensystem regelt insbesondere die Funktionen der inneren Organe und Hormone. Zwischen den verschiedenen Anteilen des Nervensystems bestehen vielfache Verbindungen. Der autonom-vegetative Teil des Nervensystems teilt sich in zwei Zweige auf, einen »sympathischen«, aktivierenden und einen »parasympathischen«, eher passiven.

Die Nerven als Alltagsmetapher

Bis ins 19. Jahrhundert wurde der Ausdruck »nervig«, ähnlich wie »sehnig und muskulös«, als Zeichen einer guten Körperverfassung bei athletisch-muskulären Charakteren verstanden. Vor Wettkampf, Auseinandersetzungen oder Prüfungen waren die Menschen »in spannender Erwartung« und ihre Nerven bisweilen »bis zum Zerreißen angespannt«. Erst später entwickelte sich die Bedeutung der Nerven als Träger seelischer und psychischer Empfindungen.

Der Philosoph Friedrich Nietzsche schrieb: »Die Welt, soweit wir sie kennen können, ist unsere eigene Nerventätigkeit, nicht mehr.« »Saiten« waren ursprünglich aus Tiersehnen hergestellt und Teile von Musikinstrumenten. Später wurde dieser Begriff auch zur Umschreibung von Nerven verwendet. Wir finden dies etwa im Ausdruck »zart besaitet«, der auf empfindsame, sensible, in ihren Gefühlen leicht zu verletzende, dünnhäutige und feinfühlige Menschen verweist. Ihnen werden sprachlich Menschen gegenübergestellt, die »Nerven wie Drahtseile« haben, »nervenstark, seelisch belastbar sind und in allen Situationen die »Nerven behalten«. Wer viel aushält, geduldig, ruhig und besonnen ist, der hat »gute Nerven«. Wer sich leicht aufregt und wenig belastbar ist, dem werden »schwache Nerven« nachgesagt.

Wenn wir die Konstitution eines Menschen ansprechen, dann verwenden wir auch den Begriff des »Nervenkostüms«. Jemand gilt als »nervenstark«, einen anderen bezeichnen wir als »Nervenbündel«. »Du hast Nerven«, heißt es, wenn jemand mutig, frech oder rücksichtslos ist. Was uns »an die Nerven« oder »auf die Nerven geht«, geht uns nah oder ruft unangenehme Reaktionen hervor. Schwierige Situationen »kosten Nerven«. Jemanden zu »nerven« hat einen negativen Beigeschmack, wie aufregen, ärgern, aus der Fassung bringen, aufwühlen, zur Last fallen oder plagen. Wenn uns jemand »nervt«, dann gilt er als »Nervensäge«. Wer »genervt« ist, der ist fahrig, ratlos, überreizt, mürbe, kribbelig, überdreht, hektisch, unbeherrscht oder unkontrolliert. Wenn wir gereizt oder psychisch erschöpft sind, dann liegen unsere »Nerven blank« und bisweilen »gehen uns die Nerven durch«. Erschöpft zu sein bedeutet, »völlig fertig mit den Nerven zu sein«, möglicherweise weil uns jemand »auf den Nerven herumgetrampelt« ist. »Wer Nerven zeigt«, wird unsicher und unruhig, ist scheinbar »entnervt«, droht, »die Nerven zu verlieren«, gerät in Angst und Panik. Manches kann einem »den letzten Nerv rauben« oder »nervtötend« sein. Anhaltende Nervenschwäche führt zum »Nervenzusammenbruch« mit dem Ergebnis, dass jemand zum »nervlichen Wrack« wird.

Nervosität kann ansteckend sein. Sie ist mit Anspannungen verbunden, die kaum auszuhalten sind, die man gerne hinter sich lassen möchte, die abfallen oder sich lösen sollen. »Nervlich angespannt sein« heißt auch, »unter Strom« stehen.

Hohe Nervenanspannung scheint erst einmal eine körperliche Angelegenheit zu sein. Ein Nervenleiden ist nicht zwangsläufig eine psychische Störung. Es kann mit Müdigkeit, Ängsten, leichter Niedergeschlagenheit, Schlafproblemen oder Schmerzen, Reizbarkeit oder Darm- und Verdauungsbeschwerden einhergehen. Dementsprechend wurden solche Leiden, bei längerem Andauern, früher häufig auch vom »Nervenarzt« behandelt.

Die Entdeckung des Nervensystems

Von den ersten Versuchen, die Besonderheiten der Nerven in der Antike zu untersuchen, bis zu modernen, computeranimierten Rekonstruktionen von Zellverbänden und künstlicher Intelligenz spannt sich ein weiter Bogen.

Als Anatomen der griechischen Medizin erstmals feine Gewebsstränge bei Tiersektionen entdeckten, beschrieben sie, dass sich dünne Sehnenstränge mit den Sehnen der Muskulatur verbänden, um sich dann in diesen zu verlieren. Sie beobachteten, dass solche Strukturen an Wahrnehmungen und Bewegungen beteiligt waren. Im 4. Jahrhundert v. Chr. wurde bei Tieren eine Verbindung beschrieben, die man als »poroi« bezeichnete. Dieses Wort hat mehrere Bedeutungen: Kanal, Pfad, Öffnung, Strang oder Faden. Man sah in ihnen »Auswüchse des Gehirns«.

Später verwendete man das indogermanische Wort »neura«, das ebenfalls die Sehnen bezeichnete. Das lateinische Wort »nervus« ist eine Ableitung von diesem Begriff. Danach unterschied man erstmals deutlicher zwischen Nerven und Arterien. Man entdeckte, dass sich »spezifische Stränge« zu Sinnesorganen wie Augen oder Ohren erstreckten und dass diese dort eine Rolle für die Empfindungen haben. Sensibilität und der »Sitz der Seele« wurden jedoch weiterhin im Herzen angesiedelt.

Durch die Tierstudien des Arztes Galenos wurde im 2. Jahrhundert n. Chr. die Rolle und Struktur der Nerven klarer. Er durchtrennte oder unterband bei lebenden Tieren einzelne Nervenstränge, um zu zeigen, dass dadurch die Bewegungsfähigkeit von Muskeln oder die Tätigkeit von Organsystemen unterbrochen wird. Er nahm an, dass »wahrnehmende Nerven« eher »weich und zart« seien, da sie aus dem Hirn hervorgingen. »Bewegungsbezogene« Nerven hielt er für »hart und ausgetrocknet«. Grundsätzlich ging er davon aus, dass die Nerven, mit Ausnahme des Sehnervs, »hohl« seien.

Das physiologische Nervenverständnis dieser Zeit ist im Zusammenhang mit der antiken Säftelehre zu verstehen. Ähnlich wie das »Qi« der chinesischen oder das »Prana« der indischen Medizin ging die antike Säftelehre von einem »Pneuma« als einer umfassenden Lebensenergie aus. Man glaubte, dass dieses durch Atmung und Lungen in den Körper gelange, um dann durch die Lungenvenen zum linken Herzkammerbereich weiterzufließen, wo es mit Blut durchmischt werde. Blut werde in der Leber produziert, wo es mit einem niedrigen Pneuma, oder »Spiritus naturalis«, versehen werde. Nur ein Teil des Bluts vermische sich mit der Luft der

Lunge und werde dadurch zu einem höherwertigen Pneuma, das als »Spiritus vitalis« beschrieben wurde. Dieses werde durch Arterien (griech. »arteria«, Windrohr) zum Kopf transportiert und in den Gehirnkammern (Ventrikeln) zur höchsten Form, dem »Spiritus animalis« oder »psychicus«. Die Gehirnkammern oder Hirnventrikel galten als Speicherstätten für diese Form des Pneumas. Man nahm an, dass es von dort aus durch »hohle« Nerven in den Rest des Körpers transportiert werde, um Bewegungen zu ermöglichen.

Die Hirnkammern wurden in drei Teile gegliedert. Von der ersten würden die »Nerven der Sinnesorgane« (Augen, Ohren, Nase und Mund) angeregt. Aus ihren Verbindungen entstünden »Bilder, Fantasien und Vorstellungen«. In der zweiten Kammer wurde der Sitz von »Erkenntnisprozessen, Vernunft, Gedanken und Verstand« angenommen. Die dritte Kammer wurde als Sitz des »Gedächtnisses« gesehen. Diese »Architektur des Geistes« sollte bis in die Renaissance Bestand haben.

Galenos beschrieb erstmalig spezifische Hirnnerven. Er machte deutlich, dass sowohl Empfinden als auch willkürliche Bewegungen mit den vom Gehirn kommenden Nerven in Verbindung stehen. Wie der genaue Transport der Pneumapartikel durch die Nerven erfolgen sollte, blieb weiterhin ein Geheimnis.

Durch die arabischen Ärzte und Philosophen des Mittelalters wurden die Kenntnisse der Nerven schrittweise erweitert. So beschrieb Avicenna im frühen 11. Jahrhundert das »Nervengewebe« als ein »elementares Gewebe« ebenso wie Knochen, Bänder, Arterien oder Fleisch. Er bezeichnete die Nerven als weiß, weich, dehnbar und schwer zu zerreißen. Er nahm Bezug auf die Rolle der Nerven im Gefühlsleben und ging davon aus, dass eine »gewisse Trockenheit der Nerven« oft die Folge von Ärger sei.

Mitte des 15. Jahrhunderts zeichnete Leonardo da Vinci nach seinen anatomischen Studien einen Querschnitt durch den menschlichen Schädel. Dabei verwies er auf »drei nussschalengroße, hintereinander angeordnete Zellen oder Kammern« im Inneren des Schädels. In diesen bilde die erste den »sinnlichen Eindruck«, die zweite den »Gemeinsinn« und die dritte das »Gedächtnis«.

Etwa 100 Jahre nach Leonardo da Vinci entdeckte der Anatom Vesalius, dass die Erregung der Nerven in beide Richtungen verläuft, vom Gehirn zur Peripherie und von der Peripherie zum Gehirn. Er ging davon aus, dass willkürliche Bewegungen vom Großhirn und unwillkürliche Bewegungen vom Kleinhirn gesteuert würden. Vom Großhirn wanderten einzelne Nerven zu verschiedenen Organen, wie etwa der schon von Galenos beschriebene »10.

Hirnnerv« (wegen seiner verzweigten Struktur wurde dieser Nerv »Wandernerv«, »nervus vagus« genannt).

Wie die nervliche Erregung vonstattengeht, blieb noch lange ein Rätsel. René Descartes vermutete, dass sich in den feinen Hohlnerven ein »Spiritus animalis« mithilfe von »windmühlenartigen, minimalen Falltüren« fortbewege, um schließlich Einfluss auf die Zirbeldrüse zu nehmen, wo seiner Ansicht nach die Wahrnehmung stattfinde. Zu Beginn des 18. Jahrhunderts ging Isaac Newton davon aus, dass das Prinzip eines »universell verteilten Äthers« durch »Vibrationen« in den Nerven fortgeleitet werde. Diese Annahme wurde von Anatomen bestritten, da sich aufgrund der Tatsache, dass Nerven »weich und ohne Spannung« seien, solche Vibrationen nicht effektiv innerhalb des Nervs fortleiten könnten.

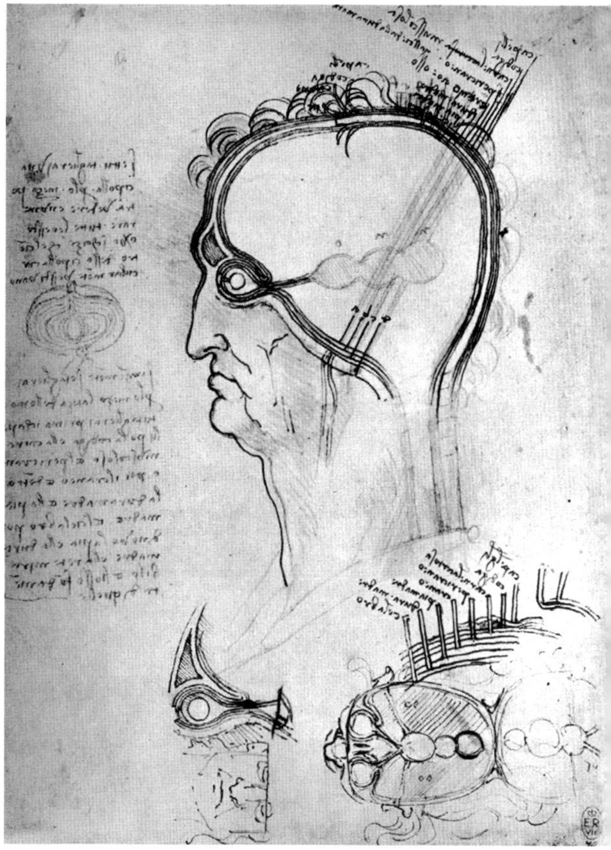

Leonardo da Vinci: *Anatomische Studien der Hirnkammern*, um 1490–93, Windsor Castle.

Ende des 18. Jahrhunderts entwickelte sich ein wissenschaftliches Interesse an elektrischen Phänomenen. Elektrische Phänomene waren schon seit der Antike bekannt. Das Mineral Bernstein hieß im Griechischen »elektra«. Beim Reiben dieses Materials wurde eine rätselhaft »anziehende Kraft« beobachtet. Die Möglichkeit einer elektrischen Nervenerregung wurde lange aufgrund der Annahme bestritten, dass Nerven sich durch elektrische Kontraktionen zusammenziehen müssten. Der italienische Anatom Luigi Galvani konnte mittels verbesserter Mikroskope nachweisen, dass Nerven mit einem für das Auge unsichtbaren, »öligen Film« überzogen waren. Dieser verhindere die äußere Ausbreitung des elektrischen Flusses über die Nerven hinaus.

Mitte des 19. Jahrhunderts konnten erstmals elektrische Ströme in Nervenleitungen nachgewiesen werden. Elektrische Reizungen von Nerven nahmen

Einfluss auf die Bewegungen von Körperteilen. Die Entwicklung der Elektrophysiologie sowie die Stimulierung des Großhirns von Tieren führten schließlich dazu, dass sich von dort aus gezielt Bewegungen von Kopf, Nacken oder Extremitäten auslösen ließen. Durch das Studium von Hirnverletzungen wurde in der zweiten Hälfte des 19. Jahrhunderts das Gehirn genauer vermessen und kartografiert. Der italienische Anatom Camillo Golgi und der spanische Anatom Santiago Ramón y Cajal, trieben mit feingeweblichen Untersuchungen und neuen Färbemethoden die Erforschung des Nervensystems voran. Sie erhielten in Anerkennung ihrer Arbeiten 1906 gemeinsam den Nobelpreis für Medizin. Zugleich tobte aber zwischen beiden ein heftiger Streit. Cajal nahm an, dass das Gehirn aus einzelnen, »autonomen Nervenzellen« bestehe, die er Neuronen nannte. Golgi ging hingegen davon aus, dass die Nervenfasern ein »durchgängiges Netzwerk« bilden. Dieser Streit wurde durch den britischen Physiologen Charles Sherrington beendet, der feine Zwischenräume an den Enden der Nervenübertragung entdeckte, die er Synapsen nannte. An diesen Synapsen finden keine direkten elektrischen Signalübertragungen statt. Stattdessen erfolgt die Weitergabe der elektrischen Impulse durch chemische Prozesse, die anschließend in den nachfolgenden Nervenzellen elektrische Impulse erneut freisetzten.

Die Entdeckung von chemischen Übertragungsstoffen im Bereich der Synapsen, den Neurotransmittern, erfolgte in den ersten Jahrzehnten des 20. Jahrhunderts. 1914 entdeckte der englische Physiologe Henry Dale das Acetylcholin. Ein weiterer Durchbruch gelang 1921 dem Wiener Physiologen Otto Loewi, der in Versuchen am Froschherzen erstmals eine Neurotransmission des Acetylcholins im parasympathischen Nervensystem nachweisen konnte.

Heute sind Hunderte Neurotransmitter bekannt, die an der Informationsübertragung im Bereich der Synapsen mitwirken. Es wurden feinere Austauschmechanismen entdeckt, bei denen Ionen wie Kalzium und Kalium über Ionenkanäle und Rezeptoren Einfluss auf die Informationsübertragung nehmen.

Durch die Entwicklung technischer Möglichkeiten wurde die Aufmerksamkeit auf die Untersuchung der einzelnen Zellkörper verlagert. Dabei wurde deutlich, dass jede Nervenzelle eine spezifische Gestalt und eigene Grenzen hat. Jede einzelne Nervenzelle hat Empfängerorgane, sogenannte Dendriten, die dem Zellkörper Informationen zuführen, während das lange »Axon« jeder einzelnen Zelle Informationen zu Nervenendigungen und Synapsen der benachbarten Nervenzellen weiterleitet.

Nervenelektrizität und drohende Nervenschwäche

Im späten 19. Jahrhundert löste das Nervensystem zusehends den Blutkreislauf in der anatomischen Aufmerksamkeit ab. Immer häufiger wurden die Nerven als Sitz der Lebenskraft angesehen. Umgangssprachlich wurden Nerven jetzt auch zum Synonym für Mühsal und Sorgen. Der Historiker Joachim Ratkau spricht vom späten 19. Jahrhundert als »Zeitalter der Nervosität«, der Medizinhistoriker Edward Shorter nennt die Zeit zwischen 1860 und dem Ersten Weltkrieg »The golden years of the nerves«, und Wolfgang Martynkewicz spricht vom »Zeitalter der Erschöpfung«.

Elektrizität wurde in dieser Zeit zum wesentlichen Bestandteil wissenschaftlich-technischer Entwicklungen. Sie wurde auch zentral für die Erforschung der Nerven sowie für deren gemessenen Leitungsströme, Impulse und Potenziale. In der Medizin prägten »Nervenärzte« Begriffe, wie die »reizbare Schwäche des Gehirns« (Wilhelm Griesinger) oder die »wachsende Nervosität unserer Zeit« (Wilhelm Erb).

Diese Entwicklungen beeinflussten insbesondere die neu aufkommende Neurasthenie oder Nervenschwäche. Dieser Begriff entstand gegen Ende des 19. Jahrhunderts in Zusammenhang mit der zweiten industriellen Revolution in Amerika. George Miller Beard forschte über die Bedeutung von Elektrotherapie. Als Neurologe begann er, sich intensiv mit »nervenassoziierten Leiden« wie Müdigkeit, Schlafstörungen, Energiemangel, Unruhe oder Impotenz zu beschäftigen. Er fasste seine Arbeiten 1869 unter dem Begriff »Neurasthenie« zusammen. 1880 verfasste er sein Buch: *American Nervousness*. Darin beschrieb er, wie sich »chronischer Mangel an Nervenenergie« in seelischen und körperlichen Leiden niederschlagen kann. Er schilderte fast 80 körperliche Beschwerden in den Bereichen Herz, Darm, Schmerzen, Schlaf oder Ängsten, die er auf einen »Verlust an Nervenenergie« zurückführte. Dabei verglich er »Nervenenergie« mit der »Energie eines elektrischen Generators«, der nur eine begrenzte Menge an Energie zur Verfügung habe. Diese »Nervenenergie« lasse sich nicht genau apparativ messen, da sie »zu subtil sei«. Neurasthenie sei eine körperliche Krankheit und habe nichts mit seelischen Leiden zu tun. George Miller Beard ging davon aus, dass es angeborene, konstitutionelle und typenbedingte Mängel an »Nervenenergie« gebe. So sprach er von »konstitutionellen Risikofaktoren« wie etwa der »feinen Konstitution mit weichem Haar und schön geschnittenem Aussehen, die mit schmächtigen Knochen versehen und gleichzeitig mit einem ausgezeichneten Intellekt, einer starken und aktiven emotionalen Natur«.

Beards Charakteristika der »Nervenenergie« wurden von ärztlichen Kollegen durchaus infrage gestellt. Seine Behandlungsmethode mit schwachen elektrischen Strömen fand auch bei europäischen Kollegen Interesse, unter anderem beim französischen Psychiater Piere Janet. Sigmund Freud übernahm für kurze Zeit diese Behandlungsmethode. In mancher Hinsicht erinnerten die Ideen von Beard an den Arzt Anton Mesmer und seinen »animalischen Magnetismus«.

Nervenschwäche wurde auch als ein mögliches Zeichen von hoher Leistungsbereitschaft und großer Intelligenz angesehen. Die erkrankten Menschen stammten meist aus der Oberschicht. Bekannte Patienten waren »der eiserne Kanzler« Otto von Bismarck, die Schriftsteller Marcel Proust, Virginia Woolf, Franz Kafka, Thomas Mann, Robert Musil und Hermann Hesse, der Soziologe Max Weber, der Psychologe William James, zeitweilig auch Sigmund Freud sowie Florence Nightingale. Im Film machten zeitkritische Produktionen wie Harald Lloyds *Saftey First* (1923), Fritz Langs *Metropolis* (1926) oder Charlie Chaplins *Modern Times* (1936) auf die nervösen Konsequenzen der zunehmend hektischen, zivilisierten Welt aufmerksam.

Renommierte Institutionen wie die Harvard-Universität betrieben zu dieser Zeit spezifische »Erschöpfungslabore«. Untersuchungen über die Erschöpfung schienen zusammenzuhängen mit Fragen des Verbrauchs von Wärme und Energie, wie sie im damals entdeckten Zweiten Hauptsatz der Thermodynamik gesehen wurden, der in der Theorie der Entropie einen unabdingbaren Energieverlust postulierte.

Gesellschaftlich verbreitete sich die Angst vor »Erschöpfung und Verschwendung von Nervenenergie«. Das Interesse am Erhalt des »menschlichen Motors« wurde von sozialen Bewegungen aufgegriffen und zum wichtigen Argument der Forderungen nach neuen Arbeitszeitregelungen. Das Gefühl der Erschöpfung war als Zeitdiagnose in die technischen und gesellschaftlichen Neuerungen eingebunden, als immer mehr Menschen vom Land in die Städte strömten, Elektrizität und Elektrifizierung sich rasch ausbreiteten, erste Telefonverbindungen entstanden, eine Beschleunigung des Verkehrs durch Eisenbahnen sowie die Verbreitung von Print- und Kommunikationsmedien stattfanden. Durch die damit verbundene Reizüberflutung, durch »Attacken auf die Sinne der Menschen« komme es zu vermehrten Erschöpfungssituationen und zu Nervenschwächen. Darüber hinaus wurde kritisiert, dass wachsende sexuelle Freiheiten und ungezügelte Reisetätigkeiten der Oberschicht zum Verlust an Nervenenergie beitrügen. Konservative Kreise sprachen von der gebotenen Notwendigkeit, der drohenden Zunahme von »Nervenbündeln« eine »neue Willensstärke« entgegenzusetzen.

In den USA spielte in diesem Zusammenhang der Arzt Weir Mitchell eine besondere Rolle. Auch sein besonderes Interesse galt der Behandlung von Neurasthenie. Er wurde unter dem Spitznamen »Dr. Diet and Dr. Quiet« bekannt. Dieser bezog sich auf seine vor allem für Mitglieder der Oberschicht vorgeschlagene Kur aus einer strengen, oft wochenlangen Bettruhe, während der sich die Patienten, meistens Frauen, gleichzeitig einer »Mastkur« mit Milchpräparaten, Massagen und elektrotherapeutischen Behandlungen unterziehen mussten. Für neurasthenische Männer empfahl Mitchel stattdessen Aufenthalte in Natur und Wildnis. Sigmund Freud verfasste 1887 zusammen mit Josef Breuer einen positiven Artikel über die »Weir-Mitchell-Kur« in der *Wiener Medizinischen Wochenschrift.* Auch Nietzsche zeigte anfangs Sympathie für sie.

Von deutschen Nervenärzten wurden im Zusammenhang mit der Neurasthenie, in Kooperation mit staatlichen Stellen und Krankenkassen, Kurkliniken und Nervenheilanstalten gefördert. In seinem Buch *Bürger und Irre* beschreibt Klaus Dörner, welche Hoffnungen die Medizin damals darauf setzte, dass überreizte Städter sich »in der frischen Luft« und der ländlichen Umgebung wieder »nervlich aufladen« könnten. Von Mitte des 19. Jahrhunderts bis nach dem Ende des Ersten Weltkriegs war die Neurasthenie eine der populärsten Diagnosen.

Die amerikanischen und deutschen Nervenärzte wollten sich mit dieser Diagnose von psychiatrischen Erkrankungen abgrenzen. Eine Wende im Umgang mit der Neurasthenie begann erst mit dem zunehmenden Einfluss der Psychoanalyse. 1903 hatte der französische Psychiater Pierre Janet von der »Psychasthenie« gesprochen. Sigmund Freud und seine Mitstreiter gingen von einer »Aktualneurose« aus, die sich in Form verschiedener neurasthenischer Symptome manifestiere. 1913 schrieb Freud einen Artikel über die Berechtigung, von der Neurasthenie einen Symptomkomplex der »Angstneurose« abzutrennen. Die zuvor »organische« Neurasthenie wurde zunehmend als seelisch-psychisches Phänomen gesehen. Zudem verlor Neurasthenie ihren Ausschließlichkeitscharakter für die gebildete Oberschicht und wurde zu einem breiten Phänomen der Dienstleistungsgesellschaft. Nervenärzte wandten sich nach dem Ende des Ersten Weltkriegs zusehends Angstneurosen zu.

Im Zuge des westlichen Einflusses auf asiatische Gesellschaften hatte die Neurasthenie auch dort eine verwirrende Bedeutung. Der japanische Historiker

Yu-Chuan Wu hat diese Entwicklungen am Ende des 19. Jahrhunderts am Beispiel einer atemtherapeutischen Behandlungsmethode des Infektionsspezialisten Kenzo Futaki nachgezeichnet. Japan hatte keine Tradition des Nervensystems, als diese Idee im Zuge der Modernisierung Japans »importiert« wurde. Kenzo schuf seine Methoden und Theorien aus einer Mischung von traditionellen Qi-Übungen und westlich-medizinischen Erkenntnissen von Nerven, Blutfluss und Atmung. Er entwickelte eine Methode der Behandlung der Neurasthenie durch »abdominelle Atmung«, die durch die Kräftigung des venösen Blutflusses die Versorgung des Nervensystems anregen und ausgleichen sollte.

Interessant ist in diesem Zusammenhang, dass sich traditionelle asiatische Konzepte der Lebensenergie Qi (Ki) und damit verbundene Körpervorstellungen, quasi in umgekehrter Richtung, in den letzten Jahrzehnten eines wachsenden Interesses im Westen erfreuen, etwa durch Tai-Chi und Qigong, Meditations- und Achtsamkeitsübungen oder Kampfsportarten wie Judo, Karate oder Aikido.

Eine weitere Besonderheit in der Geschichte der Neurasthenie ist deren lange Aufrechterhaltung als Diagnose in der chinesischen Gesellschaft. Der Psychiater Arthur Kleinman hat dargestellt, dass der Rückgriff auf körperliche Symptome, gerade in den 1970er- und 1980er-Jahren der Kulturrevolution eine Schutzfunktion übernommen hat, da mentale und psychiatrische Diagnosen zu dieser Zeit als politisch unangemessen oder gefährlich galten. Inzwischen ist die Diagnose der Neurasthenie in China fast gänzlich zugunsten der Depression verschwunden.

Stress: Neue Formen des »Nervenleidens«

In der ersten Hälfte des 20. Jahrhunderts nahmen Forschungen über mögliche Verbindungen zwischen vegetativem Nervensystem, Hormonen und Neurotransmittern sowie inneren Organen zu. Eine herausragende Persönlichkeit dieser Forschungen war der amerikanische Physiologe Walter B. Cannon. Er hatte sich zu Beginn seiner Karriere mit Reaktionen des Körpers auf extreme Veränderungen wie Schmerz, Hunger oder Angst beschäftigt. Dabei stellte er eine Theorie der »Fight or flight reaction« (»Kampf- oder Fluchtreaktion«) auf, die es dem Organismus erlaube, sich rasch und kurzfristig an extreme Belastungen anzupassen. Cannons Forschungen waren hauptsächlich tierexperimentelle Untersuchungen. Sie ließen jedoch auch Rückschlüsse auf mögliches Verhalten des menschlichen Organismus zu. Die Historikerin Anne Harrington nennt die Stressforschung eine Suche nach der »Chemie der Frustration«.

Im Zusammenhang mit der historischen Epoche der »Great Depression« in den USA veröffentliche Walter Cannon 1932 sein Buch *Die Weisheit des Körpers,* in dem er, bezugnehmend auf seine physiologischen Untersuchungen und seine sozialen Beobachtungen, darlegte, dass sich der Lebensdruck für viele Menschen zu sehr erhöht habe und deshalb immer mehr Menschen unter dauerhaften Ängsten litten. Die »Notfallreaktion des Organismus« dieser Menschen sei »chronisch überreizt« und drohe zusammenzubrechen. Cannon hatte zuvor über die Möglichkeiten des Organismus zur Stabilität in klar definierten, biologischen Grenzen gearbeitet. Er bezeichnete diese Regulationsmechanismen des Körpers als »Homöostase«. Darauf aufbauend ging er davon aus, dass man die Gesellschaft ebenfalls entlang solcher »Selbstregulierungsmöglichkeiten« neu organisieren müsse, um stabile Lebensformen zu erreichen.

Die Kampf- oder Fluchtreaktion, die Walter Cannon für den Organismus beschrieben hatte, wurde viele Jahre später von der Psychologin Shelley Taylor geschlechtsspezifisch relativiert. Obwohl auch sie davon ausging, dass Kampf- und Fluchtreaktionen als erste körperliche Reaktion auftreten, konnte sie zeigen, dass weibliche Antworten des Verhaltens durch andere Muster erweitert werden, die sie mit »tend and befriend« (»sich kümmern und zusammenschließen«) umschrieb. Taylors Untersuchungen an verschiedenen Tierpopulationen zeigten, dass deren weiblichen Mitglieder in Notfallsituationen verstärkt pflegende und kooperative Aktivitäten an den Tag legten, um mehr Sicherheit in ihren »sozialen Netzwerken« zu ermöglichen. Auf der physiologischen Ebene spielt dabei das Hormon Oxytocin, das aus dem Zusammenhang von Still- und Pflegetätigkeiten bei Neugeborenen bekannt war, eine große Rolle.

Cannons Arbeiten zum Zusammenspiel von autonomem Nervensystem und Hormonsystem wurden zur Basis der Arbeit von Hans Selye. Im Rahmen seiner Forschungen über die Plazenta (Mutterkuchen bei Schwangeren) spritzte er Ratten ein spezielles Hormon. Die daraufhin beobachteten Veränderungen im Organismus dieser Tiere (wie etwa Vergrößerungen der Nebennieren und Lymphorgane) verstand Seyle als Abwehrreaktion des Organismus. In Experimenten mit anderen starken Belastungen der Tiere stellte er ähnliche organische Reaktionen fest. 1936 publizierte er im Wissenschaftsmagazin *Nature* einen kurzen Artikel über ein Syndrom, das offensichtlich durch verschiedene, stark belastende Faktoren ausgelöst werde, und verwendete den Begriff »generelles Anpassungssyndrom«.

Im Unterschied zu Cannon untersuchte Seyle langfristige Reaktionen des Organismus. Er stellte fest, dass der Organismus in einer anfänglichen »Alarmphase« versucht, durch die Ausschüttung von Hormonen seine Widerstandsfähigkeit zu erhöhen. Dies könne durchaus auch zur anfänglichen Stärkung führen. Wenn die Belastung des Organismus zu lange anhält, dann drohen der Zusammenbruch in verschiedenen Körpersystemen, wie Immun-, Herz-Kreislauf- oder Atmungssystem sowie im Magen-Darm-Bereich oder den Gelenken. Zudem können psychische Erkrankungen wie Depressionen eine Folge des anhaltenden Stressgeschehens sein.

Selyes Konzept erfreute sich nach dem Zweiten Weltkrieg großer Popularität. Die Zeit nach dem Abwurf der ersten Atombomben war von einer starken Verunsicherung geprägt, die auch zum Begriff des »Zeitalters der Angst« führte.

Hans Selye erweiterte seine Forschungen auf »psychosoziale Stressoren« im Arbeits- und Familienleben. Er ging davon aus, dass Stress ein unausweichliches Phänomen des modernen Lebens sei. Deshalb sei es wichtig, einen drohenden Belastungs-»Dis-stress« zu vermeiden und Möglichkeiten für einen gelasseneren Umgang zu finden, um »Eu-stress« zu erreichen. Im Bereich der Medizin begann während dieser Zeit ein Umdenken über psychosomatische Erkrankungen im Sinne von Stressleiden.

Das Wort »Stress« ist heute zum Alltagsbegriff geworden. Wir kennen Alltags-, Arbeits-, Beziehungs-, Freizeit-, Prüfungs- oder Dauerstress. Begriffe wie »Stressbewältigung« oder »Stressmanagement« werden überall verwendet. Die amerikanische Sozialwissenschaftlerin Dana Becker spricht von einer »Stressinflation« und geht davon aus, dass zu Beginn des 21. Jahrhunderts die meisten Formen von Kummer, Sorgen und Leiden als »Stresserfahrungen« umgemünzt wurden. Dies werde durch Medienberichte über Gefühle und Stress gefördert.

Im Zusammenhang mit therapeutischen Möglichkeiten zur Stressbewältigung hat der Psychologe Richard Lazarus in den 1970er- und 1980er-Jahren zeigen können, dass subjektive Bewertungen von »Stressoren« einen wichtigen Einfluss auf den individuellen Umgang mit Belastungen haben. In psychophysiologischen Forschungen wurden mithilfe von Biosensoren (»Biofeedback«) Veränderungen von Hautwiderstand, Muskelspannung, Herzfrequenz oder Atemregulation untersucht. Durch die Einbeziehung von Vorstellungsübungen und Arbeit mit »inneren Bildern« lässt sich das autonome Nervensystem gezielter beeinflussen.

Als moderne Varianten von Neurasthenie und Stress können Syndrome wie Fibromyalgie, chronisches Erschöpfungssyndrom oder die Diskussion um das Burn-out-Syndrom verstanden werden. Dabei verstehen einige Experten diese Leiden als »nervlich-körperliche« Erscheinungen und andere als »psychiatrische Varianten« einer Depression.

Medikamentöse Lösungsversuche zur Verbesserung des Nervenkostüms

Im 19. Jahrhundert waren Beruhigung- und Aufputschmittel wie Bromsalze, Alkohol, Opiate oder Kokain noch weitgehend unreguliert zugänglich. Zu Beginn des Jahrhunderts hatte der Apothekergehilfe Friedrich W. Sertürner den verdickten Saft des Schlafmohns, das Opium, als Betäubungsmittel entdeckt. Im Laufe weniger Jahre wurde Morphin in den Apotheken als Schmerzmittel erhältlich. Der Apotheker Emanuel Merck wurde zum ersten industriellen Produzenten dieser Alkaloide. Ab 1850 begann deren Siegeszug in Form von Spritzen, die im Amerikanischen Bürgerkrieg verwendet wurden. Der Kulturwissenschaftler Norman Ohler berichtet, dass in den Drugstores der USA meist zwei Wirkstoffe rezeptfrei angeboten wurden: »Morphinhaltige Säfte stellten ruhig, während kokainhaltige Mischgetränke gegen Stimmungsleiden als hedonistisches Euphorikum sowie zur Lokalanästhesie eingenommen wurden.«

1897 erfand Felix Hoffmann, ein Chemiker der Firma Bayer, das »Diacethylmorphin«, das unter dem Markennamen »Heroin« als Mittel gegen Kopfschmerzen, Unwohlsein, als Hustenmittel für Kinder sowie gegen Darmkoliken und Schlafprobleme vermarktet wurde.

Ursprünglich wurde Coca-Cola in Atlanta 1884 vom Apotheker John Pemberton als »French Wine Cola« erfolglos vermarktet. Er experimentierte mit »Vin Mariani«, einem euphorisierenden französischen Bordeaux-Wein mit Kokainzusatz, dem Papst Leo XIII. eine Goldmedaille verliehen hatte. Dieser Mischwein wurde anfangs als Arzneimittel beworben, der vor allem für »Kopfarbeiter« hilfreich sei, die unter Müdigkeit, Erschöpfung, Kopfschmerzen oder Neurasthenie litten. Im Hinblick auf Potenzprobleme wurde es als »wunderbares Stärkungsmittel der Sexualorgane« gepriesen. Als kurze Zeit später die Alkoholprohibition in den amerikanischen Südstaaten verordnet wurde, wurde der Alkohol durch »gesünderen Zuckersirup« ersetzt. Zusammengemischt mit dem Wasser der nur für Weiße zugänglichen Sodawasserheilquellen von Atlanta wurde Coca-Cola jetzt als »temperance drink« (»Abstinenz- oder Enthaltsamkeitsgetränk«) sowie als »geistiges Getränk« für besser gestellte Schichten vermarktet. Es enthielt eine Mischung als Kokablätterextrakt (Kokain) und Kolanüssen. Ab 1899 wurde das Getränk zum Verkauf in Flaschen abgefüllt. Damit wurde es auch für die wenig wohlhabende afro-amerikanische Bevölkerung zugänglich. Die Historikerin Grace Hale hat beschrieben, wie schließlich vonseiten der konservativen, weißen Mittelklasse eine heftige Kampagne gegen »den explodierenden Kokaingebrauch« der »Neger als Kokainteufel« angezettelt wurde. Man verwies jetzt auf den angeblich durch Coca-Cola bedingten Anstieg von Vergewaltigungen weißer Frauen und vermehrte allgemeine Gewalt. Daraufhin wurde 1903 der Kokainanteil des Getränks entfernt und der Anteil an Zucker und Koffein erhöht.

In der zweiten Hälfte des 20. Jahrhunderts wurden vor allem Tranquilizer und Barbiturate zur medikamentösen Behandlung von »Nervenschwäche« und Ängsten verordnet. Der tschechischstämmige Wissenschaftler Frank Berger entwickelte 1946 als Zufallsprodukt »Meprobamat«, als er eine Substanz testete, die zur besseren Konservierung von Penicillin dienen sollte. Nachdem er dieses Präparat Tieren gespritzt hatte, bemerkte er, dass diese auffällig ruhige und gelassene Verhaltensweisen zeigten. Er bezeichnete diese Reaktion als »tranquilisierend« oder beruhigend. Zu Beginn fielen seine Beobachtungen und Hypothesen bei seinen Kollegen auf keinen fruchtbaren Grund. Berger weitete seine Untersuchungen auf Rhesusaffen aus und dokumentierte die Ergebnisse in einem kurzen Film. Nachdem er diesen auf einer großen medizinischen Konferenz zeigen konnte, fand seine Arbeit Interesse bei seinem pharmazeutischen Arbeitgeber. Man nannte das neu entwickelte Medikament jetzt »Miltown«, nach einem Dorf in der Nähe des Labors. Es wurde als weitgehend nebenwirkungsfrei angepriesen und mit groß angelegten Werbekampagnen vermarktet. Durch die Unterstützung der Hollywood-Filmindustrie wurde »Miltown« zur ersten großen Erfolgsstory der Psychopharmakologie in den USA.

Die Psychiaterin Andrea Tone spricht von »Miltown« als der »ersten psychotropen Wunderdroge der Medizingeschichte«. Allein in den USA wurden von »Miltown« den 1950er-Jahren viele Millionen Packungen des Medikaments verkauft, und es wurde zum freiverkäuflichen Kassenschlager. »Miltown« könne Spannungen, Ängste, Depressionen, Menstruationsbeschwerden, psychosomatische Symptome und Schlaflosigkeit deutlich vermindern. »Dies war eine Zeit, als die Amerikaner hart arbeiteten und glaubten, dazu berechtigt zu sein, etwas zu erhalten, was sie besser durch diese Tage brachte. Für viele Leute war dieses Medikament ein emotionales Aspirin oder eine Friedenspille.«

Trotz erster gegenteiliger Berichte bestanden Journalisten und Ärzte darauf, dass »Miltown« keine Abhängigkeiten erzeuge. Für diejenigen, die nach dem Konsum Ermüdungserscheinungen zeigten, wurde ein anderes Mittel namens »Ritalin« propagiert, das gewährleistete, dass beruhigte Patienten weiterhin wach blieben. Die Begeisterung für »Miltown« dauerte zehn Jahre. Danach wurden seine schwerwiegenden Nebenwirkungen zu offensichtlich.

Ein weiteres, scheinbar sichereres Medikament wurde in den 1960er-Jahren vom amerikanischen Zweig der Schweizer Firma Hoffmann-La Roche entwickelt. Dort hatte 1941 der Chemiker Leo Sternbach ebenfalls mit einem Zufallsprodukt seiner früherer Forschungen, das beruhigende Eigenschaften gezeigt hatte, experimentiert. Er entwickelt eine veränderte Version des ursprünglichen Moleküls, das aber jetzt eine vielfach stärkere Wirkung zeigte. Sternbach testete die Substanz erst an Mäusen und Wildkatzen, später auch an Gefangenen in Texas, bevor »Chlordiazepoxid« 1960 unter dem Markennamen »Librium« (abgeleitet von »equilibrium«, Gleichgewicht) auf den Markt kam. Nachdem die Wirkung von »Librium« im Labor am Luchs getestet wurde, wurde es bekannt als »das Medikament, mit dem man Wildkatzen zähmen kann«.

Leo Sternbach entwickelte als eine Variante des Libriums das »Diazepam«, das 1963 unter dem Markennamen »Valium« auf den Markt kam und zum meist verschriebenen Arzneimittel der westlichen Welt zwischen 1968 und 1987 wurde. In kurzer Zeit wurde das Mittel zum festen Bestandteil des Arzneischranks von Haushalten und war darin fast so selbstverständlich wie Zahnpasta oder Rasierklingen. Andrea Tone nennt »Valium« das »favorite chill feel« (»beliebteste Entspannungsgefühl«) dieser Zeit. Bereits in den späten 1960er-Jahren erntete der Valiumkonsum scharfe Kritik. Dabei wurde vor einer schleichenden, massiven Abhängigkeit der Mittelklasse gewarnt, und manche sprachen sogar von einer »vergifteten Gesellschaft«.

Mitte der 60er-Jahre schrieb die Rockgruppe The Rolling Stones den erfolgreichen Charthit »Mother's Little Helper«, der sich auf die große Verbreitung von Tranquilizer unter Hausfrauen bezog und beschrieb, dass die Mütter etwas dringend benötigten, um mit den häuslichen Belastungen fertigzuwerden.

In den 70er-Jahren erschienen Berichte über Tranquilizer-Abhängigkeiten. Der therapeutische Erfolg von gestern war zum Albtraum geworden. Aus einem wirkungsvollen Medikament war durch oft unverantwortliche Verschreibungspraktiken von vielen Ärzten ein soziales Problem geworden.

Nervenleiden als seelische Leiden

Im Mittelalter galten »Andersartige« als vom Teufel besessen. Ihre Krankheiten wurden als die Folge von Sünden gebrandmarkt, für die sie mit aller Härte in Asylen und Verwahranstalten büßen mussten.. Erst 1794 setzte der französische Psychiater Philippe Pinel als leitender Arzt am Hôpital Salpêtrière die Behandlung von »Geisteskranken« ohne Zwangsbehandlung im Sinne eines »traitement moral« durch. Pinel gehörte zu den Pionieren eines sich neu entwickelnden Zweigs der »Nervenheilkunde«, der Psychiatrie. Seine Behandlungsmethoden waren noch auf die körperliche Behandlung der Nerven ausgerichtet. Mit Zwangsjacken, Drehstuhltherapie oder kalten Wasserstrahlbehandlungen sollten zu Beginn des 19. Jahrhunderts heilsame Gegenimpulse gesetzt werden, damit das Nervensystem der Kranken wieder die Balance finden könne.

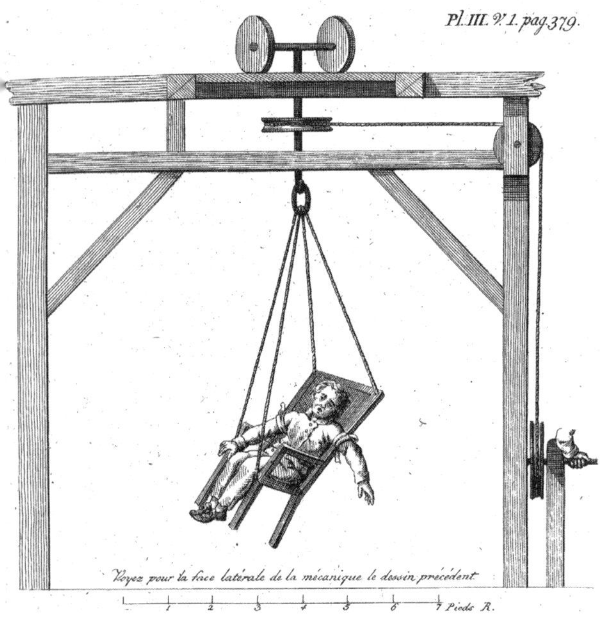

Die *Cox'sche Drehschaukel* (1806) war eine Erfindung des Arztes Joseph Cox.

Erste humane Ansätze in der Psychiatrie entstanden durch private Initiativen in England. In Deutschland machte sich im 19. Jahrhundert der Arzt und Physiologe Wilhelm Giesinger einen Namen als Reformator der Psychiatrie. Er ging ebenfalls davon aus, dass Geisteskrankheiten Erkrankungen des Gehirns seien, begründete die Zürcher Psychiatrieklinik Burghölzli und wurde 1865 der erste deutsche Universitätsprofessor für Psychiatrie und Neurologie an der Berliner Charité.

Ende des 19. Jahrhunderts stellte Sigmund Freud mit seinen Arbeiten über die Bedeutung des Unbewussten neue Fragen an die Psychiatrie. Seine psychoanalytische Methode begann, biografische und »innerseelische Entwicklungsdynamiken« von Nervenleiden zu deuten und in Redekuren zu behandeln.

Nach dem Ersten Weltkrieg erstarkte die Anstaltspsychiatrie erneut. Im Nationalsozialismus folgte ein schreckliches, inhumanes Kapitel der deutschen

Nervenheilkunde mit Euthanasie, Menschenexperimenten und massenhafter »Vernichtung unwerten Lebens«. Zugleich förderten die Nazis »gemeinschaftspsychologische« Formen der Psychotherapie, die eine »heroische, realitätszugewandte und aufbauende Lebensauffassung« unter den Nervenkranken der Ober- und Mittelschicht bewirken sollte.

Im Nachkriegsdeutschland trafen die vielgestaltigen Kriegsneurosen anfangs auf eine massive Unterversorgung. Es folgten Jahre der Verwahrung dieser Menschen in Anstalten mit Massenunterbringungen in großen Bettensälen, gemeinsamer Anstaltskleidung und einer hohen Zahl von Zwangsunterbringungen. Nach der 1968er-Revolte formierte sich zunehmend Kritik an dieser Situation. Manche Nervenärzte propagierten Visionen einer notwendigen »Anti-Psychiatrie« (Ronald Laing, David Cooper). Es entstanden Initiativen zur Schließung von großen Anstalten und zur Schaffung von ambulanten, gemeindenahen, sozialpsychiatrischen Versorgungsangeboten (Klaus Dörner, Franco Basaglia, Luc Ciompi). Der Deutsche Bundestag beschloss in den 1970er-Jahren eine »Psychiatrie- Enquete«. Neue Ansätze von Gruppentherapien entstanden. Aus den USA verbreiteten sich humanistische Methoden der Psychotherapie, manche sprachen damals sogar von einem »Psychoboom«.

Der kanadische Medizinhistoriker Edward Shorter hat den Aufstieg und Fall des »nervous breakdown« (»Nervenzusammenbruch«) in den westlichen Gesellschaften beschrieben. Er stellt dar, wie »Nervenkrankheiten«, Erschöpfung und Angst heute zunehmend als Depression bewertet werden. Depressionen wurden früher eher als Krankheiten eingeschätzrt. In der amerikanischen Gesellschaft waren diese bis in die 70er-Jahre von relativ geringer Bedeutung. Nicht-psychotische Formen von Depressionen wurden im Standardwerk der amerikanischen psychiatrischen Gesellschaft, dem sogenannten DSM (Diagnostic Standard Manual), als »Angstformen« beschrieben. Danach traten »leichte Depressionen« schleichend an die Stelle der Angstdiagnosen. Gründe für diese Verlagerung der Krankheitsdiagnostik sehen Medizinhistoriker im zunehmenden Druck von Versicherungskonzernen und Ärztegruppen. Während die bisherige Diagnose »Angst« oder »Angstneurose« relativ unspezifisch definiert war, sollten jetzt neue Klassifikationen der Depression eine genauer definierte Diagnostik vorgeben. Konzepte wie Neurasthenie, Stress oder Psychoneurosen wurden gänzlich zugunsten einer weitgehend biologisch eingeschätzten Krankheitseinheit »Depression« aufgegeben. Die Zahl der Menschen mit sogenannten »Major Depressive Disorders« hat sich infolge dieser Änderungen bis Ende der 90er-Jahre fast verdoppelt.

Mit der Zunahme von Forschungsartikeln über die biologischen Grundlagen von Depressionen stieg die Bedeutung von Neurotransmittern wie Serotonin oder Dopamin in der Psychopharmaka-Behandlung von Ängsten. Die populäre Vermarktung von »Serotonin-Wiederaufnahme-Hemmern«, insbesondere durch das Medikament »Prozac«, beruhte auf dem Argument, dass die Erhöhung des Serotonin-Spiegels im Gehirn Gemütsschwankungen und Angstzustände positiv beeinflussen könne.

Das Problem »Depression« wurde wissenschaftlich im Sinne eines biologischen Neurotransmitter-Ungleichgewichts dargestellt. Dadurch sollte sie in der Öffentlichkeit weniger als psychisches Leiden gelten. Ähnlich wie eine Diabetes-Erkrankung und deren Insulinstörung, so hieß es, sei Depression »ein Mangel an Botenstoffen«, der durch die neuen Antidepressiva ausgeglichen werden könne. In den 90er-Jahren wurde das Behandlungsspektrum von »Serotonin-Wiederaufnahme-Hemmern« auf soziale Angststörungen und posttraumatische Belastungsstörungen ausgeweitet.

»Serotonin–Wiederaufnahme-Hemmer« sind inzwischen zum meistverkauften Psychopharmakon geworden. Große Vergleichsstudien zeigen, dass diese Medikamente bei leichten bis mittelgradigen Depressionen jedoch keine wesentlich besseren Ergebnisse erzielen als manche Psychotherapien. Am bisher behaupteten nebenwirkungsarmen Gebrauch sind inzwischen Zweifel aufgetreten, vor allem bei längerer Anwendung durch junge Menschen. Bei diesen besteht eine erhöhte Suizidgefährdung, und die Medikamente können längerfristig eine Beeinträchtigung der Libido bewirken.

Mittlerweile zeichnen sich erste Ergebnisse ab, die darauf hinweisen, dass Depressionen unter anderem auch von »chronischen, nicht infektiösen Entzündungen« aufgrund der inaktiven, sitzenden Lebensweise der Moderne gefördert werden.

In den Industrieländern gelangt heute durch einen steigenden Altersdurchschnitt der Bevölkerung die Altersdemenz weiter ins Zentrum der Gesellschaft. Im Hinblick auf das »ältere Nervenkostüm« zeigten Forschungen zur Neuroplastizität und Epigenetik, dass sowohl die Feinstrukturen des Gehirns als auch die Aktivierung oder Hemmung von menschlichen Genen bis ins hohe Alter von Umwelteinflüssen abhängen.

Insgesamt hat sich die Nervenheilkunde und Psychiatrie in den beiden letzten Jahrhunderten zwischen der Sorge um die Hoffnungslosen und Vergessenen, subtilen Erforschungen des Seelenlebens der Einzelnen und Medizintechniken bewegt, die die individuellen Symptome von Verunsicherung, Krise, Verzweiflung oder Verwirrung mit Medikamenten behandeln.

Die Zukunft der Nervenheilkunde sollte weder »mindless« (d.h. ohne Bezugnahme auf persönliche Besonderheiten der leidenden Menschen) noch »brainless« (d.h. ohne Einbeziehung der Ergebnisse aus neurobiologischen Forschungen) sein. Es geht um eine sorgsame Abwägung von individuellen, biografischen Entwicklungen und sozialen und kulturellen Bedingungen sowie um ein Verstehen von biologischen Prozessen des Nerven-, Hormon- oder Stoffwechselsystems. Die Versorgung von psychisch auffälligen Mitmenschen darf nicht zu bestrafenden oder isolierenden Praktiken führen.

Alles »Neuro«?

Gesellschaftliche Bewertungen einzelner Teilsysteme des Körpers sind bisweilen willkürlich und zeitbedingt. Dies gilt auch für die zeitgenössische Hervorhebung des Gehirns. Das 1990 vom amerikanischen Präsidenten George Bush ausgerufene »Jahrzehnt des Gehirns« diente in erster Linie der intensiven finanziellen Förderung der Hirnforschung. Die Welle von neuen Teilgebieten in Wissenschaft und Gesellschaft die mit der Vorsilbe »Neuro« geschaffen wurden, entsprechen diesem Zeitgeist: Neurowissenschaften, Neurobiologie, Neuromarketing, Neuroästhetik, Neuropsychologie, Neuropsychoanalyse, Neurorecht, Neuroökonomie usw.

Der Wissenschaftssoziologe Nikolas Rose hat die wissenschaftliche und politische Formierung dieser neuen Felder seit den 1960er-Jahren nachgezeichnet. Durch sie gerieten Techniken der Einflussnahme und Veränderung von Hirnstrukturen zunehmend in den Fokus der medialen Aufmerksamkeit. Rose geht davon aus, dass die »politische Übernahme von hirnzentrierten Bewusstseinsvorstellungen« erheblichen Einfluss auf das zukünftige Selbstbild und das Menschenbild der Gesellschaft haben wird. Er spricht vom »neurobiologischen Selbst« und beschreibt, wie wichtig es ist, sich daran zu erinnern, dass kein Mensch losgelöst von seiner Um- und Mitwelt existieren kann.

Der Psychiater Thomas Fuchs hat vom Gehirn als »Beziehungsorgan« gesprochen. Er kritisiert ein einseitig neurobiologisch geprägtes Menschenbild: »In einer schleichenden Selbstverdinglichung betrachten wir uns immer weniger als Personen, die Gründe und Motive haben und Entscheidungen treffen, sondern als Agenten unserer Gene, Hormone und Neuronen. Auch unsere Erfahrung, selbst Urheber von Handlungen zu sein und damit unser Leben bestimmen zu können, wird von Neurowissenschaftlern infrage gestellt. Der Wille scheint immer zu spät zu kommen, nämlich wenn die neuronalen Prozesse, welche Entscheidungen zugrunde liegen, bereits abgelaufen sind.«

Der Medizinhistoriker Michael Hagner spricht hinsichtlich der massiven Verwendung von bildgebenden Untersuchungen des Gehirns von modernen Formen der »Cyber-Phrenologie« und »neurobiologischem Gedankenlesen«. Er zeichnet nach, wie durch wissenschaftliche Modellbildungen des Gehirns, etwa in der Kybernetik, Mitte des 20. Jahrhunderts abstrakte Konzepte entstanden sind, die Lernprozesse, Selbstorganisation und Plastizität des Nervensystems »losgelöst vom sinnlichen Erleben konstruiert haben«. In Erinnerung an Aldous Huxleys dystopische Vorstellungen einer »Brave New World« schreibt Hagner: »Die Beschränktheit des menschlichen Geistes wird heute nicht mehr an gestirnten Himmeln über uns oder an den Grenzen der konstruierten technischen Leistungen vermessen, sondern anhand der Grenzen der menschlichen Sinnes- und Nervensysteme gegenüber den Sensor- und Rechnerleistungen. Bevor Roboter tatsächlich Menschen ersetzen oder Brain-Chips implantierbare Erweiterungen des menschlichen Gehirns werden, sind wir so heute bereits zu ›Cyborgs‹ (›Cybernetic Organisms‹) geworden, die ihre spezifischen Leistungen und Eigenheiten nur mit und gegen künstliche Systeme zu ermessen vermögen.«

Wie viel Muße und Müßiggang sind noch erwünscht und erlaubt?

Im 19. Jahrhundert wurde im Zusammenhang mit der asketischen Arbeitsmoral der Müßiggang zum »neuen Sündenfall« der bürgerlichen Lebensform erklärt. Es müsse darum gehen, so mahnte man damals an, die »Zeit optimal zu nutzen« sowie sich den beschleunigten Zeitrhythmen und der »Vermeidung der Zeitverschwendung« anzupassen.

In Erinnerung an die Sehnsucht nach südlicheren Gefilden wird von manchem heute dem Mittagsschlaf, der »Siesta«, wieder mehr gehuldigt. Dieser war im Süden ursprünglich aufgrund »der großen Hitze zur sechsten Stunde« eingeführt worden oder auch, um »dem Dämon des Mittags« zu begegnen. In manchen asiatischen Traditionen galt die Zeit zwischen 12 Uhr und 14 Uhr als »Xiuxi«, als »Zeit des Ausruhens«. Das zugehörige Schriftzeichen symbolisierte einen Menschen, der sich an einen Baum anlehnt. Es erscheint heute wieder wichtiger, vermehrt Zeit zum Sammeln, Nachdenken und Träumen zu finden.

Im Kontext der Moderne wird über Muße und Müßiggang neu nachgedacht. Paul Virilio hat vom »rasenden Stillstand« der Moderne gesprochen. Das Volkswagenmuseum in Wolfsburg organisierte eine große Kunst-Retrospektive zum Thema »Entschleunigung«. Medial wird vermehrt betont, wie wichtig es sei, wieder zu sich selbst zu kommen. Es gelte, »information overload« und Zeitdruck sowie den Suchtpotenzialen des Internets stärker zu entkommen. Gewarnt wird vor der zunehmenden Problematik von Schlafstörungen und mangelnden Regenerationsphasen. Angesichts von Reizüberflutungen und Aufmerksamkeitsstörungen werden Gelassenheit und Achtsamkeit beschworen. Der Kulturkritiker Thomas Strässle spricht von »Gelassenheit als einem Sehnsuchtsbegriff der Moderne«.

BAUCH UND BAUCHGEFÜHLE –
Was alles zu verdauen ist

Die wichtigsten Dinge des Lebens spielen sich zwischen Anfang und Ende des Verdauungskanals ab.
Paracelsus

Das Wort »Bauch« leitet sich vom altgermanischen »buch« ab. Dieses war mit dem Wort »Beule« verwandt und wies auf den nach dem Essen »geschwollenen und aufgeblähten« Leib hin. »Bauchiges« steht sinnbildlich für nach auswärts gebogene Rundungen wie den Muskelbauch, den Flaschenbauch, der Bauch einer Vase, den Schiffsbauch oder das geblähte Segel. Die »Leibeshöhle« wird mit dem medizinischen Fachbegriff als »Abdomen« bezeichnet, der sich von lat. »abdere«, verbergen, ableitet und »das nicht sichtbare Innere« meint.

Im Mutterbauch lernen wir ein erstes »ozeanische Gefühl« (Sigmund Freud) der Geborgenheit kennen, das von einem Konzert umgebender Darmgeräusche und fremder Stimmen begleitet wird. Nach dem Stillen an der Mutterbrust bereitet dem Säugling sein wohlig gefüllter Bauch Wohlbefinden. Später lernt jeder von uns das »Bauchweh« kennen, wobei der nicht mehr übliche Begriff der »Leibschmerzen« zutreffender wäre.

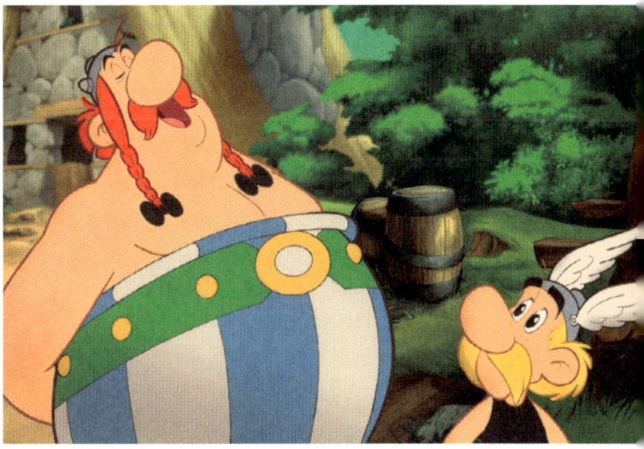

Obelix – die konzentrierte Kraft des Bauches.

»Bauch rein, Brust raus, Kopf hoch« – diese soldatisch anmutende Haltungsaufforderung wird heute manchmal noch gebraucht. Ich erinnere mich, dass mein Vater, wenn er wegen seines »Wirtschaftswunderbauchs« in den 1960er-Jahren kritisiert wurde, sagte: »Das ist doch alles nur Luft.« Daraufhin zog er seinen Bauch ein, und sein Brustkorb schwoll auf imposante Weise an. Das ganze Manöver dauerte allerdings nur kurz, genauer gesagt, bis zum nächsten Ausatmen.

Eine Scheinlösung für den »peinlichen« Bauch ist, den Gürtel »enger zu schnallen«. Durch den hochgedrückten Bauch wird, wie Studien gezeigt haben, jedoch bis zu einem Drittel des Atemraums abgeschnürt, und gleichzeitig werden die Darmbewegungen behindert. Längerfristig ist dies ein unbequemer und hoher Preis für den »versteckten Bauch«.

Wie Menschen ihren Bauch von innen erleben und die Bäuche der anderen von außen bewerten, hängt von kulturellen und sozialen Faktoren sowie vom Zeitgeist und von vorherrschenden Moden ab.

Unklare Verdauungs-, Magen- und Darmbeschwerden gehören heute zu den häufigsten Gründen für Arztbesuche, Medikamenteneinnahmen und Fehlzeiten am Arbeitsplatz. Was sich im Bauch eines Menschen abspielt, musste ich als praktizierender Arzt durch vorsichtiges Abtasten, Abklopfen und Abhorchen diagnostizieren. Wie fühlt sich die Bauchdecke an? Wo gibt es schmerzhafte Zonen oder Widerstände? Wie groß sind die einzelnen Organe? Wie hören sich die aktuellen Geräusche im Bauch an?

Ein kundiger Umgang mit dem Stethoskop war bei diesen Untersuchungen entscheidend, insbesondere wenn es darum ging, einen »akuten Bauch« abzuklären, bei dem eventuell eine rasche Operation notwendig war. Heute wird die manuelle Untersuchung des Bauchs eher als primitiv und unzuverlässig angesehen. Stattdessen wird ein »Ultraschallkopf« aufgesetzt oder eine endoskopische Spiegelung verordnet, um mehr »Licht« in die dunkle Leibeshöhle zu bringen. Durch meine Teilnahme an vielen Bauchoperationen konnte ich direkte »Einblicke« in das Körperinnere gewinnen. Als Oberarzt einer großen psychosomatischen Klinik für Essstörungen habe ich das vielschichtige Drama um die »Kontrolle des Bauchs« bei magersüchtigen, bulimischen und stark übergewichtigen Menschen miterlebt.

Einen ungewöhnlichen Gebrauch des Stethoskops lernte ich durch die norwegische Körpertherapeutin Gerda Boyesen und deren »Psychoperistaltik« kennen. Dabei lauschte man mithilfe eines Stethoskops den Veränderungen von Darmgeräuschen als Ausdruck von wechselnden nervösen Spannungen.

Heute haben wir differenzierte »Einsichten und Vorstellungen« von der Komplexität und den Wechselwirkungen dessen, was sich im Verdauungstrakt des Körpers abspielt. Neue Medikamente werden entwickelt, aber leider oft unkritisch eingesetzt. Dadurch kann die oft langwierige, notwendige Suche nach den psychosozialen Gründen, die zu chronischem Bauchweh beitragen, verschleppt oder behindert werden.

In den letzten Jahren haben der Bauch und insbesondere der Darm vermehrte Beachtung gefunden. Ein besseres Verständnis der Nervenversorgung des Darms (das »enterische Nervensystem«) sowie des symbiotischen Zusammenlebens mit unseren Darmbakterien (»das Mikrobiom«) haben zum Begriff des »Bauchhirns« geführt. Damit geht eine Aufwertung der intuitiven Bauchgefühle (engl. »gut feelings«) einher, als Ausdruck jener »inneren Stimme«, die sich bei raschen Entscheidungen einmischt, welche wir angesichts unzureichender vielgestaltiger oder widersprüchlicher Informationen instinktiv fällen.

Metaphern und Redensarten über Nahrungs- und Verdauungsorgane

Wenn wir von Körperorganen sprechen, benutzen wir selten anatomisch korrekte Details, sondern beziehen uns auf »erlebte Erfahrungen«, die sich »in der Gegend dieser Organe« ereignen. Wie benutzen Metaphern (griech. »metaphora«, Übertragung) als Vergleiche zur Veranschaulichung von Ähnlichkeiten. So sprechen wir beispielsweise vom »Hunger nach Erkenntnis« oder vom »Wissensdurst«. Manche Informationen können »verschlungen« werden, während andere Zeit brauchen, um »verdaut« zu werden. So werden unsichtbare, innere Organe metaphorisch als »Gefäße und Behälter« oder als »Sitz« und »Ort« von bestimmten Gefühlen verstanden. Wir sagen, dass sich Organe in »Höhlen«, »Körben« oder »Räumen« befinden, wie etwa in der Schädelhöhle, dem Brustkorb, der Bauchhöhle oder dem Beckenraum. Der Psychosomatiker Thure von Uexküll hat von »subjektiver Anatomie« gesprochen.

Früher bedeutete, »dem Bauch zu dienen«, ein gutes Leben zu führen. Martin Luther klagte in seinen Schriften manchen »Bauchdiener« an. Wer zu viel isst, der »schlägt sich den Bauch voll«. Im Bauch werden einige Gefühle verortet. Manchmal können diese helfen, etwas »aus dem Bauch heraus« zu entscheiden. Die jiddische Sprache kennt den Begriff des »Bauchens«, als Ausdruck eines schlauen, klugen »Kundigseins«. Wenn jemand unbedacht und ohne Sachkenntnis redet, dann redet er aus dem »hohlen Bauch«. Wer einen ununterbrochen mit Fragen strapaziert, der kann einem »ein Loch in den Bauch« fragen. Wer sich geschmeichelt fühlt, der fühlt sich »gebauchpinselt«. Traditionelle Unterwerfungsgesten werden in Anlehnung an animalisches Verhalten beschrieben als »vor jemandem auf dem Bauch liegen«. Manch einer macht bei Unachtsamkeit eine unerwartete »Bauchlandung«. Wer lange warten muss, der »steht sich die Beine in den Bauch«.

Die Nahrungsaufnahme beginnt im Mund. Deshalb sollten Mund, Zunge, Zähne und Hals mit zum »Verdauungskanal« hinzugerechnet werden. Wenn sich jemand, bei knappen Ressourcen, statt zum Essen lieber etwas anderes kaufen möchte, dann muss er sich dies »vom Mund absparen«. Wer alles gleich ausgibt, der »lebt von der Hand in den Mund«. Wo einem vor Überraschung die Sprache fehlt, dann bleibt »die Spucke weg«. Wenn jemand versucht, einem das »Maul zu stopfen« oder einen »mundtot zu machen«, dann gilt es, sich zu wehren und sich »den Mund nicht verbieten zu lassen«. Manchmal ist es wichtig »kein Blatt vor den Mund zu nehmen«, den »Mund aufzumachen«.

Wenn man sich mit etwas abmüht und ein schwieriges Problem bewältigen muss, dann man hat heftig »an etwas zu kauen«. Manchmal »beißt man sich an etwas die Zähne aus«. Wer wenig zu »beißen hat« der ist ein »armer Schlucker«.

Wer zu gierig ist, der »kriegt den Hals nicht voll genug«. Etwas missverstehen heißt, dass man »etwas in den falschen Hals« bekommt. Manches bleibt im »Hals stecken« oder bringt ängstliche Empfindungen vom »Kloß im Hals« mit sich. Manche bekommen vor Wut einen »dicken Hals« Wer viel Unangenehmes ertragen muss oder nicht wagt, seinen Unmut zu äußern, der »schluckt zu viel herunter«. Wer »nicht alles schluckt«, der »spuckt aus«, was ihn bedrückt.

Im Magen machen sich Spannungen zwischen Leere und Fülle, zwischen Mangel und Befriedigung, zwischen Hunger und Sättigung bemerkbar. Symbolisch steht der volle Magen für die »Erfüllung« von Wünschen. Bisweilen gibt der Magen Laute von sich – er kann knurren, brummen oder bellen, »sich umdrehen«, »drücken«, »in den Kniekehlen oder bis zu den Füßen hängen«. Sensiblen Menschen können schlechte Nachrichten »auf den Magen schlagen«, »schwer im Magen liegen«, »sauer aufstoßen«, »hochkommen«.

Die Leber (sie steht sprachgeschichtlich in Beziehung zum Verb »leben«, »Sitz des Lebens«) gilt in einigen Kulturen als Kraft und Ausdauer spendendes Organ, das Energiereserven speichert. Wer gelernt hat, offen und freimütig zu sprechen, der redet »frisch und frei von der Leber weg«. Dadurch staut sich in ihm wenig Zorn oder Ärger an. Mit der Redewendung »beleidigte Leberwurst« wird ein Mensch bezeichnet, der beleidigt ist oder schmollt. Wenn jemandem eine »Laus (also etwas Unbedeutendes) über die Leber gelaufen ist«, dann droht dieser »vor Wut zu platzen«. Aufgestauter Kummer, Ärger, Neid und Missgunst können »die Leber anfressen«, vor allem dann, wenn diese zu häufig mit viel Alkohol »runtergeschluckt« werden.

In der Leber wird das Verdauungsferment der Galle produziert. Wenn zu viel davon hergestellt wird, dann kann sie »überlaufen«. Bei überreizten, zornigen, heftig verärgerten Menschen »kocht die Galle hoch und sie geht über«. Manche spucken dann »Gift und Galle«, und Choleriker können einem leicht das Leben »vergällen«.

Im mittleren Bereich der Verdauung, dem meterlangen Dünndarm, werden die Nahrungsmittel weiter aufgespalten und an andere Organe weitergeleitet. Der Dickdarm organisiert das, was ausgeschieden und losgelassen werden soll. Der Bauch kann »rumpeln und pumpeln«, vor allem wenn »Alarm im Darm herrscht«. Bei ängstlichen Reaktionen, wenn man »Schiss hat«, könnte leicht »was in die Hosen« gehen. Manche drücken ihre »Stinkwut« über das aus, was nach ihrer Meinung »beschissen« ist und ihnen »stinkt«. »Hosenscheißer, Schleimscheißer, Korinthenkacker oder Klugscheißer« sind unterschiedliche negative Bezeichnungen, die einen unmittelbaren Zusammenhang mit dem Bauch aufweisen.

Zum kulturellen Kontext des »westlichen Bauchs«

Manchmal wird der Bauch, wie der Kopf oder das Herz als »pars pro toto« für den ganzen Menschen genommen. Der »Bauchmensch« wird dem »Kopfmenschen« gegenübergestellt. Der »sichtbare Bauch«, in seiner Fülle oder seiner Magerheit, führt bisweilen moralisch und ästhetisch zur Bewertung des ganzen Menschen, etwa als undiszipliniert-lasterhaftem Vielfraß und Fresssack oder im anderen Extrem als diszipliniert-asketischem Menschen. Die biblischen »Todsünden« der Völlerei und der Wollust haben am Bauch als »Ort des sündigen Verderbens« Spuren hinterlassen. Kunst und Malerei, vor allem im Barock, haben den »fülligen, robusten Bauch« häufig als Zeichen sinnlich-erotischer Schönheit dargestellt.

In den Hierarchien früher Philosophien war der Bauch am weitesten von den hohen Zielen der geistigen Erkenntnis entfernt. Dementsprechend galt er als niedere, animalische Region des Menschen.

Als einige Jahrhunderte später Fortschritte der Anatomie und Physiologie die Geheimnisse der inneren Organe und der Verdauung »entzauberten«, begann die Medizin, die Rolle des Bauchs nüchterner und distanzierter zu betrachten. Schließlich wurde dessen vergrößerter Umfang, als Ausdruck von »Übergewicht«, zum Risikofaktor für Herz, Kreislauf und Gelenke. Ernährungs- und Diätvorschläge, vom verringerten Fleischkonsum bis zum totalen Vegetarismus, vom »Kampf gegen Zucker« bis zur peniblen Registrierung von Kalorien und »Nahrungslabels« haben bisher dem kulturell zunehmenden Übergewicht von Kindern und Jugendlichen bisher wenig entgegensetzen können.

Körperformen des Bauchs waren ein Gegenstand von Theorien der »Seelenheilkunde«, in denen versucht wurde, von der Bauchform auf die charakterlichen, psychischen Anlagen von »bebauchten Pyknikern« oder »bauchlosen Leptosomen« sowie muskelbetonten Athleten zu schließen. Auch wenn diese Einteilungen modernen wissenschaftlichen Erkenntnissen nicht mehr standhalten, so sind sie bis heute in Umlauf geblieben. Fastenspezialisten unter den Ärzten, wie etwa der Österreicher F.X. Mayr, glaubten, aus der Bauchform Rückschlüsse auf Darm- und Ernährungsprobleme ziehen zu können. Sie empfahlen Nahrungsumstellungen sowie hydrotherapeutische oder manuelle Colon-Behandlungen.

»Leibesfülle« wurde sozial, je nach Schicht und Klasse, gegensätzlich gesehen. Auf der einen Seite war sie demonstrativer Ausdruck von Wohlstand und auf der anderen Seite wurde sie diskriminiert als Schmerbauch, Plauze, Wampe, Ranzen, Bierbauch oder Hendlfriedhof. Ab dem 19. Jahrhundert wurde die »Arbeit am Bauch« mithilfe von Gymnastik und Fitnessübungen systematischer und extensiver betrieben. Inzwischen hat sich der »Wohlstandsbauch« des »Herrn Direktors« des deutschen Wirtschaftswunders zu »fitten Körperformen« des Managers der Moderne verschlankt.

In der höheren Gesellschaft versuchte man im 17. und 18. Jahrhundert, mit Miedern den Bauch zu verstecken, formen oder betonen. Im 20. Jahrhundert, nach seiner Befreiung von Einschnürungen, sollten ein schlanker, trainierter Bauch und eine Wespentaille in Bikini oder »bauchfreier« Mode gezeigt werden. Dies bewirkte neue Kleiderordnungen und schließlich sogar Verbote von verführerischer »Nabelschau« bei Schülerinnen. Idole haben der Jugend »Bauch-Modelle« geprägt – vom magersüchtigen »Hungerhaken Twiggi« der 1970er-Jahre bis zum »6-Pack-Body« eines Christiano Ronaldo.

»Mein Bauch gehört mir« war die Protestparole von Frauen im Kampf gegen die Abschaffung des Abtreibungsparagrafen 218 in den 1970er- und 1980er-Jahren.

»Der östliche Bauch« – eine »Mitte« zwischen Himmel und Erde

Einen anderen Zugang zur »Körpermitte« des Bauchs finden wir in östlichen Traditionen. Während meiner Übung asiatischer Kampf- und Bewegungskünste (Aikido, Jin-Jitsu, Tai-Chi, Qigong) konnte ich spürbar mein Verhältnis zur »unteren Mitte« und »Erdung« vertiefen. In der japanischen Tradition wird die »Körpermitte« mit »Hara« (Bauch) umschrieben. In China ist die Rede von einer »unteren Mitte« des »Dantien« (Zinnoberfeld). Im indischen Yoga befindet sich das »Svadhistana-Chakra« im Bauchbereich.

Die bewusste Übung der Aufmerksamkeit für diese »Bauchzonen« soll helfen, sich bewusster dem tragenden Grund anzuvertrauen. Dadurch kann eine »Verwurzelung« erlebt werden, aus der heraus sich ein deutlicheres Gespür für das Wachstum »nach oben«, zum Licht oder Himmel, entwickelt. Immer wieder neu werden aufrechte Haltung, Standfestigkeit, innere Sammlung und freiere Atmung geübt. Diese soll helfen, weniger vom »Kopf« (»Ich«) dominiert zu sein, »präsenter« die eigene »Schwerkraft« zu spüren und einen gelassenen Wechsel zwischen Spannungen und Lösungen zu erlauben. Die »Mitte« des Bauchs (etwas unterhalb des Nabels) wird zum Verbindungsbereich und zur Kraftquelle, die sich in alle Richtungen des Raums – unten und oben, vorne und hinten, rechts und links – öffnet.

In den Kampfkünsten werden traditionell verschiedenfarbige Gürtel getragen, um den erreichten Übungsgrad (»Dan«) der Kämpfer anzuzeigen. Die Kunst, diesen Gürtel zu binden, ist nicht nur Zeremoniell, sondern auch eine Erinnerung an dieses Kraftzentrum. Beschreibungen der traditionellen »östlichen Bauchmitte« bleiben leicht unverständlich, wenn man sich keinen praktischen Erfahrungen selbst aussetzt. Die beharrliche Übung dieser Bewegungs- und Kampfkünste hat mir wichtige Impulse für meine psychosomatisch-psychotherapeutische Arbeit ermöglicht.

Der Verdauungstrakt in der Heilkunde

Die Aufnahme und Verwertung von Nahrung sowie deren Wirkungen auf das Befinden gehört zu den frühesten Interessen der Heilkunde. Der Verzehr von Pflanzen, Wurzeln und Früchten bereitete durchaus auch Bauchbeschwerden aller Art. Medizinmänner und Schamanen nahmen sich dieser Klagen an, führten magische Heilungszeremonien durch oder suchten nach Heilkräutern. Als sich das tierische Nahrungsangebot erweiterte und Feuer das Kochen und Braten von Speisen ermöglichte, traten neue Aspekte der Heilkunde des Bauches hinzu.

Hippokrates sah die Verdauung als »Reifung« und »Unschädlichmachung« von rohen Speisen durch »Pepsis« (griech. Kochung) im Körper. Diese musste zur rechten Zeit und am rechten Ort geschehen. Dabei wurden die guten und brauchbaren Anteile der Nahrung zu »Chyme« (griech. »chymos«, Saft) verwandelt, aus dem die »vier grundlegenden Säfte des Körpers« (Blut, Schleim, gelbe und schwarze Galle) abgeschieden und anschließend über das Blut in den Körper transportiert werden. Die schädlichen Anteile der Nahrung werden durch Schweiß, Urin und Stuhlgang ausgeschieden.

Einige Hundert Jahre später verfeinerte der Arzt von Pergamon diese frühe Theorie der griechischen »Säftelehre« mithilfe umfangreicher anatomischer Studien an Tieren. Er sah einen differenzierten »Gang der Verdauung«. Diese beginnt ihm zufolge mit der Zerkleinerung der Speisen im Magen und deren anschließender Zersetzung im Darm. Von dort gelangen Nährstoffe über die Blutgefäße, unterstützt durch Körperwärme, zur Leber. In der Leber werden diese Stoffe zu Blut umgewandelt, das dann zum Herzen weitergeleitet wird. Galenos sah im Magen ein »beseeltes Wesen«, das »seine eigene Leere spüren könne« und dadurch ein Hungergefühl auslöse. Diese Sichtweise der Verdauung wurde von der arabischen Medizin des Mittelalters weitgehend übernommen. Im 11. Jahrhundert schrieb der islamische Philosoph und Heilkundige Avicenna: »Geistige Erregungen oder Gefühle sowie heftige Anstrengungen sind hinderlich für die Verdauung«.

Hinsichtlich der »Kochung« des Magens schrieb der Arzt Meister Nikolaus im 14. Jahrhundert: »Einem Kessel gleich hat der Magen die Leber unter sich; demensprechend ist der Magen wie ein Kessel voller Nahrung; die Gallenblase ist ihr Koch, und die Leber ist das Feuer.« Bei anderen Heilkundigen herrschten Vorstellungen vom Dickdarm als einem »Sieb«, durch das der Kot abgeseiht wird. Verdauung bezog nicht nur die inneren Organe, sondern auch die Bauchmuskeln mit ein, da sich diese anspannen und lockern.

Der Medizinhistoriker Heinz Schott hat darauf hingewiesen, dass in den Galen'schen Krankheitslehren bereits Verbindungen zwischen »Magen- und Verdauungsverstimmungen« und »Gehirnleiden« wie Nervenschwäche, Kollaps, Epilepsie oder Melancholie erkannt wurden. Dabei sollten »Dünste« oder »Dämpfe«, die »bei Störungen im Oberbauch« (Hypochondrium) »zu Kopfe stiegen«, schließlich das Gehirn »sympathisch affizieren«.

Die alchemistischen Ansichten des Paracelsus

Der Schweizer Leib- und Wundarzt, Philosoph und Alchemist Theophrastus von Hohenheim, genannt Paracelsus (1493–1541), wollte das über fast tausend Jahre beherrschende »Buch- und Textwissen« der »Säftelehre« in einer »für das Volk« verständlichen Weise revolutionieren. Dementsprechend schrieb und lehrte er in deutscher Sprache statt wie damals üblich in Latein. Aufgrund seiner ausgedehnten alchemistischen Studien, die er häufig in den führenden Klöstern seiner Zeit betrieb, ersetzte Paracelsus die »vier Elemente« der Antike durch »drei neue Grundstoffe« der Natur: Sulphur (Schwefel), Mercurius (Quecksilber) und Sal (Salz). Er sah den Menschen als »Mikrokosmos im großen Ganzen des Makrokosmos«.

Die Kunst der Heilkundigen bestand für Paracelsus darin, das »Gift«, das in allen Dingen enthalten sei, durch medizinische »Scheidekunst« zur »richtigen Dosis« abzutrennen. Während die »Säftelehre« von Galenos und Avicenna Verdauung als »Kochen« und »Garen« verstanden, sah Paracelsus die Verdauung als einen »Gärungsprozess«, ähnlich der Alkoholherstellung. Im Zentrum des »Labors der inneren Alchemie« befand sich, nach seiner Sichtweise, der Magen als Sitz des »Lebensgeistes« (»spiritus vitae«, »archeus«). Aus dessen Verletzungen würden Krankheiten entspringen. Heinz Schott hat darauf hingewiesen, dass der Magen bei Paracelsus anatomisch nicht im modernen Sinn zu verstehen sei. »Es geht vielmehr um den ›Magenmund‹, die *cardia*, die Region, wo Herz und Magen sich nahekommen, das Hypochondrium, die Herzgrube«. In vielerlei Hinsicht erwuchsen aus diesem Verdauungsverständnis des Paracelsus spätere physiologisch-chemische Konzepte der Verdauung.

Paracelsus war ein umstrittener medizinischer Rebell, einer, der stolz darauf war, als Wanderarzt lange Zeit durch Beobachtungen vom gemeinen Volk gelernt zu haben, einer, der Geschmack hatte an esoterischem Wissen, der sich gerne mit dem medizinischen Establishment seiner Zeit und deren kanonischen Lehrbüchern stritt. Er war fest davon überzeugt, dass die Natur alles beherrsche. Die Heiler müssten »von der Natur lernen« und ihr dienen. Paracelsus hielt das zu seiner Zeit bekannte anatomische Wissen für »totes Wissen«. Es könnte nicht enthüllen, wie »der lebendige Körper« arbeite. Er unternahm deshalb systematische Untersuchungen nach chemischen Prinzipien, etwa durch Destillationen und Koagulationsversuche.

Im Laufe seiner Arbeit interpretierte er viele Krankheiten neu und richtete seine Heilkunde dementsprechend aus. Der Medizinhistoriker Roy Porter schreibt: »Paracelsus war der klassische dogmatische Anti-Dogmatiker, bescheiden und zugleich überzeugt, dass alle anderen unrecht hatten, ein unverbesserlicher Schreiberling, der seinen Lesern riet, ihre Bücher zu schließen. Wie ambivalent solche Ansichten auch sein mögen – seine hingebungsvolle Suche nach der Wahrheit mittels Beobachtung und Versuch war ein frischer Wind, und sie inspirierte die neue Medizin der wissenschaftlichen Revolution, die etwa zur Zeit seines Todes eintrat.« Die meisten seiner Werke erschienen erst nach seinem frühen Tod im Alter von 47 Jahren.

Anatomische Studien des Verdauungstrakts und die Entdeckung der Fermentierung

1543 veröffentlichte der flämische Arzt Andreas Vesalius sein anatomisches Werk *De humani corporis fabrica,* in dem er aufgrund seiner umfangreichen Studien an menschlichen Leichen erstmals ein genaueres anatomisches Bild der Verdauungsorgane darstellte. Anfang des 17. Jahrhunderts beschrieb der Anatom Caspar Bauhin einen Verschlussmechanismus zwischen Dünn- und Dickdarm (Bauhinsche Klappe), der sicherstellt, dass die Verdauung nur in einer Richtung verläuft. In der Folgezeit wurden die Drüsengänge der Bauchspeicheldrüse, die Strukturen der Leber und die Schleimdrüsen des Dünndarms genauer beschrieben.

Wichtige Ergänzungen, die über die begrenzte anatomische Sicht des Verdauungssystems hinausgingen, trug der flämische Arzt und Chemiker Jan Baptiste von Helmont bei. Als Anhänger der Lehren von Paracelsus war er der Erste, der die »Verdauungsfermente« systematischer studierte. Dabei unterschied er fünf Verdauungsschritte: die Auflösung der Nahrungsmittel durch Säuren und Fermente im Magen, die alkalische Neutralisierung des Mageninhalts durch Gallenfermente im Zwölffingerdarm, die Umwandlung dieses Gemischs in Blut und Galle in der Leber. In einem vierten Schritt werde, unterstützt durch das Blut, der »Lebensgeist-Archeus« des Paracelsus entwickelt, der den Rest des Körpers stärke. Der abschließende Verdauungsprozess betraf van Helmont zufolge alle Bereiche, in denen »Fleisch«, als die Grundsubstanz des Körpers, hergestellt werde. Dieser Fermentationsprozess stelle Wärme her, die durch den Puls und die Atmung im ganzen Körper verteilt werde (Andrzej Skrodka).

Die Entwicklung der modernen Gastroenterologie

Seit dem 19. Jahrhundert begann sich die spezifische medizinische Fachrichtung der Gastroenterologie (Wissenschaft vom Magen und Darm) zu entwickeln. Wichtige Vorreiter waren der französische Physiologe Claude Bernard, der unter anderem die Umwandlungs- und Speicherfähigkeit der Leber für Zucker sowie die spezifische Bedeutung der Bauchspeicheldrüse für die Verdauung entdeckte. Der russische Physiologe Iwan Pawlow beschrieb Zusammenhänge zwischen der Magen-Darm-Tätigkeit und dem Zentralnervensystem.

Mitte des 19. Jahrhunderts entdeckte der Anatom Ludwig Auerbach Strukturen eines Nervengeflechts in den Muskelschichten, das als Teil des Autonomen Nervensystems die Bewegungen (Peristaltik) des Magendarmsystems steuert. Etwa um die gleiche Zeit entdeckte der Anatom Georg Meissner einen weiteren Teil dieses Nervengeflechts, das innere Prozesse der Darmtätigkeit reguliert. Beide Nervengeflechte werden heute unter dem Begriff des »enterischen Nervensystems« zusammengefasst.

Zu Beginn des 20. Jahrhunderts wurden Ausscheidungen der Drüsen des Verdauungstrakts durch die englischen Physiologen William Bayliss und Ernest Starling als Hinweis auf die chemischen Regulierungen des Verdauungsgeschehens spezifiziert. Diese wurden von ihnen als »Hormone« (griech. »horman«, in Bewegung setzen, antreiben) bezeichnet. Zu diesen zählte man das Sekretin und das Gastrin im Magenbereich oder das Insulin der Bauchspeicheldrüse. Der polnische Forscher Leon Popielski entdeckte 1916 das Histamin, das aus den Mastzellen freigesetzt wird. 1972 wurden von James Black die H2-Rezeptoren sowie deren Bedeutung für die Magensaftproduktion entdeckt. Erste Medikamente, die deren Funktion antagonistisch blockieren konnten, wurden entwickelt. 1974 wurde die Bedeutung der Protonenpumpen der Belegzellen des Magens für die Produktion der Magensäure entdeckt. Sie führten schließlich zur Entwicklung der Protonenpumpenhemmer, die heute in der Behandlung von chronischen Magenbeschwerden zu den weltweit am meisten verordneten Medikamenten zählen.

Der Magen und seine Probleme

Anatomisch wird der Magen in verschiedene Abschnitte unterteilt: den Mageneingang, den Magenfundus, den Magenkörper, die Magenhöhle (»Antrum«) und den Magenausgang (»Pförtner«). In einem Wechselspiel zwischen Muskeln, Fühlern (Rezeptoren) und chemischen Prozessen wird der Mageninhalt verdaut. Ohne Dehnung hat der Magen ein Volumen von ca. 1–1,5 Litern. Beim Essen kann er dieses auf das Drei- bis Vierfache erhöhen, bevor ein Sättigungsgefühl entsteht. Über die Botenstoffe Ghrelin und Leptin wird das Hungergefühl beeinflusst. Der Verdauungsprozess im Magen kann zwischen einer Stunde (Kohlenhydrate) und mehreren Stunden (fette Speisen oder Kohl) betragen. Getränke passieren den Magen gewöhnlich in wenigen Minuten.

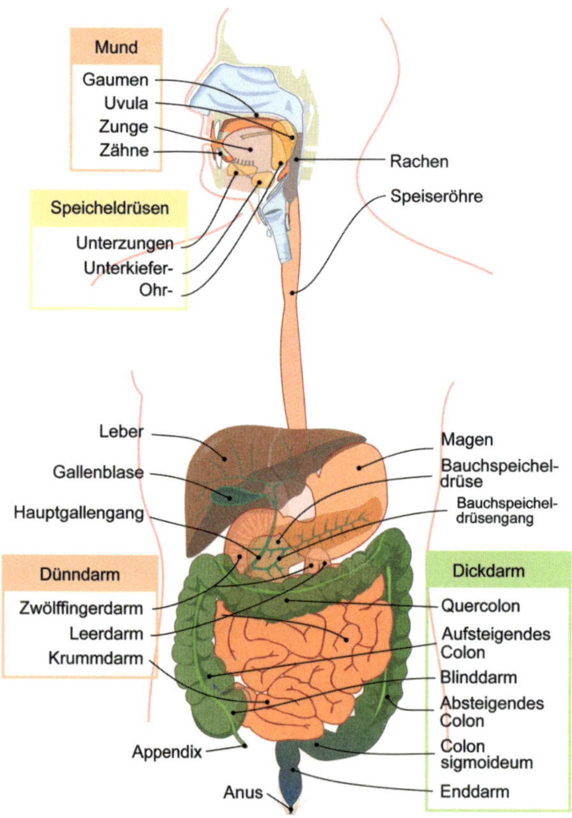

Magen-Darm-Trakt.

Die Verdauung beginnt schon vor dem ersten Biss. Hungergefühl und Sinneseindrücke regen über Hirnreflexe die Produktion von Verdauungssäften im Magen an. Zur »Selbstverteidigung« der Integrität der Magenwände produzieren andere Zellen eine schützende Schleimschicht. Die Balance zwischen diesen »Flüssigkeiten« ist für das reibungslose Funktionieren des Magens entscheidend.

Die erste Station bei der Nahrungsaufnahme ist der Mund. Darin wird das Essen durch die Zähne zerkleinert, von den Drüsen eingespeichelt und durch Zungen- und Mundbewegungen gemischt. Sorgfältiges Kauen ist wichtig, denn dadurch bekommen die Nahrungsbrocken eine größere Gesamtoberfläche zur besseren Verdauung.

Bei der Regulierung von Salzsäure und Magenbewegungen spielt der Neurotransmitter Histamin eine wichtige Rolle. Sorgfältig zerkleinerte Bissen haben insgesamt eine größere physikalische Oberfläche. Sie können rascher und durch weniger Salzsäure aufgespalten werden. Damit kann sich die Menge des Histamins verringern, die zu dessen Regulierung erforderlich ist. Eine Verminderung von Histamin, das u.a. ein wichtiger Faktor für die Entwicklung von Nahrungsmittelunverträglichkeiten und Allergien sein kann, sollte angestrebt werden. Manche besonders gut schmeckende Nahrungsmittel wie ausgereifter Käse, lang gelagerte Rotweine, bestimmte Wurstsorten, aber auch Tomaten, Sauerkraut, Spinat, Weinessig oder Hefegebäck enthalten große Mengen an Histamin.

Der Magen unter Stress

Nach Aufnahme der Speisen werden die Magenwände gedehnt. Dabei setzen ihre mechanischen Rezeptoren Gastrin frei, das seine Bewegung steigert. Der Stressforscher Robert Sapolsky hat im Hinblick auf die Verdauung von üppigen Mahlzeiten von »Rumba tanzenden Magenwänden« gesprochen, bei denen der Magen eine Menge Energie verbrauche. In etwas drastischer Art schreibt er: »Die Muskeln der einen Magenwand ziehen sich heftig zusammen und schleudern die Nahrungsbrocken gegen die gegenüberliegende Wand, bis sie in diesem Hexenkessel von Säuren und Enzymen zu einem Brei püriert sind.«

Ernährungsfaktoren und Essgewohnheiten, Hygiene und Stress sind wichtige Einflussfaktoren auf das Magengeschehen. Magenleiden gehören zu den ältesten und häufigsten Erkrankungen. Bereits in der Antike wurde über Magengeschwüre berichtet, obwohl man diese noch nicht genauer diagnostizieren konnte, sondern man diese erst in der Leichenschau fand. Heute gehen Experten davon aus, dass etwa die Hälfte der Weltbevölkerung unter Beschwerden wie Reizmagen, nervösem Magen, chronischer Magenschleimhautentzündung (Gastritis) oder Magengeschwüren (Ulcus) leidet. Magenkrebs ist die zweithäufigste Krebserkrankung.

Bei Magenschleimhautentzündungen treten gehäuft unklare Oberbauchbeschwerden auf wie Völlegefühl, Übelkeit, häufiges Aufstoßen, schlechter Mundgeruch, Krämpfe, Druckgefühle, Sodbrennen, Blähungen, Appetitmangel, Verdauungsstörungen, Gewichtsverlust, gereizte Empfindlichkeit sowie manchmal depressive Verstimmungen. Dauerhaft angespannte Muskulatur im Oberbauch kann bei Ängsten, aber auch bei zusammengekrümmter Sitzhaltung den

Magen, der sich vorwiegend unterhalb des linken Rippenbogens befindet, einschränken. Weitere Risikofaktoren sind sehr fette oder zu salzhaltige Ernährung sowie starker Tabakgenuss. Magenschmerzen hängen mit nervösen Fehlsteuerungen zwischen schleimhautschützenden Faktoren und der Säureproduktion zusammen. Häufige Ursachen für Beschwerden sind übermäßiger Alkoholkonsum, lange Einnahme von Schmerzmitteln sowie andauernder Stress. Hinzu kommen schädliche Auswirkungen des Bakteriums »Helicobacter pylori«. Obwohl etwa die Hälfte der Weltbevölkerung von diesem uralten Bakterium befallen ist, entwickeln weniger als 10 Prozent als Folge davon ein Magengeschwür.

Die Einflüsse von chronischen Überforderungen wurden von Stresspionieren in Tieruntersuchungen beschrieben. Robert Sapolsky zufolge (*Warum Zebras keine Migräne kriegen*) ist Stress »zwar nicht ganz vorne, aber sehr hoch und verschlimmernd« unter den Ursachen von Magengeschwüren einzustufen. Er listet mehrere mögliche Entstehungsprozesse auf:

1. Die »reaktive Hyperazidität« als Folge einer stark vermehrten Salzsäureproduktion zur Verdauung, bedingt auch eine vermehrte Schleimschutzproduktion der Magenwände, was schließlich zu einer relativen Erschöpfung Letzterer führe.

2. Eine genetische Disposition zur verminderten Kontrolle der Salzsäureproduktion.

3. Durch ein Nachlassen der Blutzufuhr kann es in belastenden Situationen zu mangelnder Sauerstoffzufuhr und kleinen Gefäßverschlüssen in der Magenschleimhaut kommen, die kleine Schädigungen hinterlassen und zur Geschwürbildung führen können.

4. Bei chronischem Stress kann es zu einer verminderten Immunabwehr kommen, und Bakterien (vor allem das Bakterium »Helicobacter pylori«) können dann Magengeschwüre fördern.

5. Die Produktion von Prostraglandinen, welche die Selbstheilung von Schäden der Magenwand durch verstärkten Blutzufluss fördern, wird vermindert.

6. Aus noch nicht genau ermittelten Gründen verlangsamt Stress die rhythmischen Kontraktionen des Magens und erhöht das Ulcus-Risiko.

Psychosomatische Gesichtspunkte und endoskopische Diagnostik

Lange Zeit galten psychosomatische Einflüsse als Risikofaktoren für Magenleiden. Frühe psychoanalytische Untersuchungen von Menschen, die an »Ulcus duodeni« (Zwölffingerdarmgeschwüre) litten, ergaben Hinweise auf eine verstärkte Abhängigkeit dieser Menschen von Belohnung, Zuwendung und schutzgebender Umgebung. Dies wurde psychoanalytisch als Hinweis gedeutet, dass diese Menschen in einer kindlichen Situation, in der sie geliebt und verwöhnt wurden, verharren wollten. Schließlich geriet ihr Wunsch mit dem überzogenen Bestreben des erwachsenen Ichs nach Unabhängigkeit und Produktivität in Konflikt. In anderen Untersuchungen erschienen eine unsichere Position in der Geschwisterreihe, problematische Familienkonstellationen, dominierend-bindende Mütter, die Erziehung von »braven«, Aggressionen unterdrückenden Kindern, traumatische Trennungs- und Scheidungserfahrungen sowie Schwierigkeiten der Gruppenintegration als mögliche Risikofaktoren (Wolfram Schüffel/Thure von Uexküll).

In meiner Assistenzzeit Mitte der 1970er-Jahre habe ich auf der chirurgischen Abteilung des Urban-Krankenhauses in Berlin-Kreuzberg gearbeitet. Dort wurde ich fast täglich Zeuge von blutenden Magengeschwüren bei türkischen Gastarbeitern jeden Alters. Damals steckte die Magenspiegelung (Endoskopie) mit ihren »konservativen« Behandlungsmöglichkeiten noch in den Kinderschuhen. Die dramatische, operative Zweidrittelentfernung des Magens war deshalb fast ein Routineeingriff. Wenn ich an diese Zeit zurückdenke, wird mir deutlich, welch wichtigen Schritt die Entwicklung der modernen Endoskopie darstellt. Mit ihrer Hilfe lassen sich Magengeschwüre heute frühzeitig diagnostizieren. In vielen Fällen können leichtere Blutungen per Endoskop gestillt und kontrolliert werden.

Das Bakterium »Helicobacter pylorus« – neue Behandlungsmöglichkeiten und neue Gefahren

Lange Zeit hatte man in der Medizin angenommen, dass das saure Milieu des Magens seine Besiedlung mit Bakterien verhindere. Diese Annahme wurde erstmals zu Beginn des 20. Jahrhundert infrage gestellt. 1983 gelang den australischen Forschern Barry Marshall und John Warren die Entdeckung des

Bakteriums »Helicobacter pylori« im Magenbereich (ursprünglich »Camphylobacter« genannt). Es sollte noch einige Jahre dauern, bis dieses als ein wichtiger Faktor bei der Entstehung des Magen- und Zwölffingerdarmgeschwürs anerkannt wurde. 2005 erhielten die beiden Forscher für ihre Entdeckung den Nobelpreis für Medizin. Fälschlicherweise und vereinfachend gehen heute manche Ärzte davon aus, dass dieses Bakterium der einzig wichtige Faktor für die Entstehung von Magengeschwüren sei. Durch »Helicobacter pylori« ausgelöste Magengeschwüre lassen sich inzwischen durch die kurzfristige Einnahme einer Antibiotika-Kombination gut behandeln.

Vor zwanzig Jahren wurde die notwendige »Ausrottung« dieses Bakteriums propagiert (»Only a dead Helicobacter is a good Helicobacter«). Inzwischen sehen Mediziner – wie etwa der angesehene Infektionsspezialist Martin Blaser – dies differenzierter. Durch die »Ausrottung« von manchen Verdauungsbakterien, mit denen die Menschen seit Zehntausenden von Jahren in einer ökologischen Symbiose leben, könnten wichtige Stoffwechsel- und Immunprozesse aus dem Gleichgewicht geraten. Es gibt Studien, die darauf hinweisen, dass durch den unkritischen Gebrauch von Antibiotika Störungen des »menschlichen Mikobioms« sowie chronische Krankheiten provoziert oder gefördert werden können, etwa Bronchialasthma, jugendlicher Diabetes mellitus, chronischer Reizdarm sowie die rasch ansteigenden Zahl von übergewichtigen Kindern.

Bereits 1938 war erstmals ein Einfluss von Histamin auf die Regulierung der Magensäure vermutet worden. Ein Durchbruch dieser Erkenntnis gelang Forschern 1972 mit der Entdeckung der Histamin-2-Rezeptoren. Mit der Entwicklung der H2-Rezeptorenblocker sowie ihrer Folgeprodukte lösten diese Medikamente ab den 1980er-Jahren eine wahre Behandlungswelle aus. Omeprazol, als erster sogenannter Protonenpumpenhemmer, wurde zum führenden Medikament zur Verminderung von Magensäureproduktion. 2004 waren mehr als 800 Millionen Menschen damit behandelt worden. Protonenpumpenhemmer sind heute die weltweit am häufigsten eingesetzte Arzneistoffgruppe. Sie werden in der westlichen Welt von ca. 5 Prozent aller Menschen eingenommen. In Deutschland wurde 2007 fast eine Milliarde Euro mit diesen Medikamenten umgesetzt. 2015 nahm etwa jeder zehnte gesetzlich Versicherte in Bayern täglich eine Dosis zu sich. Von den sechs in Deutschland zugelassenen Wirkstoffen dieses Medikaments sind inzwischen drei rezeptfrei als »Magenschutz« zur Selbstmedikation von saurem Aufstoßen, Sodbrennen oder Magendrücken erhältlich.

Seit Jahren mehren sich jedoch Studien, die vor dem unkritischen und zu langen Gebrauch von Protonenpumpenhemmern warnen. Sie berichten über negative Beeinflussungen und erhöhte Krankheitsrisiken in Organsystemen wie Nierenbeschwerden, Lungenentzündungen, Herzbeschwerden durch Veränderungen des Magnesiumhaushalts, vermehrte Osteoporose und Knochenfrakturen durch einen veränderten Kaliumstoffwechsel, pH-bedingte Veränderungen des Darm-Mikrobioms sowie eine Erhöhung des Risikos für Demenz oder Schlaganfall. Bei falsch indizierter Einnahme ist bei gesunden Menschen nach mehrwöchigem Gebrauch eine Tendenz zur überschießenden Säureproduktion nach Absetzen (»rebound effect«) zu beobachten, die Abhängigkeit bewirken kann. Auf eine unkritische Selbstmedikation sollte verzichtet und zuerst ein Gespräch mit den Ärzten gesucht werden.

Der Dünn- und Dickdarm

Der Nahrungsbrei des Magens gelangt unter Mithilfe der ringförmigen Muskulatur des Magenpförtners (griech. »pylorus«) in den Zwölffingerdarm (»Duodenum«). Diese ca. 25–30 Zentimeter lange Struktur ist der oberste Abschnitt des Dünndarms. Hier wird einerseits der saure Mageninhalt alkalisch neutralisiert, und durch das Hinzufügen von Verdauungsenzymen aus Galle und Bauchspeicheldrüse wird die Verdauung der Nahrungsstoffe durch Aufspaltung vorangebracht. In seiner anatomischen Lage ist der C-förmig gewundene Zwölffingerdarm mit der Leber, der Galle, der Bauchspeicheldrüse sowie in anderen Abschnitten auch mit der Niere und Nebenniere benachbart.
Die Nahrungsbausteine gelangen in den Dünndarm, der anatomisch in den »Jejunum« (Leerdarm) und das »Ileum« (Krummdarm) untergliedert wird. Der Dünndarm hat, von Mensch zu Mensch schwankend, eine Länge von etwa 3–5 Metern, von denen der größere Teil auf den Krummdarm entfällt. Der lange, in gegeneinander verschiebbaren Schlingen angeordnete Dünndarm mündet schließlich in den Dickdarm. An der hinteren Bauchwand ist der Dünndarm mit Verdopplungen des Bauchfells, dem sogenannten Mesentericum, befestigt. In diesem befinden sich versorgende Blut- und Lymphgefäße sowie Nervenstränge.

Die Wand des Dünndarms ist differenziert unterteilt. Seine innere Schleimhautschicht (»Mucosa«) hat eine einzellige Schutzschicht, dann folgt eine mittlere

Schicht aus zellreichem Bindegewebe mit Blut- und Lymphgefäßen, Nerven und Immunzellen und schließlich eine äußere Schicht aus Muskelzellen, die ihr eine eigene Beweglichkeit ermöglichen. An die innere Schleimhautschicht legt sich eine mittlere Schicht aus Bindegewebe an, die größere Gefäße und einen Teil des enterischen Nervensystems beinhaltet. Diese Nervenstrukturen erlauben der Schleimhaut eine eigene Verschiebbarkeit gegenüber der äußeren Muskelschicht des Dünndarms. Die äußere Schicht des Dünndarms besteht aus Muskelzellen, die in ring- und längsförmigen Strukturen angeordnet sind und vom zweiten Teil des enterischen Nervensystems gebildet werden, der sich zwischen den beiden Muskelformen befindet. Dieser komplexe Aufbau der Dünndarmwand ermöglicht Pendel- und Segmentierungsbewegungen zur Durchmischung und zum Transport des Nahrungsbreis.

Von besonderer Bedeutung ist die feine Strukturierung der Innenschicht des Dünndarms in Zotten (ca. 1 Millimeter hohe, fingerförmige Erhebungen) und Krypten (Vertiefungen). Zudem wird die Oberfläche der Zotten durch unzählige »Mikrovilli« (lat. »villi«, Zotte) extrem vergrößert, um eine möglichst gute Aufnahme der Nahrungsbausteine zu erreichen. Durch die Zottenstruktur vergrößert sich die Oberfläche des Dünndarms auf etwa 4 Quadratmeter. Rechnet man die Oberfläche der »Mikrovilli« hinzu, dann ergibt sich (je nach Länge des individuellen Dünndarms) eine Gesamtoberfläche von etwa 120–200 Quadratmetern Resorptionsfläche.

Über diese riesige Oberfläche werden die enzymatisch abgebauten Nahrungsbausteine, Elektrolyte (Salze) und Vitamine in die Zellen, danach durch feine Blutgefäße in größeren Venen zusammengeführt und über die Pfortader der Leber zugeführt. Die abgebauten Fette des Dünndarms werden über Lymphbahnen gesammelt.

Eine besondere Erkrankung des Dünndarms ist die sogenannte Zöliakie oder heute auch »einheimische Sprue« genannte Unverträglichkeit der Dünndarmzotten gegen die Eiweißstoffe des Glutens oder »Klebereiweißes«, das sich bei der Mischung von Wasser und einigen Getreidemehlen (Dinkel, Weizen, Roggen, Hafer) bildet. Früher wurde diese autoimmunbedingte Unverträglichkeit hauptsächlich bei Kindern festgestellt. Sie führt zu einer entzündlichen Verminderung der Dünndarmzotten und bedingt neben unspezifischen Bauchbeschwerden, Gewichtsverlust und weichem Stuhl möglicherweise ein breites Spektrum anderer mangelbedingter Leiden. Heute wird die Glutenunverträglichkeit häufig auch bei Erwachsenen festgestellt. Dies kann entweder durch eine genetische Testung im Blut oder durch eine Gewebsprobe bei einer Magenspiegelung festgestellt werden. Die Häufigkeit der Erkrankung wird inzwischen bei 1–2 Prozent der Bevölkerung angesiedelt. Die einzige Behandlungsmöglichkeit dieses Leidens besteht im konsequenten Vermeiden der genannten Getreideprodukte. Ansonsten verläuft die Erkrankung chronisch fortschreitend. Heute findet man eine Vielzahl von alternativen, glutenfreien Nahrungsmitteln im Handel.

Täglich durchfließen den Dünndarm etwa acht Liter Flüssigkeit, von denen etwa sechs Liter dort aufgenommen (resorbiert) werden. Der Rest des Wassers wird weitgehend im Dickdarm aufgenommen, sodass gewöhnlich nur eine geringe Menge Flüssigkeit über den Stuhl ausgeschieden wird.

Der Dickdarm (lat. »colon«, griech. »kolon«, Darm, Wurst, frühere deutsche Bezeichnung »Grimmdarm«) steigt rahmenförmig vom Blinddarm im rechten Unterbauch zum Querdarm im Oberbauch auf und verläuft absteigend im linken Bauch zum Enddarm und After. Der Dickdarm hat eine äußerlich sichtbare, segmentäre Ringmuskelschicht (die »Haustren«) und eine Längsmuskelschicht (die »Taenien«). Ein Bewegungsmuster des Dickdarms verlangsamt die Bewegung des Darminhalts zur Rückführung von Salzen, die Eindickung durch Wasserabzug sowie zur Vitamingewinnung und Gewinnung von Restenergien in Kooperation mit dort angesiedelten Bakterienarten (dem Mikrobiom). In einer zweiten Bewegungsfolge werden zwei- bis dreimal pro Tag die Inhalte des Dickdarms um 20–30 Zentimeter in Richtung Ausgang weiterbewegt.

Das enterische Nervensystem

Das Interesse der Medizin richtete sich lange Zeit fast ausschließlich auf die Stoffwechselprozesse und Nahrungsaufnahme des Darms. Die Forscher und Neurogastroenterologen Paul Enck, Thomas Frieling und Michael Schemann haben das erst drei Jahrzehnte alte Interesse an der selbstregulierenden Steuerung des Magen-Darm-Systems durch das eigene Nervensystem des Darms (enterisches Nervensystem) in ihrem Buch *Darm an Hirn* gut verständlich zusammengefasst. In der populären Presse erfreut sich der Begriff des »Bauchhirns« inzwischen großer Beliebtheit. Das flott geschriebene Buch der Mikrobiologin Giulia Enders *Darm mit Charme* landete auf Bestsellerlisten.

Wir wissen, dass Bewegungen des Darms sowohl nervös als auch hormonell gesteuert werden. Neben der weitgehend autonomen Regulierung durch das enterische Nervensystem wird der Dünndarm parasympathisch vom hinteren Stamm des Vagusnervs und sympathisch vom Nervus splanchnicus mitversorgt. Beide Teile des Autonomen Nervensystems können die Funktionen des Darms steuern, was insbesondere bei Vergiftungsgefahr (sie verursachen Erbrechen und Durchfälle) sowie bei chronischen Stress von Bedeutung ist.

Das neuronale Netzwerk des »Bauchhirns« erstreckt sich mit 400 bis 600 Millionen Nervenzellen und den gleichen Botenstoffen, die im Zentralnervensystem und Gehirn vorhanden sind, von der Speiseröhre bis zum After. Seine äußeren Strukturen regulieren den Nahrungstransport durch die Muskulatur des Darms. Die Ausschüttung von Verdauungssäften und Hormonen sowie die Aufnahme von Nährstoffen und Wasser durch die Schleimhäute des Darms werden von den inneren Strukturen dieses Nervengeflechts reguliert. Gleichzeitig beeinflussen sie den größten Teil der Immunzellen zur Abwehr, von denen $^4/_5$ im Darm angesiedelt sind. Durch mechanische und chemische Rezeptoren leistet das enterische Nervensystem seine Arbeit weitgehend unabhängig vom Gehirn. Über Nervenimpulse und Botenstoffe im Blut meldet es den Zustand der Verdauung an das Gehirn zurück.

Die Bewegungen des Verdauungstrakts (Peristaltik) ähneln den Bewegungen »eines Regenwurms im Bauch« (Paul Enck). Starke Erregungen des sympathischen Teils des autonomen Nervensystems können die Beweglichkeit des Darms bei Stress vermindern, während starke parasympathische Erregungen diese fördern. Die Verdauung im Dünndarm läuft in wechselnden Phasen von Aktivitäten und längeren Ruhephasen ab. Durch stärkere Bewegungswellen wird der Magendarmtrakt »gereinigt« und die Verweildauer von bestimmten Bakterien vermieden.

Ist der Begriff »Bauchhirn« angemessen, oder ist dieser aus dem »Neuro-Zeitgeist« entstanden? Die Neurogastroenterologen Paul Enck und Freunde fragen: »Wie viel Gehirn steckt im Darm?« Sie beschreiben, dass viele Fragen noch offen sind. Zugleich stellen sie vorhandene Forschungsergebnisse zu strukturellen Analogien und zum bilateralen Austausch zwischen Bauch und Kopf dar. Dabei verweisen sie auf Informationsverarbeitungen des Darms, die Lern- und Gedächtnisleistungen ähnlich sind. So können etwa stark erlebte Reize der Vergangenheit oder frühere Darmentzündungen noch lange nach ihrem Ende Symptome hervorrufen. In Erinnerung an die Konditionierungsexperimente des russischen Physiologen Iwan Pawlow suchen die Neurogastroenterologen nach Möglichkeiten zur »positiven« Beeinflussung des Darmgeschehens durch therapeutisches Umlernen.

Der irritierte Darm

Von Hippokrates ist die Aussage überliefert, dass eine schlechte Verdauung oft die Wurzel allen Übels sei. Seit dem 17. Jahrhundert, so der Medizinhistoriker James Whorton, waren europäische und amerikanische Ärzte überzeugt, dass Verstopfung (Obstipation) aufgrund veränderter Ernährungs- und Bewegungsgewohnheiten im Zusammenhang mit dem zunehmenden Tempo durch Urbanisierung zunehmen. Zu Beginn des 19. Jahrhunderts war es medizinischer Konsens, dass Verstopfung *die* Zivilisationskrankheit schlechthin sei. Ärzte warnten, dass ohne täglichen Stuhlgang der ganze Körper aus dem Gleichgewicht zu geraten drohe. In der Folgezeit der modernen Infektionslehre sprachen Mediziner davon, dass es eine »Selbstvergiftung des Darms« gebe, aus der sich eine ganze Palette von anderen Leiden, von Kopfweh, über Nervosität bis zur Impotenz ableiten ließen. Pharmavertreter reisten durchs Land, um der eingeschüchterten Öffentlichkeit die Wunder von Abführmitteln mit so wohlklingenden Namen wie »DinaMite« oder »Ex-Lax« anzupreisen. Die 1920er- und 1930er-Jahre waren »das goldene Zeitalter der Reinigung« (James Whorton). Danach legte sich die Aufregung. Was blieb waren Ernährungs- und Diätempfehlungen und Drohungen wie »The whiter your bread, the sooner you`re dead«. Viele Empfehlungen des damaligen Vegetarismus waren stark moralisch unterfüttert.

Aktuell leiden in den industrialisierten Ländern etwa 10 Prozent der Menschen unter chronischen Reizdarmbeschwerden (mit oder ohne Verstopfung, mit Durchfall oder mit beiden im Wechsel), chronischer Magenschleimhautentzündung oder erhöhter Darmsensibilität. Diese Krankheiten verursachen neben dem Leid der Betroffenen auch hohe Kosten. In Deutschland sind bis zu 15 Millionen Menschen betroffen. Da in einem großen Prozentsatz der Fälle trotz moderner endoskopischer und bildgebender Diagnoseverfahren keine eindeutigen strukturellen oder biochemischen Ergebnisse gefunden werden, erhalten die betroffenen Menschen oft die Diagnose »funktionelle Darmbeschwerden«. Darunter werden vorschnell psychisch-ängstlich-depressive oder gar hypochondrische Leiden verstanden, mit denen man sich, neben einer antidepressiven Medikation, abfinden müsse. Nach vielen vergeblichen Versuchen geht deshalb – epidemiologischen Untersuchungen zufolge – nur noch die Hälfte der Betroffenen weiterhin zum Arzt.

Bisher gibt es noch keine spezifischen Testverfahren für Reizdarmleiden. Diese Leiden stellen eher ein Syndrom als eine einzelne Krankheit dar. Ihre

Erforschung erfordert viel Zeit und Aufwand, weshalb sie oft von Ärzten unterschiedlicher Fachrichtungen nur fragmentiert behandelt wird. Therapeutisch wird eine Mischung aus Ernährungs- und Lebensstilveränderungen, geduldiger Aufklärung, medikamentöser Behandlung mit Schmerz- oder Abführmitteln sowie spannungsregulierender (Selbst)-Hypnotherapie empfohlen. Auch wenn dadurch meist keine Heilung erreicht wird, können viele Menschen wieder eine erträgliche Lebensqualität gewinnen. Hingegen wirkt sich nach neueren Erkenntnissen die von vielen Ärzten empfohlene Erhöhung von Ballaststoffen in der Ernährung häufig auch negativ aus.

Die Erkundung des menschlichen Mikrobioms

In den letzten Jahren mehren sich wissenschaftliche Hinweise darauf, dass seelische Leiden wie Ängste, Depressionen, Allergien oder arteriosklerotische Prozesse auch vom Darm beeinflusst werden. Zudem wurde während der Behandlung mit Antidepressiva beobachtet, dass diese Medikamente häufig Nebenwirkungen auf die Darmtätigkeit haben. Die evolutionäre Symbiose mit Bakterien im Darm (»das Mikrobiom«) erfährt rasch wissenschaftliches Interesse. Wir beherbergen auf der Oberfläche unseres Verdauungstrakts mehr als hundert Arten von Bakterien mit Billionen von Einzellern. Deren Zahl entspricht etwa dem Zehnfachen unserer eigenen Körperzellen. Dabei variiert die Zusammensetzung des Mikrobioms von Mensch zu Mensch und innerhalb der »ökologischen Ernährungsnischen« der verschiedenen Länder und Kulturen, in denen diese leben. Der menschliche Organismus bietet den Bakterien des Mikrobioms einerseits ein schützendes Umfeld und Nahrung, während diese ihn im Gegenzug bei seinen Verdauungsprozessen unterstützen. Dies betrifft den Abbau von pflanzlichen Ballaststoffen, die ohne Darmbakterien nicht verdaut werden könnten. Zudem unterstützen sie den Körper bei der Synthese lebenswichtiger Vitaminbausteine. Es gibt Forschungsberichte, denen zufolge die Umwandlung von pflanzlichen Fasern in kurze Fettsäuren im Dickdarm von Übergewichtigen möglicherweise besonders stark stattfindet.

Psychische Stimmungswechsel sowie neurologische Erkrankungen wie etwa Parkinson oder Demenz werden auch mit Veränderungen des Mikrobioms in Verbindung gebracht. Die Symbiose zwischen Mensch und Darmbakterien unterliegt durch die heutige Ernährung und das Ernährungsverhalten erheblichen

Veränderungen. Spekulationen darüber, dass der Einsatz von sogenannten Probiotika wie Joghurt oder mit Bakterien angereicherten Nahrungsmitteln, allein zur positiven Veränderung des Mikrobioms ausreicht, sind deutlich verfrüht. Andere Veränderungen des Mikrobioms, etwa nach einer längeren Antibiotikabehandlung, bei der die Bakterienpopulation des Darms erheblich verändert wurde, lassen sich durch Probiotika eindeutig verbessern.

Intuitive Wahrnehmung und »Bauchgefühle«

»Bauchgefühle«, innere Körpersignale, lösen verstärkende oder vermeidende Impulse aus, die die Wahrscheinlichkeit und Richtung von Entscheidungen beeinflussen. Sie wirken sich als Intuition, Gespür oder Spürsinn aus und rufen individuelle Bewertungen und Hinweise »auf etwas Wichtiges« hervor, das sich nicht unmittelbar zeigt. Sie verbinden subtil Einzelheiten zu einem Ganzen, spüren Muster, Stil, Charakteristika, Nuancen, Resonanzen oder Ausstrahlungen auf, operieren mit implizitem Beziehungswissen. Logische Entscheidungen, unter sorgfältiger Abwägung von möglichen Alternativen, brauchen deutlich mehr Zeit.

Der Verhaltens- und Kognitionsforscher Gerd Gigerenzer hat die mögliche Bedeutung von »Bauchgefühlen« untersucht. Er versteht sie als eine »Intelligenz des Unbewussten«. In vielen Entscheidungssituationen des Berufslebens oder bei moralischem Verhalten in sozialen Situationen sind wir auf »Bauchentscheidungen« angewiesen. Die einseitige Betonung von rigiden, logischen Normen übersieht, dass wir uns in einer Welt zurechtfinden müssen, die sich nicht ausschließlich durch die »künstliche Sicherheit« von logischen Systemen verstehen lässt. Vorhandene Informationen müssen mit Möglichkeiten und Wahrscheinlichkeiten »verrechnet« werden.

Intuitive »Bauchentscheidungen« können kognitive Erkenntnisse und Auswertungsprozesse erweitern, aber nicht ersetzen. Sie bieten zusätzliche, kurzfristige Entscheidungshilfen, sind jedoch mehr als nur impulsiv und folgen einer eigenen Rationalität. Es kommt darauf an, diese Fähigkeiten besser zu nutzen. Heuristik (griech. »heuriskein«, auffinden, entdecken) ist die Kunst mit begrenztem Wissen und wenig Zeit, mit Mutmaßungen und spontanen Lagebeurteilungen dennoch zu wahrscheinlichen Aussagen und guten Lösungen zu gelangen. Zusammen mit vorhandener Erfahrung können heuristische Annahmen oft bessere Vorhersagen erzielen als manche komplexe, statistische Verfahren. Mehr Zeit, Informationen und Berechnungen garantieren nicht immer die beste Lösung. Wichtig sei, so Gerd Gigerenzer, das Vertrauen in eine „»Intelligenz« von »Faustregeln«. Wenn wir etwas von der uns umgebenden Welt aufnehmen, bauen wir unbewusst auf ein »stillschweigendes Wissen und Können« (»tacit knowing« – so der Wissenschaftshistoriker und Chemiker Michael Polyani), mit denen unser Organismus Eindrücke beantwortet. »Wir wissen oft mehr, als wir sagen können.« Intuition und »Bauchgefühl« sind gespürtes Teilhaben. Als ahnendes, wegweisendes oder vorausschauendes Wahrnehmen eröffnen sie uns Sinnzusammenhänge unterhalb der Bewusstseinsschwelle. Wir erleben die Welt nicht als Sammlung von einzelnen Sinneseindrücken, sondern in für uns »bedeutungsvollen Zusammenhängen«.

Der Säuglingsforscher und Psychoanalytiker Daniel Stern merkte an, dass die Natur klugerweise kleinen Kindern kein Verständnis der symbolischen Sprache erlaube, bevor sie achtzehn Monate alt seien. Dadurch hätten diese ausreichend Zeit, um mithilfe der »Musik der Sprache« zu lernen, wie die menschliche Welt abläuft, ohne durch Komplikationen der symbolischen Sprache vorzeitig abgelenkt zu werden. Aus diesem Fundus speist sich eine spätere Wahrnehmung von »Lebendigkeit« im Austausch mit anderen Menschen. Unbewusst nehmen wir »Intensitäten« von Bewegungen, Gesten und Mimik wahr, die unsere Aufmerksamkeit, Erregung und Gefühle hervorrufen.

Eugene T. Gendlin betonte den »erlebten Sinn« (»felt sense«) als spontane Wahrnehmung, die sich »im Brust- und Bauchbereich« bemerkbar mache. Jeder kennt dies aus eigener Erfahrung, aber meistens fehlen die Worte, um dieses Geschehen genauer zu beschreiben. Mithilfe der von Gendlin entwickelten Methode des »Focusing« lässt sich das eigene Gespür für diese Wahrnehmungen schärfen.

Nicht zuletzt sind intuitive Prozesse auch in den Wissenschaften wichtig. Der Mikrobiologe Louis Pasteur betonte, dass »ein glückliche Zufall den wachen Geist bevorzuge«. Kreativität, so der zweifache Nobelpreisträger Jonas Salk, beruhe auf der »Verschmelzung von Intuition und Vernunft«. Mitte des 20. Jahrhunderts wurde im Bereich der Wissenschaften das »Prinzip der Serendipität« durch Thomas Merton als besonderes Gespür für den »glücklichen Zufall« beschrieben. Serendipität beinhaltet das Zusammenspiel von Klugheit, Wachsein, Aufmerksamkeit und praktischer Erfahrung sowie einer Portion »Gewitztheit«. Zusammen befördern diese Elemente »Scharfsichtigkeit und einen guten Riecher« für Ungewöhnliches und Wichtiges. Durch geistige Offenheit und Wertschätzung von scheinbar zufälligen Kleinigkeiten, können unerwartete Entdeckungen gelingen. Bekannte Beispiele von wissenschaftlicher Serendipität sind so weitreichend praktische Entdeckungen wie die Röntgenstrahlung, Penicillin, Teflon, Mikrowellenöfen, Silikon, Vaseline, Klettverschluss, Nylonstrümpfe, LSD und Viagra.

Eigene experimentelle Annäherungen an das »Körperinnere«

Nach meinen anatomischen, physiologischen und pathologischen Studien über die Organe lernte ich als Assistenzarzt im Operationssaal das lebendige »Innenleben« des menschlichen Körpers und seiner Organe aus der Nähe kennen. Dies geschah aber weiterhin aus der distanzierten Sicht des »Experten«. In Röntgenbildern wurde das Innenleben des Körpers und seiner Organe fixiert und genormt. Bei »Durchleuchtungen« waren der Schluckakt oder die rhythmische Aktion von Lunge und Herz bereits bewegter sichtbar. Bei Bauchoperationen konnte ich auch die Bewegungen der Gedärme, als strukturierte, weiche Masse betrachten.

Nach einigen Berufsjahren merkte ich, wie wichtig es ist, den eigenen Organen bewusster nachzuspüren. Seit Mitte der 80er-Jahre habe ich Weiterbildungen und Kurse zu unterschiedlichen Körpermethoden besucht. Dabei wurden mir meine Becken-, Bauch-, Brust-, Hals- und Schädelräume deutlich spürbarer. Ich experimentierte mit »elastischen« Strukturen meiner Organe, die oben an Bändern (Ligamenten) und Gefäßen befestigt und gehalten werden, während sie gleichzeitig »von unten« durch andere Organstrukturen getragen werden. Durch diese Spürübungen wurde mir deutlich, dass meine inneren Organe durch Körperbewegungen gedehnt oder komprimiert werden, wie dies etwa beim Yoga systematisch beübt wird.

Die unten folgende Darstellung aus der Arbeit des Body-Mind Centering, zeigt eine solche Möglichkeit der bewussten Arbeit mit inneren Organen. Dabei werden spezifische Organe als »Schlussstein« oder »Stützpfeiler« (»keystone«) einer beabsichtigten Bewegung ausgewählt. Es entsteht dadurch eine jeweils besondere Qualität der Bewegung. Einzelne Organe können durch solche Übungen gestärkt oder entlastet werden. Unbewusste Schonhaltungen, die infolge

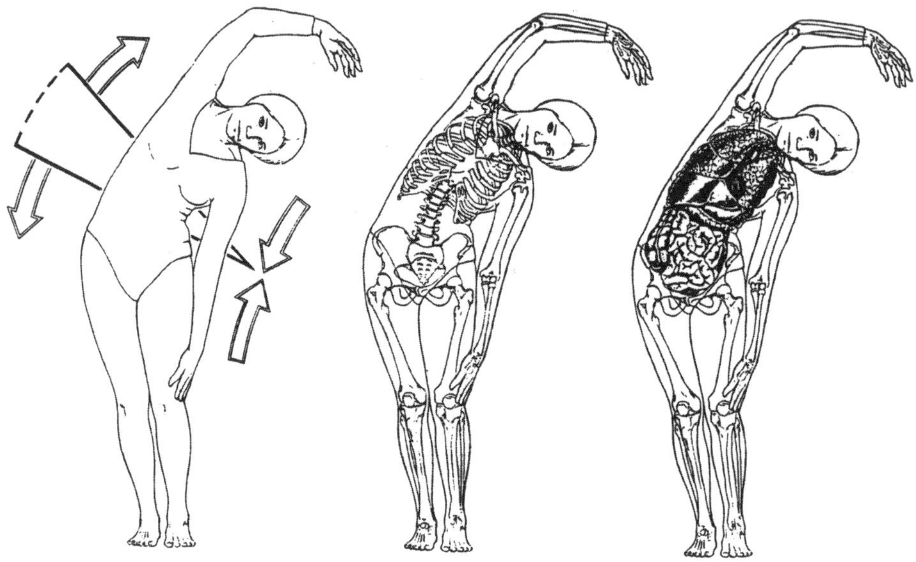

Übungen zur seitlichen Beugung des Körpers können sich gezielt um einzelne Bauchorgane oder Bereiche als »Schlusssteine« organisieren und diese dadurch anregen.

von Problemen einzelner Organe auftreten können, drücken sich in individuellen Bewegungsmustern aus.

Die sogenannte »Organrolle« ist ein weiteres leicht zu erprobendes Bewegungsexperiment zum bewussteren Erleben innerer Organe. Sie basiert darauf, dass sich alle Zellen und Gewebe nach den allgemeinen Gesetzen der Schwerkraft ausrichten. Je nachdem, ob wir in Rücken-, Bauch- oder Seitenlage liegen – immer wieder ändert sich die räumliche Anordnung der inneren Organe zueinander sowie die auf sie einwirkenden Druck- und Zugkräfte.

Die Vorstellung, dass innere »Weichteile« auch zur Stabilisierung etwa der »harten« Wirbelsäule beitragen können, erschien mir anfangs absurd. Im Lauf der Übungen konnte ich besser die voneinander abgegrenzten, sich gegeneinander verschiebenden »Massen« meiner Organe als kompakte, »innere Stützstruktur« spüren.

Ein anderer Ansatz ist die Arbeit mit angeleiteten Vorstellungsübungen (»Guided Imagery«). Hierbei geht es darum, »innere Bilder« für die erlebten Körpersignale auftauchen zu lassen. Welche Form, Größe, Oberfläche oder Farbe haben meine Organe vor meinem inneren Auge? Was geschieht, wenn ich ihnen und ihren Veränderungen »still zuschaue«? Mithilfe angeleiteter

»Vorstellungsübungen« lassen sich manche Ängste und Befürchtungen über Körperbeschwerden besser eingrenzen.

Unser Bauch ist aufgrund des aufrechten Gangs zur besonders ungeschützten und exponierten Körperzone geworden. Wir können uns unserer »Leibesfülle« aus sehr unterschiedlichen Blickwinkeln nähern. Ob wir unseren Leib »en bon point«, wie der Franzose sagt, also »in guter Verfassung«, empfinden, ist mitentscheidend für unser Wohl- oder Missbefinden. Nicht nur die äußere Form – vom Bäuchlein bis zum starken Übergewicht –, sondern auch wie froh, fähig, hohl oder faul es sich »darin« anfühlt, ist wichtig. In unserem Bauch wird nicht nur das tägliche Essen verdaut, sondern auch die Gefühle und Konflikte, die unser Leben begleiten.

Eine wirksame Heilkunde muss sich sowohl den biologischen Strukturen und Funktionen des »Leibesinneren« und dessen Organen widmen als auch den psychologischen, sozialen und kulturellen Faktoren, die diese beeinflussen. Immense Fortschritte in der Endoskopie und den bildgebenden Diagnoseverfahren sowie molekularbiologische und genetische Forschungen tragen zum bessern Blick in den »gläsernen Bauch« bei. Verbesserte Hygiene, Lebensmittelkontrollen und medikamentöse Behandlungen haben die Risiken von bakteriellen Erkrankungen des Verdauungssystems reduziert.

Zugleich erkennen wir, dass wir uns von einer einseitigen antibakteriellen »Ausrottungsstrategie« durch zu breite Antibiotikagaben verabschieden müssen. Die neuen Forschungen über das Mikrobiom und dessen überlebenswichtige Aufgaben machen deutlich, dass der Mensch und sein Organismus nur ein Teil von größeren symbiotischen Lebensgemeinschaften ist. Darüber hinaus lösen persönliche und soziale Beziehungen ein vielfältiges Echo in den Tiefen unseres »Leibesinneren« aus.

»Rund um den Bauch« geschieht vieles, was erst verdaut werden will und muss. Wäre es da nicht angemessen, unserem Bauch mit mehr Wohlwollen zu begegnen, statt ihn ausschließlich auf seine Formen hin zu beäugen? Warum nicht öfters freundlich beide Hände auf dem Bauch ruhen lassen und spüren, wie deren Wärme sich in jedes Organ, jedes Gewebe und jede Zelle ausbreiten darf?

DIE KNOCHEN – Dynamischer Halt und lebendiges Gewebe

Der aufrechte Gang wird am letzten gelernt.
Kopf oben, frei umherblickend, dazu ist er da.
Ernst Bloch

Knochen und Skelett sind kein lebloses Material, sondern sehr lebendig. Sie sind Grundlage unseres Sinns für Stabilität, Halt und Widerstand. Knochen befinden sich in ständigem Auf- und Umbau und beherbergen wichtige Quellen der Bluthcrstellung und Immunabwehr.

Vielen fehlt das sensible Empfinden für ihr eigenes Getragensein. Ich habe in meinen Therapien und Seminaren die Menschen oft gefragt: »Was trägt sie, wenn sie aufrecht stehen?« Die meisten haben verunsichert und zögerlich rückgefragt: »Die Muskeln?« Anschließend habe ihnen vorgeschlagen, dass sie bewusst »nach innen« spüren können, um mit ihrem Skelett Kontakt aufzunehmen. Die Knochen bieten das Fundament zum aufrechten Stand.

Die aufrechte Körperhaltung, das zweibeinige Stehen und Gehen, gibt uns Menschen eine besondere Stellung unter den Lebewesen. Der Philosoph Kurt Bayertz hat eine Fülle von Material zur Geschichte des aufrechten Gangs zusammengetragen. Er spricht von diesem als »Ausgangspunkt für die menschliche Selbstdeutung«. Die antiken Philosophen betonten die durch diese Körperhaltung ermöglichte Ausrichtung in »die Welt des Geistigen und Seelischen« als »Himmelsbetrachter«. Die späteren Kirchenväter sahen in der »emporstrebenden Haltung« des Menschen deren Verpflichtung, »den Blick zum Himmel und zum Herrn nach oben zu richten«. Evolutionstheoretiker betonten die entscheidenden Veränderungen, die sich durch die frei gewordenen Hände als Werkzeuge für Entwicklung und Veränderung ergeben haben. Der aufrecht gehende Mensch als Mittelpunkt eines anthropozentrischen Weltbildes nimmt die göttliche Aufforderung an: »Macht Euch die Erde untertan.« Bei einer zu eindimensionalen Betonung ihres oben getragenen Kopfes scheinen viele Menschen vergessen zu haben, dass es ihre Füße und Kochen sind, die sie tragen. Mit ihren Füßen trampeln sie oft rücksichtslos auf dem Planeten herum und macht ihn platt. Ein Indianer kritisierte: »Die Weißen gehen auf dem Boden, wir gehen auf der Erde.«

Was alles Beine hat

Die germanische Bezeichnung für Knochen war »painam« – »Gebeine«. Seit dem Mittelalter wurde der Begriff »bein« verwendet. »Bein« im Sinne von »Knochen« findet sich in »Beinhäusern« (Friedhöfen) »Bein zu Beine« lautete eine alte Beschwörungsformel, und man schwor »Stein und Bein«, indem man seine Finger auf Reliquienknochen legte. Wenn jemand erfolglos ist, dann bekommt er »kein Bein an den Boden«. Wer trödelt oder zu langsam ist, dem muss man »Beine machen«. Er sollte seine »Beine unter die Arme nehmen«. Erfolg bedeutet, etwas »auf die Beine zu stellen«. Manche sind dabei »beinhart«. Man sollte seine Bewegungsfreiheit nach Möglichkeit nicht einschränken, indem man sich »zu viel« oder gar »einen Klotz ans Bein bindet«.

Ein Schreck fährt »durch Mark und Bein«. Wer schwach ist, der kann sich »kaum mehr auf den Beinen halten«. Nach der Krankheit muss man »wieder auf die Beine kommen«. In Krisenzeiten freut man sich, wenn einem jemand wieder »auf die Beine« hilft, damit man wieder »selbstständig auf eigenen Beinen« stehen kann. Wenn sich ein Malheur wieder richten lässt, dann heißt, es sei »kein Beinbruch« gewesen.

Wer sich erholen möchte, der sehnt sich danach, endlich »die Beine ausstrecken« zu können. Andere »vertreten sich die Beine« oder wechseln nervös »von einem Bein aufs andere«. Wer sich bemüht, wahrgenommen zu werden, der stellt sich »auf die Hinterbeine«. Lügen haben »kurze Beine«. Einem »Raubein« geht man besser aus dem Weg.

Das Wort Bein findet sich in den Namen vieler Knochen, wie Nasenbein, Schlüsselbein, Zungenbein, Jochbein, Schien- und Wadenbein, Brustbein, Schambein, Kreuzbein, Steißbein oder Sitzbein. Früher hieß der Kehlkopf oder Adamsapfel das »Gurgelbein«. Ich erinnere mich an eine Eselsbrücke, die wir als Medizinstudenten zum Auswendiglernen der Handwurzelknochen benutzt haben: »Ein Schifflein (Kahnbein) fährt im Mondenschein (Mondbein) ums Dreieck (Dreiecksbein) und Erbsenbein, Vieleck groß, Vieleck klein, der Kopf (Kopfbein), der muss beim Haken (Hakenbein) sein.«

Im übertragenen Sinne tritt das »Bein« im Sinn von Stütze, Pfeiler oder Schiene in Bezeichnungen wie Hosenbein, Stuhl- oder Tischbein auf. Modische Hosen sind spezielle »Beinkleider«.

Bein und Fuß

Es gilt, »mit beiden Füßen« auf der Erde, am Boden und im Leben zu stehen und nicht auf schwachen, wackligen oder tönernen Füßen. Meist wird mit Fuß nur der untere, flexible Teil des Beins bezeichnet, der sich bis zum Fußknöchel erstreckt. Als ich nach Bayern zog, musste ich lernen, dass man dort unter »Fuaß« oder »Hax« nicht nur den Fuß, sondern das ganze Bein bis zur Hüfte versteht. Wer morgens schlecht gelaunt oder mürrisch ist, dem unterstellt man, dass er mit dem linken, falschen Fuß/Bein zuerst aufgestanden sei.

Knochen

Ab der Mitte des 14. Jahrhunderts wurde das Wort »Knochen« häufiger verwendet. Seine sprachliche Herleitung ist unklar. Man vermutet, dass er sich auf »Knacken« als dem typischen Geräusch eines brechenden Knochens bezieht. Wir sprechen vom »harten Knochen« als jemandem, der hart im Nehmen ist. »Knochenarbeit« geht auf die Knochen, man »hält seine Knochen hin«, spürt es »in den Knochen«, kriegt »müde Knochen« und ist womöglich so erschöpft, dass man »seine Knochen nicht mehr spürt«. Manches »hängt einem noch in den Knochen«. Wer unflexibel ist, der scheint etwas »verknöchert« zu sein. Wer abgemagert ist, der ist »nur noch Haut und Knochen«. Im Alter drohen »morsche Knochen«.

Ängstliche Menschen scheinen »keinen Mumm in den Knochen« (»Mumm« bedeutet umgangssprachlich »Mut«) zu haben. Wer keinen Mut für eigene Überzeugungen hat oder zu gefügig ist, der hat »kein Rückgrat«. Man kann sich »bis auf die Knochen« blamieren. Manchmal regnet es so stark, dass man »bis auf die Knochen nass« wird. Wenn eine Sache lebendiger beschrieben werden soll, dann wünschen wir uns »mehr Fleisch an den Knochen«.

Halt, Haltungen und Einstellungen

Knochen und Skelett tragen zur aufrechten Haltung bei. Haltung wird auch als Bezeichnung für innere Gesinnung, Gelassenheit oder Verhalten verwendet. Nachdem ein Kind gelernt hat, auf eigenen Beinen zu stehen und zu gehen, tun sich ihm neue Perspektiven und Orientierungen im Raum auf. Der eigene Körper dient uns als »Nullpunkt« und Bezugspunkt der Orientierung. Wir lernen, zwischen vorne und hinten, oben und unten sowie rechts und links zu unterscheiden. Diese Körperrichtungen tauchen in vielen Variationen auf wie aufwärts und abwärts, gerade oder krumm, rund oder eckig, in direkter Linie oder auf Umwegen.

Die räumlichen Orientierungen der vertikalen Körperhaltung werden im Laufe des Lebens von kulturellen Bedeutungen und Bewertungen beeinflusst. »Oben« verweist auch auf Haupt, Schädel, in der Höhe, Himmel, übergeordnet, Obrigkeit, höher, oberhalb, darüber oder aufsteigen. »Unten« wird verbunden mit Erde, Boden, Grundlagen, Untertan, Hölle, tiefer, unterhalb, darunter, niedriger, abfallend, sinkend oder unterstellen. Die »vordere Richtung« verweist auf Anfang, vorwärts, voraus, voran, vorher, an gut sichtbarer Stelle, an der Spitze oder Fortschritt. Dagegen verweist »hinten« auf hinterher, nachfolgend, rückwärts, zurück, an der Rückseite, Rückschritt, Rückweg, Rückblick, Hinterhalt oder Hinterlist. Die »rechte Seite« gilt eher als richtig, berechtigt, gerecht, aufrecht, rechtschaffen oder gerade. Die »linke Seite«, die »Seite des Herzens«, wird mir Sprachbildern verbunden wie gelingen, lenken, progressiv, fortschrittlich, revolutionär, aber auch linkisch und links herum.

Das mittelhochdeutsche Wort »haltunge« stand ursprünglich für »Anhalt und Stillstand«. Militärisch kennen wir Ausdrücke wie »Haltung annehmen oder einnehmen» bzw. »strammstehen«. Es geht um beherrschte und disziplinierte Einstellungen. Wenn wir an Körperhaltung denken, dann scheint diese oft mit Mühen verbunden zu sein. Eltern und Lehrer fordern von ihren Kinder eine »gute und gerade Haltung« (»stell dich gerade hin«) und kritisieren »nachlässige, coole oder schlaffe Haltungen«. Eine Körperhaltung kann Gefühle zum Ausdruck bringen als abweisende, trotzige, arrogante, sichere, drohende, mutige, entschlossene, vornehme, ruhige oder vorbildliche Haltung. Es gilt, im Leben »Haltung zu beweisen und zu bewahren«. Manchmal ringen wir um Haltung. Wir sprechen von selbstbeherrschter, selbstdisziplinierter und selbstkontrollierter Haltung. Pädagogik und Medizin beschäftigen sich im Wesentlichen mit Haltungsfehlern, Haltungsschäden, Haltungsübungen oder Haltungskorrekturen.

Zusammenhänge mit Haltung und Stehen finden wir im Begriff »Ein-stellung«, der für innere, moralische oder psychologische Haltungen, Meinungen und Ansichten verwendet wird. Einstellungen begründen sich leiblich im Erleben des tragenden Grunds. Damit hängen auch Begriffe wie »Verstand«, eigener »Standpunkt«, »Vorstellungen«, »Anstand« oder »Beistand« zusammen. Man kann je nach »Stand der Dinge« einen »leichten oder schweren Stand« haben.

Es ist durchaus eine Herausforderung, eine bessere, spürbare Beziehung zum eigenen Skelett und seinen tragenden Strukturen zu finden. Gesucht wird eine gelassene Einstellungen im »Auf-treten«, um etwas gut »geerdet« bestehen, verstehen oder überstehen zu können.

Mythologisch-symbolische Bedeutung der Knochen

In der griechischen Mythologie wollte Zeus aufgrund der Verderbtheit der Menschen das Ende des Ehernen Zeitalters durch eine Sintflut beenden (Deukaionische Flut), ähnlich wie dies in der Bibel beschrieben wird. Der Titan Prometheus hatte seinem Sohn Deukalion rechtzeitig befohlen, ein Schiff zu bauen. Nachdem die Flut sieben Tage lang Griechenland überschwemmt hatte, landete dieses Schiff mit Deukalion und seiner Gattin Pyrrha auf dem Parnass-Gebirge. Dort befragte Deukalion das Orakel der Themis, was zu tun sei, um die Erde wieder zu bevölkern. Sie sagte ihnen, sie sollten ihr Haupt verhüllen und »die Knochen ihrer Mutter über ihre Schultern werfen«. Nach einigem Zögern Pyrrhas wegen eines solchen Frevels erriet Deukalion, dass mit der »Mutter« Gaia, die Erde, als aller Menschen Mutter, und mit Knochen Steine gemeint seien. Also warfen beide Steine über ihre Schultern, aus denen bei Pyrrha die Frauen und bei Deukalion die Männer entstanden.

In einer nordischen Schöpfungsmythologie entstanden »aus den Knochen« des Riesen Ymir, nachdem er vom Gott Odin getötet worden war, die Steine der Erde.

Viele schamanische Heilkulte benutzen »Knochenorakel« in Ritualen und zur Wahrsagerei. Frühe Musikinstrumente wurden aus Knochen hergestellt, wie beispielsweise die Flöte der Navajo-Indianer aus einem Adlerknochen. Das bekannteste Album der amerikanischen Tänzerin Gabrielle Roth, die neo-schamanische Trancetechniken praktizierte, heißt »Bones« (Knochen).

Das Totenkopf-Logo der Piraten existiert seit dem 17. Jahrhundert und sollte die Todesverachtung der kapernden Seefahrer signalisieren. Im englischen Sprachraum wird dieses Totenkopfsymbol als »Jolly Roger« (lustiger Roger) bezeichnet. Er diente später auch als Siegesflagge für Marineeinheiten. Eine bis heute aktive, im 19. Jahrhundert legenden- und skandalumwitterte Studentenverbindung der amerikanische Elite-Universität Yale nennt sich »skulls and bones« (Schädel und Knochen). Der Hamburger Kult-Fußballverein FC St. Pauli führt den Piratentotenkopf in seiner Vereinsflagge.

Das Skelett als Ausdruck des Todes

Darstellungen von Skelett und Schädel werden auch als Hinweis auf das Reich der Toten gesehen. Das Knochengerüst, das Gerippe oder die Gebeine erinnern an Verstorbene. Das Skelett ist aber nicht nur eine Ansammlung von »toten Knochen«. Es hatte auch einen symbolischen Bildwert, der Hoffnungen bewirken sollte und auf den Übergangsbereich zwischen Lebenden und Toten verwies. Es erinnerte daran, dass es »jetzt« zu leben und »den Tag zu achten« gelte.

Besondere Intensität bekam die Darstellung von Skeletten und Knochen im Spätmittelalter, vor allem zur Zeit der Pestepidemien. Als »der schwarze Tod« ganze Landstriche und Städte entvölkerte, konnten viele Leichen nicht beizeiten bestattet werden. Bereits nach etwa drei Wochen verweste ein Leichnam so sehr, dass seine Knochen und sein Skelett sichtbar wurden. Zu dieser Zeit entstand das Motiv des Totentanzes (»danse macabre«), in dem der Tod mit Sense und Sichel, mit Pfeil und Bogen, mit Hacke, Sarg, Musikinstrumenten oder dem »Stundenglas« dargestellt wurde.

Das »Vanitas- Motiv« (lat. »vanitas«, Nichtigkeit, Vergeblichkeit) wurde als Symbol der Vergänglichkeit mit Darstellungen vom »Tod des Jünglings oder jungen Mädchens« verbunden. Schönheit und Verfall wurden in diesem Motiv nebeneinander dargestellt. Seit dieser Zeit begleiten uns ähnliche Motive in darstellenden Künsten und Literatur.

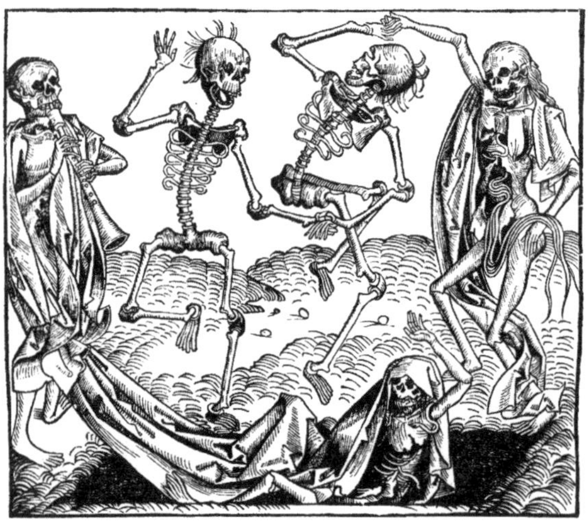

Vanitas-Motiv des Mittelalters.
Holzschnitt von Michael Wohlgemut.

Auch durch die Veröffentlichungen des Anatoms Andreas Vesalius im 16. Jahrhundert wurde eine ambivalente Einstellung gegenüber dem Skelett und den Knochen unterstützt. In seinen frühen Zeichnungen und Gemälden wurde häufig der Schädel betont. Skelettdarstellungen nahmen im Kontext der katholischen Religion meist oft niederkniende, demütige Haltungen ein.

Knochen in der Geschichte der Heilkunde

Formen und Funktionen der Knochen haben die Heilkundigen seit der Antike beschäftigt. Hippokrates vermutete, dass das »weiche Innere« der Knochen zu ihrer Ernährung diene. Galenos war der Ansicht, dass Knochen aus »Spermien« entstehen, da die Spermienflüssigkeit eine »ähnlich blasse Farbe« aufwies wie das Knocheninnere. Er untersuchte die Strukturen der Gelenke systematisch und interessierte sich für Knochenverletzung und deren Behandlungsmöglichkeiten. Als Wund- und Sportarzt für Gladiatoren hatte er dazu reichliche Gelegenheiten.

In der alten chinesischen Medizin bestanden funktionelle Beziehungen zwischen Knochen, dem energetischen Einflussbereich der Nieren und dem Wasserelement. Zum Bereich der Knochen zählte diese ebenfalls Haare, Finger- und Fußnägel sowie Zähne. Die Nieren galten als Speicher der angeborenen Lebensenergie. Emotional wurde eine Überbelastung dieses Wasserelements mit Gefühlen der Angst in Verbindung gebracht. Phänomenologisch könnte man Ähnlichkeiten mit dem Zittern und Schlottern der Knie oder mit »schwachen Knien« sehen, was auch in unserer Kultur als Zeichen von Angst verstanden wird.

Eine andere Bedeutung der Knochen kennt die Tradition des Judentums. Das Wort »Selbst« heißt im Hebräischen »ezem«. Es verweist auf die Knochen und das Knochengerüst, die das Selbst tragen. In allen Formen des Selbst ist »ezem« der »Stamm«. Die Knochen »tragen« als eine »physische Erscheinung« das menschliche Selbst durch das Leben. Friedrich Weinreb verweist in diesem Zusammenhang auf das Wort »ez«, das »Baum« bedeutet, aber auch »innere Grundsubstanz, Wesen einer Sache, Kraft, Stärke, innerer Kern«.

Der arabische Arzt Avicenna ging im 11. Jahrhundert davon aus, dass Knochen aus dem Element Erde gemacht seien, »kalt und trocken«, und vom Blut abstammen. Ab dem 15. Jahrhundert wurden die einzelnen Knochen im Rahmen von genaueren, anatomischen Untersuchungen mit spezifischen Namen versehen. Leonardo da Vinci stellte nach zahlreichen Leichensektionen in genauen Zeichnungen die Knochen aus unterschiedlichen Perspektiven dar.

Der Anatom Vesalius korrigierte die Anzahl und Form der menschlichen Knochen, die bis dahin vergleichend aus der tierischen Anatomie des Galenos übernommen worden waren. Der biblische Mythos, dem zufolge Männer nur 12 statt 13 Rippen besitzen, da Eva aus Adams Rippe gemacht worden sei, ließ sich anatomisch nicht bestätigen.

Als gegen Ende des 19. Jahrhunderts Wilhelm Konrad Röntgen seine Hand zufällig per Strahlung auf eine Fotoplatte bannen konnte, begann die moderne Sichtbarmachung des Skeletts. Heute lassen sich dessen Umrisse mit szintigrafischen oder computertomografischen Techniken detailliert darstellen.

Der Wissenschaftsjournalist Hugh Aldersey-Williams hat darauf verwiesen, dass das erste weibliche Skelett erst im 18. Jahrhundert beschrieben worden ist. Frauen haben etwas zartere Knochen, einen engeren Brustkorb, eine andere Beckenform und einen runderen Schädel.

Knochen richten

Um die Behandlung von Knochenverletzungen kümmerten sich in der früheren Heilkunde »Knochenrichter und Bader«. Erst ab dem 16. Jahrhundert wurden Feld-, Militär- und Wundärzte als eigenständige Zunft der »Chirurgen« (griech. »cheirurgía«, Handarbeit, Handwerk) in die Medizin aufgenommen. Heute fällt die Beschäftigung mit Skelett und Knochen hauptsächlich in den Bereich der Orthopädie. Das griechische Wort »orthos« (aufrecht, gerade, richtig) in Verbindung mit griech. »paideia« (Kindererziehung) weist auf die Ursprünge dieses medizinischen Fachgebiets hin. Mitte des 18. Jahrhunderts bemühte sich der französische Kinderarzt Nicolas Andry besonders um bessere Haltungshilfen für erkrankte Kinder. Er verglich seine Arbeit mit der eines »Gärtners, der ein krummes Bäumchen an einen kräftigen Pfahl anschließt«. Das Symbol des »Andry-Bäumchens« wird immer noch als Standeszeichen der Orthopäden verwendet. 1744 veröffentlichte er sein Buch *Orthopädie oder die Kunst bey den Kindern die Ungestaltheit des Leibes zu verhindern und zu verbessern*. Verformungen der Knochen und Gelenke wurden von ihm nicht mehr als gottgewollt angesehen. Der menschliche Körper sei veränder- und formbar. Andry kritisierte das Einschnüren und Wickeln der Kinder, dies verforme Brustkorb, Arme und Beine.

Heute sind äußere Hilfen und Stützen für das Skelett sowie operative Eingriffe mit Schrauben, Stahl und Kunststoffprothesen die häufigsten Anwendungen in der Orthopädie. Erst ab 1970 wurde diese in Deutschland als medizinisches Fachgebiet anerkannt. Sie beschäftigt sich mit Traumen und Degenerationen im Bereich der Knochen und des Skeletts, mit Gelenkersatz, Wirbelsäulenleiden und Prothesen. Die Zahl der endoprothetischen Operationen sowohl von Knien als auch von Hüften und Schultern erlebt heute Rekordzahlen. In der Medizintechnik werden Konstruktionen von sogenannten Exoskeletten getestet, die als äußere Stützskelette gelähmten Menschen Gehbewegungen erlauben können. Ein anderes Gebiet sind Prothesen, die wir aus dem Leistungssport kennen.

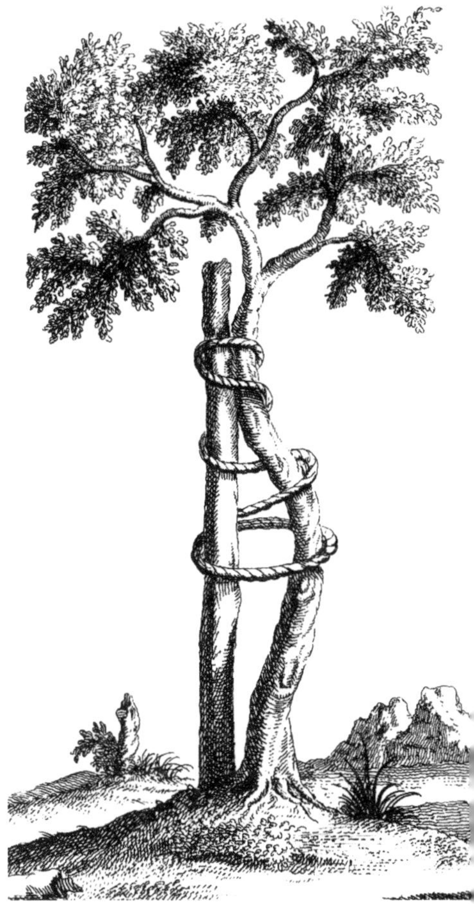

Das sogenannte »Andry-Bäumchen« des französischen Kinderarztes Nicolas Andry ist heute noch vielfach das Standeszeichen der Orthopäden.

Funktionen der Knochen und des Skeletts

Inzwischen liegt eine Vielzahl von Forschungen über die Knochen vor, ohne dass diese in ihrer Vielseitigkeit vollständig verstanden werden. Knochen sind dynamische, druck- und zugfeste »Organe« mit spezifischen Funktionen. Sie übernehmen mechanische Aufgaben, Zellbildungen für diverse Blutkörperchen, Stoffwechselaktivitäten zur Speicherung und Freigabe von Mineralien, Hormonen und Wachstumsfaktoren sowie die Kommunikation mit anderen Organsystemen. Im Zusammenspiel mit Muskulatur und Nervensystem bilden Knochen den Stütz- und Bewegungsapparat. Sie bieten Halt zur »Befestigung« von Muskeln und dynamischen Gelenksformationen. Knochen passen sich veränderten Belastungen an. Sie werden auf-, ab- und umgebaut, ohne dass sie dabei grundsätzlich ihre Formen ändern, und sie können ihre Verletzung aktiv reparieren.

Während beim Säugling noch ca. 350 Knochen- und Knorpelstrukturen bestehen, verringert sich deren Anzahl durch das Zusammenwachsen einzelner Knochen im Laufe des Erwachsenwerdens auf etwa 206 Knochen. Sie sind von sehr unterschiedlicher Größe. Der größte Knochen ist der Oberschenkelknochen, während der kleinste im Innenohr nur einige Millimeter groß ist.

Bis zur Lebensmitte erneuert sich das menschliche Skelett etwa alle acht bis zehn Jahre. Danach finden nur geringe Aufbauprozesse statt. Umso wichtiger ist es, dass sich im Kind- und Jugendalter durch Bewegung und Ernährung ein starkes Fundament des Skeletts ausbildet. Der Anteil der Knochen am Gesamtkörpergewicht beträgt zwischen 12 und 20 Prozent.

Das Skelett lässt sich in zwei Grundstrukturen unterteilen. Einerseits kennen wir das »Achsenskelett« mit etwa 80 Knochen, die den Schädel, die Wirbelsäule und den Brustkorb samt Rippen umfasst. Zusammen mit Bändern und Sehnen wirkt das »Achsenskelett« den Druckkräften der Schwerkraft entgegen und verteilt diese über die Hüftgelenke an die Beine.

Die 126 Knochen des »bewegten Skeletts« verteilen sich auf Schultergürtel, Arme, Hände, Becken, Beine und Füße. Dieses »bewegte Skelett« ermöglicht den Schutz von Teilen der Eingeweide und Geschlechtsorgane sowie Fortbewegungen und feine Bewegungen. Im Bereich des Schädels befinden sich 22 Knochen, davon 14 im Gesichtsschädel. Eine Hand enthält 27 Knochen und ein Fuß 26 Knochen.

Knochenentwicklung, -aufbau und -formen

Während der Knochenentwicklung (Osteogenese) bilden Osteoblasten (Aufbauzellen) eine weiche Grundsubstanz (Osteoid), die zu 90 Prozent aus Eiweiß, den Kollagenfasern (griech. »kolla«, Leim, »gennan«, erzeugen), besteht. Diese werden durch die Einlagerung von Salzkristallen zu Knochen gehärtet (Mineralisierung).

Manche Knochen wie die Schädel- und Kieferknochen oder das Schlüsselbein entstehen »direkt« aus embryonalem Bindegewebe. Dabei einwickeln sich Zellen des embryonalen Keimblatts (mesenchymale Stammzellen) zu bindegewebigen Strukturen. In verschiedenen Schritten lagern sich Mineralsalze in diese Strukturen ein.

Andere Knochen, vor allem die langen »Röhrenknochen«, entstehen »indirekt« aus Knorpelstrukturen (Perichondrium), die mit reichlichen Blutgefäßen versorgt sind (chondrale Ossifikation). In diesen bilden sich »Verknöcherungszentren«, die sich im Laufe des Längenwachstums vom Knochenschaft (Diaphyse) zu den Knochenenden (Epiphyse) ausbreiten.

Bereits sechs Wochen nach der Befruchtung entwickelt sich beim wachsenden Embryo erstes Knorpelgewebe, das sich zum Knochengewebe des

Schlüsselbeins umwandelt. Kurz darauf beginnen Arm- und Beinknospen zu sprießen, die sich mit Mineralien zu sehr dünnen Knochen verfestigen.

Im Organismus des Menschen finden sich sehr unterschiedliche Knochenformen, wie Röhrenknochen in den Extremitäten, flache Knochen (Schädel, Schulterblatt, Brustbein, Becken), kurze Knochen (Handwurzel) oder unregelmäßig geformte Knochen (Wirbelsäule). Knochen sind aus unterschiedlichen Schichten gebaut. Die äußere, dichte und harte, kortikale (lat. »cortex«, Rinde) Schicht der Knochen besteht aus röhrenförmigen Strukturen. In diesen befinden sich kleinere, untereinander kommunizierende Einheiten (Osteone), die knochenbildende und knochenabbauende Zellen enthalten sowie mit Gefäßen verbunden sind.

Die Kortikalis schützt die darunter liegenden, weniger dichten spongiösen (lat. »spongia«, Schwamm), netzwerkartigen Trabekeln (lat. »trabecula«, kleine Balken). Die harten, äußeren Strukturen leiten Druck-, Zug- und Drehkräfte an das feingliedrigere innere Stützwerk weiter. Durch ihre spezifische Architektur sind Knochen belastungsfähig und gleichzeitig relativ leicht. Die harten, mineralischen Ablagerungen der Knochen nehmen das überwiegende Gewicht der Knochen ein. Das restliche Viertel besteht aus elastischem Bindegewebe und »Grundsubstanz«, die den Knochen Formbarkeit und Widerstandsfähigkeit verleihen.

Die dynamische Anpassung der Knochenstrukturen

Während der verschiedenen Wachstumsphasen der Menschen vom Embryo über die Kindheit und Jugend, bis zum Erwachsensein und Alter passt sich unser Skelett durch Phasen des Auf-, An- und Umbaus an. Hinzu kommen Reaktionen auf körperlichen Belastungen, Über- und Unterforderungen (etwa durch die zunehmend sitzende Lebensweise der Moderne), Trainingseffekte, Verletzungen, Unfälle oder Knochenbrüche. In Prozessen des Knochen(wieder)aufbaus greifen biologische Regelkreise koordiniert ein.

Deren Grundschema verläuft in sechs Stadien von Ruhe, Aktivierung, Resorption (lat. »resorptio«, auflösen), Umkehrung, Neubildung und Abschluss. Der Reiz zur Veränderung der Knochenstrukturen kann sowohl mechanisch, hormonell als auch durch Botenstoffe des Körpers erfolgen. Osteoblasten (aufbauende) und Osteoklasten (abbauende) Zellen wechseln sich dabei in ihren Funktionen ab.

Obwohl das Grundgeschehen dieser Osteoneogenese seit vielen Jahren bekannt ist, kann die Forschung erst allmählich die Komplexität ihrer Regulierung entschlüsseln. Inzwischen zeichnet sich ab, dass eine Vielzahl von weiteren biologischen und psychologischen Faktoren auf dieses Geschehen Einfluss nimmt.

Die alltäglichen, an vielen Stellen ablaufenden Umbauprozesse der Knochen, als einer der größten Körperorgane, verbrauchen viel Energie. Zudem werden andauernd Minifrakturen (»mini-cracks«) repariert, denen unsere Knochen immer wieder ausgesetzt sind.

Diese Umbauprozesse erreichen gegen Ende der dreißiger Lebensjahre ihren Höhepunkt und nehmen im Lauf des weiteren Lebens ab. Einen besonderen Einschnitt erfahren sie bei Frauen nach der Menopause. Gesunde Ernährung (vor allem Calcium und Vitamin D3) und regelmäßige Bewegung können der Osteoporose (lat. »osteo«, Knochen, »poros«, Pore), umgangssprachlich auch Knochenschwund genannt, entgegenwirken. Diese Faktoren sind gerade für ältere Menschen umso wichtiger. Ausreichendes Trinken, eiweißreiche Ernährung, Broccoli, Grünkohl, Chinakohl, Lauch, Knoblauch und Zwiebeln sowie Pflaumen sind Lebensmittel, die eine Osteoporose verlangsamen können. Die Produktion von Botenstoffen aus der Muskulatur (Myokine) kann bei regelmäßiger Bewegung positiv Einfluss nehmen.

Kommunikationen zwischen den Knochen und anderen Organen

Aus Sicht der Molekularbiologie und der Systembiologie kann man davon ausgehen, dass Knochen auch ein »hormonelles Organ« sind und dass biologische Prozesse einen lebhaften Austausch zwischen allen Organen umfassen. Wachstumsfaktoren, die von den Osteoblasten der Knochen ins Blut abgegeben werden, nehmen ihrerseits auf Organsysteme wie Bauchspeicheldrüse (Insulinregulierung), Nieren (Flüssigkeitshaushalt), Hoden (Fruchtbarkeit), Menstruationszyklus oder Zucker- und Fettstoffwechsel Einfluss. Gleichzeitig können Wachstumsfaktoren etwa aus Muskelzellen (Myostatin) oder Herzmuskelzellen (Natriurtic Peptides, NP) die Osteoblasten in ihren Aktivitäten beeinflussen.

Die lebensspenden Aufgaben des Knochenmarks

Das Knochenmark ist »Keimzelle und Saatbeet« für unser Blut. Täglich produziert es ca. 200 Millionen rote Blutkörperchen, 50 bis 100 Millionen Granulozyten, 10 Millionen weiße Blutzellen und etwa 400 Millionen Blutplättchen. Darüber hinaus ist das Knochenmark ein wichtiger Ort für die Zerstörung von defekten und alten Erythrozyten.

Blutbildende Stammzellen werden als »pluripotent« bezeichnet, weil sie in der Lage sind, unterschiedliche Blutzellen zu produzieren. »Unter normalen Bedingungen befinden sich die meisten blutbildenden Stammzellen in einem Ruhezustand«, schreibt die Hämatologin Aleksandra Wodnar-Filipowicz. Dadurch werde ihrem vorzeitigen Verbrauch und der Gefahr von Mutationen vorgebeugt. Bei Stresszuständen wie starkem Blutverlust, Infektionen oder Chemotherapie kann sich dies rasch ändern. Nach abgelaufener Stressreaktion kehrt das System der Stammzellen in den Ruhezustand zurück. Darüber hinaus braucht der Ruhezustand »negative Regulatoren« und »einen Dialog« mit Hormonen oder dem vegetativen Nervensystem um »falsche Aktivität zu bremsen«.

Die Ärzte der griechischen Klassik sahen im Knochenmark die Nahrungsquelle des Bluts. Die roten Blutkörperchen wurden erstmals im 17. Jahrhundert beschrieben, aber erst Mitte des 19. Jahrhunderts erkannte der Pathologe Ernst Neumann, dass das Knochenmark »Sitz der Blutbildung« sein müsse und postulierte die Idee von »gemeinsamen Stammzellen« im Knochenmark. Etwa um die gleiche Zeit stellte der italienische Arzt Giulio Bizzozero die Hypothese auf, dass im Knochenmark nicht nur Blutzellen produziert, sondern diese auch zerstört würden. Er prägte den Begriff »Blutplättchen« und beschrieb deren mögliche Rolle in der Verlangsamung des Blutflusses. Der amerikanische Arzt William Ostler entdeckte die Rolle der Blutplättchen bei der Bildung von Blutgerinseln (griech. »thrombosis«, Verklumpung).

Heute gehen wir davon aus, dass das Knochenmark ab dem 4. Monat der Embryogenese das wichtigste blutbildende Organ ist und die spongiösen (schwammartigen) Hohlräume der Knochen ausfüllt. Beim Erwachsenen findet es sich hauptsächlich in Brustbein, Rippen, Becken, Wirbelkörpern und den oberen Enden von Oberarm- und Oberschenkelknochen. Sein Gesamtgewicht entspricht etwa dem doppelten Gewicht der Leber. Etwa 10 Prozent des Bluts befinden sich im Knochenmark.

Die Blutzellen der spongiösen Knochenschicht sind in ein Stützgerüst aus Bindegewebe eingebettet, das den Stammzellen, als einem der aktivsten Systeme in unserem Körper, einen optimalen Lebensraum bietet. Von dort aus wandern sie täglich ins Blutgewebe. Obwohl die Stammzellenforschung in diesen Zellen, deren genauere Zahl noch unklar ist, ein gutes Modell für ihre wichtige Arbeit gefunden hat, bleiben noch viele Fragen ungeklärt.

Eine weitere Signalachse zwischen der Leber und der Produktion von Blutstammzellen wurde kürzlich von Immunologen entdeckt. Sie zeigt, dass das Blut- und Immunsystem direkt auf die Zusammenarbeit mit anderen Organen angewiesen sind. Die Rheumaforscherin Claudia Beck spricht vom Knochenmark als »dem Haus des immunologisches Gedächtnisses«.

Stoffwechselaufgaben der Knochen

Die Knochen sind Speicherorgane für wichtige Mineralien des Bluts, vor allem für die Bereitstellung von Calzium und Phosphor. Diese sind lebenswichtig für Nerven- und Muskelfunktionen des Körpers. Ihr Anteil an den Knochen macht bis zu 15 Prozent aus. Darüber hinaus nehmen Knochen Einfluss auf die Speicherung von Fettsäuren und puffern den Säuregrad des Blutes ab (pH-Wert). Sie entsorgen und lagern Schwermetalle ein.

Das Netzwerk der Knochenhaut

Die umgebende Knochenhaut (Periost) ist mit der inneren Struktur der Kortikalis, dem »Endost«, verbunden. Die Knochenhaut breitet sich kontinuierlich über die gesamte Skelettstruktur von einem Knochen zum anderen aus. Sie überbrückt Gelenke und ist mit Sehnen, Muskulatur sowie Faszien des Bindegewebes verbunden. Insgesamt ergibt sich so ein »Spannungsnetzwerk«. In tieferen Faszien und im Periost befinden sich Sinnesrezeptoren für Bewegungsänderungen des Körpers, den Spannungszustand der Muskulatur sowie für Schmerzen.

Das umhüllende Netzwerk aus Knochenhaut, Sehnen, Muskeln und Faszien wird mit dem Begriff »Tensegrity« (engl. »tension«, Spannung und »integrity«, Integrität) umschrieben. Er verweist auf architektonische Strukturen, mit denen die Architekten Richard Buckminster Fuller und Kenneth Snelson ein »stabiles Stab- und Zugspannungsnetzwerk« entworfen haben.

Die Wirbelsäule

In der menschlichen Bewegungsentwicklung wiederholen wir im ersten Lebensjahr das, was sich in der Evolution des Menschen als »Wirbeltier« vom Fisch bis zum aufrechten Gang entwickelt hat. Von Liegen, über Krabbeln und Sitzen bis zum Stehen auf zwei Beinen muss jeder Entwicklungsschritt auf den vorhergehenden aufbauen. Dadurch kann sich die Muskulatur weiterentwickeln

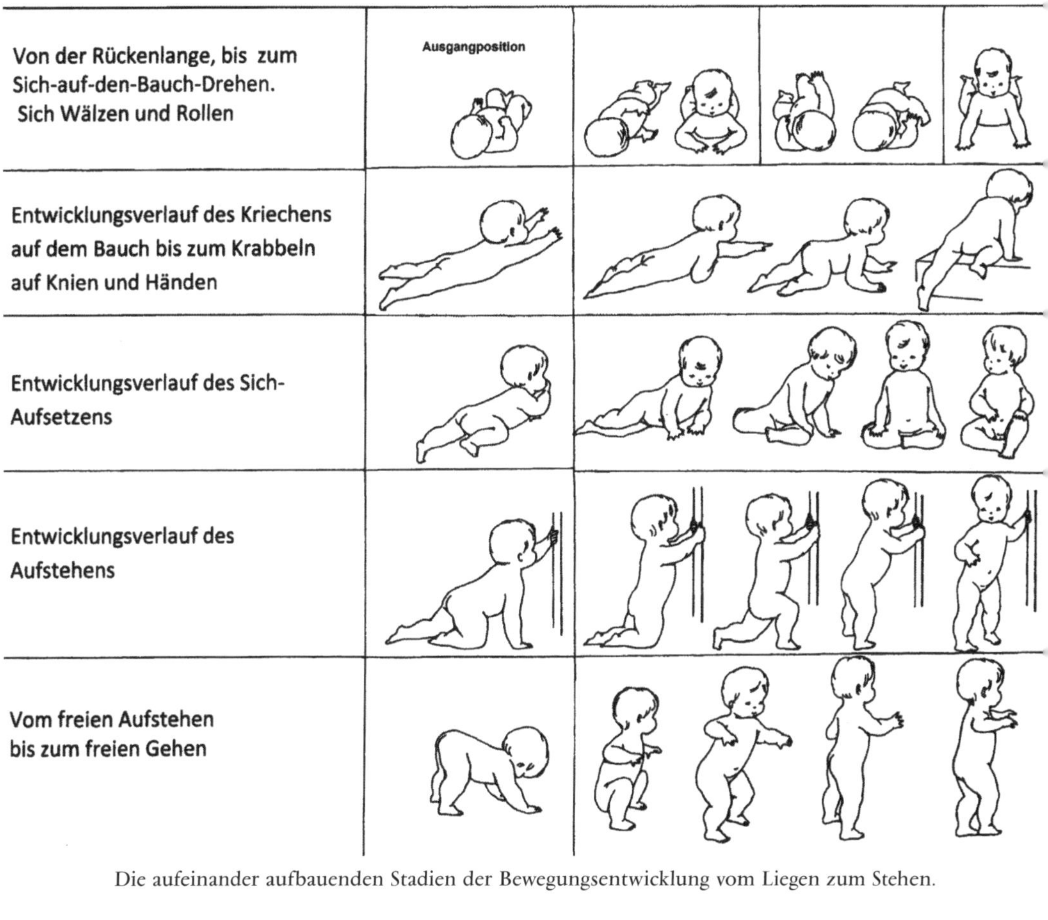

Die aufeinander aufbauenden Stadien der Bewegungsentwicklung vom Liegen zum Stehen.

und kräftigen, die Knochen können durch die mechanische Kräfte wachsen und sich in ihren Strukturen verfestigen.

Bei all dem nimmt die Wirbelsäule eine zentrale Position ein. Sie wird anfangs durch die ersten Augen-, Mund- und Kopfbewegungen in verschiedene Richtungen gedehnt. Diese Bewegungen setzen sich horizontal in die Länge nach unten fort. Durch das Drücken der Füße und das Heben der Beine sowie durch stützende Hand- und Armbewegungen werden Bewegungsimpulse vom unteren Körperbereich nach oben zum Kopf geleitet. Später kommen seitliche Bewegungen der Arme und Beine hinzu, die entsprechende Wirbelbewegungen bewirken. Durch das Aufsitzen und Aufstehen verändert sich die Ausrichtung der Wirbelsäule zur Schwerkraft. Sie bleibt lebenslang die zentrale Bewegungsachse.

Wir unterteilen die Wirbelsäule in drei Abschnitte: Hals-, Brust- und Lendenwirbelsäule, die mit zwei Krümmungen ineinander übergehen. Man kann sie aufgrund ihrer Beweglichkeit auch als »Wirbelschlange« bezeichnen. Der alte Begriff Rückgrat geht auf mittelhochdeutsch »grat« (Stachel oder Gräte) zurück und bezieht sich auf die kantige Struktur der hinten liegenden Dornfortsätze der Wirbel. Dies gilt auch für die englische Bezeichnung »spine« (lat. »spina«, Dorn, Stachel).

In unteren Bereich verschmelzen die Wirbelkörper zum Kreuzbein. An dieses schließt sich als »rudimentärer Schwanz« das Steißbein an. Die »gelenkige« Einpassung des Kreuzbeins zwischen die beiden Beckenschaufeln (Ileosakralgelenke) verteilt die Druckkräfte der Körperachse statisch auf die Hüftgelenke und in Beine und Füße. Diese Stelle kann man mit der Konstruktion des »Schlusssteins« bei römischen Brückenbögen vergleichen. Ihre Verbindungen werden durch solide, bewegliche Bänder »abgesichert«. Trotzdem können sich diese Gelenke bei ungünstigen Drehbewegungen verschieben und dadurch Rückenschmerzen auslösen.

Die Wirbelsäule setzt sich aus 24 »freien« (einzelnen) Wirbeln sowie aus acht bis zehn Wirbeln zusammen, die zum Kreuz- und Steißbein verwachsen sind. Der Begriff »Wirbelkörper« bezieht sich auf die Beweglichkeit von sich gegeneinander bewegenden knöchernen Strukturen, die durch 23 gallertartige Bandscheiben »abgefedert« werden, die sich zwischen ihnen befinden. Wirbelkörper sind durch mehrere Lagen von kleinen Bändern (Ligamenten) miteinander verbunden und geschützt.

Durch die sicht- und tastbaren Dornfortsätze der Wirbelsäule und dadurch, dass »Kreuzschmerzen« meist in der oberflächlichen Muskulatur gespürt werden, entsteht fälschlicherweise ein Bild, in dem die Wirbelsäule sich direkt an

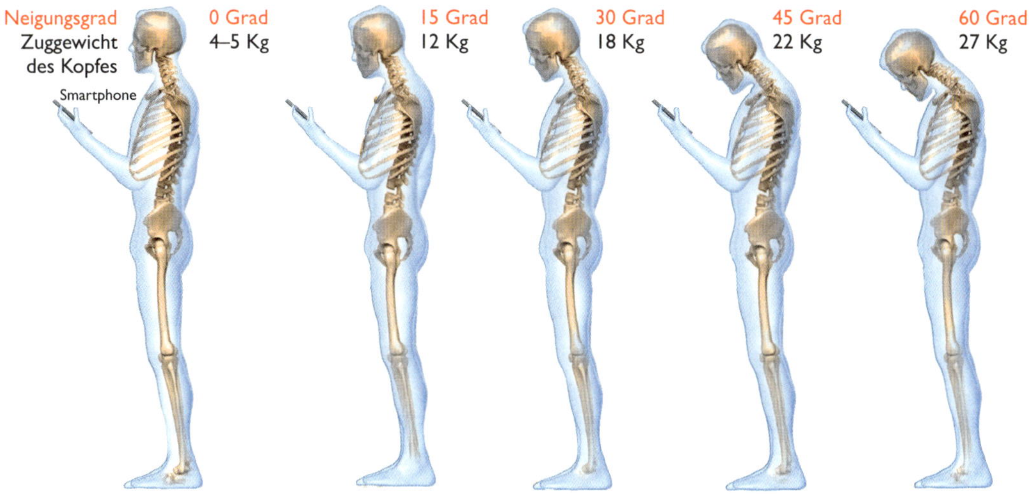

Das zunehmende Problem der Belastung der Halswirbelsäule
durch übermäßigen Gebrauch von Smartphones.

der Oberfläche des Rückens befindet. Dies ist jedoch nicht der Fall. Die Wirbelsäule ist auf ihrer Rückseite in ein »kräftiges Paket« von mehreren Lagen Rückenmuskeln und Bändern »eingebettet«. Auf ihrer Vorderseite wird sie durch kompakte, innere Organe der Bauch- und Brusthöhlen sowie mehrlagige Bauchmuskeln unterstützt. Bei Rückenschmerzen ist es deshalb wichtig, den betroffenen Menschen ein stabileres Bild der Position ihrer Wirbelsäule zu vermitteln.

Die Wirbelsäule steht trotz rückläufiger, schwerer körperlicher Arbeitsbelastung im Fokus von modernen Leiden. Rückenschmerzen führen heute die Liste der beruflichen Fehlzeiten an. Dazu trägt die gewohnheitsmäßige Sitzhaltung des modernen Menschen bei.

Im übertragenen Sinne ist die Wirbelsäule (engl. »back bone«) Ausdruck von aufrechter, freier Haltung, davon dass jemand »im Lot ist«. Sie kann metaphorisch auch als »Würdesäule« verstanden werden. Als Menschen »ohne Rückgrat« (engl. »spineless persons«) bezeichnen wir jene, die eine eigene Haltung und Tugenden vermissen lassen und sich unnötig unterwerfen, klein machen, buckeln oder sich verbiegen.

Ein anderes zunehmendes Problem für die Wirbelsäule und den Rücken – mit dem neuen Namen »Text-Nacken« – ist die Folge von stundenlangem Schauen auf die kleinen Bildschirme der Mobiltelefone.

Gelenke und Beweglichkeit

Das Ensemble der über 200 Knochen des Körpers ist nicht statisch aufeinandergestapelt. Im komplexen Zusammenspiel mit der Muskulatur wird mithilfe von »Hebeln« und »Abstandhaltern« die Schwerkraft ausbalanciert, damit sowohl eine aufrechte Haltung als auch eine möglichst große Bewegungsfreiheit gewährleistet wird. Gelenke stellen die Bedingung für solche flexiblen und koordinierten Verbindungen her.

Insgesamt bestehen im Körper ca. 360 »gelenkige Verbindungen« durch Bänder, Sehnen oder Knorpel. Sie sind durch ein Netzwerk aus Periost, Bändern und Faszien miteinander verbunden. Dabei gibt es etwa 100 »echte Gelenke«, die aus zwei »Gelenkpartnern« bestehen, die durch einen knorpelig ausgekleideten Gelenkspalt getrennt sind sowie eine mit Gelenkflüssigkeit gefüllte und von Bändern umgebene Gelenkkapsel besitzen.

Wir kennen unterschiedliche »Gelenkformen« wie »Kugel-, Ellipsoid-, Sattel-, Zylinder-, Scharnier- oder Rollgelenke«. Diese haben sehr unterschiedliche Größen, Hebelwirkungen und Bewegungsmöglichkeiten.

Dauerhafte »Fehlstellungen« oder »Fehlbelastungen« der Gelenke sowie entzündliche Veränderungen der Gelenkkapseln können zu Behinderungen und Schmerzen führen. Prophylaktisch und therapeutisch können gezielte Bewegungen die Gelenke anregen und pflegen.

Auf eigenen Füßen stehen

Für kleine Kindern ent-steht eine neue Welt, wenn sie sich auf ihren Beinen eigenständig fortbewegen können. Sie haben durch Probieren oder Hochziehen schrittweise gelernt, ihr Körpergewicht zu balancieren. Jetzt richtet sich ihr ganzer Körper neu nach der Schwerkraft aus. Um im Gleichgewicht zu bleiben, arbeiten alle Muskeln synergistisch als Mit- und Gegenspieler zusammen.

In der vertikalen Körperhaltung wirkt eine andere Gewichtsverteilung als in der horizontalen. Die dynamische Körpermitte sinkt tiefer, um bessere Stabilität zu ermöglichen. Während die Schwerkraft nach unten zieht, bietet der Boden dem Körper Widerstand und Halt. Aus der »Begegnung« zwischen der Schwerkraft und dem Boden entstehen Energie und Kraft zur Fortbewegung.

Die gleichmäßige Gewichtsbelastung beider Füße bietet kräfteökonomisch einen guten Stand. Sie erlaubt Standfestigkeit und einen »eigenen Standpunkt«. Wenn wir gehen, müssen wir mit jedem Schritt unsere Stabilität aufgeben, um sie anschließend neu zu finden.

Die Gewichtsverteilung unserer Füße ändert sich mit unseren Körperhaltungen. Manchmal reicht bereits die unbewusste Absicht einer Bewegung, um die Spannungen und Belastungen der Füße und deren Bodenkontakt zu verändern. Die bewusste Aufmerksamkeit für Zusammenhänge der vertikalen Position kann das Gespür verbessern, wie wir stehen. Sie kann überflüssige Muskelanspannungen und Kräfteverschleiß verringern.

Bei intensiv nach vorwärts orientiertem Verhalten oder Einstellungen (»allzeit bereit, immer auf dem Sprung«) wird der vordere Fuß mehr belastet. Dieses leichte Vorwärtsstrecken wird durch vermehrte Beugeanspannungen in anderen Körperbereichen ausgeglichen. Thomas Hanna hat diese Haltung als »Startreflex« bezeichnet. Bei zurückhaltenden, abwehrenden oder ängstlichen, sich nach hinten lehnenden Beugehaltungen (»Stopp, ich will oder kann nicht«) verlagert sich die Fußbelastung auf den Fersenbereich. Dieser »Stoppreflex« bewirkt gegenteilige, streckende Ausgleichsbewegungen im restlichen Körper.

Eine stärkere Belastung der Innenkanten beider Füße findet sich häufiger bei Menschen, die »in sich gekehrt« sind (oder »den Kopf hängen lassen«) und sich »kleiner machen«. Die stärkere Belastung der Außenkanten der Füße folgt auf einen festgehaltenen oder »betonten« Oberkörper, wie man ihn bei prahlerischen oder »die Nase hoch tragenden« Haltungen antrifft (»sich aufplustern«, aber auch »Hans Guck in die Luft«).

Eine gleichmäßige Belastung beider Füße entlastet die Kniegelenke und die Schulterregion. Sie fördert eine freiere Beweglichkeit des Zwerchfells und damit die Bauchatmung. Der Körperschwerpunkt sinkt nach unten, was größere Standfestigkeit mit sich bringt

Nach Verletzungen, Operationen oder seelischem Trauma versucht der gesamte Organismus, weiterhin unbewusst diese Körperregionen zu schützen. Dabei muss sich der Körper mit der allgegenwärtigen Schwerkraft neu arrangieren. Auf diese Art können Schutzbewegungen im Beckenbereich zu Veränderungen im Stand der Beine, zum stärkeren Kippen des Beckens, zu Veränderungen in der Ausrichtung der Wirbelsäule, zu veränderten Positionen der Schultern und Armlänge sowie zu Haltungsänderungen im Bereich von Hals und Kopf führen.

Bei therapeutischen Interventionen ist es wichtig, die Körperwahrnehmung der Menschen für ihre bewusste Mitarbeit zu sensibilisieren und zu üben. Im besseren Kontakt mit dem tragenden Skelett können sich chronische Zug- und Schwerkräfte, die zu Fehlbelastungen der Gelenke, Bänder und Sehnen geführt haben, verringern.

In den Fußsohlen befinden sich ebenso wie im Bereich der Zehen wichtige Akupunkturpunkte, an denen sogenannte Meridiane verlaufen. Aus unterschiedlichen Heilkulturen kennen wir Fußreflexzonenarbeit. Ähnliche Effekte lassen sich mit Tennis- oder Noppenbällen herstellen. Barfußgehen kann die Füße anregen und helfen, den gesamten Körper zu stabilisieren. Mit Vergnügen und Gewinn trage ich seit einiger Zeit sogenannte »Barfußschuhe«.

»Wenn du in Eile bist, dann mache einen Umweg«, heißt es im Zen-Buddhismus. In der Alltagshektik und in einer Zeit, die schnelle und kurze Wege fordert, ergibt dieser Ratschlag scheinbar wenig Sinn. Viele Menschen leiden unter der Angst, etwas zu verpassen, wollen nicht länger verweilen oder »Wurzeln schlagen«. Gerda Alexander hat einen »vorübergehenden Stillstand« und »Wurzeln schlagen« als Selbsthilfe vorgeschlagen. Wer irgendwo warten muss, der kann versuchen, seine Ungeduld und Anspannung dadurch zu lösen, indem er für ein paar Augenblicke bewusst seine Wurzeln spürt. Man stellt sich bei dieser kleinen Übung im wahrsten Sinne des Wortes vor, dass Füße und Beine länger werden und nach unten in den Boden Wurzeln schlagen, um stabilen Halt zu erleben. Gleichzeitig merkt man, wie der innere Schwerpunkt sinkt und die Atmung sich vertieft. Eine dynamische Form dieser Übung ist eine Tai-Chi-Übung, bei der man sich vorstellt, dass das Wasser durch die Wurzeln der Füße und Beine in den Stamm des Körpers nach oben steigt, dann durch die Krone der ausgebreiteten Arme und des Kopfs strömt, bevor es von oben, als Regen, über den umgekehrten Weg in die Wurzeln des Körpers zurückkehrt.

Steh gerade!

Die aufrechte Körperhaltung wird seit jeher philosophisch, theologisch und moralisch als das Kennzeichen der Überlegenheit des Menschen über die gesamte Schöpfung betont. Von Platons Vorstellung des Menschen als einem »federlosen Geschöpf auf zwei Beinen«, über den mittelalterlichen, christlichen

Menschen, der sein erhobenes Haupt Gott zuwendet, bis zur Heldenstatue auf dem erhobenen Sockel, werden »aufrecht« und »aufrichtig« ideologisch gleichgesetzt. Der Kopf und der »Oberkörper« wenden sich nach oben zu den Sternen, den Göttern und Gott. Dort werden auch Geist und Sprache verortet. Sie stehen oft im Gegensatz zu den niederen, animalischen Regionen des »Unterleibs« Wer aus der aufrechten Haltung herausfällt und sich »hängen lässt«, dem sieht man scheinbar schon von außen seinen »Niedergang« an. Welche problematischen Aspekte eine abstrakte und kontextunabhängige Betrachtung der aufrechten Körperhaltung im Hinblick auf rassische, geschlechtsbezogene und machtpolitische Dimensionen ist, hat der Historiker Sander Gilman in seiner Monografie *Stand up straight!* dargestellt.

Unter Berufung auf das Ideal der »Aufrechten« haben sowohl Machthaber und Militärs als auch Unterdrückte und Revolutionäre ihre Programme legitimiert, wurden Aufstände vorbereitet und niedergeschlagen. Erziehungspraktiken und Gesundheitsideale müssen Zusammenhänge der aufrechten Haltung und des aufrechten Gangs immer wieder neu reflektieren, wenn sie nicht in ideologischer Statik erstarren, sondern einer gesunden Bewegungsvielfalt Räume öffnen wollen.

MUSKELKRAFT UND MUSKELSINN – Bewegung und Gespür

> *So wenig als möglich sitzen; keinem Gedanken Glauben schenken, der nicht im Freien geboren ist und bei freier Bewegung, in dem nicht auch die Muskeln ein Fest feiern!*
>
> Friedrich Nietzsche

Von der Antike bis zu modernen Machtskulpturen sind muskulöse Athleten mit »Bären- oder Riesenkräften«, »kampfstarke, gestählte und abwehrfähige« Krieger, »muskelbepackte, stramme, kernige, straffe« Idole und »kraftmeierische Muskelprotze« Eindruck schindende Symbolfiguren. Muskelkraft ist Ausdruck eines Körperideals von Kraftmenschen und Kämpfern, das »Leistungsfähigkeit und Leistungsbereitschaft« zur Schau stellt. Körperkraft und Arbeitskraft bildeten in der frühen Landwirtschaft und Industrialisierung eine untrennbare Einheit. Inzwischen wird Muskelkraft zunehmend durch Maschinen und Roboter verdrängt. Anstatt von vielen Körpermuskeln soll in der Dienstleistungsgesellschaft heute metaphorisch der »Hirnmuskel« trainiert werden.

Olympische »Brot und Spiele« und Weltmeisterschaften werden vom Publikum vor dem Fernseher ausgetragen. Joggen, Nordic Walking, Berggehen, Schwimmen, Radfahren, Skilaufen sind wachsende Freizeitsportarten. Lust an der Bewegung bleibt aber oft hinter einem »Du musst dich bewegen (für deinen Körper und deine Gesundheit)« zurück.

Wir hören, dass Politiker und Machtstrategen »ihre Muskeln spielen lassen«, können uns dies aber angesichts ihrer schlechten Körperhaltungen nur schwer vorstellen. Wladimir Putin, als ehemaliger Judokämpfer in demonstrativer Pose mit nacktem Oberkörper, oder Wladimir Klitschko, als ehemaliger Boxweltmeister und aktueller Oberbürgermeister von Kiew, sind Ausnahmen. Joschka Fischer präsentierte sich der Öffentlichkeit abwechselnd mal als übergewichtiger Sponti beim Fußballspiel, als hagerer Marathonläufer und dann wieder als schwergewichtiger Kommentator des Weltgeschehens. Filmstars plagen sich im Fitnessstudio, um ihre Figur zu betonen, aber Körper-und Muskelkraft strahlen nur wenige aus. Zeitgenössische »Fußballgötter« sind nur selten »Muskelpakete«, sondern sie ähneln häufig wandelnden Tattoo-Litfaßsäulen und Friseurmodels.

Seit dem 19. Jahrhundert wurde durch die Verbreitung der Fotografie Bodybuilding zum Objekt öffentlicher Bewunderung. Ein Held dieses neuen »Körperkults«, der Österreicher Arnold Schwarzenegger, wurde nach seinem Umweg über Hollywood in den 1990er-Jahren zum Gouverneur von Kalifornien gewählt. Inzwischen haben sich auch weibliche Bodybuilding-Wettbewerbe etabliert. Die Werbung für männliche Unterwäsche zeigt heute weniger Gesicht und mehr Muskel-Sixpacks als homo- und heterosexuelle »Muskelerotikpakete«.

Der massenhafte Abbau von Muskulatur stellt zunehmend ein Problem für die individuelle und öffentliche Gesundheit dar. Die Muskulatur ist ein zentrales Organ des Stoffwechsels. Wo Muskeln zu sehr vernachlässigt oder missachtet werden, dort trägt dies dazu bei, dass sich zunehmend Stoffwechselstörungen wie Diabetes mellitus, Übergewicht oder Bluthochdruck in immer jüngeren Altersgruppen breitmachen. Muskeln sind »wichtige Mitspieler« im Konzert unseres Lebens. Wenn in Schulen und Betrieben Bewegung, Sport und Körperlichkeit einseitig gegen Informationen, Bildschirmarbeit und »Hirn« eingetauscht werden, dann drohen uns teure »Rechnungen« für anhaltende Körperschäden.

Eine besondere Herausforderung stellt die zunehmende Alterung der Bevölkerung dar. Muskelzellen erneuern sich zwar, aber die Qualität der Kopien dieser Zellen lässt mit dem Alter nach. Entscheidend ist der vernachlässigte Gebrauch der Muskulatur im Älterwerden und der damit verbundene Verlust an Muskelmasse. Dies betrifft vor allem die großen, starken und weniger durchbluteten weißen Muskelfasern. Durch regelmäßige Bewegung und dosiertes Krafttraining lässt sich der Muskelabbau im Alter verlangsamen und teilweise rückgängig machen. Zuviel Schonung ist schädlich, falscher Übereifer kann auch schaden, was besonders für eine Überlastung der Gelenke durch übertriebenes Training von älteren Menschen gilt.

1988 fand der Ausdruck »Sarkopenie« (griech. »sarx« steht für »Fleisch« und »penia« für »Mangel«) Eingang in die moderne Medizin. Damit sollte auf die ab dem 50. Lebensjahr beginnende jährlich ca. 1-prozentige Abnahme der Muskelmasse und die damit einhergehende Abnahme von Muskelkraft im Alter hinweisen. Sie betrifft nicht alle Menschen gleich. Dabei treten Veränderungen in der Skelettmuskulatur und in deren Zusammensetzung auf. Manche sehen Zusammenhänge mit Eiweißmangel in der Ernährung. Bisher wurde diese Diagnose selten gestellt, aber mit neuen Diagnosemethoden nimmt sie zu. Als Behandlungsmöglichkeiten werden dosiertes Muskel-Krafttraining und Ernährungsergänzungen empfohlen.

Die Muskulatur – das Körperorgan mit der größten Masse

Muskeln bilden die größte Masse unseres Körpers und verleihen ihm Form und Stabilität. Sie ermöglichen den beweglichen (oft reflexartigen) Austausch zwischen unserem Organismus und unserer Umwelt. Sie helfen uns, unsere Absichten in praktische Handlungen umzusetzen sowie die vielgestaltigen »Glieder« des Körpers in koordinierte, balancierte Haltungen zu bringen. Das Nervensystem leitet Impulse an die Muskeln, die ihrerseits die Knochen und Gelenke bewegen.

Im motorischen Zusammenspiel entsteht ein Bewegungsgefühl (»kinästhetisches Gefühl«), durch das es möglich wird, die einzelnen Körperteile koordiniert in Beziehung zu bringen. Die tragenden Knochenstrukturen des Skeletts erlauben, dass sich einzelne Glieder für bestimmte Zeit im Raum »fortbewegen« können, um danach wieder mithilfe von Muskeln zum »Körperzentrum« »zurückgeholt« zu werden. Jede Bewegung, die sich von der körperlichen Schwerkraftachse (der Wirbelsäule) fortbewegt, erzeugt spontane Ausgleichsbewegungen in der übrigen Muskulatur. Ihre Druck-, Zug-, Dreh-, Scher- und Beugekräfte verändern die »Flüssigkeits- und Dichteverhältnisse« in jeder Körperzelle, jedem Muskel und den anderen Strukturen des Körpers.

Muskeln sind daran beteiligt, wenn wir bewegt sind, bewegt werden und uns selbst bewegen. Dies betrifft nicht nur die äußerlichen Skelettmuskeln. Gedanken, Vorstellungen und innere Bilder »bewegen« mittels des autonomen Nervensystems auch die muskulösen Strukturen der inneren Organe. Solche inneren »Muskelempfindungen« drücken wir aus, wenn wir sagen: »es zieht sich mir den Magen zusammen«, »da öffnet sich mein Brustkorb«, »mir hüpft das Herz«, »das setzt meinen Darm in Bewegung« oder »das drückt mir auf die Blase«.

30 bis 40 Prozent der Masse unseres Körpers besteht aus Muskeln. Diese nimmt im Alter oder bei mangelnder Nutzung ab. Bewegungen der Muskeln verschlingen den größten Anteil an Nahrung und Sauerstoff. Die Muskulatur ist das »stoffwechselaktivste Organ« des Körpers. Mehrere Hundert Muskeln arbeiten in koordinierter Art und Weise zusammen, sodass man die Muskeln auch als ein einziges »Muskelorgan« (Muskulatur) verstehen kann.

Millionen von Muskelzellen sind in geordneten Strukturen in etwa 650 Muskeln des Körpers »verpackt«. Dabei haben die einzelnen Muskeln unterschiedliche Formen. An Armen und Beinen finden wir »spindelförmige« Muskeln, während sich an der Vorder- und Rückseite des Rumpfs »federförmige, breitflächige« Muskeln organisieren. Manche Muskeln haben zwei oder mehrere »Köpfe« (von lat. »caput«), wie etwa die Bizeps- oder Trizepsmuskeln der Oberarme. Andere sind als »Hohlmuskeln« organisiert, wie etwas Herz, Gallenblase (Gallengänge), Verdauungskanal (Speiseröhre, Magen, Darm), Harnwege (Harnblase, Harnröhre, Harnleiter), genitale »Transportwege« (Eileiter, Gebärmutter, Scheide) und die Blutgefäße. »Ringmuskeln«, auch »Schließmuskeln« genannt, befinden sich dort, wo zeitweise etwas verschlossen und geöffnet wird, wie etwa am Mund, am Augenlid, in der Regenbogenhaut des Auges (Iris), am After oder an der Harnröhre. Der großflächige »Zwerchfellmuskel« ist für unsere Atmung entscheidend. Er wird von den »Atemhilfsmuskeln« unterstützt, die sich zwischen den Rippen befinden. In den »Wänden der Blutgefäße« befinden sich feine längs- und quergelagerte Muskeln. Selbst die Aufrichtung der kleinen Haare auf der Körperoberfläche braucht spezielle Muskeln.

Etwa 400 der 650 Muskeln können wir gezielt bewegen. Deshalb sprechen wir von der »willkürlichen Muskulatur«. Während die Skelettmuskulatur, als »quergestreifte« Muskulatur, für ihre Arbeit viel Energie braucht und dabei gleichzeitig Wärme produziert, arbeitet die »glatte« Muskulatur am Körperrumpf energiesparend und ausdauernder. Die »glatte« Muskulatur der inneren Organe und die »gemischte« Muskulatur des Herzmuskels funktionieren weitgehend autonom.

Unser größter Muskel befindet sich am Oberschenkel und der kleinste im Ohr. Im Gesicht sorgen etwa 50 Muskeln für Veränderungen in unserem Gesichtsausdruck (Mimik). Die schnellsten Muskeln befinden sich am Auge, um dieses durch einen raschen Lidschluss zu schützen. Die Kaumuskulatur ist relativ gesehen die kräftigste Muskulatur. Die Zunge mit ihren 16 Muskeln hat das beweglichste Muskelspiel. Die Sprache braucht Stimm- und Kehlkopfmuskeln. An einer Handbewegung sind etwa 19 Muskeln beteiligt.

Vom Runzeln der Stirn oder Blinzeln der Augen, den Bewegungen des Mundes beim Sprechen und das Atmen, dem kräftigen Händedruck oder der sanften Streicheleinheit, dem heftigen Faustschlag und dem feinen Einfädeln des Fadens in eine Öse, dem schleichenden Schritt oder dem große Sprung – alle Bewegungen werden durch die Muskeln differenziert und koordiniert ermöglicht. Sie sind durch sehniges Gewebe mit den Knochen verbunden und ermöglichen mechanische Hebel-, Dreh-, Spiral-, Schub- oder Stoßbewegungen. Die Muskulatur des Skeletts und Rumpfs ist ein Zusammen- und ein Gegenspiel von Agonisten und Antagonisten. Die Haltungs- und Bewegungsmechanik des Organismus wird von kooperierenden Synergien gewährleistet.

Rhythmus ist ein genetisch angelegtes Bewegungselement des Organismus. Er bedingt den Wechsel zwischen Ausdehnung und Zusammenziehung. Bereits ab der achten Schwangerschaftswoche sind rhythmische Kontraktionen der Muskulatur beim menschlichen Embryo zu beobachten. Dazu zählen Herzaktionen und Verdauungstätigkeiten, später die Bewegungen der Arme und Beine. Ein Embryo saugt rhythmisch an seinem Daumen und bereitet damit seine spätere Verdauungstätigkeit vor. Später finden sich Rhythmen in der Atmung, Sprache oder in den Blutgefäßen. Damit diese verschiedenen Körperrhythmen koordiniert werden können, werden die Spannungszustände der Muskulatur erst an das Kleinhirn gemeldet, von dort zum Großhirn weitergeleitet und in Beziehung zueinander gesetzt.

Die Muskeln in der Geschichte der Heilkunde

Unser heutiges Bild vom Körper ist von anatomischen Kenntnissen der Muskeln geprägt. Dabei vergessen wir, dass viele Traditionen der Heilkunde, wie das indische Ayurveda, die chinesische oder die ägyptische Medizin, über Tausende von Jahren ohne genauere Kenntnisse der Muskeln gute Arbeit geleistet haben. Diese Heilkulturen arbeiteten mit der Beobachtung der Einflüsse von Klima und Ernährung auf den menschlichen Organismus, dem intensiven Studium von meditativen und Atemübungen sowie Techniken zur Körperkräftigung.

Der Medizinhistoriker Shigehisa Kuriyama hat untersucht, wie sich das Interesse der frühen griechischen Heilkunde an anatomischen Studien entwickelte. Bereits zur Zeit des Hippokrates wurden Untersuchungen an Tierkadavern durchgeführt. Sie ermöglichten einen ersten »anatomischen Blick«, um Aufbau und Organisationsmuster der Tierkörper zu verstehen. Ihre Untersuchungen waren von naturforscherischem Interesse bestimmt und sollten Beweise liefern, dass die »Schöpfergötter der Natur« geniale »Baumeister« waren, die jeden Teil des Körpers vorausschauend angelegt hatten. Die Heilkunde dieser Epoche war von der Säftelehre und einem integrativen Verhältnis zum Universum geprägt. Eine genauere Kenntnis der Anatomie war für diese wenig zielführend. Ihr Interesse am Aufbau der Organismen war philosophischer Natur, und ihre Suche wurde von dem bestimmt, was Plato »das Auge der Seele« oder

»das Auge des Geistes« nannte. Mit ihnen sollte auf der Basis von Theorien mit »den Augen der Wissenschaft« erkannt werden, was »mit dem bloßen Auge« nicht zu sehen sei.

Für Hippokrates waren Muskeln »Sehnen und Fleisch«. Er stellte ihre »unterschiedliche Härte und Festigkeit« im Vergleich zu anderen Innereien fest, die sie »besser vor Auflösung« schützen würden. Die Muskulatur wurde im Zusammenhang mit anderen »äußeren Zeichen« von großen, wohlgeformten und »wohlgegliederten« Körpern betrachtet. Die besondere »Gliederung des Körpers« durch »sichtbare Ansammlungen« galt als Zeichen von »Stärke und Reife« eines Menschen. Die Bezeichnung »arthros« bezog sich dabei weniger auf die anatomischen Gelenke, sondern auf »Gliederungen der körperlichen Form«. Auch die »Gelenkigkeit der Zunge« oder die »Artikulationsfähigkeit der Stimme« wurde in die Einteilungen der Muskulatur einbezogen.

Die Bewunderung von Athleten, Kriegern und Kämpfern spielte eine besondere Rolle. Die Ausbildung ihrer sichtbaren Muskeln verlangte ein außerordentliches, diszipliniertes und selbstkasteiendes Training. Hippokrates und Platon warnten vor »einseitiger Übertreibung« der Gymnastik, die zu Gesundheitsschäden führen könnte. Andererseits galt es, eine zu geringe Ausbildung von Muskulatur zu vermeiden, um dem »verweichlichenden Einfluss von ausschließlichem Denken oder Musik« entgegenzuwirken.

Ein besonderes Interesse entwickelte sich für das »Muskelbewusstsein« und dafür, dass Muskeln mit dafür verantwortlich seien, wie Körper »arbeiten und Leistungen vollbringen«. Einflüsse des Willens auf die Muskulatur, insbesondere auf den Gang und das Sprechen, wurden von Galenos in den Vordergrund gerückt. Er sah in den Muskeln erstmals »Organe der willkürlichen Bewegung«. Muskeln erlaubten eine Wahl dessen, was man wann und wie tun könne. Mit der Formung des »persönlichen Willens« rückte die Muskulatur stärker in den Vordergrund für die »Ausbildung des Selbst«. Neben die »göttlichen Kräfte« trat eine »psychische Kraft«. Galenos verwendete das Wort »Psyche«, um »das Hirnorgan« als dasjenige zu betonen, das »willentliche Kontrolle« ausübe, insbesondere über die Muskeln. »Haltung einnehmen« wurde als Folge einer »aktiven Einflussnahme auf die Muskulatur« verstanden. Im Hinblick auf das Sprechen bekam »Selbstschulung« eine besondere Bedeutung. Im Gegensatz zum Herzen, das weiter von einer göttlichen Kraft angetrieben würde, seien die Muskeln »vom Denken und Verhalten« des Einzelnen bestimmt. »Fühlen« wurde weiterhin im Herzen angesiedelt, während »Wille und Spüren« dem Gehirn zugeordnet wurden.

Avicenna, der bedeutendste arabische Arzt des Mittelalters, schrieb im 11. Jahrhundert, dass es »die Kraft der Bewegung« sei, die die Muskeln »anspanne und entspanne«. Durch sie würden »Glieder und Gelenke bewegt, gebeugt oder gestreckt«. Diese »Bewegungskraft« erreiche die Glieder durch »Nerven«.

Im späten 15. und 16. Jahrhundert ging von den Muskeln eine neue Faszination aus. Leonardo da Vinci widmete einen großen Teil seiner Studien anatomischen Zeichnungen, für die er Sektionen an Leichen vornahm. Diese Studien boten die Vorlagen für seine Gemälde und Plastiken.

Der flämische Arzt und Anatom Andries Witting van Wesel, der unter seinem lateinischen Namen Andreas Vesalius bekannt wurde, war die herausragende Figur der Anatomiestudien des 16. Jahrhunderts. Nach zahlreichen Leichenstudien publizierte er 1643, unterstützt vom deutschen Zeichner Balthasar Heseler, seine *Sieben Bücher über den Aufbau des menschlichen Körpers*. Sie begründeten die neuzeitliche Anatomie. In diesem Zusammenhang wurden anfangs »das Skelett« und später der »Muskelmann« zum neuen Emblem der Medizin. Vesalius' Zeichnungen waren, wie die seiner Nachfolger, stark vom kulturellen Interesse an »Selbstinspektion« geprägt. Diese verlor aber ihre Bedeutung im frühen 17. Jahrhundert.

Vor allem durch die Forschungen von William Harvey zum Blutkreislauf wandelte sich das medizinische Verständnis des Körpers stärker in Richtung eines »maschinenähnlichen« Körpers. So nahm der Philosoph René Descartes an, dass »die Muskeln, die für die Augenbewegungen zuständig sind«, nicht vom geheimen Seelenstoff »Pneuma«, sondern »von einer Flüssigkeit« bewegt würden. Diese »animierende Flüssigkeit« fülle den Muskel an, mache ihn rund und dadurch kürzer. Die Flüssigkeit werde vom antagonistischen Gegenmuskel durch ein »System hydraulischer Klappen« zwischen den Muskeln »hin und her bewegt«.

Es sollte noch zwei Jahrzehnte brauchen, bis das »nervliche Zusammenspiel der Gegenmuskeln« durch die Studien von Charles Bell und Charles Sherrington genauer verstanden wurde. Letzterer konnte die antagonistischen Beziehungen der muskulären Gegenspieler am Kniesehnenreflex demonstrieren. Die Erforschung der »menschlichen Reflexe« machte spontane Bewegungsreaktionen der koordinierten Muskulatur verständlicher, wie etwa den angeborenen Würgereflex, den Schmerz- oder Hitzereflex, das Stolpern, aber auch das reflexhafte Lachen oder Ekelreflexe. Der russische Physiologe Ivan Pawlow untersuchte die Unterschiede zwischen angeborenen und erlernten (»konditionierten«) Reflexen der Muskulatur.

Der Physiker und Mathematiker Giovanni Borrelli war einer der Ersten, die biomechanische Untersuchungen über die »Bewegungsabläufe des Menschen« durchführten. Er erklärte physiologische Prozesse des Organismus nach »Gesetzen der Statik und der Hydraulik« und untersuchte Zusammenhänge von »Muskelverkürzung und Kraftaufwand«. Borrelli gehört zu den Begründern der Biomechanik, die später, unter Zuhilfenahme von neueren physikalischen Untersuchungsmethoden, die Physiologie der menschlichen Bewegung und des menschlichen Gangs detaillierter untersuchte. Durch die Hinzufügung von bewegten Bildern konnten zu Beginn des 19. Jahrhunderts Bewegungssequenzen genauer untersucht werden.

Gegen Ende des Jahrhunderts erforschten vor allem deutsche und französische Physiologien die Muskulatur. Besonderes Interesse fand die Frage der Belastungsfähigkeit und Ermüdung der Muskeln. Dabei erlangten die Forschungen des italienischen Physiologen Angelo Mosso und sein Buch *Die Ermüdung* große Aufmerksamkeit. Er suchte nach einem Naturgesetz »der Erhaltung der Kraft der Muskulatur«. In seinen »ergografischen« Aufzeichnungen versuchte er, die »Ermüdungsgeschwindigkeit« der Muskulatur bei Menschen durch Gewichte zu zeigen. Seine Untersuchungen wurden ein wichtiges Argument im Ringen um die Veränderung von Arbeitszeitregelungen in industriellen Produktionsstätten (Anson Rabinbach).

Anfang des 20. Jahrhunderts wurden biochemische Untersuchungen zur »Wärmeentwicklung von Muskelkontraktionen« mit dem Nobelpreis für Medizin ausgezeichnet. Es gelang der Biochemie, die Mechanismen der Muskelkontraktion genauer zu entschlüsseln. So wurden der »Energiestoffwechsel durch Verbrennung von ATP« (Adenosintriphosphat), die »Mechanismen der Verkürzung und Entspannung der Muskelzellen durch die zyklischen Verkürzungen«, das »Zusammenspiel der beiden zusammenwirkenden Fäden der ›Bewegungseiweiße‹ Myosin und Aktin in den Muskelzellen« sowie die »besondere Rolle des Elektrolyts Kalzium« entdeckt.

Heute gehen wir von folgender schematischen Feinstruktur der Skelettmuskulatur aus: In immer kleiner werdenden Bündeln von Muskelfasern »verdünnen« sich diese zu den Muskelfilamenten Aktin und Myosin, die sich nach elektrischer Nervenreizung biochemisch kontrahieren und wieder lösen.

Forschungsergebnisse zeigten, wie komplex die Bedeutungen von Muskelaktionen für körperliche Vorgänge wie Fortbewegung, Verdauung, Herz, Kreislauf und Wärmeregulierung, aber auch für den Ausdruck von Gefühlen sind.

Es wurde verständlicher, wie die Versorgung der Muskeln durch Nerven, Blutgefäße und Stoffwechsel erfolgt.

In den letzten zwanzig Jahren haben Forschungen zu flüssigen Botenstoffen (Peptidhormonen) gezeigt, dass Muskeln auch als »Sekretionsorgane« oder Drüsen fungieren und direkter mit anderen Organen kommunizieren. Muskuläre Botenstoffe wirken auf das Herz-Kreislauf-System, die Muskulatur der Gefäße, den Zuckerstoffwechsel und den Stoffwechsel des Skeletts. Diese Botenstoffe, sogenannte Myokine, werden durch Muskelbewegungen freigesetzt (Birthe Pedersen). Sie beeinflussen die Aktivität des Insulins, das den in den Muskeln gespeicherten Zucker »verbrennt«. Die Forscher verweisen darauf, dass zunehmende Inaktivität der Muskulatur durch die sitzende Lebensweise der modernen Industriegesellschaften in bisher nicht verstandener Weise nicht infektiöse, chronischer Entzündungen des Gesamtorganismus befördern kann. Die damit verbundenen, »überschießenden Immunaktivitäten« können der Entwicklung von Zivilisationskrankheiten wie Bluthochdruck, Diabetes mellitus sowie Herz- oder Krebserkrankungen Vorschub leisten (Christoph Handschin).

Studien zeigen, dass regelmäßige muskuläre Aktivitäten in Form von moderaten Bewegungen dazu beitragen können, sowohl Bewegungsfähigkeit, kognitive Aufmerksamkeit, emotionale Stimmung als auch das Gedächtnis positiv zu beeinflussen.

Muskelkraft muss »gewartet« werden

In den letzten fünfzig Jahren wird mithilfe von Kraftmaschinen versucht, dem Muskelschwund entgegenzuwirken. Pragmatische Bemerkungen, wie »Die Muskeln müssen gezielt gewartet werden, sonst verkommen sie« (Werner Kieser) mögen manche an Autowerkstätten erinnern. Kieser empfiehlt nüchternes, fast puritanisches Gerätetraining in sterilen Hallen, zweimal pro Woche für eine halbe Stunde, als ein (über)lebensnotwendiges Krafttraining gegen die Plage von chronischen Rückenschmerzen und Osteoporose im Alter. Wem das Gerätetraining nicht liegt oder wer Abneigung gegen Fitnessstudios hegt, dem können die Anregungen des Sportwissenschaftlers Ingo Froböse weiterhelfen. Dieser propagiert Alltagsübungen zum »Muskel-Work-out ohne Geräte«. Froböse empfiehlt die Übung von scheinbar Altbackenem wie Liegestütz und Kniebeugen. Er hat ein »frühsportartiges« Work-out konzipiert, das »den Stoffwechsel richtig auf Trab bringen soll«.

Muskelsinn und Muskelgefühl

Bereits im 16. Jahrhundert wurde über die Idee eines generellen, über die Muskeln vermittelten »Bewegungssinns« spekuliert. Doch erst Mitte des 19. Jahrhunderts kam man den physiologischen Rückmeldemechanismen dieses Geschehens genauer auf die Spur. Man ging erst davon aus, dass »ein Befehl« zu den Muskeln ausgesendet werde und die Muskeln dann in umgekehrter Richtung »ihren Zustand« ans Gehirn rückmelden würden. Mit der Entdeckung der Verlaufsbahnen von Nervenimpulsen des Rückenmarks in den »vorderen und hinteren Säulen« der Ganglien wurde das Verständnis erweitert. Gegen Ende des 19. Jahrhunderts wurde der Begriff des »Muskelsinns« (Kinästhesie) geprägt, wonach dessen Rückmeldungen sowohl aus der Muskulatur, den Sehnen und Gelenken sowie der Haut erfolgen. 1906 prägte der englische Anatom Charles Sherrington den Begriff »Propriozeption« (Eigenwahrnehmung). Forscher suchten jetzt nach »spezialisierten Nervenendungen«, die diese Zustandsmeldungen der Muskeln leisten. Schließlich wurden die »Golgi-Sehnenorgane« und die »Muskelspindeln« entdeckt. Spezifische Nervenenden registrieren dort die Längenveränderungen eines Muskels und die Geschwindigkeit dieser Veränderungen. Muskelspindeln sind »Streckrezeptoren«. Weitere Rückmeldungen erfolgen über Rezeptoren, die die Stellungen der Gelenke anzeigen.

Propriozeption hat auch wesentliche Bedeutung für die Entwicklung eines »Muskelgedächtnisses«, sodass der »Muskelsinn« von manchen als »sechster Sinn« bezeichnet wird. Er »kollaboriert« mit dem Gleichgewichtssinn und den Rezeptoren in Fußsohlen und Augen. Heute gehen wir davon aus, dass Propriozeption sowohl Lage und Bewegung von Gliedern und Rumpf und erforderliche Anstrengung und Kraft als auch Empfinden von Schwere rückmeldet. Eine wichtige Rolle spielen das individuelle Körpergefühl sowie persönliche Erinnerungen an erlebte Belastungen. Muskelsinn und Muskelgefühl erlangen mit zunehmendem Alter an Bedeutung, weil ihr Schwinden für die zunehmende Sturzgefahr älterer Menschen mit verantwortlich ist.

Muskelspannungen

Muskelspannung (Muskeltonus) ist für die Stabilität und die aufrechte Haltung des Menschen entscheidend. Das Wort »Tonus« leitet sich von griech. »tonos« ab, das auf die »Spannung oder Spannkraft eines Seils, eines Taus oder einer

Saite« hinweist. Muskelspannung wird sowohl durch Reize des Nervensystems als auch durch elastische Eigenschaften des Muskelgewebes bestimmt. Man spricht vom passiven und aktiven Muskeltonus. Der Spannungszustand des Muskelgewebes wird in großem Maß vom autonomen Nervensystem bestimmt.

Spannungsregulierung und Spannungsmodulierung der Muskulatur unterliegen unterschiedlichen Einflüssen. Diese entscheiden, wie ausdauernd und kräftig, schnell oder langsam, flüssig oder leicht, locker oder beweglich, langsam oder plump, schwerfällig oder ungeschickt wir uns bewegen. Inzwischen liegen Hinweise vor, dass unser Gehirn, vor allem das Kleinhirn, Signale aus den »Muskelgegenspielern« (Agonist und Antagonist) miteinander abgleicht. Man geht davon aus, dass die Muskeln durch zwei Typen von Nervenfasern innerviert werden. Ein Drittel der Nervenzellen, die im Muskel arbeiten, sind sogenannte Gamma-Motoneuronen, die vom Kleinhirn zu den Muskeln führen. Sie nehmen Meldungen des allgemeinen Erregungsniveaus (»Arousal«) im Stammhirn auf. Von dessen Vestibulariskernen gehen Impulse zur reflexartigen Stabilisierung der Körperhaltung aus, die sogenannten Haltungsreflexe. Die anderen »Stellreflexe« dienen zur »Justierung des Verhältnisses von Körper und Kopf«. Die motorische »Formatio reticularis« des Stammhirns erhält ein Gemisch aus Impulsen von Großhirn, Kleinhirn, vegetativem Nervensystem und sensorischen Leitungsbahnen des Zentralnervensystems.

Propriozeption (Eigenwahrnehmung) läuft weitgehend unbemerkt und unbewusst ab. Sie ist in Teilen der bewussten Aufmerksamkeit zugänglich. Gewohnheiten der Körperhaltung bewirken, dass viele Menschen nur wenig Gespür und Aufmerksamkeit für ihre jeweilige Muskelspannung haben. Sie nehmen ihre gewohnten »Festhaltezonen« kaum noch wahr, außer dann, wenn diese ihnen Schmerzen bereiten. Solche typischen »Festhaltezonen« befinden sich im Bereich von Stirn, Augen, Kiefer, Nacken, Schultern, Ellbogen, Handgelenken, Händen, Zwerchfell, Becken, Hüften, Knien und Sprunggelenken.

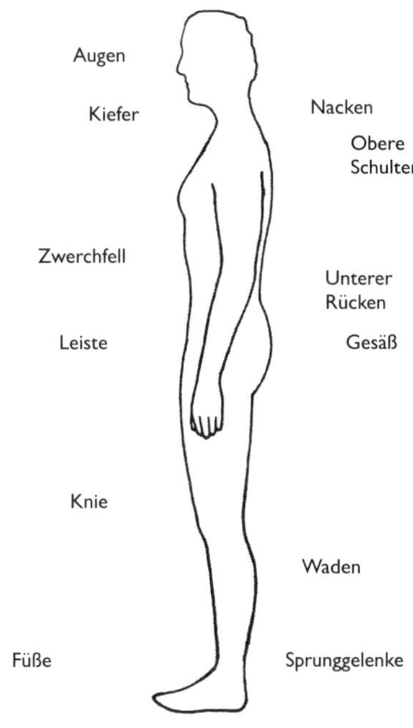

Typische »Festhaltezonen« für körperliche Anspannungen sind: Augen, Kiefer, Nacken, Schultern, Zwerchfell, Lendenwirbelsäule, Gesäß, Knie, Waden, Sprunggelenke und Füße (Zehen). Hinzu kommen oft noch die Hände und Fäuste.

Anspannen und entspannen

Das griechische Wort »spaein« bedeutete »ziehen, zerren, reißen oder verrenken«. Daraus leitete sich das Wort »spasmos« ab, »Krampf, Ziehen oder Zuckung«. Das Mittelhochdeutsch »spannen« bedeutete »locken, reizen, antreiben«, aber auch »freudig erregt sein«. Im übertragenen Sinn ist Spannung verbunden mit »gespannt, gefesselt oder gebannt« sein.

Ursprünglich lag diesem Begriff das Bild vom Straffziehen einer Bogensehne zugrunde. Spannung wird als »Zug zwischen zwei fixen Polen« verstanden. Zwischen den positiven und negativen Polen eines elektrischen oder magnetischen Spannungsfelds entwickelt sich eine Spannung. Elektrischer Strom kann sich entladen. Spannungsgeladene positive und negative Valenzen streben danach, sich miteinander zu verbinden.

Seit dem 18. Jahrhundert wurde unter Spannung metaphorisch »jeder Zustand gestörter Harmonie« verstanden. Im 19. Jahrhundert gesellten sich Bedeutungen von »psychischer Erwartung« und »angestrengter Aufmerksamkeit« hinzu. Mit der Entwicklung von Vorstellungen eines »nervös angespannten« Menschen wurden jetzt psycho-physiologische Aspekte wie Muskelspannung oder gesteigerte Herz-, Atem- und Darmtätigkeit untersucht. Gesundheitliche Störungen könnten dadurch entstehen, dass physiologisch erhöhte Spannungen (wie erhöhter Blutdruck, gesteigerte Atemfrequenz, verstärkte Magensäureproduktion oder chronische Überspannungen der Muskeln) nicht mehr durch notwendige »Entspannung« ausgeglichen würden.

Entspannung verweist auf Entkrampfung, Beruhigung oder Abrüstung. Entspannen heißt: losmachen, Ruhe erlauben, lockern, entschärfen, abmildern, beschwichtigen, (sich) beruhigen. Ein entspannter Zustand ist frei, offen, natürlich, ungezwungen, unbefangen, gelockert, ungehemmt, erholsam, lässig, ruhig und entkrampft und wird mit Erholung verbunden, Wohlbefinden wiedererlangen und ausspannen. Metaphern der Spannung und Entspannung bewegen sich im »Spannungsfeld« zwischen »fest, hart, gestaut, angespannt, kalt, unruhig, unangenehm, laut, träge und alt« und »flüssig, weich, fließend, gelöst, warm, ruhig, angenehm, still, wach und jung«. Heute wird Entspannung mit einer verdienten Erholung gleichgesetzt. Entspannungsmethoden sollen helfen, mit sozialer Hektik, Reizüberflutung, Zeit- und Veränderungsdruck, ungenügend abgebautem Stress, Verfall von Sozialstrukturen, Entfremdung von Leiblichkeit, Einseitigkeiten in der Arbeit oder Bedrohungen durch Gewalt »gelassener« und »achtsamer« umzugehen.

Verbale Entspannungstechniken und meditative Stille

Hippokrates sah im »Heilschlaf« eine Krönung der Heilkunde. In der westlichen Medizin findet die Anwendung von Entspannungsverfahren seit Ende des 18. Jahrhunderts durch die Arbeit des Arztes und Begründer der Lehre vom animalischen Magnetismus Franz Mesmer mehr Beachtung. Seitdem ist die wissenschaftliche Medizin verstärkt darum bemüht, die spirituellen und energetischen Dimensionen von traditionellen Entspannungsmethoden zu »entzaubern« und die biologischen Grundlagen von Entspannung wissenschaftlich zu klären.

Bahnbrechende Arbeiten leisteten psychophysiologische Stressforscher wie Iwan Pawlow, Hans Selye oder Walter Cannon. Sie suchten nach messbaren, objektiven Parametern, die die Veränderungen des Spannungsgrads der Muskulatur, den Wechsel von Herzaktionen oder der Blutgefäßweite, Veränderungen in der Körper- oder Hauttemperatur, dem Atemrhythmus oder dem Sauerstoffverbrauch, der elektrischen Leitfähigkeit der Haut, der zentralnervösen Hirnstromaktivitäten, dem hormonellen Geschehen oder der immunologischen Veränderungen mit Muskelspannungen zeigen konnten.

Der Psychologe William James hatte Anfang des 20. Jahrhunderts die Frage gestellt, ob Angst dazu führen könne, dass sich die Muskulatur anspannt oder ob umgekehrt, »die angespannte Muskulatur ein Angstgefühl nach sich zieht«. Seinen Schüler, den Physiologen Edmund Jacobson, interessierten insbesondere ängstliches Verhalten und die »nervöse, muskuläre Erregbarkeit«. Er arbeitete anfangs mit der psychologischen Methode der »stillen inneren Einfühlung«. Deren Ziel war zu beobachten, was im Organismus stattfindet, während Menschen etwas wahrnehmen, vorstellen oder denken. Dabei stellte Jacobson fest, dass das motorische System der Muskeln eine entscheidende Rolle für die Entwicklung von psychischen und geistigen Aktivitäten spielt. Er sprach vom »körpermuskulären Tonus«, der während bestimmter Vorstellungen und Erinnerungen zu muskulären Anspannungen führe. Spannung sei ein fester Bestandteil dessen sei, was man als Geist bezeichne.

Jacobson gehörte zu den Ersten, die versuchten, »Muskelerregungen« zu messen. Er konnte nachweisen, dass erhöhte muskuläre Anstrengungen bei Ängstlichkeit und Furcht zu Gewohnheitsmustern führen. Seine später als »Progressive Muskelentspannung« bezeichnete Methode bestand anfangs weniger aus Entspannungsübungen als aus der geduldigen Beobachtung von vorhandenen Anspannungen. Erst danach gab Jacobson verbale Anweisungen, um gering veränderte Anspannung in einzelnen Körperbereichen wie Stirn, Augen, Kiefer messen zu können sowie den »Grad an Muskelsinn- und Muskelbewusstheit« langsam zu steigern. Seine Methode war langwierig und minutiös, aber auch von deutlichen psychosomatischen Besserungen begleitet.

Neben traditionellen »spannungsregulierenden Übungen«, etwa aus dem indischen Yoga oder dem chinesischen Tai-Chi, haben sich heute neue Körpertechniken und -methoden entwickelt. Besonders zu erwähnen ist die Eutonie, die von der Bewegungstherapeutin Gerda Alexander entwickelt wurde. Das Wort Eutonie verweist auf angestrebte »Wohlspannung«, die der Situation angemessen ist. »Entspannung ist kein Zustand völliger Schlaffheit«, sondern eine »gelassene und zugleich aufmerksame Spannung.«

Durch die Arbeiten des Molekularbiologen Jon Kabat-Zinn hat in den letzen Jahren eine indische Meditationstechnik, die sogenannte Achtsamkeitsmethode (»mindfulness«) in der Therapie von chronischen Schmerzen und in der Psychotherapie von Depressionen und Ängsten große Popularität erlangt. Durch Forschungen mit bildgebender Technik ließ sich zeigen, wie regelmäßiges Üben meditativer Stille in Kombination mit Körperwahrnehmung, Atemarbeit, Visualisierung und Körperbewegungen wirkt. Andere Methoden zur »gewahrsamen Körperschulung« und »intelligenten Bewegungsleitung«, wie Feldenkrais-Methode, Sensory Awareness, Body-Mind Centering, Rolfing oder Hakomi, haben seit den 1980er-Jahren Eingang in Psychotherapie, Medizin, Sportwissenschaften und Selbsthilfe gefunden.

Zwischenleibliche Resonanz und Körpersprache

In den 1990er-Jahren habe ich mit Freunden in Bremen alljährlich einen öffentlichen Kongress zum Thema »Visionen einer menschlichen Zukunft« organisiert, zu dem wir auch Samy Molcho, einen Pantomimen und Experten für Körpersprache, eingeladen hatten. Ich war anfangs skeptisch gegenüber der Verwendung von Körpersprache. Samy Molcho fragte im Publikum nach Freiwilligen für eine Demonstration seiner Arbeit. Als sein erster Dialogpartner zu ihm auf die Bühne trat, wurde spürbar, wie er diesem mit seiner ganzen Person, seinem »Resonanzkörper«, begegnete und subtile Signale registrierte. Freundlich, ohne jede Ironie, »spiegelte« Samy Molcho seinem Dialogpartner, welche Eindrücke er bei ihm hinterlassen hatte. Dann erprobte er mit ihm behutsame Varianten des Körperausdrucks sowie deren

Rückwirkungen auf sein Befinden. Molcho schreibt: »Der Körper ist wie ein Handschuh der Seele, seine Sprache das Wort des Herzens. Jede innere Bewegung, Gefühle, Emotionen, Wünsche drücken sich durch unseren Körper aus.«

Bereits Mutter und Säugling tauschen ständig Berührungen, Gerüche, Gesichtsausdrücke (Mimik) und Körperbewegungen (Gestik) aus. Ihr Austausch ist eine Körpersprache, die ohne Worte Zeichen, Signale und Botschaften vermittelt und »zwischenleibliche Resonanzen« (Thomas Fuchs) auf beiden Seiten hervorruft.

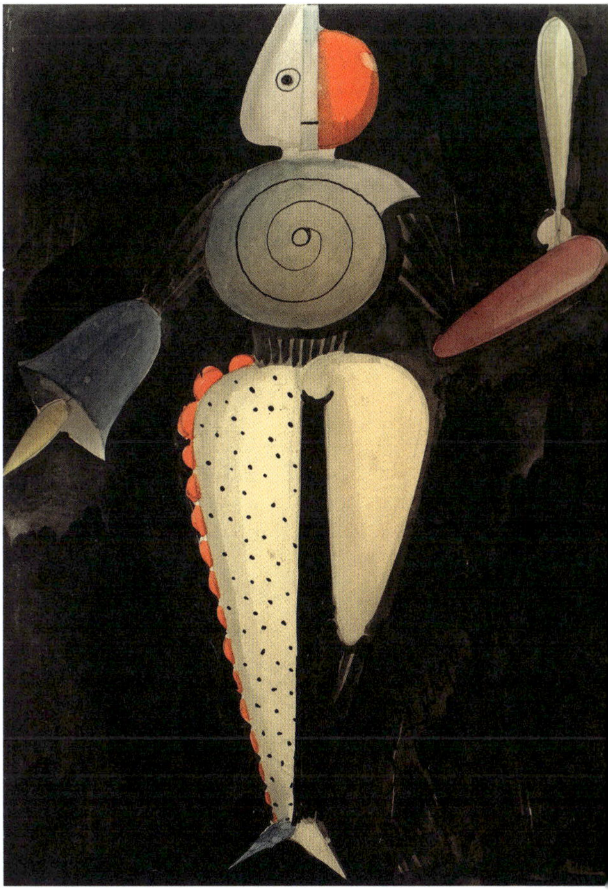

Oskar Schlemmer: *Der Abstrakte*, um 1920.
Schlemmer sah in der »menschlichen Figur« das »Maß aller Dinge« und das »Bindeglied zu jeder Verständigung«.

Neurobiologisch spielen die Netzwerke der Spiegelneuronen in unserem Gehirn eine Rolle, die vor etwa 20 Jahren von den italienischen Neurobiologen Giacomo Rizzolatti und Vittorio Gallese entdeckt wurden. Ihre Forschungen deuten darauf hin, dass wir innerlich, rasch und weitgehend unbewusst, Handlungen und Gefühle unseres Gegenübers »mit vollziehen«. Wir »vergleichen« diese mit eigenen Einstellungen und Erwartungen, um aktuelle Absichten und Handlungen unseres Gegenübers zu verstehen. Welche Informationen wir aufnehmen, dies hängt davon ab, wie wach oder offen wir dem anderen begegnen.

Menschen haben ein unterschiedlich ausgeprägtes Einfühlungsvermögen für körpersprachliche Kommunikation. Bei manchen können kleinste Änderungen von Körperhaltung, Gesichtsausdruck, Körperbewegungen, Tonfall der Stimme oder Raumverhalten Antworten auslösen. Man nimmt wahr, was einen selbst »in Bewegung setzt« oder »aus der Ruhe bringt«, wird eher passiv (»pathisch«) angerührt und bewegt, beeindruckt oder ergriffen.

Wir nehmen unbewusst die aktuelle Lebendigkeit (Vitalität) des Gegenübers wahr und haben ein Gespür für Kraft, Tempo oder Fluss seiner Bewegungen. Subtile Muskelspiele der Mimik des Gesichts, der Gestik der Extremitäten, der unterschiedlichen Körperhaltungen und Bewegungen sind »analoge« Kommunikationen, die »digitale Formen« von abstrakter Sprache begleiten und kommentieren. Ihr Verstehen baut auf frühen, vorsprachlichen Erfahrungen auf wie etwa dem Blick der Mutter, ihren Bewegungen und Berührungen oder dem Tonfall ihrer Stimme.

Lösung von muskulären »Festhaltezonen«

Im Rahmen der Psychotherapie hat in den 1920er-Jahren der Psychoanalytiker Wilhelm Reich auf einen »Muskel- oder Charakterpanzer« bei Neurosen hingewiesen und die entsprechende Analyse verschiedener Körperbereiche vorgeschlagen. Gewohnheitsmäßige oder chronische Anspannungen in spezifischen Körperbereichen seien das Resultat von neurotischen Störungen und könnten die Beweglichkeit und die Atmung sowie das emotionale Erleben erheblich einschränken. Dauerhafte Anspannungen im Stirn- und Augenbereich könnten auf plötzliches Erschrecken oder angstvolle Erwartungen hinweisen. Weit geöffnete Augen und ein fixierter Blick könnten Anzeichen von erlebtem Schrecken, größerem Misstrauen, Wutgefühlen oder festgehaltenem Weinen sein. Ein festgehaltener Kiefer oder zusammengepresste Lippen könnten unbewusst auf unterdrückte Wut oder zurückgehaltenen Ärger hinweisen.

Der eingezogene Kopf und angespannte Nacken verweisen auf Ängste oder unterdrückte Wutgefühle. Im Halsbereich werde der Ausdruck von unerwünschtem Lärm durch Schreien, Schluchzen oder Heulen unterdrückt. Festgehaltene Muskulatur im Brust- und Rippenbereich, insbesondere ein chronisch angespanntes Zwerchfell bei gleichzeitig eingezogenen Bauchmuskeln schränken die Atmung ein und bedingen Ermüdung und Energieverlust. Ein- und zurückgezogene Beckenmuskulatur wird mit sexuellen Problemen und verminderter sexueller Erlebnisfähigkeit verbunden. Steife Hüftgelenke, durchgedrückte Knie und fixierte Sprunggelenke erinnern an erzwungenes Geradestehen und militärische Positionen.

In der therapeutischen Arbeit ist es hilfreich, wenn man Menschen vorsichtig und einfühlsam auf solche »Fixierungen« hinweist, ohne sie bloßzustellen oder zu beschämen. Angesichts des propriozeptiven Verlusts und mangelnden Gespürs für solches Festhalten, kann auch der Versuch helfen, dieses Festhalten erst leicht zu betonen und verstärken, um anschließend den Effekt des Loslassens und Lösens besser erfahren zu können. In Anlehnung an Wilhelm Reich (Vegetotherapie) haben Alexander Lowen (Bioenergetik) und John Pierrakos (Core-Energetik) Methoden entwickelt, die kathartische Elemente enthalten (griech. »katharsis«, Reinigung), und körperliches Ausagieren von psychischen Konflikten im therapeutischen Rahmen ermöglichen.

Für die Lösung von fixierten Augenblockaden, die durch stundenlange Bildschirmarbeit bedingt sind, hat die bewegungstherapeutische Arbeit von Moshe Feldenkrais wirksame Hilfen entwickelt. Besonders durch seine Arbeit in »Bodenlage« können Verbindungen von »Augenfixierung und Nacken-Schulteranspannungen« differenzierter gespürt und verändert werden.

Psychosomatische Aspekte der Rückenschmerzplage

Aus eigener Erfahrung kenne ich Rücken- und Nackenschmerzen durch anhaltende sitzende Tätigkeit und Bildschirmarbeit. In den seltensten Fällen handelt es sich dabei um Bandscheibenprobleme, sondern meistens um muskuläre Fehlbelastungen. Manchmal lassen sich auch psychosomatische Zusammenhänge von »Kreuzweh« mit sich zu lange »verbiegen« oder »krumm machen« verbinden, die Ausdruck von Autoritätskonflikten, aufgeschobenem Ärger oder Erinnerungen an traumatische Erfahrungen sein können. Die Orthopädin und Psychotherapeutin Hildegund Heinl hat viele Fallbeispiele in ihrem Buch *Körperschmerz-Seelenschmerz* beschrieben.

Rückenschmerzen sind eine weitverbreitete Plage. Nach Angaben des Bundesgesundheitsblatts waren 2017 in Deutschland etwa jeder sechste Mann (17,1 Prozent) und jede vierte Frau (24,4 Prozent) in den letzten zwölf Monaten davon betroffen. Meist ergeben die medizinischen Untersuchungen keinen eindeutigen Befund, und Begleiterscheinungen (Komorbidität) wie Erschöpfung und Depression sind keine Seltenheit.

Viele Menschen sind im wahrsten Sinne »geknickt«, haben Ängste und Sorgen um ihre Zukunft. Neben den physio- und bewegungstherapeutischen Maßnahmen sind häufig psychotherapeutische Hilfen zur Schmerzverarbeitung und Stützung des »Rückgrats« sinnvoll.

»Eine Pille, die Bewegungen überflüssig macht«

Dies schrieb die Wissenschaftsjournalistin Nicola Twilley Ende 2017. Sie war Forschungen nachgegangen, die durch neue Substanzen die Muskelphysiologie von Bewegungen nachahmen und steigern sollen.

In Mäuseversuchen lässt sich mit diesen deren Ausdauerleistung deutlich verbessern, indem die Tiere verstärkt Fette verbrennen und Kohlenhydrate sparen. Außerdem senken diese Pillen bei den Mäusen das Insulinniveau und die Triglyceride, was Hilfe bei dem sehr weit verbreitetem »metabolischen Syndrom« (einer fatalen Kombination aus Übergewicht, Bluthochdruck und Diabetes mellitus) versprechen könnte. Die Bestrebungen der Pharmaindustrie, ein solches vielversprechendes Präparat (Arbeitsname: 516) am Menschen zu testen, waren bereits fortgeschritten, als sich zeigte, dass dieser Stoff bei den behandelten Mäusen nach Ende der Behandlung einen starken Anstieg von Krebserkrankungen zeigte. Daraufhin wurde das Experiment erst einmal beendet.

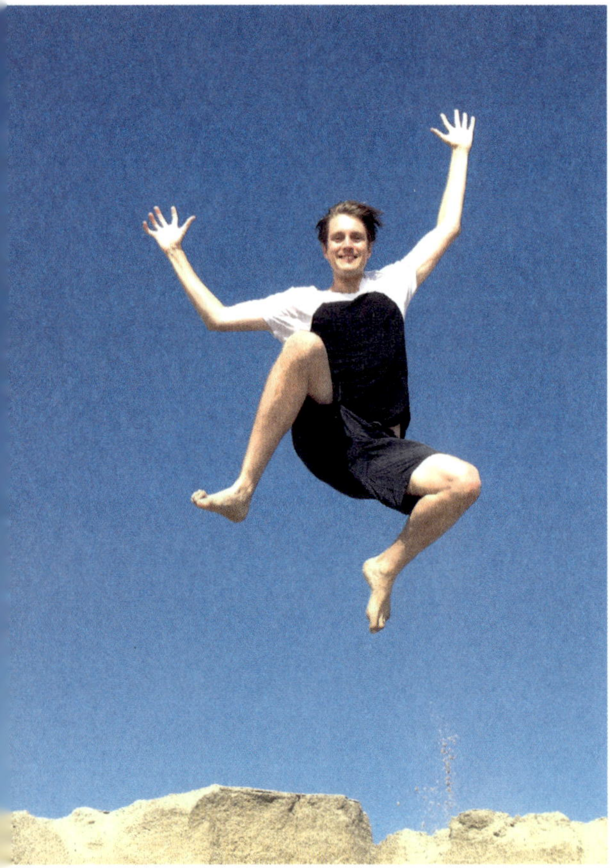

Bewegungsfreude und Muskelsinn lassen sich nicht ersetzen.

Forschungen über die auf der molekularen Ebene noch unklaren gesundheitlichen Effekte von regelmäßiger Bewegung gehen aber mit Hochdruck weiter. Das »Gewicht der Beweise« für die Gesundheitsbedeutung von Bewegung sei inzwischen so groß, so schreibt Twilley, dass dann, »wenn etwas entwickelt würde, was Effekte von körperlicher Bewegung sicher nachahmen könnte«, dies sehr wahrscheinlich »das wertvollste Arzneimittel der Welt« sein würde. Obwohl das »experimentelle Mittel 516« in dieser Form als Arzneimittel nicht weiter entwickelt wurde, sei es als

»Lifestyle-Präparat« zur Ausdauersteigerung inzwischen auf dem Markt erhältlich und finde reichlich Absatz. Die »Erfinder« des Präparats, so die Autorin, würden es allerdings in dieser Form selbst nie einnehmen wollen.

Was in der Antike mit dem griechischen Namen »mys« (Maus) und lateinisch »musculus« (Maus) begann, hat sich inzwischen als ein entscheidender Gesundheitsfaktor der Moderne herausgestellt. Manchmal ist der Preis für seine Kräftigung ein gewisser »Muskelkater« (eigentlich: Muskelkatarrh), das heißt, Muskeltraining mit etwas Mühe und selbstständigen Übungen verbunden. In einer Gesellschaft, die zusehends mehr sitzt und sich bewegen lässt, als sich Bewegung zu verschaffen, ist dies eine Herausforderung.

Bewegt werden – bewegt sein – sich bewegen

»So wenig wie möglich sitzen; keinem Gedanken Glauben schenken, der nicht im Freien geboren ist und bei freier Bewegung – in dem nicht auch die Muskeln ein Fest feiern. (...) Das Sitzfleisch ist gerade die Sünde gegen den heiligen Geist. Nur die ergangenen Gedanken haben Wert.« Diese Gedanken des Peripatetikers Friedrich Nietzsche (griech. »peripatos«, umherwandeln) sollten jeden dauerhaft sitzenden Zeitgenossen zum Aufstehen bewegen, denn Gehen und ausdauernde Bewegung helfen, sich wieder besser zu spüren und zu fühlen und den Kopf freier zu bekommen.

Anfang der 1980er-Jahre regte die japanische Regierung die Bevölkerung an, verstärkt von den gesundheitsfördernden Ressourcen der riesigen Wälder der Inseln Gebrauch zu machen. Studien zufolge hatten Waldspaziergänge einen stressmindernden Einfluss auf die Hormonproduktion, eine Senkung des Blutdrucks und der Herzfrequenz sowie eine verbesserte Erholung des Organismus zur Folge. Die Teilnehmer der Studie schliefen anhaltend besser. In den letzten Jahren haben Wissenschaftler diese Forschungen intensiviert (J. Miyazaki). In den Medien kursiert der Begriff »Forest medicine« (Waldmedizin), populär ausgedrückt als »Walddusche«. Leben ist Bewegung – genießen wir diese in all ihren Formen und so lange wie möglich.

DER INNERE FLUSS DES LEBENS –
Was in uns fließt

Mein Körper ist nicht wie ein typisches materielles Objekt, ein stabiles Ding. Es gleicht mehr einem Fluss oder einem dynamischen Wirbel. Ständig fließt Materie durch ihn hindurch. Die Bausteine werden immer und immer wieder ersetzt.

Tor Norretranders

Fließende Übergänge: »äußeres« Wasser und »innere« Flüssigkeiten

Zwischen dem »äußeren« Wasser in unserer Um- und Mitwelt, in der Atmosphäre und im Milieu, in dem wir leben, sowie dem »inneren« Wasser unseres Körpers mit seinen Geweben, Flüssigkeiten und Zellen bestehen lebensnotwendige, fließende Übergänge. Ebenso gibt es strukturelle Ähnlichkeiten zwischen den »äußeren« Quellen – dem Lauf des Wassers, den Bächen, den ruhigen Seen und Gewässern, den sanften Strömen und großen Flüssen bis hin zu den Meeren – und unseren »inneren« Zellen, Kapillargefäßen, Lymphbahnen, Gewebsflüssigkeiten, Blutgefäßen und dem verdampfendem Wasser der Atmung.

Formende Bewegungen des Wassers finden sich in den Knochen, Muskeln und Organen jedes Lebewesens.

Wie Pflanzen und Tiere bestehen wir überwiegend aus Wasser. Jeder kann »das Wasser« täglich in sich spüren, etwa wenn wir Durst haben, wenn die Blase voll ist, wenn wir ins Schwitzen geraten.

Kein Lebensmittel wird in Deutschland so intensiv kontrolliert wie das Trinkwasser. Dessen Qualität ist in den meisten Regionen noch hervorragend (»designed by God«, so der Wasserexperte Martin Grambow). Wassertrinken aus der Leitung scheint trotzdem für viele Menschen eher ungewöhnlich zu sein. Wenn schon Wasser trinken, dann nur Mineralwasser aus der Plastikflasche.

Experten raten uns zu einer bestimmte Trinkmenge pro Tag, um unsere »Flüssigkeitsbilanz« zu regulieren. Alte Menschen, die oft zahlreiche Medikamente einnehmen, schlucken zwar die Pillen mit Wasser runter, haben aber häufig Flüssigkeitsmangel. Die chemischen Substanzen werden unzureichend

»ausgeschwemmt« und lagern sich in potenziell toxischen Mengen in ihren Körpern an. Dies führt zu neuen medizinischen Interventionen und bedingt leicht vermeidbare Kosten.

In der Umwelt sammeln sich immer mehr chemische und Plastikreste in Böden, Flüssen, Meeren und Gewässern mit noch unübersehbaren Folgen für die Gesundheit.

Heute haben immer noch eine Milliarde Menschen keinen Zugang zu sauberem Trinkwasser. Hunderte Millionen Menschen sind extremem Wassermangel ausgesetzt. Lebensmittelkonzerne sichern sich private Rechte an Wasserquellen. Politiker, Militärs und Geheimdienste beschäftigen sich mit Wasserplanungen für Eventualfälle. Zukunftsforscher sprechen davon, dass »Kriege ums Wasser« drohen.

Fließen und Lösungen

Das Wort »Wasser« ist vom Althochdeutschen »wazzar« abgeleitet, was so viel wie »das Feuchte« und »das Fließende« bedeutete. Wasser gilt als »Quelle des Lebens«. Manches im Leben gleicht dem »Auf und Ab« von Wellen. Man wirft uns »ins kalte Wasser«, oder wir machen uns »zu neuen Ufern« auf. Manche wirken wie »ein Fels in der Brandung«, andere »tauchen eine Zeit lang unter« oder bewegen sich »wie ein Fisch im Wasser«. Einer »fischt im Trüben«, der andere scheint harmlos und kann »kein Wässerchen trüben«.

Bisweilen charakterisieren wir einen Menschen als »stilles Wasser«, das »tief gründet«. Wir sagen, dass jemand »nah am Wasser gebaut« ist oder »auch nur mit Wasser kocht«. Man schüttet »Wasser auf Mühlen« des einen und gräbt anderen »das Wasser ab«.

Die Metapher der »Quelle« steht für »Inspiration«, »Wissen«, »Weisheit«, aber auch für eine »Gerüchtequelle« oder »Machtquelle«. In wissenschaftlichen Studien benötigen wir »Quellenangaben«.

Wasser als Bewegung und Bewegendes

Fließen ist mit Verwandlungsfähigkeit verbunden und bewegt sich manchmal zwischen Extremen. Wasser fließt in seinem Bett zwischen Ufern, mäandert, sucht und schafft sich neue Wege. Die Dynamik des Wassers ist vielgestaltig: es tropft, sprudelt, rieselt, plätschert, wirbelt, strudelt, fließt, strömt, schießt, überschwemmt, versickert, trocknet aus.

Bildhaft sind wir von »Flüssen« aller Art umgeben, von »Gedanken-, Informations-, Daten-, Verkehrs- oder Finanzflüssen«. Wo Fließendes »ins Stocken gerät«, gilt es, dieses »wieder in Fluss« zu bringen.

Sprachbilder wie »überfließend« oder »überschäumend« werden mit Formen des Glücks verbunden. Der amerikanische Psychologe Mihály Csíkszentmihalyi hat 1975 das »Flow«-Erleben (engl. »flow«, fließen, strömen, die Strömung, der Fluss) beschrieben. Er sah darin einen Ausdruck von Glück, Zufriedenheit und Produktivität, in dem sich Menschen freiwillig und ohne Überforderung einer Sache widmen. »Flow« war für ihn ein Zustand, in dem Menschen so sehr in eine Tätigkeit vertieft sind, dass nichts anderes mehr zu zählen scheint. Der Begriff »überflüssig« verweist auf Unerwünschtes, etwas, das nicht mehr gebraucht oder gewollt wird. Gemeinsamkeiten entstehen, wenn man »auf der gleichen Welle schwimmt«. Wenn die »Wellen hochschlagen«, dann gilt es »die Wogen zu glätten«. Darauf weist auch die Metapher der »Lösung«. »Lösen« bedeutet, dass sich etwas in einer Flüssigkeit gleichmäßig verteilen kann. Wir sprechen von der »Lösung« eines Problems. Man versucht »Angestautes« wieder ins Fließen zu bringen. Wir suchen nach »Lösungswegen« und versuchen »Versprechen einzulösen«. Wer Schmerzen oder Kummer hat, der hofft, von diesen »erlöst« zu werden. Die Qualität der »Lösungen« kann sehr unterschiedlich sein: vernünftig, friedlich, einvernehmlich, befriedigend, dauerhaft, gerecht, optimal, pragmatisch, überraschend, technisch, aber auch martialisch, kriegerisch oder militärisch.

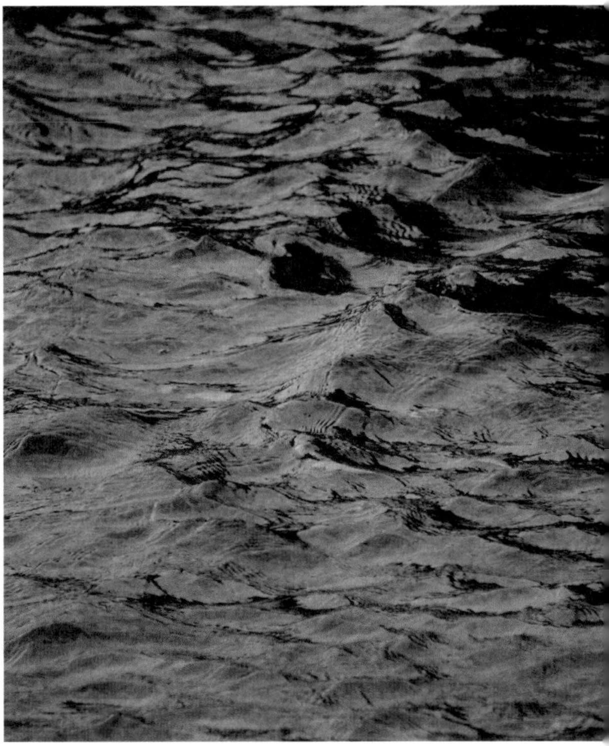

Wasser formt alle Strukturen.

Ströme und Strömungen

In der Kulturgeschichte werden »fließen« und »strömen« als weiche, weibliche Qualitäten interpretiert. Ihnen werden harte, begrenzende oder ordnende männliche Qualitäten gegenübergestellt.

Der Humanbiologe und Anthropologe Carsten Niemitz hat die Hypothese aufgestellt, dass sich die Menschen aus wasserliebenden Affen entwickelt haben, die sich in Uferzonen von Seen, Flüssen und Gewässern aufhielten. Dort hätten diese reichlich Nahrung gefunden, und durch das Waten im Wasser hätten ihre Körper bei geringem Kraftaufwand den notwendigen Auftrieb und die Unterstützung für eine aufrechte Körperhaltung gefunden. Aus dieser Lebensweise habe sich schließlich der aufrechte Gang des Menschen entwickelt. Niemitz leitet daraus auch seine Hypothese der besonderen »Wasseraffinität« von Frauen ab.

Seit der neuzeitlichen Betonung des Individuums wird der abgegrenzte, »geometrisierte Körper« im Gegensatz zum »fließenden Leib« gesehen, schrieb der Kulturhistoriker Klaus Theweleit.

Der Ausdruck Strom verweist auf größere Mengen oder Massen, die sich in eine Richtung bewegen. Wir fragen, ob jemand finanziell »liquide« (»flüssig«) ist, oder beobachten manche »Finanzströme« mit Sorge. Bedenken und Ängste lösen »Flüchtlingsströme« aus. Dabei drohen »angestaute Gefühle überzuquellen«. Die Vorstellungen in den Köpfen mancher Menschen haben sich so »verfestigt«, dass ihre »Verflüssigung« ebenso schwierig wie notwendig erscheint. Aus sozialen Ängsten vor Fremden entstehen neue Rufe nach Härte oder Dämmen, um Gefahren einer drohenden »Überschwemmung« zu verhindern. Politisch besteht die Herausforderung, die verschiedenen »Strömungen« so zu »kanalisieren« und regulieren, dass keine neuen »Wellen« von Gewalt entstehen.

Mythologie und Symbolik des Wassers

Wir vergessen leicht, wie groß früher die Mühen der Wasserversorgung waren und wie wichtig folglich die kultische Verehrung des Wassers in Schöpfungsmythen und Ritualen war. Alles Leben entstand diesen Vorstellungen zufolge aus dem Wasser und kehrte auch wieder in dieses zurück.

Der »Mythos Wasser«, sein Einfluss auf die Fruchtbarkeit der Erde, findet sich als Ursprung und Symbol des Lebens in allen Kulturen wieder. Auf der einen Seite

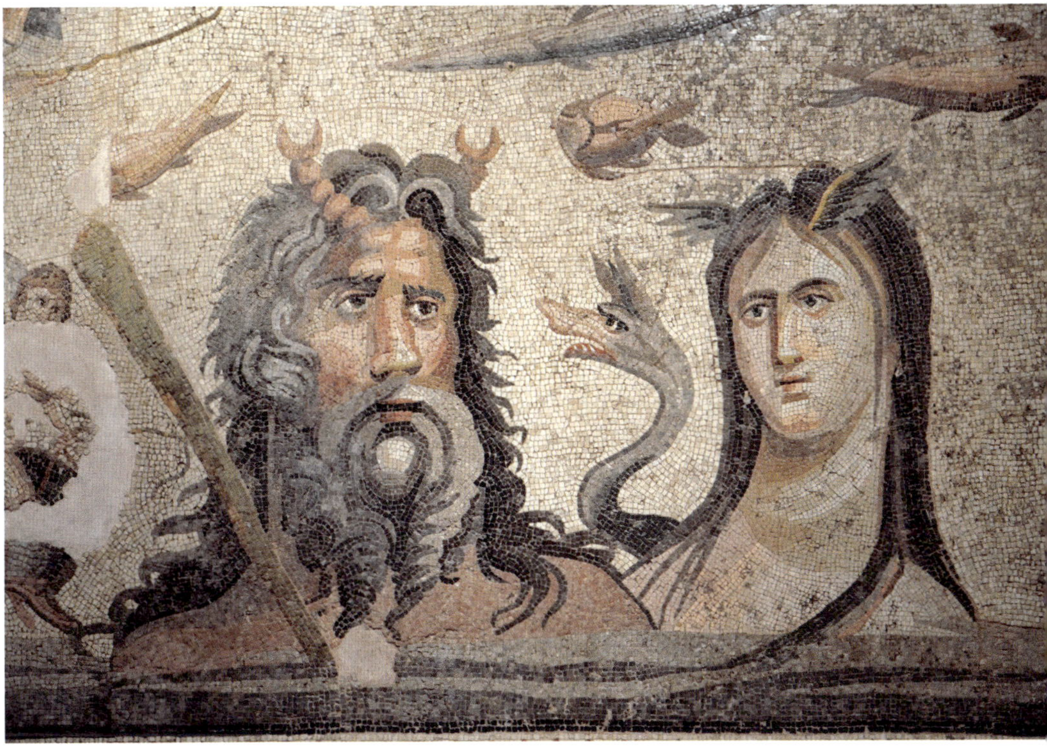

Mosaik von Okeanos und Tethys (2.–3. Jahrhundert v. Chr.). Zeugma-Mosaik-Museum, Gaziantep.

stehen Feuchtigkeit und Regen, auf der anderen Seite extreme Wetterereignisse wie Sturm- oder Springfluten, Tsunamis, Überschwemmungen und Überflutungen. Ihnen gegenüber stehen anhaltende Trockenheit und Dürre. Wassermythologien bewegen sich oft zwischen »Wasserfreuden und Wasserängsten«.

Okeanos, der älteste Sohn von Uranos (»dem Himmel«) und Gaia (»der Erde«), galt in der griechischen Mythologie als Gott eines »weltumspannenden Flusses«, der die Erdscheibe umfloss. Nach allen Seiten senkte sich hinter ihm der Himmel. Man nannte Okeanos auch Vater der Götter und Menschen, da auf Erden alles aus dem Wasser hervorgegangen sei. Auch in anderen Kulturen ranken sich Mythen um große Flüsse wie den Ganges, Jordan, Nil, Tiber oder Rhein.

Am Beispiel des chinesischen Taoismus haben Alan Watts und Chungliang Al Huang den großen Einfluss des Wassers auf die Entwicklung von flüssigen Bewegungen in der Kalligrafie sowie den asiatischen Kampfkünsten wie etwa dem Tai-Chi beschrieben. Sie sprechen vom »watercourse way« (»Lauf des Wassers«). Der berühmte chinesische Weise Laotse hatte dies so gedichtet:

Nichts in der Welt ist weicher und schwächer als Wasser
und doch gibt es nichts, das wie Wasser
Starres und Hartes bezwingt.
Unabänderlich strömt es nach seiner Art.
Dass Schwaches über Starkes siegt,
Starres Geschmeidigem unterliegt
wer wüsste das nicht?
Doch wer handelt danach!

Mehr als zwei Jahrtausende später, nachdem Wassermythen längst durch Aufklärung und Vernunft verdrängt worden sind, spielen auch heute noch »Grenzflüsse« eine politische und emotional aufgeladene Rolle.

Die ungeheure Weite des Meeres, sein unberechenbarer Wechsel zwischen Windstille und gewaltigen Stürmen, seine alles verschlingenden Wellen sind ein anderer Teil von Wassermythologien. In Gefahren versuchen die Menschen, bedrohliche »Strudel« zu vermeiden und sich jedem gefährlichem »Sog« zu entziehen. Sie suchen das »rettende Ufer« und sehnen sich nach »Inseln der Ruhe«. Vor dem Besuch von Heiligtümern werden rituelle Waschungen oder Bäder zur Reinigung verlangt. Durch Untertauchen im Wasser oder Berührungen mit geweihtem Wasser, wie etwa in der Taufe, sollen die Gläubigen von ihren Verfehlungen, Unreinheit, Sünden und Leiden »rein gewaschen« werden. So wie Wasser den Makrokosmos durchströmt und befruchtet, so durchströmt es in alten Vorstellungen auch den Mikrokosmos Mensch. Mythologisch wurde die »Begegnung und Vereinigung zwischen Himmel und Erde«, zwischen »dem schäumenden Meer und dem erdigen Strand« oder, wie in der taoistischen Mythologie, zwischen dem »weiblich-fließenden Yin« und dem »männlich-festen Yang« mit Sexualität und Fruchtbarkeit verbunden. Wasser hatte zentrale Bedeutung in Vorstellungen von Geburt, Sterben und Wiedergeburt. Wasser ist das Symbol für den Kreislauf und die Vergänglichkeit der Zeit. Nicht zuletzt ist es ein Symbol der Seele. Das Wort »Seele« leitet sich vermutlich vom germanischen »saiwalo« ab (»die vom See Herstammende, zum See Gehörende«). Nach der germanischen Mythologie lebten die Seelen der Menschen »vor der Geburt und nach dem Tod« im Wasser. Nach ihrem Ableben begaben sie sich ins »Jenseits«, ans »andere Ufer«.

Lakonisch fragte der Lyriker und Essayist Paul Valéry in seinen geheimen *Cahiers*: »Welche Vorstellung vom Wasser mögen wohl die Tiefseefische haben? Ihre Physiker streiten vielleicht darüber, ob das Wasser existiert?«

»Alles fließt« – und die philosophische Suche nach »Standpunkten«

Ein Anliegen der antiken Philosophie war, den Mythologien der Vorfahren durch logisch-deduktives Denken deren bedrohliche Kraft zu nehmen. Die Philosophen entwickelten schließlich auf der Basis von vier grundlegenden Naturelementen – Wasser, Feuer, Erde und Luft – ein in sich geschlossenes Weltbild.

Thales von Milet war eine Gründerfigur der abendländischen Philosophie. Für ihn war im 7. Jahrhundert v. Chr. das Wasser »Quelle», »Grundstoff« und »Übergang« in alle anderen Gestalten. »Alles fließt« (»panta rhei«), die wohl berühmteste philosophische Wendung, wird Heraklit zugeschrieben. Er wollte auf die konstanten Veränderungen und Bewegungen verweisen, die sich im Laufe des Lebens vollziehen. »Denen, die in dieselben Flüsse hinabsteigen, strömen andere und immer wieder andere Gewässer zu. (...) Es ist unmöglich, zweimal in denselben Fluss zu steigen«, schrieb er.

Um die Dinge unterscheiden zu können, muss der Geist (»logos«) diese von einer entfernteren Warte beobachten. Eine solche »Verortung des Geistes« war laut Aristoteles notwendig, um wissen zu können, dass etwas in Veränderung ist und somit Erkenntnis (»gnosis«) möglich werde. »Halt« oder »Standpunkte« im »Fluss des Lebens« zu finden, erlaube erst, den Wechsel desselben »festzustellen«.

Der Frühromantiker Novalis schrieb: »Auch das Flüssige ist beseelt – freilich anders als das Feste. (...) Inniges Wohlsein des Wassers. Wollust der Wasserberührung.«

Friedrich Nietzsche sah in der »Flüssigkeit des Denkens« eine »fortgesetzte Zeichen-Kette von immer neuen Interpretationen und Zurechtmachungen«. Er merkte an: »Wir legen nur eine mathematische Durchschnittslinie hinein in die absolute Bewegung, überhaupt Linien und Flächen bringen wir hinzu, auf der Grundlage des Intellekts, welches der Irrtum ist: die Annahme des Gleichen und des Beharrens, weil wir nur Beharrendes sehen können und nur bei Ähnlichem (Gleichem) uns erinnern.« In der Psychologie von William James wird der »Strom des Bewusstseins« (»stream of consciousness«) als Ausdruck des subjektiven Lebens gesehen, das weitgehend unbewusst fließt.

Meerwasser und Körperzellen

In mancher Hinsicht gleichen Landlebewesen »Behältern«, die das Meer erfunden hat, um sich mit deren Hilfe auf dem Land bewegen zu können. Die Zusammensetzung des Wassers in den Körperzellen hat Ähnlichkeiten mit dem Meerwasser, aus dem heraus sich im Laufe der Evolution alle Landbewohner entwickelt haben. Die Zellen werden von den gleichen Mustern und »Fließeigenschaften« wie Wassers geprägt. In gewisser Weise ist unser Organismus »eine Ansammlung von Flüssigkeiten und Membranen«. Man kann Analogien eines »Sees von Flüssigkeit« im Körper sehen, mit »Gefäßen«, die von den Kapillaren bis zur Hauptschlagader Bäche, Ströme und Flüsse durch den ganzen Körper zirkulieren lassen.

Der amerikanische Paläontologe Neil Shubin erforscht die Entwicklungsgeschichte des menschlichen Körpers, die mit dem Wasser verbunden ist. Der Titel eines seiner Bücher lautet: *Der Fisch in uns*. Die ersten Bewegungsmuster der Tiere sind denen von Quallen und Fischen ähnlich, die sich saugend und ausspuckend oder später mit Flossen durchs Wasser bewegen. Aus diesen Bewegungen entwickelten sich im Laufe der Evolution an Land erst amphibische, dann reptilienartige, schließlich vierfüßlerische Bewegungen und erst ganz zum Schluss der aufrechte Gang des Menschen.

Jede einzelne Zelle ist ein Wassergebilde, das von einer selektiv durchlässigen Membran umhüllt wird. Zellen benötigen Flüssigkeiten, damit die Nährstoffe in ihr Inneres transportiert und ihre Abfallprodukte wieder ausgeschwemmt werden können. Jede Zelle tauscht in subtilen Bewegungsrhythmen, als »offenes System«, mithilfe von zellulären Membranpumpen, Materie und Energie zwischen ihren eigenen »Organen« und ihrer Umwelt aus. Ihr ständiges Bestreben nach Wiederherstellung von Gleichgewicht innerhalb von bestimmten biologischen Grenzen bezeichnet der französische Physiologe Jean Vincent als »fluktuierenden Zentralzustand«. Jede Zelle ist zu 80 Prozent mit wässriger Flüssigkeit (Cytoplasma) angefüllt und benötigt geordnete »Plasmaströmungen«. Ihr andauernder »Stoffwechsel« reguliert als »innerer Strom des Lebens« den Organismus.

Die Entstehung und das Wachstum eines neuen Menschen benötigen vielgestaltige flüssige Prozesse. Bei der Befruchtung vereinigen sich zwei abgegrenzte Körperzellen, Spermium und Eizelle. Die befruchte Eizelle teilt sich fortlaufend, und es entstehen Zellverbände, die sich zu Geweben differenzieren. Für die

Entwicklung und Gestaltung des wachsenden Embryos ist Wasser von größter Bedeutung. Strömungseigenschaften des Wassers haben entscheidenden Anteil an der »Formbildung« der Organe. Durch Verschiebungen und Einfaltungen, Einrollen und Überstülpen von Gewebsstrukturen bilden sich die Organe langsam aus ihren» flüssigen Vorstufen« heraus. Jedes Organ muss in seiner Entwicklung durch einen flüssigen Zustand gehen. Die embryonale Entwicklung ist mit quellenden und saugenden Bewegungsformen verbunden. Wasser übernimmt dabei »vermittelnde oder lösende Funktionen« in der strukturellen Gestaltung. Organe sind geronnene und fixierte Bewegungen des Wassers (Theodor Schwenk, Erich Blechschmid).

Die Entwicklung des Embryos im mütterlichen Organismus geschieht ab der vierten Schwangerschaftswoche in der mit Fruchtwasser gefüllten Amnionhöhle des Mutterleibs. Fruchtwasser besteht zu fast 99 Prozent aus Wasser, Elektrolyten und Harnsäure. Am Ende der Schwangerschaft trinkt der wachsende Fetus ca. 400 Milliliter Fruchtwasser pro Tag, während seine Nieren an der Fruchtwasserproduktion beteiligt sind. Bei der Geburt hilft der Druck des Fruchtwassers, den neugeborenen Menschen aufs Trockene seiner neuen Welt hinauszuschwemmen. Nach der Geburt ist die erste Aktivität des Neugeborenen Säugen und Trinken an der Mutterbrust.

Während Neugeborene zu mehr als 70 Prozent aus Wasser bestehen, verringert sich der Wasseranteil bei alten Menschen auf unter 50 Prozent. Die Schriftstellerin Simone de Beauvoir sprach davon, dass im Alter der Körper »wie ein Versickern« sei.

Psychologische Aspekte des Übergangs des Flüssigen

Die Gestaltwerdung des menschlichen Embryos durch zunehmende Sedimentierung und Formwerdung des Flüssigen beeinflusst unser frühes Erleben und Körperselbstbild. Das intrauterine, »badende Sein« ändert sich nach der Geburt. Für das Empfinden des Säuglings gibt es in der Beziehung zur Mutter noch keine klaren Grenzen zwischen sich und ihr. Sigmund Freud hat in dieser Hinsicht vom »ozeanisches Gefühl« gesprochen. Der Literaturnobelpreisträger Romain Rolland hat 1927 unter Bezugnahme auf seinen Freund Freud das »ozeanische Gefühl« der Verbundenheit als Quelle der Religiosität beschrieben. Er sah ein Dilemma des bewussten Menschen darin, dass er sich gleichzeitig

als getrenntes Individuum und als Teil von größeren Zusammenhängen erlebe. Nachdem er den tragenden Schoß des Mutterleibs verlassen habe, bleibe er weiterhin auf der Suche nach einem neuen, »umgreifend Tragenden«, in dem er »aufgehoben sein« könne. Im weiteren Sinne sei dies eine Suche nach Heimat, Familie, Gruppe oder Kultur.
Freud betrachtete das, was Rolland die »Empfindung der Ewigkeit« nannte, das Gefühl von etwas Unbegrenztem, Schrankenlosem, gleichsam »Ozeanischem«, als ambivalent und bezeichnete es als »primären Narzissmus«, von dessen »Illusionen« sich das heranwachsende Kind mit »zunehmender Selbstbewusstwerdung« verabschieden müsse. In Rollands Religiosität sah er die Gefahr einer »regressiven Illusion«.

Im Hinblick auf die engen Verbindungen des »Flüssigen« mit erotischen und sexuellen Impulsen, wie das »Dürsten nach Liebe«, die »feuchte Erregung«, das »gleitende Abtauchen«, das »Versenken« und das »Sichauflösen im Strudel der gemeinsamen Lust«, hat der ungarische Psychoanalytiker Sándor Ferenczi von der »thalassalen Regression« als einer Rückkehr ins »Meer der Lust« gesprochen.

Warme, einfühlsame, »fließende Beziehungsqualitäten«, in denen »Membranen« durchlässig bleiben, sind gesünder als rigide, erstarrte oder eisige Beziehungen. »Leben ist Brückenschlagen über Ströme, die vergehen«, Gottfried Benn.

Wasser und »Säfte« in den Heilkunden

Frühe Traditionen der Heilkunde haben den Menschen als eine flüssige Gestalt gesehen, in der sich »Energien« oder »Säfte« nach geordneten Mustern bewegten. Das Element Wasser war für diese Bewegungen entscheidend. Nach den Vorstellungen der »Säftelehre« bewegte sich das Blut in »rhythmischen Ebben und Fluten« durch den Menschen und versickerte schließlich im Körper.

Seit Hippokrates dominierte in der Medizin über fast 2000 Jahre die »Säftelehre« und die »Humoralpathologie« (lat. »humor«, Feuchtigkeit). Diese »Säfte« wurden in Form von »Schleim« (Wasser/Phlegma), »Blut« (Luft/Haima), »schwarzer Galle« (Erde/Melainia) und »gelber Galle« (Feuer/Chole) als Grundelemente des Körpers angenommen. Aus ihnen wurden später entsprechende »Temperament-Typen« abgeleitet: Phlegmatiker, Sanguiniker, Melancholiker und Choleriker.

Zentrale Aspekte der »Säftelehre« waren Gegenüberstellungen von feucht und trocken sowie von warm und kalt. So wurden Blut als »warm und feucht«, Schleim als »kalt und feucht«, gelbe Galle als »warm und trocken«, schwarze Galle als »kalt und trocken« klassifiziert. Es gab zahlreiche Übergänge zwischen diesen Qualitäten.

Die »Säftelehre« wurde vom Arzt Galenos weiter systematisiert. Er ordnete den vier Grundelementen unter anderem Jahreszeiten (Luft/Blut: Frühling; Feuer/gelbe Galle: Sommer; Erde/Schleim: Herbst; Wasser/schwarze Galle: Winter) oder Lebensalter (Luft: Kindheit; Feuer: Jugend; Erde: Erwachsensein; Wasser: Alter) zu.

Gesundheit bedeutete in der »Säftelehre«, dass die Mischung (»krasis«) der »Körpersäfte« ausgewogen ist (Eukrasie). Wenn ihre Mischung durch »Fehlen oder Zuviel« oder »verdorbene Säfte« in Unordnung geriet (Dyskrasie), dann entwickelten sich Krankheiten.

In mancher Hinsicht verstand die »Säftelehre« den menschlichen Körper »wie ein kochtopfähnliches Gefäß« (Shigehisa Kuriyama). In ihm wurden rohe Speisen einer mehrfachen »Kochung« (griech. »pepsis«) unterzogen. Im Darm wurde die Nahrung in Bausteine des »chylus« aufgebrochen, welche dann zur Leber weitertransportiert werden. In der Leber wurde diese Flüssigkeit in einer zweiten »Kochung« zu »animalischem Blut« umgewandelt und durch »Venen« zu den Organen gleitet. In einer dritten »Kochung« wurde Teilen des Blutes »Pneuma« zugesetzt, das durch »feine Poren in den Scheidewänden« der linken Herzkammer ins Blut gelangte, um sich mit ihm zu vermischen. Diese »Poren« blieben ein zentrales Dogma der »Säftelehre« bis ins späte 16. Jahrhundert.

Die Vorstellung des menschlichen Körpers als einem »Behälter« zur Aufbereitung von Speisen weist Ähnlichkeit mit der chinesischen Medizintradition auf. »Chi« oder »Qi« leitet sich vom »Dampf eines kochenden Reistopfs« ab. Dieses »Qi« floss in vorgestellten Bahnen« (Meridianen) und wurde in »Behältern« (»Palast- und Speicherorganen«) des Körpers organisiert.

Das humoralpathologische Schema des Galenos erfuhr im 11. Jahrhundert Erweiterungen durch den arabischen Arzt Avicenna. Dieser ging davon aus, dass die »schweren Elemente Erde und Wasser« für die Entstehung von »Körperteilen und Gliedern« eine wichtige Rolle spielten. Die »leichten Elemente Luft und Feuer« waren nach seiner Ansicht für die »Bewegungen der Lebensgeister und der Körperteile« zuständig.

In seinem Vergleich der östlichen und westlichen Heilkulturen schreibt der Medizinhistoriker Shingesi Kuriyama: »Vor der Entstehung der modernen Physiologie war kein Thema grundlegender für die Vorstellung von Leben als das Fließen.« Wie dieses »Fließen« für Gesundheit und Krankheit verstanden wurde und welche therapeutischen Konsequenzen es bewirkte, dies war in den einzelnen Kulturen unterschiedlich. In traditionellen chinesischen Heilkunden lag das Bestreben hauptsächlich darin, eine »Entleerung von Lebensenergien« und Wasser zu vermeiden. In der griechischen Heilkunde hingegen galt das Augenmerk der ärztlichen Kunst oft darin, dem »überflüssigen Säfteandrang« und dessen Ausleitung durch Aderlass zu regulieren.

Therapeutische Anwendungen von Wasser

Der systematische Gebrauch von Wasser als äußeres und inneres Heilmittel war schon den alten Heilkunden bekannt. Wasserkuren und Heilbäder waren fester Bestandteil der römischen Thermen. In anderen Kulturen gab es Schwitzhütten wie bei den nordamerikanischen Indianern, Hammams im arabisch-türkischen Raum oder Saunen in skandinavischen Ländern, die dazu beitragen sollten, den Körper zu entgiften und zu reinigen.

Das Allheilmittel Wasser sollte helfen, »Stauungen« zu lösen und Verdickungen und Verhärtungen zu beseitigen. Die besondere Fähigkeit des Wassers zur Speicherung von Hitze oder Kälte wurde zur Stimulierung oder Beruhigung des Körpers genutzt. Durch äußere Anwendungen in Form von Güssen, Bädern, Umschlägen oder Packungen wurden Hauterscheinungen oder Entzündungen behandelt, indem die Poren der Haut entweder geöffnet oder verschlossen wurden. Zudem sollten mithilfe des Wassers Heilkräfte besser in die Tiefe eindringen oder schädliche Stoffe an die Oberfläche geholt werden. Warme oder kalte Getränke wurden zur Anregung der Verdauung oder zur Kühlung von Überhitzungen und Fieber verabreicht.

Heilbäder wurden in Form von Vollbädern, Fuß- oder Sitzbädern, Dampfbäder, Wickeln oder Packungen angeboten. Der Besuch von Heilquellen und die Einnahme von Heil- oder Mineralwässern wurde für innere Trinkkuren genutzt. Dabei wurde das Erfahrungswissen lange Zeit im Umgang mit den Heilquellen genutzt, da noch keine chemischen Unterscheidungen möglich waren. Gerüche und Geschmack des Wassers sowie dessen erlebten und berichteten Wirkungen waren wichtige Kriterien für die Heilkundigen.

Im Mittelalter waren in der westlichen Heilkunde Aderlass und Schröpfen ebenso gängige Anwendungen wie Klistiere oder Kaltwasseranwendungen zur »Abhärtung«. Der Umgang mit den »inneren Säften«, die verborgen im Körperinneren fließen, bezog sich auch auf den Umgang mit teils »angsterregenden Sekreten« (lat. »secernere«, absondern, ausscheiden). Das Wort »secretum« bedeutete auch »abgeschiedener, einsamer Ort oder Heimlichkeit«. Es ging bei inneren Wasseranwendungen in der Therapie häufiger um die diskrete Handhabung von intimen Ausscheidungen, die nicht für den öffentlichen Blick bestimmt waren.

Seit dem 19. Jahrhundert wurden Trinkwasserkuren mit Mineralwasser von europäischen Kur- und Badeärzten unter anderem gegen Rheuma, Verdauungsbeschwerden, Herz- und Nierenkrankheiten, Hautausschlag, Augenleiden, Erkrankungen der Atemwege, Frauenleiden und psychische Leiden verordnet (Vladimir Krizek).

Der Blutstrom

Im Strom der inneren Flüssigkeiten nimmt das Blut als »ganz besonderer Saft« eine bedeutende Rolle ein. Das Wort »Blut« leitet sich vom Althochdeutschen »pluat«, »das Fließende« ab sowie vom Indogermanischen »bhle«, was so viel wie »quellen oder fließen« bedeutet. Der Wasserforscher Theodor Schwenk nannte Blut ein »strömendes Urorgan«.

Seit Mitte des 16. Jahrhunderts hat sich eine neue Vorstellung des Blutkreislaufs in der Medizin etabliert. Langsam begann sich eine naturwissenschaftliche Sichtweise des Körpers als Zusammenspiel von Organen, Geweben, Zellen, Molekülen und Atomen zu entwickeln. Wie das Blut aus den Arterien durch Kapillaren in die Venen gelangt, konnte schließlich der Anatom Marcello Malpighi zeigen. Er war es auch, der Blut in verschiedene Zellbestandteile differenzierte. 1668 schrieb er: »Mit Blut meine ich nicht die vier bekannten Säfte – die beiden Gallen, Blut und Schleim –, sondern alles, was kontinuierlich durch die Venen und Arterien fließt und aus einer unbestimmten Menge von Teilchen besteht.« Durch die Entwicklung verbesserter Mikroskope gelang es Mitte des 17. Jahrhunderts den flämischen Ärzten Jan Swammerdam und Antoni van Leeuvenhoeck, die roten Blutkörperchen zu sehen und zu beschreiben.

Obwohl sich seit Beginn des 18. Jahrhunderts zunehmend eine »trockenere«, mechanische Auffassung des menschlichen Körper als einem »Feststoffaggregat«

entwickelte, blieben Vorstellungen eines »inneren Lebensstroms« weiterhin wichtig. Für den französischen Physiologen Claude Bernard waren im 19. Jahrhundert die Sekrete und deren »physiologische Regulierung« für das wässrige, »innere Milieu« des Körpers entscheidend. Durch die Entdeckung der Hormone zu Beginn des 20. Jahrhunderts erhielten »Flüssigkeiten« des Körpers neue Bedeutung. Hormone beeinflussen den langsameren Informationsaustausch von inneren, körperlichen Botschaften im Unterschied zu den »schnellen« Nerven. Sie bilden die Grundlage für das dynamische Fließgleichgewicht (Homöostase) des Körpers.

1990 konnte Peter Agre (Nobelpreis 2003) mit seiner Entdeckung von feinen »Wasserkanälen« (»Aquaporine«) genauere Mechanismen der Mikrozirkulation des Wassers in den Blutkapillaren beschreiben.

Heute wird das Gefäßsystem in einen arteriellen, sauerstoffreichen und einen venösen, sauerstoffarmen Anteil unterteilt. Arterien führen sauerstoffreiches Blut vom Herzen weg zum Körper. Dabei sind die großen, herznahen Arterien mit besonderer Elastizität ausgestattet, um den anfänglich hohen Druck des von der linken Herzkammer ausgeworfenen Bluts abzupuffern (»Windkesselfunktion«). Arterien sind aus drei untereinander verbundenen Gewebeschichten aufgebaut. Sie können mithilfe ihrer »Wandmuskulatur« als »Widerstandsgefäße« den arteriellen Blutdruck differenziert regeln.

Problematisch wird der arterielle Blutfluss, wenn sich eine Verkalkung der Arterien (Arteriosklerose) entwickelt oder durch Ablagerungen Verengungen entstehen. Diese Arterienveränderungen werden unter anderem durch Ernährung (Cholesterin) oder Rauchen gefördert und führen zu Blutdruckerhöhung und Gefäßverschlüssen.

Die Venen führen sauerstoffarmes Blut zur rechten Herzkammer zurück. Von dort wird es in den Lungenkreislauf gepumpt. Da der Druck in den venösen Gefäßen wesentlich geringer ist, müssen Bewegungen der Muskulatur den Bluttransport in den Venen unterstützen (»Venenpumpe«). Ein Rückstrom des Venenbluts wird durch Venenklappen verhindert. Verbindungen zwischen dem arteriellen und dem venösen Teil des Gefäßsystems sowie den interstitiellen Flüssigkeitsräumen und dem Lymphsystem erfolgen über ein ausgedehntes Netzwerk feiner »Haargefäße«, die Kapillaren.

Die Aneinanderreihung sämtlicher Blutgefäße des menschlichen Organismus würde etwa eine Gesamtstrecke von etwa 100 000 Kilometern Länge ergeben, was der Entfernung von zweieinhalb Erdumrundungen entspricht.

Hormone und flüssige Botenstoffe

Durch die Entdeckung der Neuropeptide als flüssige Botenstoffe konnten bis dahin unbekannte Verbindungen zwischen dem Nerven- und dem Immunsystem nachgewiesen werden. Als flüssige Botenstoffe des Gehirns können sie sich mit Rezeptoren an der Oberfläche von Zellen verbinden. Neuropeptide werden vorwiegend im Gehirn produziert, aber auch andere Gewebe sind dazu in der Lage. Sie zirkulieren im Blut und anderen Körperflüssigkeiten. Ihre biochemischen »Botschaften« veranlassen Veränderungen der Rezeptoren an den Zelloberflächen und beeinflussen deren Stoffwechsel. Die Neurobiologin Candace Pert sprach von Neuropeptiden als einem »flüssigen Gehirn«.

Die Säftevorstellungen der galenischen Heilkunde sind sicherlich heute veraltet. Sie können aber weiterhin therapeutisch nützliche und suggestive »Bilder« für die Heilkunde liefern. Noga Arikha verweist in ihrer *Geschichte der Säftelehre* darauf, dass wir ein so komplexes »Innenleben« an Gefühlen, Leidenschaften und Temperamenten haben, das zu »säfteartig« und »zu flüssig« ist, als dass es sich durch zeitgenössisch abstrakte Theorien technischer Bilder oder pharmazeutischer Substanzen fixieren ließe.

Über das Blut gibt es viele Metaphern und Redewendungen. Kinder werden als »eigenes Fleisch und Blut« bezeichnet. Man spricht davon, dass jemand »Blut und Wasser schwitzt«, dass einem »das Blut in den Adern gefriert« oder »zu Kopfe steigt«. Blut kann »stocken« oder »in den Adern gerinnen«. Es gilt, »ruhig Blut« zu bewahren, weder »heiß- noch kaltblütig« sein, kein »böses Blut« zu erzeugen oder gar das Blut »zum Kochen« zu bringen. Man kann man jemanden »bis aufs Blut» quälen oder »aussaugen«. Manche wirken kraftlos und »blutarm« oder »blutlos«. Für Erneuerungen braucht es »frisches Blut«. Freundschaftliche Gefühle sind Ausdruck von »Herzblut«. Manchem »blutet das Herz« beim Anblick von traurigen Situationen.

Sprachliche Bezüge zum Wasser finden sich auch im Wort »saftig«. Wer »in Saft und Kraft steht«, der ist gesund und vital. Wer hingegen »im eigenen Saft schmort«, der ist sich selbst überlassen, und man fragt, ob jemand »noch Saft in den Knochen hat«.

Körperflüssigkeiten aus heutiger Sicht

Der durchschnittliche Körper eines erwachsenen Menschen enthält in seinen Zell- und Gewebsstrukturen ca. 40 Liter Wasser. Etwa zwei Drittel dieses Wassers sind in Körperzellen (intrazellulär) organisiert, das restliche Drittel umspült die Zellen (extrazellulär) in Gewebsräumen. 7 Prozent des extrazellulären Wassers befinden sich im Blutplasma, der Rest verteilt sich sich auf Cerebrospinalflüssigkeiten von Gehirn und Rückenmark, Lymphe, Muttermilch, Schleim in Mund, Rachen und Bronchialsystem, Magensaft und Salzsäure, Dünn- und Dickdarmflüssigkeiten, Gallenflüssigkeit, Menstruationsblut, Vaginalsekret, Samenflüssigkeit, Kammerwasser im Auge, Wasser im Innenohr, Synovialflüssigleit in den Gelenken oder Schweiß der Haut.

Der Wasseranteil der Körperorgane schwankt erheblich. Während die Augen zu 99 Prozent aus wässrigen Flüssigkeiten bestehen, finden wir in den Muskeln einen 75-prozentigen Wasseranteil und im Gehirn einen Anteil von 80 bis 85 Prozent Wasser. Knochen enthalten nur 42 Prozent wässriger Flüssigkeiten.

Nach dem Trinken vermischen sich die Flüssigkeiten mit den Mundbakterien und fließen durch die Speiseröhre in den Magen, wo sie die Magensäure verdünnen, sich mit Speisebrei vermischen und als Lösungsmittel für aufgespaltene Nahrungsmittel dienen.

Der überwiegende Teil des Wassers (65 Prozent) fließt in den Dünndarm weiter, von wo aus es zusammen mit Nährstoffen ins Blut übertritt. Das restliche Wasser arbeitet im Dickdarm weiter, von dort wird das meiste wieder vom Körper aufgenommen und nur ein kleiner Teil mit dem Stuhl ausgeschieden.

Vom Herzen werden in jeder Minute etwa fünf Liter Blut in das Gefäßsystem des Körpers gepumpt. Blut besteht zu über 80 Prozent aus Wasser. Die »Zähflüssigkeit« (Viskosität, lat. »viscosus«, klebrig)) des Blutplasmas ist durch die innere Reibung zwischen Zellen oder Molekülen des Bluts bedingt. Sie variiert mit Körpertemperatur und Blutdruck. Je nach dem Flüssigkeitshaushalt des Körpers kann das Blut dickflüssiger werden oder durch »Ausfällungen« (Koagel) in seinem Fluss behindert werden. Pathologische Veränderungen der Gefäßwände können zu gefährlichen »Strömungsverhältnissen« oder »Wirbelbildungen« führen.

Die Forschung hat Mechanismen des andauernden Flüssigkeitsaustauschs zwischen Zellen, Geweben und Gefäßen entdeckt. Neben dem wasserbasierten (hydrostatischen) Blutdruck sind der eiweißbasierte (kolloidosmotische) Druckunterschied des Bluts für den Übertritt von Flüssigkeiten aus den Zwischenzellräumen sowie das Eindringen von Wasser (Perfusionsdruck) durch die Zellmembranen (Osmose) für Stoffwechsel und Austausch von Nährstoffen und Abbauprodukten in den Zellen wichtig.

Blutplasma tritt von den Kapillaren auch in das Lymphatische System (lat. »lympha«, klares Wasser) über. Über die Lymphgefäße werden Zellen des Immunsystems transportiert sowie Gewebswasser zur Ernährung der Zellen und zum Abtransport von Stoffwechselprodukten. Lymphflüssigkeit wird passiv durch Körperbewegungen und aktiv durch Zusammenziehen von Muskelabschnitten der Lymphgefäße geleistet. Etwa zwei Liter Lymphe fließen pro Tag durch den Körper, sammeln sich in Lymphknoten und werden über die große Hohlvene wieder abgegeben.

Das menschliche Gehirn besteht überwiegend aus Wasser und Nervengewebe. Täglich fließen mehrere Liter Flüssigkeit durch unser Gehirn. Diese Flüssigkeiten sind für die hohe Energieversorgung des Gehirns mit Sauerstoff und Glukose entscheidend. Entlang der Nerven verlaufen feine »Wasserkanäle«, die die vom Gehirn produzierten Stoffe (Neuropeptide) aufnehmen und in die Körperperipherie weiterleiten.

Die Muskulatur besteht zu drei Vierteln aus Wasser. Muskeln benötigen für ihre Bewegungen ein ausgedehntes Netzwerk an feinen Gefäßen zur Versorgung der Muskelzellen. Auch die schützenden Bindegewebe und Faszien brauchen ausreichend Flüssigkeiten. Sie baden sozusagen im »See der interstitiellen Flüssigkeiten«. Ein großer Teil der interstitiellen Flüssigkeiten befindet sich als »gebundenes Wasser« an spezifischen Molekülen der Faszien. Durch Druck und Zug von Bewegungen wird Wasser aus dem Fasziengewebe wieder freigesetzt. Hierbei können aktive Körperübungen oder Massagetechniken helfen.

Während des »Gasaustauschs« des Blutes in den feinen »Lungenbläschen« (Alveolen) gelangen auch Wassermoleküle als Wasserdampf in die ausgeatmete Luft. Dadurch werden etwa 900 Milliliter Wasser pro Tag über die Atemluft abgegeben.

Die Blutzirkulation ist an der Wärmeregulierung des Körpers beteiligt. Über die zwei bis vier Millionen Schweißdrüsen der Haut wird Wasser zur Wärmeregulierung ausgeschieden. Die Schweißmenge kann je nach Belastung und Umwelttemperatur zwischen einem und mehreren Litern Wasser schwanken.

Eine entscheidende Rolle im Flüssigkeitshaushalt des Organismus haben die Nieren. Durch spezielle »Fühler« (Rezeptoren) werden in einem Steuerzentrum des vegetativen Nervensystems (Hypothalamus) sowie in Verdauungstrakt und Arterien Informationen gesammelt, welche Hormone wann und wie in die Flüssigkeitsregulierung der Nieren eingreifen sollen. Pro Minute durchfließen die Nieren etwa 1,2 Liter und pro Tag ca. 1700 Liter Blut. Das tägliche Filtrationsvolumen der Nieren beträgt etwa 180 Liter. Dies bedeutet, dass das gesamte Plasmavolumen des Blutes ca. 60-mal pro Tag gefiltert wird. 99 Prozent dieser »geklärten Flüssigkeiten« werden vom Körper wieder aufgenommen. Schließlich bleiben, abhängig von Trinkmenge und Außentemperatur, etwa 1,5 Liter zur Ausscheidung im Urin übrig.

Je nach körperlicher Belastung und den Lebensverhältnissen geht man bei einem erwachsenen Menschen von einer notwendigen täglichen Flüssigkeitsaufnahme von ca. 1,5 Litern Flüssigkeit durch Getränke, ca. 700 Millilitern aus der Nahrung und ca. 300 Millilitern aus dem Stoffwechsel aus. Im Verlauf eines etwa 70-jährigen Lebens trinkt ein Mensch ca. 40 000 Liter Wasser.

Das Interstitium – ein neues Netzwerk

Einen erheblichen Teil der Gesamtkörperflüssigkeit konnte die Wissenschaft räumlich bisher nicht genau zuordnen. Sie vermutete diesen irgendwo zwischen Blut, Lymphe, Serum und den anderen Flüssigkeiten. Vor Kurzem erregte die Meldung über die neue anatomische Entdeckung eines »flüssigkeitsgefüllten Netzwerks« im Binde- und Stützgewebe (Interstitium) Aufmerksamkeit (Petros Benias). Dieses findet sich überall, wo Gewebe und Organe stärkeren Bewegungen ausgesetzt sind: in der Haut, Organen wie Lunge, Magen, Darm oder Harnwege, in Blutgefäßen und in den Faszien der Muskeln.

Die Entdeckung der interstitialen Flüssigkeitsräume erfolgte 2015 eher zufällig, während Ärzte mit einer neuartigen Mikroskoptechnik den Gallengang eines Patienten untersuchten. Bis dahin war man davon ausgegangen, dass das Interstitium, als eine umgebende Schicht aus Kollagenfasern, die Organe nur stützen würde. »Hohlräume« hatte man bei Gewebeuntersuchungen schon früher erkannt. Die darin enthaltene Flüssigkeit war jedoch aufgrund der technischen Aufbereitung der Gewebepräparate für die Mikroskopie bis dahin verloren gegangen.

Das Flüssigkeitsvolumen des Interstitiums wird auf etwa 10 Liter geschätzt. Nach neuen Erkenntnissen scheint dieses Netzwerk von winzigen Flüssigkeitskanälen als eine Art »elastischer Puffer« zu fungieren. Die Flüssigkeiten in diesen Geweberäumen sind sehr eiweißreich und entleeren sich in das Lymphsystem. Möglicherweise spielen sie eine wichtige Rolle beim Transport von Krebszellen bei der Entstehung von Metastasen.

Neil Theise, ein amerikanischer Pathologe, sagte: »Es gibt kein Organ und kein Gewebe im Körper, das wir jetzt nicht neu betrachten müssen. Das ist so, als hätten wir die Blutgefäße entdeckt. Man muss berücksichtigen, wie das Blut in und um die Organe zirkuliert. Beim Interstitium ist das genauso.«

Die Bilanzierungen von Körperflüssigkeiten

In meiner ärztlichen Arbeit habe ich gelernt, Flüssigkeitsstau oder Flüssigkeitsmangel des Körpers zu erkennen und beseitigen zu helfen. Bei Operationen konnte ich beim Blick ins »Innere der Körpers« sehen, wie stark dessen »inneres Milieu« von wässrigen Qualitäten geprägt ist. Jedes Organ und jedes Gewebe ist von feuchten, gleitenden Schichten überzogen, und das Innere jedes Organs ist reich durchblutet oder mit Säften angefüllt.

Die Rheologie (griech. »rhein«, fließen, »logos«, Kunde) untersucht die Fließeigenschaften des Bluts. Im Labor wird die Zusammensetzung der Körperflüssigkeiten biochemisch analysiert. Mit Techniken der Katheterisierung werden die Blutgefäße unter Sichtkontrolle dargestellt, Blockaden beseitigt oder mit feinen Drahtgeflechten (Stents) erweitert. Es scheint, als ob wir analog zur hydrotechnischen Beherrschung des Wassers in den Landschaften und zu hydrometeorologischen Studien des Wasserkreislaufs auch den Flüssigkeitsstrom des Körpers technisch immer mehr unter Kontrolle bringen könnten.

Durch mangelnden Abfluss von Körperflüssigkeiten ergeben sich Probleme von Wasserstaus im Körper. Flüssigkeiten sammeln sich außerhalb der Zellen in Körperräumen als Ödeme (griech. »oidema«, Schwellung). Gewebe, Bauch oder Lunge können durch Wassereinlagerungen aufschwellen und in ihren Funktionen erheblich eingeschränkt werden. Die Medizin kennt heute zahlreiche wirksame Arzneimittel zum Ausschwemmen von Wasser sowie mechanische Techniken zur Ableitung von Flüssigkeiten.

Andere» Wasserleiden« entstehen durch mangelhafte Zufuhr oder starken Verlust von Flüssigkeit, die rasch durch Trinken oder durch Verabreichung von Infusionen ausgeglichen werden müssen.

Manuelle und bewegungstherapeutische Behandlungen

Wo Wasser-, Blut- oder Lymphabfluss ins Stocken gerät, dort können Massage- oder Körpermethoden durch oberflächliche oder tiefe, sanfte oder kräftige, streichende, schiebende, drückende, klopfende, wringende Bewegungen helfen, diese wieder in Bewegung zu setzen. Drehende, schaukelnde, hüpfende, »rockende«, stampfende, gleitende, fließende oder tänzerische Bewegungen können die Muskelpumpen des Organismus aktiv in Bewegung setzen.

Musikalische Rhythmen, welche die Säfte in ihrem Fluss fördern, kennen alle Kulturen, Klassische »Wasserkompositionen« wie Liszts »Au bord d'une source«, Händels »Wassermusik«, Debussys »La mer«, Smetanas »Moldau«, Ravels »Jeu d'eau« oder Mendelsohns »Venezianische Gondellieder« inspirieren den Bewegungsfluss ihrer Hörer. Nicht zu vergessen sind die Volkslieder und Schlager, in denen der Lauf des Baches, das Meer und die Sehnsucht besungen werden. Sie reizen zum Mitschaukeln oder setzen Tränenflüsse in Gang.

In unserer Gesellschaft, in der stundenlanges bewegungsloses Sitzen die Regel geworden ist, drohen die Körperflüssigkeiten mehr als je zuvor ins Stocken zu geraten und zu stagnieren. So werden etwa die »Muskelpumpen der Beine« kaum genutzt, und das Blut staut sich dort, der Blutfluss verlangsamt sich, Krampfadern nehmen zu, und die Gefahr von Thrombosen steigt. Hier hilft es, häufiger die Zehen oder Beine im Sitzen zu bewegen, aber sicherlich ist dies nicht ausreichend. Auch die inneren Organe werden im Sitzen nach unten fixiert. Durch andauernde mentale Aufmerksamkeit wird das Zwerchfell »oben« festgehalten, wodurch die »innere Muskelpumpe« der Bauchatmung stundenlang nur oberflächlich arbeitet und damit die Verdauungsorgane in ihrem »Flüssigkeitstransport« nicht ausreichend unterstützt werden.

Trinkwasser – ein selbstverständliches Privileg?

Zu einem Verdurstenden in der Wüste tritt ein Mann mit einem Glas Wasser: »Welche Sorte von Getränk bevorzugst du?«
Bertolt Brecht

Trinkwasser ist das wichtigste Lebensmittel. In westlich zivilisierten Gesellschaften erscheint uns die Versorgung mit Trinkwasser heute selbstverständlich und dauerhaft garantiert. Wir wissen zugleich, wie schwierig der Zugang zu reinem Trinkwasser für große Anteile der Weltbevölkerung ist.

Obwohl die Erde zu drei Vierteln mit Wasser bedeckt ist, steht von diesem Wasser nur ein verschwindend geringer Teil (weniger als 0,05 Prozent) als Süßwasser zur Verfügung. Trinkwasserreserven sind dementsprechend begrenzt.

Unter Trinkwasser verstehen wir farb- und geruchsloses, von Krankheitskeimen freies, geschmacklich neutrales, kühles, nicht gesundheitsschädliches Wasser. Dieses wird aus Quellen, Grundwasser von Brunnen und aus aufbereitetem Oberflächenwasser von Seen oder Talsperren gewonnen. Die Trinkwasserqualität ist in Deutschland bisher sehr gut. Es ist das am besten kontrollierte Lebensmittel. Die Versorgung der Haushalte mit fließendem Wasser ist bisher zu erschwinglichen Preisen flächendeckend gesichert. Steigende Trinkwasserbelastungen ergeben sich heute durch erhöhte Nitratbelastungen des Grundwassers infolge intensiver Flächenbearbeitung durch Wirtschaftsdünger.

Wir vergessen leicht, dass diese Errungenschaften der sicheren Trinkwasserversorgung historisch noch jung sind. Auch wenn schon in der Antike Ärzte auf die Bedeutung von sauberem Wasser für die Ernährung und Hygiene hingewiesen haben, so blieb dies doch bis zum 19. Jahrhundert weitgehend ein Privileg der wohlhabenden Schichten. Bis dahin wurden weder die Bedeutung von sauberem Trinkwasser noch die einer geregelten öffentlichen Abwasserentsorgung und deren Wechselwirkungen breiter verstanden. Erst mit der Einführung von sanitären Versorgungsstrukturen und der Wasserspülung in der öffentlichen Gesundheitsversorgung Englands begannen sich die hygienischen Wasserverhältnisse zu Beginn der Neuzeit zu bessern.

Die globale Situation der Trinkwasserversorgung ist zunehmend besorgniserregend, und das obwohl seit 1990 erhebliche Verbesserungen weltweit stattgefunden haben. Gemäß dem neuen Monitoringbericht von UNICEF und

WHO über den Fortschritt im Bereich Wasserversorgung, sanitäre Einrichtungen und Hygiene haben 2017 weltweit 3 von 10 Menschen – oder 2,1 Milliarden Menschen – keinen Zugang zu sauberem Trinkwasser. 6 von 10 Menschen – oder 4,4 Milliarden Menschen – mangelt es an angemessenen sanitären Einrichtungen. 844 Millionen von diesen haben nicht einmal Zugang zu elementarer Wasserversorgung. 263 Millionen Menschen müssen mehr als eine halbe Stunde Weg in Kauf nehmen, um zu einer Wasserquelle zu gelangen. 159 Millionen Menschen trinken unbehandeltes Wasser von Oberflächengewässern wie Flüssen, Bächen oder Seen. Jedes Jahr sterben 361 000 Kinder unter fünf Jahren an Durchfallerkrankungen. Schlechte sanitäre Einrichtungen und verunreinigtes Wasser hängen mit der Übertragung von Krankheiten wie Cholera, Dysenterie, Hepatitis A und Typhus zusammen.

In einigen Entwicklungsländern müssen die Menschen mit etwa fünf Litern Trinkwasser auskommen, während der Pro-Kopf-Verbrauch in Europa bei etwa 200 Litern am Tag liegt. Im Hinblick auf das sogenannte virtuelle Wasser, das zur Produktion bestimmter Lebensmittel nötig ist, sind die Zahlen drastisch: Für eine Tasse Kaffee werden etwa 140 Liter benötigt und für ein Kilogramm Rindfleisch mehrere Tausend Liter Wasser. Noch deutlicher tritt dieses Missverhältniss etwa bei der Stahlherstellung zutage.

Durch veränderte Lebensgewohnheiten und steigenden Konsum könnte in den Schwellenländern Asiens der Wasserverbrauch rasch erheblich ansteigen. Nach UN-Berichten könnten bereits 2040 in einigen Bereichen von Asien und Afrika mehr als 40 Prozent der Menschen unter ernsthafter Trinkwasserknappheit leiden. Hinzu kommen Risiken wie Klimawandel, große Unterschiede in den saisonalen Niederschlagsmengen mit entsprechenden Folgen für die Landwirtschaft, Umweltverschmutzung, Urbanisierung oder Korruption mancher Regierungen.

Wasser ist eine »grenzüberschreitende Lebensquelle«. Der natürliche Kreislauf des Wassers bezieht alle Winkel dieser Erde ein. Er kennt keine nationalen und regionalen Grenzen. Wasser gehört allen Lebewesen auf diesem Planeten. Wenn Wasserressourcen zunehmend privatisiert, industrialisiert und vermarktet werden, dann drückt sich darin eine zunehmende Entfremdung von diesem Lebenselement aus. Bei allem Wissen und Erforschen der inneren Wasser- und Flüssigkeitsbewegungen müssen diese äußeren Wasserverhältnisse ständig im Blick aller bleiben.

Was nottut, ist eine bewusstere Anerkennung des Eigenwerts und der Eigentätigkeit der Natur sowie der Natürlichkeit des Menschen, einer Leiblichkeit.

Leiblichkeit geht über körperliche Wahrnehmungen hinaus und umfasst unser Gespür und Mitempfinden für die allumfassende Präsenz des anderen, somit auch des Wassers.

Dessen Bedeutung als wichtigstes Lebensmittel für alle Lebewesen, letztlich für den Erhalt des »blauen Planeten Erde«, ist zu wichtig, um es allein Experten zu überlassen. Dies wird umso deutlicher spürbar, während sich die Anzeichen des Klimawandels verdichten, die jedoch von manchen ausschließlich profitgierigen Geschäftemachern und einigen ihnen verbundenen, ignoranten Politikern geleugnet werden. Das Wasser der Erde geht uns alle an.

AUSBLICK

Es ist der Unterschied, der einen Unterschied ausmacht ... Bedeutung ist eine Sache des Empfängers.
Gregory Bateson

Eigensinn des vielgestaltigen Lebens

Ich bin immer wieder erstaunt, wie rasch sich »gesicherte« Erkenntnisse in der Medizin seit Beginn meiner Studienzeit vor fünfzig Jahren verändert haben. Gleichzeitig erinnere ich mich, wie oft mir gesagt wurde, »so ist es halt, man hat es wissenschaftlich bewiesen« – also keine weiteren Fragen?

Dabei zeigt der Blick in die Geschichten der Natur und der Menschen, wie sich die Empfindungen und das Verständnis von Leib, Körper, Seele, Geist und Psyche ständig verändert haben. Dies wird auch weiter geschehen.

Einerseits entdecken die Forscher mithilfe neuer, computergestützter Techniken oder genetischer Analysen unbekannte Funktionen und Strukturen, die das wissenschaftliche Verständnis des menschlichen Körpers erweitern. Die vielgestaltige Kommunikation zwischen den einzelnen Körpersystemen und Sinnen zeigt die Selbstorganisation von biologischem Leben nach Prinzipien der »Autopoesis« (griech. »autos«, selbst, und »poein«, schaffen, bauen) (Maturana, Varela, Capra, Luisi). Diese betont die allen Organismen innewohnende Tendenz zur Selbsterhaltung, Eigenwillen und Eigensinn.

Eigen-sinnig bedeutet, dass sich das »Ensemble der Sinne«, weit über die klassischen fünf Sinne hinaus, wie etwa der Bewegungssinn, Raumsinn, Zeitsinn («chronos«, die Dauer, und »kairos«, der richtige Augenblick im subjektiven Zeitempfinden), intuitiver Spürsinn und Bauchgefühl, Empfindungen des Herzens und einige mehr in einem nicht genau zu lokalisierenden „Gemeinsinn" jedes Menschen unterschiedlich »synästhetisch« verbinden.

Durch die geistes- und kulturwissenschaftliche Erforschung der anthropologischen und ethnologischen Vielfalt von Sinnesempfindungen und Gefühlen sowie deren Einflüsse auf das soziale und individuelle Leben wird die Veränderbarkeit der menschlichen Sinne deutlich. (Classens, Plumpers).

Der Medizinhistoriker Heinrich Schipperges hat in seiner Studie zur Leiblichkeit bei Friedrich Nietzsche ähnliche philosophische Sichtweisen gefunden.

Die mögliche Rolle des menschlichen Bewusstseins, Denken, Gefühle und Vorstellungen und deren Interaktionen mit körperlichen Funktionen werden in vielen Disziplinen intensiv erforscht. All diese Entwicklungen finden in unterschiedlicher Weise Eingang in neue Wege einer »Mind-Body Medicine«, die auch mit Begriffen wie ganzheitliche oder integrative Medizin beschrieben wird (Harrington, Milz).

Gewahrsein und Gemeinsinn

Es ist wichtig, dass wir im Alltag mehr über Worte wie »immer, nie, nur, völlig, total oder ausnahmslos« stolpern und dabei merken, dass im Leben Ausnahmen häufiger sind als angenommen. Wie oft ergeben wir uns widerstandslos fragwürdigen Anweisungen von »Müssen und Sollen«? Wie selten stellen wir diesen »Möchten, Wollen, Dürfen und Können« entgegen? Wir können uns an eigene Wünsche erinnern, statt nur in vorgegebenen Anweisungen zu verharren. Wir dürfen unterscheiden zwischen »falscher Richtigkeit« von unnötigem »Weiter so« und manchen »richtigen Fehlern«, aus denen wir produktive Lehren ziehen. Wir wollen uns nicht länger von Positionen hypnotisieren lassen, die heißen: »Alles bleibt so« versus »Alles verändert sich« beziehungsweise »Ich alleine« versus »die anderen«. Es geht nicht schematisch nur um »besser versus schlechter«, sondern »anders« beinhaltet mehrere Optionen.

Die Entwicklung von gesundem Eigensinn braucht auch psychologische Strategien, die geduldige Übung von wacher Wahrnehmung und einen weniger achtlosen Umgang mit uns selbst und anderen. Sensibilität, kritischer Widerstand, neue Fragen und Verweigerung von automatischen, vorschnellen Antworten sind wichtig. Auch im Hinblick auf soziale »Vorhersagen« können wir lernen, uns eigensinniger aufzustellen. Wir müssen uns beispielsweise »Älterwerden« nicht ausschließlich als Niedergang vorstellen. Sonst wird dieser zur »selbsterfüllenden Prophezeiung«. Zu solchen Sichtweisen trägt aber unter anderem auch eine Medizin bei, die zu einseitig den zwangsläufigen, biologischen Niedergang betont. Wie wäre es, wenn wir die Verluste an Jugend gelassener gegen mögliche Gewinne des Alterns abwägen?

Vor Jahren saß ich nach einem Seminar der damals fast 100-jährigen Charlotte Selver mit ihr im Garten und fragte sie neugierig nach dem möglichen »Geheimnis« ihres langen Lebens. Sie zog daraufhin schmunzelnd ihre Augenbrauen hoch. »Vielleicht weil ich mir gesagt habe, jeder Moment ist neu - *wenn ich dies erlaube*.« Der zweite Teil ihrer Antwort war mindestens so weise wie der erste. Ich habe mich oft daran erinnert.

Ein junger Schüler sagte bewundernd zu einem alten Kampfkunstmeister: »Meister, ich bewundere Sie so, weil Sie nie ihre Mitte verlieren.« - »Ach«, antwortete dieser, »weißt du, ich bin ein alter Mann. Ich verliere vielleicht häufiger meine Mitte als du. Aber ich habe gelernt, diese schneller wiederzufinden.« Kindlicher und jugendlicher Eigensinn kommt oft störrisch daher. Reifer Eigensinn, der im Kontakt mit den eigenen Möglichkeiten, mit erlebten Veränderungen, versuchten Entwicklungsschritten und erfahrenen Grenzen ist, kann lebenslang geübt, hinterfragt und verbessert werden.

Im Hinblick auf eine zukünftige Heilkunde ist es wichtig, wieder zwischen *gesund sein* und *krank sein* sowie *Gesundheit* und *Krankheit* zu unterscheiden. Ebenso die Wechselwirkungen von medizinischer *Behandlung* und individueller *Heilung* zu respektieren und zu nutzen. Untersuchungen über befriedigende Heilungsverläufe von Krebserkrankungen zeigen beispielsweise, dass diese Menschen einen erheblichen Gewinn für ihre Lebensqualität aus ihrem eigenen, »kämpferischen Geist« bezogen haben sowie daraus, dass sie besser gelernt haben, »ihre eigene Melodie zu singen«.

Eine eigensinnige Haltung, manchmal ein »trotz alledem«, befördert gesunde Zweifel, die nicht vorschnell der Verzweiflung nachgeben. Sie sucht nach Lösungen, auch wenn diese nicht gleich ums Eck kommen. Sie hilft, die Sinne zu schärfen für das, was »jetzt da ist«, und stärkt gleichzeitig Vorstellungsvermögen und Einbildungskräfte für das, was noch gelingen könnte. Albert Camus beendete seinen *Mythos vom Sisyphos* mit den Zeilen: »Der Kampf gegen Gipfel vermag ein Menschenherz auszufüllen. Wir müssen uns Sisyphos als einen glücklichen Menschen vorstellen.«

Jeder Herzschlag ist etwas anderes als der vorherige und kann sich dadurch veränderten Anforderungen anpassen. In manchem Sinne ist unser Herz notwendig eigensinnig. Es versorgt über seine Kranzgefäße erst sich selbst mit der ersten Portion frischen Bluts, bevor es dann, so gekräftigt, den Rest des Körpers durchblutet. Dieser Eigensinn des Herzens ist eine gute Metapher für die Verbindung von Selbstliebe und Gemeinsinn. Der Arzt und Philosoph Cornelius

Borck spricht davon, dass eine andere Philosophie der Medizin mit dazu beitragen könnte, »dass die Gesellschaft ihren Eigensinn gegenüber der Medizin geltend zu machen versteht«.

Sinne an die Technik abgeben

Einen weiteren Weg der zukünftigen Entwicklung unserer Sinne zeigt deren Delegierung an neue technische Möglichkeiten. Durch die systematische Untersuchung von Wahrnehmungsmustern der menschlichen Sinne werden diese zunehmend in Algorithmen übersetzt, mithilfe von künstlicher Intelligenz simuliert und reproduziert, nicht zuletzt auch manipuliert. Diese Entwicklungen bergen für viele Menschen ein verführerisches Potenzial. Ihnen scheint »die eigene Zeit« zur bewussten Selbstwahrnehmung und zum Vertrauen in ihre Sinne immer mehr abhandenzukommen. Im Rahmen der »Quantified self«-Welle delegieren sie ihre Wahrnehmungen an die kontinuierliche Registrierung ihrer »Sinnesdaten« durch externe Rezeptoren ihrer mobilen Computer-Apps. Sie wollen von diesen erfahren, ob sie sich selbst genug bewegt, ausreichend geschlafen, die angemessene Kalorienmenge zu sich genommen und verbraucht oder ausreichend getrunken haben. Diese Menschen hoffen, dass die digitalen Rezeptoren ihrer Apps durch »Self-Tracking« (Selbstverfolgen) oder »Lifelogging« (Lebenserfassung) ihr eigenes Befinden auswerten, hochrechnen und für sie in Handlungsanweisungen übersetzen, damit sie eine gewünschte oder geforderte »Selbstoptimierung« erreichen. Externe Leistungsanbieter und Versicherungen verlangen konsequenterweise digitale Kopien dieser persönlichen Daten, damit sie die Boni ihrer Versicherten berechnen, bewilligen oder abziehen können. Diese technologische Körperkontrolle ist in manchen Ländern bereits eine sozial fortgeschrittene Realität, die zur zukünftigen Entfremdung der Menschen von ihren eigenen Sinnen beitragen wird. In den Händen von autoritären Systemen, autokratischen Machthabern und bedenkenlosen Geschäftemachern können einseitig-technische Kontrollen zu fatalen Folgen führen.

»Eigensinn macht Spaß« (Hermann Hesse)

Welche Wahl die einzelnen Menschen für sich treffen, ob sie eigensinnig leben und damit häufiger auch gewohnte Komfortzonen verlassen wollen, oder ob sie eine zunehmende externe Überwachung mit deren geregelter Versorgung bevorzugen, davon hängen nicht zuletzt zukünftige Möglichkeiten des Gemeinsinn und der gegenseitige Solidarität ab.

»Geld und Macht und all die Dinge, um derentwillen Menschen einander quälen und am Ende totschießen, sind dem zu sich selbst gekommenen Menschen, dem Eigensinnigen, wenig wert. Er schätzt eben nur eines hoch, die geheimnisvolle Kraft in ihm selbst, die ihn leben heißt und ihn wachsen hilft. (...) *Eigensinn macht Spaß*«, schrieb Hermann Hesse.

Dank

Zwei Menschen haben mich beim Schreiben dieses Buches intensiv begleitet: Uta Christ-Milz hat alle Texte mit großem Sachverstand und kritisch gelesen. Sie hat mich immer wieder zu Verbesserungen ermutigt. Ohne ihre Liebe hätte ich diese Monate nicht überstanden, und sie hat mir alle Möglichkeiten eröffnet, die für dieses Buchprojekt notwendig waren. Mit Dieter Kallinke verbinden mich lange Jahre gemeinsamer Erkundungen. Wir haben alle Entwicklungen des Buches miteinander diskutiert, und er hat mir mit seiner Klugheit und Fachkenntnis zur Seite gestanden.

Mein Dank gilt meinen Eltern und meiner Familie. Die vielen Gespräche mit meinen wunderbaren Kindern Max, Tine und Felix und ihren Freunden haben mir Mut zum Schreiben gegeben.

Als Arzt und Psychotherapeut habe ich über vier Jahrzehnte mit Menschen aus unterschiedlichen Milieus und Altersgruppen gearbeitet. In mehr als 25 000 Stunden psychotherapeutischer Gespräche habe ich von ihnen mehr lernen können als aus jedem Lehrbuch. Dafür bin ich ihnen dankbar und hoffe, mit diesem Buch etwas zurückgeben zu können.

Viele KollegInnen und FreundInnen haben meine Arbeit angeregt und begleitet. Stellvertretend für alle möchte ich nennen: Gerda Alexander, Myra Avedon, Bonnie Bainbridge-Cohen, Fritjof Capra, Manfred Clynes, Rainer Danzinger, Jan van Dixhoorn, Peter Dreitzel, Josef Egger, Heiko Ernst, Michael Feichtinger, Manfred Fichter, Thomas Fuchs, Martin Gruber, Roland Haas, Thomas Hanna, Ulrich Hildebrandt, Chungliang Al Huang, Ellis Huber, Annelie Keil, Ilona Kickbusch, Ron Kurtz, Michael Lerner, Seymour Levine, Dean Marson, Dean Ornish, Ernst Piper, Hilarion Petzold, Ernest Rossi, Mardy Rossman, Charlotte Selver, Peter Scheidel, Heinrich Schipperges, Robert Schleip, George F. Solomon, Insa Sparrer, Br. David Steindl-Rast, Daniel Stern, Peter Stix, Matthias Varga, Andrew Weil, Gerhard Walter.

Ich möchte mich bei allen bedanken, die einzelne Kapitel des Buches vorab gelesen und mir wertvolle Hinweise gegeben haben: Cornelius Bork, Ulrich Cunz, Norbert Faller, Thomas Farnbacher, Martin Grambow, Wolfgang Lange, Veronika Lermer, Thomas Ots, Rosemarie Primault, Giaco Schiesser, Hans Peter Sibler, Bernhard Schrader, Peter Stock.

Aufgrund meiner Erfahrungen bin ich von der Notwendigkeit des inter- und transdisziplinären Austauschs überzeugt. Insbesondere die »Cortona-Woche«, die gemeinsam von der Eidgenössischen Technischen Hochschule Zürich und der Zürcher Hochschule der Künste alljährlich veranstaltet wurde und an der ich von 2004 bis 2017 teilgenommen habe, waren für mich wichtig. Pier Luigi Luisi danke ich für seine Idee zu dieser Tagung. Für unsere gute Zusammenarbeit im Board der Tagung möchte ich mich bei Gerd Folkers, Giaco Schiesser, Reinhard Nesper, Harald Atmanspacher und Marlen Karlen bedanken.

Aus den Begegnungen während der »Cortona-Woche« haben sich einige Freundschaften entwickelt. Für die vielen Menschen, von denen ich dort lernen durfte, möchte ich stellvertretend nennen: Shams Anwari-Alhosseyni, Fabrizio Benedetti, Eshel Ben-Jacob, David Bresch, Iso Camartin, Daniel Fueter, Vittorio Gallese, Sam Keen, Hildegard Keller, Tony Majdalani, Isabelle Mundry, Hortense Reintjes, Hans Jörg Rheinberger, Daniel Scheidegger, Raoul Schrott, Heidimaria Stauber, Thomas Strässle und Hartmut Wickert.

Angeregt wurde dieses Buch durch meine langjährige Lektorin und Freundin Annalisa Viviani. Sie ist engagierte und kompetente Garantin für die Qualität jedes Buches. Dafür gilt ihr mein herzlicher Dank. Katharina Ertl hat die ersten Versionen der Texte mit großer Sorgfalt eingegeben. Bei Urs Hunziker als ermutigendem Verleger, Gerd Wagner als Herausgeber der Edition Zeitblende, dem guten Grafikerteam sowie allen MitarbeiterInnen des AT Verlags möchte ich mich für die reibungslose Qualität der Zusammenarbeit bedanken.

Literaturhinweise

Berühren – Die Welt ertasten und empfinden

Alexander, G.: *Eutonie. Ein Weg der körperlichen Selbsterfahrung.* Kösel, München, 1976

Anzieu, D.: *Das Haut-Ich.* Suhrkamp, Frankfurt a. M. 1996

Barnard, K./ Brazelton, T.: *Touch: the foundation of experience.* International University Press, Madison 1974

Bartens, W.: *Wie Berührung hilft.* Knaur, München 2017

Benthien, C.: Haut. Literaturgeschichte – Körperbilder – Grenzdiskurse. Rowohlt, Hamburg 2001

Blum, D.: Die *Entdeckung der Mutterliebe. Die legendären Affenexperimente des Harry Harlow.* Beltz, Weinheim 2010

Brooks, C., Selver, C.: *Erleben durch die Sinne.* Junfermann, Paderborn 1995

Brosig, B., Gieler, U.: *Die Haut als psychische Hülle.* Psychosozial-Verlag, Gießen 2004

Canetti, E.: *Masse und Macht.* Claassen, Hamburg,1984

Classens, C.: *The Book of touch.* Berg, Oxford 2005

Classens, C.: *The deepest sense. A Cultural History of Touch.* University of Illinois Press, Urbana 2012

Clynes, M.: Sentics. *The touch of the emotions.* Doubleday, New York 1977 (deutsch: *Auf den Spuren der Emotionen.* VAK, Freiburg i. Brsg. 1996)

Damasio, A.: *The feeling of what happens.* A Harvest Book, San Diego 1999

Duerr, H. P.: *Nacktheit und Scham – Der Mythos vom Zivilisationsprozess.* Suhrkamp, Frankfurt a.M. 1988

Field, T.: *Touch.* MIT-Press, Cambridge (MA) 2001

Fuchs, T.: *Leib-Raum-Person. Entwurf einer Phänomenologischen Anthropologie.* Klett-Cotta, Stuttgart 2000

Fulkerson, M.: »Touch.« In: *Stanford Encyclopedia of Philosophy,* 2016

Gallace, A., Spence, C.: »The science of interpersonal touch: an overview.« In: *Neuroscience and Biobehavioral Review* 34 (2010), 246–259

Gopnik, A.: »Feel me. What the new science of touch says about ourselves.« In: *The New Yorker,* 16.05.2016

Grunwald, M.: *Homo hapticus.* Droemer, München 2017

Gröning, K.: *Hände. Berühren, begreifen, formen.* Frederking und Thaler, München 2000

Haraway, D.: »Primate experiments. Harry Harlow and the Technology of Love.« In: Classens, C.: *The book of touch.* a.a.O.

Harris, A.: »Listening-touch, Affect and the crafting of Medical Bodies through Percussion.« In: *Body and Society,* 2016, Bd. 22(1), 31–61

Heller-Roazen, D.: *Der innere Sinn. Archäologie eines Gefühls.* S. Fischer, Frankfurt a. M. 2012

Howes, D.: »Skinscapes. Embodiment, Culture, and Environment.« In: Classens, C.: *The book of touch,* a.a.O.

Juhan, D.: *Körperarbeit.* Knaur, München 1992

Kelly, M., u.a.: »Losing touch? Refining the role of physical examination in family medicine.« In: *Canadian family Physician,* Bd. 61, Dezember 2015

Keltner, D.: »Hands on research: The science of touch.« In: *Greater Good,* 29. September 2010

Leder, D.: *The absent body.* University of Chicago Press, Chicago 1990

Linden, D.: *Touch. The science of what makes us human.* Penguin Books 2015

Levine, S.: »The hormonal consequences of mother-infant contact.« In: Barnard, K., Brazelton. T., a.o.O., 1974

Marson, D.: »Self-care massage«, www.beenlivend.com

McGlone, F., u.a.: »Discriminative and Affective Touch: Sensing and Feeling.« In: *Neuron* 82, 21. Mai 2014

Milz, H.: *Der wiederentdeckte Körper.* Artemis & Winkler, München 1992

Montagu, A.: *Körperkontakt.* Klett-Cotta, Stuttgart 1987

Novalis (Friedrich von Hardenberg): *Schriften.* Hg. von Ludwig Tieck, 1802

Porter, R.: *Die Kunst des Heilens. Eine medizinische Geschichte der Menschheit.* Spektrum Akademischer Verlag, Heidelberg 2003

Rose, R.: »Therapeutic Touch in der Pflege.« In: *Die Schwester. Der Pfleger,* 47. Jg., 12/08

Sasse, U.: »›Blut tut gut.‹ Genese, Psychodynamik und Psychotherapie offener Selbstbeschädigungen der Haut.« In: Hirsch, M.: *Der eigene*

Körper als Objekt. Zur Psychodynamik selbstdestruktiven Körperagierens. Springer, Berlin 1989
Shorter, E.: *Moderne Leiden. Zur Geschichte der Psychosomatischen Krankheiten*. Rowohlt, Hamburg 1994
Strassmann, B.: »Haptik. Fühlen Sie mal.« In: *Die Zeit*, 24. Juli 2003
Synnott, A.: *The body social. Symbolism, Self and Society*. Routledge, London 1993
University of Chicago Medical Center (Hg.): »Long-held understanding of sense of touch challenged by neuroscientists.« In: *Sciencedaily*, 22. September 2014
Uvnäs-Moberg, K.: *The Oxytocin Factor*. Da Capo Press, Cambridge 2003
Weber, R.: »A philosophical perspective on touch.« In: Barnard, K.; Brazelton, B. a.o.O., 1974
Wehr, M./ Weinmann, M.: *Die Hand. Werkzeug des Geistes*. Spektrum, Heidelberg, 1999
Wilson, F.: *Die Hand. Geniestreich der Evolution*. Klett-Cotta, Stuttgart 2000

Schmecken – Was auf der Zunge liegt

Ackerman, D.: »Taste.« In: Ackerman, D.: *A natural history of the senses*. Vintage Books, New York 1991
Ballaschk, M.: »Der ewige Mythos der Zungenkarte.« 9. Juli, 2016, https://scilogs.spektrum.de/detritus/zungenkarte/
Benthien, C.: »Zwiespältige Zungen.« In: Benthien, C. (Hg.): *Körperteile. Eine kulturelle Anatomie*. Rowohlt, Reinbek 2001
Bourdieu, P.: *Die feinen Unterschiede. Kritik der gesellschaftlichen Urteilskraft*. Suhrkamp, Frankfurt a.M., 1982
Breslin, P.A.: »An Evolutionary Perspective on Food and Human Taste.« In: *Current Biology* 23, 6. Mai 2013
Brillat-Savarin, J. A.: *Physiologie des Geschmacks oder Physiologische Anleitung zum Studium der Tafelgenüsse*. Salzwasser-Verlag, Paderborn 2010
Bröcker, F.: »Epikurs Lustprinzip als Kern der modernen Gastrosophie.« In: *Journal Culinaire* 12, 2011
Buckenhüskes, H. et al.: »Die Dimensionen des Geschmacks.« In: Uni Zürich, ETH Zürich, Tagung: Semantik der Sinne, Juni 2014, Proceedings, http://gerlin.phil-fak.uni-koeln.de/kvh/pub/pub05-06/2005-Dimensionen-des-Geschmacks.pdf
Freedman, P.: Essen. *Eine Kulturgeschichte des Geschmacks*. Primus Verlag, Darmstadt, 2007
Groopman, J.: »Is fat killing you, or is it sugar?« In: *The New Yorker*, April 2017
Holtzman, J.D.: »Food and Memory.« In: 2006, http://www.annualreviews.org/doi/abs/10.1146/annurev.anthro.35.081705.123220
Endres, E.M.: »Essen im Spanungsfeld zwischen Genuss und Askese. Kulturhistorische Perspektiven.« In: *Kongressband Deutsche Gesellschaft für Soziologie*, 2014
Jullien, J.: »Blandness – Detachement.« In: Korsmeyer, C.: *The Taste Culture Reader*. Bloomsbury, London 2005
Jütte, R.: »Geschmacksprüfungen – oder: Was haben Fastfood und Nouvelle Cuisine gemeinsam?« In: Jütte, R.: *Geschichte der Sinne*. C.H. Beck, München 2000
Khatchadourian, R.: »The taste makers.« In: *The New Yorker*, November 2009
Korsmeyer, C.: *Making sense of food*. Cornell University Press, Ithaka 1999
Korsmeyer, C. (Hg.): *The Taste Culture Reader*. 2. Aufl., Bloomsbury, London 2017
Laarz, D.: Zucker. »Das dicke Geschäft.« In *Spiegel online*, 6. Juni 2012
Lemke, H.: »Phänomenologie des Geschmackssinns.« In: Engelhardt, von D. et al.: *Geschmackskulturen*. Campus, Frankfurt a.M. 2005
Lembke, H.: »›Der Mensch ist was er isst.‹ Ludwig Feuerbach als Vordenker der Gastrosophie«, *Epikur Journal* 01/2011«
Liebes, E.: *Das Köstlichste von allem. Von der Lust am Essen und dem Hunger nach Liebe*. Kreuz, Zürich 1988
McQuaid, J.: *Taste. The art and science of what we eat*. Scribner, New York 2015
Mennell, S.: *Die Kultivierung des Appetits. Geschichte des Essens vom Mittelalter bis heute*. Athenäum, Frankfurt a.M. 1988
Mintz, S.: Sugar. »Old champion, new contenders.« In: *Food Ethics Council*, Bd. 4, 2009
Morot, G. et al.: »The Color of odors.« In: *Brain and Language*, 2001, http://www.daysyn.com/Morot.pdf
Schivelbusch, W.: *Das Paradies, der Geschmack und die Vernunft. Eine Geschichte der Genussmittel*. Rowohlt, Reinbek 1990
»**Semantik des Geschmacks. Sensory semantics.**« Universität Zürich, http://www.sensorysemantics.ch/de/forschung/Vortraege.php?navanchor=1510003

Siemoneit, A.: *Der Hunger und der Überfluss - Kulturgeschichte der Ernährung in Europa.* C.H. Beck, München 1993

Spence, C.: »Just how much of what we taste derives from the sense of smell?« In: *Flavour,* 4:30, 2015

Spence, C.: »Eating with your ears.« In *Flavour,* 4:30, 2015, Spence, C.: »On the psychological impact of food colour.« In: *Flavour,* 4:21, 2015

Spence, C.: »Multisensory Flavour Perception.« In: *Cell* 161, 26. März 2015, Spence, C. et al.: »Eating with your eyes: From visual hunger to digital satiation.« In: *Brain and Cognition* 110, 2016

Sutton, D.E.: »Food and the Senses.« In: *Annual Review of Anthropology* 39, 2010

Straessle, T.: *Salz. Eine Literaturgeschichte.* Hanser, München 2009

Teuteburg, H.J.: »Die Geburt des modernen Konsumzeitalters. Innovationen der Esskultur seit 1800.« In: Freedman, P.: *Essen.* Primus Verlag, Darmstadt 2007

Twilley, N.: »Accounting for taste. How packaging can make food flavorful.« In: *The New Yorker,* 2. November 2015

Werner, A.: »Wie schmeckt eine Zitrone?« In: *UZH News,* 12. Mai 2011

Young, J.Z.: »Influence of the mouth on the evolution of the brain.« In: *Biology of the mouth.* S. 22–35, American Association for the Advancement of Science, Washington, D.C., 1968

Riechen – Immer der Nase nach

Ackerman, D.: *A natural history of the senses. Smell the mute sense.* Vintage Book, New York 1991

Bergamin, F.: »Der Fingerabdruck des Atems.« In: *ETH Life,* 4. April 2013, http://www.ethlife.ethz.ch/archive_articles/130404_breathprinting_fb.html

Bernard, E.: »Die ›Geruchskarte‹ im Gehirn entsteht während der ersten Lebenstage.« In: *Spektrum der Wissenschaften,* News, 15. April 2014

Bijland, L.R.: »Smelling the diagnosis.« In: *The Netherlands Journal of Medicine,* Bd. 71, Juli/August 2013

Brendler, Michael: »Die Wissenschaft der Düfte: Hier muffelt es ja immer noch.« In: *Frankfurter Allgemeine Zeitung,* 6. Februar 2017

Clair, J.: *Giacomettis Nase.* Wagenbach, Berlin 1998

Classen, C.: *Worlds of Sense.* Routledge, London 1993

Classen, C./ Howes, D./ Synnot, A.: *Aroma. The cultural history of smell.* Routledge, London 1997

Coffee Circle: »Der Geschmack von Kaffee und seine Aromen«, https://www.coffeecircle.com/de/e/kaffee-aroma-geschmack

Corbin, A.: *Pesthauch und Blütenduft.* S. Fischer, Frankfurt a.M. 1988

Diaconu, M.: »Olfactory design: strategies and applications.« International Congress of Aesthetics, 2007

Dung, T.T. et al: »Applications and Advances in bioelectronic noses for odour sensing.« In: *Sensors* 2018, 18, 103

Ebberfeld, I.: *Botenstoffe der Liebe.* LIT-Verlag, Münster 2005

Ferdenzi, C. et al: »Detection of sickness in conspecifics using olfactory and visual cues.« In: *Proceedings of the National Academy of Sciences* (PNAS), 13. Juni 2017

Fox, K.: »The smell report.« Social Issues Research Center 2006, www.sirc.org/publik/smell.pdf

Freeman, W.: »Tor zum Bewusstsein.« In: *Das Riechen.* Schriftenreihe Forum, Bd. 5, Steidl, Göttingen 1995

Greenwood, V.: »You smell sick: Detecting illness by scent.« In: *Scientific American,* 1. September 2016

Hatt, H.; Dee, R.: *Niemand riecht so gut wie Du. Die geheimen Botschaften der Düfte.* Piper, München 2008

Hatt, H.; Dee, R.: *Das kleine Buch vom Riechen und Schmecken.* Knaus, München 2012

Himberg, K.: »Phantasmen der Nase.« In: Benthin. C.: *Körperteile. Eine kulturelle Anatomie.* Rowohlt, Reinbek 2001

Hüttenbrink, K.B./ Hummel,T. et al.: »Riechstörungen: Häufigkeit im Alter und wichtiges Frühsymptom neurodegenerativer Erkrankungen.« In: *Deutsches Ärzteblatt,* 7. Januar 2013

Jütte, R.: *Geschichte der Sinne.* C.H. Beck, München 2000

Krone, F., Hummel, T.: »Wenn die Nase irrt.« In: *Pharmazeutische Zeitung online,* 31, 2009

LaTorre, M.A.: »Aromatherapy and the use of scents in psychotherapy.« In: *Perspectives in psychiatric care,* Bd. 39, Nr.1, 2003

Le Guerer, A.: »Ist der moderne Mensch geruchsbehindert?« In: *Das Riechen.* Schriftenreihe

der Kunst- und Ausstellungshalle der Bundesrepublik Deutschland, Bd. 5, Steidl, Göttingen 1995
McGann, J.: »Poor human olfaction is a 19th century myth.« In *Science,* 12. März 2017
Murphyway, K.: »One day, a machine will smell whether you are sick.« In: *New York Times,* 1. Mai 2017
Orwell, G.: The road to Wigan Pier (1937) www.george-orwell.org/The_Road_to_Wigan_Pier/
Payer, P.: *Gerüche - zwischen Abfall und Stimulans. Ein olfaktorischer Streifzug durch Wiens Geschichte und Gegenwart.* Neuruppin 2004, http://www.stadt-forschung.at/downloads/Gerueche.pdf
Pernlochner - Kügler, C.: *Körperscham und Ekel - wesentlich menschliche Gefühle.* LIT-Verlag, Münster 2004
Regenbogen, C./ Axelson, J. et al.: »Behavioral and neural correlates to multisensory detection of sick humans.« In: *Proceedings of the National Academy of Sciences* (PNAS) 23. Mai 2017
Reinarz, J.: *Past sents. Historical perspectives on smell.* University of Illinois Press, Urbana 2014
Simmel, G.: »Exkurs über die Soziologie der Sinne.« In: Ders.: *Soziologie.* Frankfurt a.M. 1999
Smith, V.: Clean. *A history of personal hygiene and purity.* Oxford University Press, Oxford 2007
Stoddart, M.: »Das Rätsel des Geruchssinnes.« In: Schriftenreihe, der Kunst- und Ausstellungshalle der Bundesrepublik Deutschland, Bd. 5, Steidl, Göttingen 1995
Süskind, P.: *Das Parfum.* Diogenes, Zürich 1985
Vent,J./ Hummel,T.: »Besonderheiten des Riechens«, https://olfaktologie.hno.org/storage/app/media/PDF/Besonderheiten%20des%20Riechens%20korr.pdf
Vigarello, G.: *Wasser und Seife, Puder und Parfüm. Geschichte der Körperhygiene seit dem Mittelalter.* Campus, Frankfurt a.M. 1988
Zimmer, D.E.: »Riechen.« In: *ZEIT-Magazin,* Nr. 44, Oktober 1987

Hören – Was uns zu Ohren kommt

Aldersey, Williams H.: »Ohren.« In: *Anatomien. Kulturgeschichten vom menschlichen Körper.* Hanser, München 2013
Berendt, J. E.: *Das Ditte Ohr. Vom Hören der Welt.* Rowohlt, Reinbek 1985
Bernius, V., Kemper, P. et al.: *Der Aufstand des Ohrs - die neue Lust am Hören.* Vandenhoeck & Ruprecht, Göttingen 2006
Brandes, V. M. et al.: »Receptive music therapy for the treatment of depression.« In: *Psychotherapy and Psychosomatics* 79, (2010), 321f.
Corbin, A.: *A History of Silence.* Polity Press, Cambridge 2108
Corves, A.: »Ein Labyrinth fürs Gleichgewicht«, https://www.dasgehirn.info/wahrnehmen/hoeren/ein-labyrinth-fuers-gleichgewicht
Erhardt, H.: Noch'n Gedicht und andere Ungereimtheiten. Audio-CD, Eastwest (Warner) 2012
Ende, M.: *Momo.* Thienemann, Stuttgart 1973
Erickson, M.: *Meine Stimme begleitet sie überall hin.* Klett-Cotta, Stuttgart 1985
Gigerenzer. G., Kober, H.: *Bauchentscheidungen: Die Intelligenz des Unbewussten und die Macht der Intuition.* Goldmann, München 2008
Haas, R./ Brandes, V.: *Music that works.* Springer, Wien 2007
Hachmeister, J.: »An Abbreviated History of the Ear: From Renaissance to Present.« In: *Yale Journal of Biology and Medicine* 76 (2003
Heilmann, J.: »Patchwork in unserem Ohr.« In: *Spektrum News,* 23. März 2013
Hörisch, J.: *Der Sinn und die Sinne.* Eichborn, Frankfurt a.M. 2001
Janz, D.: *Nebensachen. Ansichten eines Arztes.* Matthes & Seitz, Berlin 2017
Karst, K.: »Geschichte des Ohrs.« In: Schriftenreihe Forum, Bd. 2, *Welt auf tönernen Füßen.* Steidl, Göttingen 1994
Kunzmann, P.: »Einsichten und taube Ohren.« In: *Magazin für Theologie und Ästhetik* 29 (2004)
Liedtke, R.: »Die Vertreibung der Stille – Gefahren durch Lärm und laute Musik.« In: Bernius, V., et al.: *Der Aufstand des Ohrs - die neue Lust am Hören.* Vandenhoeck & Ruprecht, Göttingen 2006
Maio, G.: *Auf den Menschen hören. Für eine Kultur der Aufmerksamkeit in der Medizin.* Herder, Freiburg 2017
Malloch, S. / Trevarthen, C.: *Communicative Musicality.* Oxford University Press, Oxford 2009
Milz, H. / Goebel, G.: »Schlägt sich Angst aufs Gehör nieder? Überlegungen zu körpertherapeutischen Möglichkeiten bei Tinnitus.« In:
Goebel, G.: *Ohrgeräusche.* Quintessenz, München 1992

Morat, D.: »Zur Geschichte des Hörens.« In: *Archiv für Sozialgeschichte* 51 (2011)
Nogier, P.: *Praktische Einführung in die Aurikulotherapie.* Maisonneuve, Sainte-Ruffine 1978
Panksepp, J./ Trevarthen, C.: »The neuroscience of emotion in music.« In: Malloch et. al., *Communicative Musicality.* Oxford University Press, Oxford 2009
Sacks, O.: *Der einarmige Pianist.* Rowohlt, Reinbek 2008
Schafer, M.: »Soundscape – Design für Ästhetik und Umwelt.« In: Bernius, V. et al., *Der Aufstand des Ohrs - die neue Lust am Hören.* Vandenhoeck & Ruprecht, Göttingen 2006
Soliman, N.: »The ›Garden of Earthly Delights‹. Treating human sexuality through Auricular Therapy«, https://www.liebertpub.com/doi/pdf/10.1089/acu.2007.0570
Sparrer, I./ Varga von Kibed, M.: *Ganz im Gegenteil.* Carl-Auer-Systeme-Verlag, Heidelberg 2000
Stern, D.: Der Gegenwartsmoment.Veränderungsprozesse in Psychoanalyse, Psychotherapie und Allteg. Brandes & Apsel, Frankfurt a.M. 2010
Stierlin, L/ Schulz von Thun, F.: »Zur Psychologie des guten Zuhörens.« In: Bernius, V. et al., *Der Aufstand des Ohrs - die neue Lust am Hören.* Vandenhoeck & Ruprecht, Göttingen 2006
Tomatis, A.: *Der Klang des Universums.* Artemis & Winkler, Düsseldorf 1997
Valery, P.: *Ich grase meine Gehirnwiese ab. Die verborgenen Cahiers.* Büchergilde Gutenberg, Frankfurt a.M. 2011
Welsch, W.: »Auf dem Weg zu einer Kultur des Hörens?« In: *Paragrana,* Bd. 2, Heft 1–2: »Das Ohr als Erkenntnisorgan«. Akademie-Verlag, Berlin 1993
Wimmer, M.: »Zur Anatomie des ›dritten‹ Ohrs.« In: Schriftenreihe Forum, Bd. 2, *Welt auf tönernen Füßen.* Steidl, Göttingen 1994
Yalom, I.: *The gift of Psychotherapy.* Perennial Books, New York 2003
Zenz, G.: *Reflexzonenmassage am Ohr.* Haug, München 1992

Sehen – So weit die Augen reichen

Bauer, J.: *Warum ich fühle, was Du fühlst.* Hoffmann und Campe, München 2005
Benedetti, F.: »Placebo and the New Physiology of the Doctor-Patient Relationship.« In: *Physiological Review* 93, 2013
Benjamin, W.: *Das Kunstwerk im Zeitalter seiner technischen Reproduzierbarkeit.* Suhrkamp, Frankfurt a.M. 1996
Berger, J.: *Sehen. Das Bild der Welt in der Bilderwelt.* Rowohlt, Hamburg 1974
Berger, J.: *Das Kunstwerk. Über das Lesen von Bildern.* Wagenbach, Berlin 2009
Bresler, D.: »Academy for Guided Imagery«, http://acadgi.com/
Brandes, U. (Hg.): *Sehnsucht. Über die Veränderung der visuellen Wahrnehmung.* Bd. 4 der Schriftenreihe der Kunst- und Ausstellungshalle der Bundesrepublik Deutschland. Steidl-Verlag, Göttingen 1995
Breithaupt, F.: *Kulturen der Empathie.* Suhrkamp, Frankfurt a.M. 2009
Brody, J.: »Computer Vision Syndrome affects millions.« In: *The New York Times,* 30. Mai 2016,
Cummings, E.E.: *39 Alphabetisch. Gedichte.* Amerikanisch/Deutsch. Urs Engeler, Basel 2001
Ditzinger, T.: *Illusionen des Sehens. Eine Reise durch die fantastische Welt der optischen Wahrnehmung.* Südwest Verlag, München 1997
Dippel, C.: »Judentum und Islam. Du sollst Dir kein Bild machen?« Deutschlandfunk, 27.Mai 2014
Dolgin, E.: »The myopia boom.« In: *Nature,* 18. März 2015
Envivas.plus: »Augentraining gegen Kurzsichtigkeit.« September 2017, https://magazin.envivas.de/auge/augentraining/
Foster, Patricia (Hg.): *Spiegelbilder. Essays über den weiblichen Körper.* Rowohlt, Hamburg 1996
Foucault, M.: *Die Geburt der Klinik. Eine Archäologie des ärztlichen Blicks.* Hanser, München 1973
Fuchs, T.: *Leib - Raum - Person. Entwurf einer Phänomenologischen Anthropologie.* Klett-Cotta, Stuttgart 2000
Frakt, A.: »Training your Brain so that you don't need reading glases.« In: *The New York Times,* 17. März 2017
Gugerli, D.: »Die Automatisierung des ärztlichen Blicks. (Post)moderne Visulisierungstechniken am menschlichen Körper.« In: *Zur Kulturgeschichte der Technik,* 1998, Nr.4, https://www.tg.ethz.ch/fileadmin/redaktion/dokumente/PDF_Files/Preprint4_Gugerli_Automatisierung.pdf

Hagner, M.: Der Geist bei der Arbeit. Historische Untersuchungen zur Hirnforschung. Wallstein-Verlag, Göttingen 2006
Hamlin, S.: »Dancing eyes. Feldenkrais exercises for the eyes«, http://mybodycanlearn.com/body-parts/eyes.html
Hill, R., Rossi, E.: *The practioner's guide to mirroring hands*. Crown House Publishing, Williston 2017
Huxley, A.: *Die Kunst des Sehens*. Piper, München 1982
Huxley, A.: *Die Pforten der Wahrnehmung*. Piper, München 1995
Hüther, G.: *Die Macht der Inneren Bilder*. Vandenhoeck & Ruprecht, Göttingen 2004
Iacobini, M.: *Mirroring people*. Farrar, New York 2008
Kast, V.: *Imagination. Zugang zu inneren Ressourcen finden*. Patmos Verlag, Ostfildern 2012
Kosslyn, S. et al.: »Neural foundations of imagery.« In: *Nature Reviews Neuroscience* 2, 635–642, September 2001
Krämer, T.: »Perfektes Teamwork.« August 2011, https://www.dasgehirn.info/wahrnehmen/sehen/perfektes-teamwork
Langer, E.: *Die Uhr zurückdrehen? Gesund alt werden durch die heilsame Wirkung der Aufmerksamkeit*. Junfermann, Paderborn 2011
Langer, E. et al.: »Believing is seeing. Using mindlessness (mindful) to improve visual acuity.« In *Psychological Science* 21, 2010
Lindberg, D.: *Auge und Licht im Mittelalter*. Suhrkamp, Frankfurt a.M. 1987
Milz, H.: »Mit dem Herzen sehen.« In: Primault, R. / Walter, R.: *Die Augen meiner Augen sind geöffnet. Erfahrungen der Dankbarkeit. Eine Hommage an David Steindl-Rast*. Herder, Freiburg 2006
Mischack, R.: »Man glaubt seinen Augen kaum.« In: *Spektrum*, 20.November 2006, https://www.spektrum.de/rezension/illusionen-des-sehens/858630
Moerman, D.: *Meaning, Medicine and the Placebo effect*. Cambridge University Press, Cambridge, 2002
Mosley, M.: »What ist he food that really can improve your eyesight?« BBC News, 6. September 2016
Müller, O.: *Mehr Licht. Goethe mit Newton im Streit um die Farben*. S. Fischer, Frankfurt a.M. 2015, http://farbenstreit.de/
McNeill, D.: *Das Gesicht. Eine Kulturgeschichte*. Kremayr und Scheriau, Wien 1998
Otti, A. et al.: »›Default-mode‹-Netzwerk des Gehirns.« In: *Der Nervenarzt*, Springer, Berlin/Heidelberg 2011
Pollan, M.: »The Trip Treatment.« In *Annals of Medicine, The New Yorker*, 9. Februar 2015
Postman, N.: *Das Verschwinden der Kindheit*. S. Fischer, Frankfurt a.M. 1987
Reddemann, L.: *Imagination als heilsame Kraft. Klett-Cotta, Stuttgart 2017*
Ricard, M.: *»Mind of the meditator.« In: Scientific American, November 2014*, www.law.upenn.edu/live/files/3918-mind-of-the-meditatorpdf
Rossman, M.: *Guided Imagery for Self-healing*. HJ Kramer/New World Library, 2000, https://thehealingmind.org/
Sacks, O.: *Das innere Auge*. Rowohlt, Reinbek 2012
Simm, M.: »Sehen – (k)ein selbstverständliches Wunder.« Dezember 2016, https://www.dasgehirn.info/wahrnehmen/sehen/sehen-kein-selbstverstaendliches-wunder
Schenda, R.: *Gut bei Leibe*. C.H. Beck, München 1998
Schipperges, H.: *Welt des Auges. Zur Theorie des Sehens und Kunst des Schauens*. Herder, Freiburg 1978
Schipperges, H.: *Hildegard von Bingen*. C.H. Beck, München 2005,
Schultz-Zehden, W.: *Das Auge. Spiegel der Seele*. Artemis & Winkler, München 1992
Silberman, S.: »Meet the Ethical Placebo: A story that heals.« In: *PLOS Blogs*, 22. Dezember 2010
Soerensen, T.: »Rebuild your vision. Vitamins, Minerals and herbs to support your vision and eye health«, www.rebuildyourvision.com/
Stanford University: *A History of the Eye*, https://web.stanford.edu/class/history13/earlysciencelab/body/eyespages/eye.html
Stafford, Barbara M.: *Body criticism. Imaging the Unseen in Enlightment and Medicine*. MIT-Press, Cambridge (Mass.) 1991
Varela, F.: »Steps to a Science of Interbeing.« In: S. Bachelor et al.: *The Psychology of Awakening*. Rider/Random House, New York 1999
Virilio, Paul: *Die Eroberung des Körpers. Vom Übermenschen zum überreizten Menschen*. Hanser, München 1994
Watzlawick, P.: *Wie wirklich ist die Wirklichkeit?* Piper, München 1995

Wesemann, W.: »Das Auge – Aufbau und Funktion«, https://www.sehen.de/sehen/das-auge-aufbau/
Wheeler, J.R.: »History of ophtalmology through the ages.« In: *British Journal of Ophtalmology,* 30. Mai 1946, www.ncbi.nlm.nih.gov/pmc/articles/PMC510603/pdf/brjopthal00671-0016.pdf
Wolschner, K.: »Bilder im Kopf.« 4-2016, http://www.medien-gesellschaft.de/html/bilder_im_kopf.html
Wolschner, K.: *Augensinn und Bild-Magie. Bilder und ihre Wirklichkeit.* epubli 2016

Das menschliche Herz – Der herzliche Mensch

Alberti, F. B.: *Matters of the Heart.* Oxford University Press, Oxford 2010
Baier, G.: *Rhythmus.* Rowohlt, Hamburg 2001
Berkemer, G./ Rappe, G.: *Das Herz im Kulturvergleich.* Akademie Verlag, Berlin 1996
Condrau, G.: *Das verletzte Herz.* Kreuz, Stuttgart 1989
Condrau, G.: *Das Herz. Rhythmus und Kreislauf des Lebens.* Walter, Olten 1997
Dalai-Lama: *Ratschläge des Herzens.* Diogenes, Zürich 2008
Dietz, A.: »Das Herz von Giottos Caritas.« In: *Deutsches Ärzteblatt* 2012
Dixhoorn, J. van: *Relaxation therapy in cardiac rehabilitation.* Erasmus Drukkerij, Rotterdam 1991
Ferrari, R. et al.: »Heart failure: A historical perspective.« In: *European Heart Journal,* 18, 2016
Fuchs, T.: *Die Mechanisierung des Herzens.* Suhrkamp, Frankfurt a.M. 1992
Fuchs, T.: »Gewogen und für zu leicht befunden. Herz und Gewissen.« In: Hahn, S.: *Begleitbuch zur Ausstellung »Herz«.* Deutsches Hygiene-Museum, Verlag der Kunst, Dresden 1995
Ghasemzadeh, N./ Maziar Zafari, A.: »A brief journey into the history of the Arterial Pulse.« In: *Cardiology Research and Practice,* Bd. 2011; https://www.researchgate.net/publication/51542652_A_Brief_Journey_into_the_History_of_the_Arterial_Pulse
Goldberger, A.: »Is the Normal Heartbeat Chaotic or Homeostatic?« In: *American Physiological Society,* Bd. 6, April 1991; http://reylab.bidmc.harvard.edu/pubs/1991/nps-1991-6-87.pdf
Grönemeyer, D.: *Dein Herz.* S. Fischer, Frankfurt a.M. 2012
Hahn, S. (Hg.): Begleitbuch zur Ausstellung »Herz« im Deutschen Hygiene Museum Dresden, Verlag die Kunst, Dresden 1995
Harvard Health Letter: »Using Music to tune your heart.« November, 2009; https://www.health.harvard.edu/newsletter_article/using-music-to-tune-the-heart
Healthline.com: »The history of heart disease.« 11. Mai 2018, https://www.healthline.com/health/heart-disease/history
Hildebrandt, U.: »Kardioforum Bayern, Kreta-Herzwochen, Kardiotrecking«, http://www.kardioforumbayern.de/
Hillman, J.: *The thought of the heart and the soul of the world.* Spring Publications, Woodstock 1992
Hollmer, H.: *Hallo mein Herz!* A. Kunstmann, München 1997
Hoystad, O.M.: *Kulturgeschichte des Herzens.* Böhlau, Köln 2006
Janz, D.: *Nebensachen.* Matthes und Seitz, Berlin 2017
Jones, D.S.: *Broken hearts. The tangled history of cardiac care.* Johns Hopkins University Press, 2013
Kaplun, A. (in Zusammenarbeit mit Milz, H. et al.): *Health promotion and chronic illness: discovering a new quality of health.* World Health Organization, Kopenhagen 1992
Koelsch, S./ Jäncke, L.: »Music and the heart.« In: *European Heart Journal* (2015), 36
Link, G.: *Yin und Yang. Die Suche nach Ganzheit im chinesischen Denken.* C.H. Beck, München 2000
Link, G.: *Leib und Körper.* Karl Alber, Freiburg 2011
Lynch, J.J.: *The language of the heart.* Basis Books, New York 1985
Lynch, J.J.: *A cry unheard. Medical consequences of loneliness.* Bancroft, Baltimore 2000
Milz, H.: ORF-Gespräch mit Geiblinger, E. zum Thema »Unser Herz. Eine Pumpe mit Gefühl?« in: *Materialien des Kulturvereins Schloss Goldegg,* 16. Goldegger Dialoge, 1998
Morris, D.: *Körpersignale.* Heyne, München 1986
Morus: *Eine Weltgeschichte des Herzens.* Rowohlt, Hamburg 1959
Ornish, D.: *Revolution in der Herztherapie.* Kreuz-Verlag, Stuttgart 1992

Ornish, D.: *Love and Survival.* Harper, San Francisco 1998
Ots, T.: »Herz und Busen – eine Archäologie unserer thorakalen Empfindungsweiten.« In: *Deutsche Zeitschrift für Akupunktur,* Suppl. 3.
Payer, L.: *Andere Länder, andere Leiden.* Campus, Frankfurt a.M. 1993
Rappe, G.: »Kokoro – Versuch einer Annäherung an das Verständnis des Herzens in Japan.« In: Berkemer, G., Rappe,G.: *Das Herz im Kulturvergleich.* Akademie Verlag, Berlin 1989
Reich-Ranicki, M.: »Das Herz – der Joker der deutschen Dichtung.« In: Selbmann, R.: *Das Insel-Buch vom Herzen.* Insel, Frankfurt a.M. 1988
Salvesen, C.: Brandes, V.: *Leben im Rhythmus.* O.W. Barth, Frankfurt a.M. 2006
Sanghavi, D.: »The history of cardiac care: overtreatment or impressive gain?« In: *The Lancet,* Bd. 382, 31. August 2013
Schipperges, H.: *Die Welt des Herzens.* Knecht, Frankfurt a.M. 1989
Steindl-Rast, D.: *Die Achtsamkeit des Herzens.* Herder, Freiburg 2005
Titscher, G.: »Es ist das Herz, das uns ansagt, was schnell und Langsam ist.« In: Tagungsband 16. Goldegger Dialoge, Goldegg 1998
Trappe, H.J. / Voigt,G.: »Wie unterschiedlich Musik auf Herz und Kreislauf wirkt. Eine randomisierte kontrollierte Studie zur Wirkung von Musikstücken von W. A. Mozart, J. Strauss und ABBA.« In: *Deutsches Ärzteblatt,* Medizin studieren, 2, 2016/2017
Yalom, M.: *The Amorous Heart. Un unconventional History of Love.* Basic Books, New York 2018
Young, L.: *The book of the heart.* Doubleday, New York 2002
Zweig, S.: *Die Heilung durch den Geist.* Insel, Leipzig 1931

Atmen – Im ständige Wechsel

Abram, D.: *Im Bann der sinnlichen Natur - Die Kunst der Wahrnehmung und die mehr-als-menschliche Welt.* think OYA, Klein-Jasedow 2012
Bloch, S./ Leimeignan, M.: »Precise respiraqtory-postural-fascial patterns are related to specific basic emotions.« In: *Bewegen & Hulpverlening* 1992/1, http://www.methodevandixhoorn.com/bibliotheek/aanverwant-related/85-ademen-emotionele-uitdrukking/file
Bloch, S.: *Alba Emoting.* Editiones Ultramarinos, Santiago 2017
Cramer, A.: *Das Buch von der Stimme.* Walter, Zürich 1998
Derenne, J.-Ph. et al.: »The earliest history of diaphragm physiology.« In: *European Respiratory Review* (ERR) 7 (1994), 2234–2240, https://pdfs.semanticscholar.org/4553/b8416f7f709dccc89bc608abddfbc15cf7af.pdf
Derenne, J.Ph. et al.: »History of diaphragm physiology: The achievements of Galen.« In: *European Respiratory Review* (ERR) 8 (1995), 154–160
Dixhoorn van, J.: »Whole-Body Breathing.« In: *Biofeedback* 36 (2008), https://www.resourcenter.net/images/AAPB/Files/Biofeedback/2008/biof_summer_body_breathing.pdf
Elliot, S.: »Diaphragm mediates action between Autonomic and Enteric Nervous System«, http://www.bmedreport.com/archives/8309
Faller, N.: *Atem und Bewegung. Theorie und 111 Übungen.* Springer-Verlag, Wien/New York 2009, https://www.norbert-faller.com/
Gandevia, B.: »The Breath Of Life.« Teil 1. In: *Australian Journal of Physiotherapy* XVI, März 1970, http://www.journalofphysiotherapy.com/article/S0004-9514(14)61085-0/pdf
Gandevia, B.: »The Breath Of Life.« Teil 2. In: *Australian Journal of Physiotherapy* XVI, Juni 1970
Henderson, J.: *Das Buch vom Summen.* AJZ Druck, Bielefeld 2007
Heristad, M. et al: »Dyspnoe and the brain.« In: *Respiratory Medicine* 2011, 105
Keleman, S.: *Verkörperte Gefühle.* Kösel, München 1999
Koehler, U./ Weissflog, A.: »Die Entdeckung des Kapillarsystems durch Marcello Malpighi.« In: *Deutsche Medizinische Wochenschrift,* 2014, 139
Kofler, L.: *Die Kunst des Atmens.* Bärenreiter Verlag, Kassel 1992
Kuriyama, S.: »Wind and self.« In ders.: *The expressiveness of the body.* Zone Books, New York 2002
Middendorf, I.: *Der Erfahrbare Atem.* Junfermann, Paderborn 1987
Milz, H.: Pollinosen. »Ein psychosomatischer Kommentar.« In: *Deutsche Zeitschrift für Akupunktur* 61 (2018), http://www.daegfa.de/Aerzteportal/Service.Literatur.DAeGfA-Zeitschriften.Zeitschrift_fuer_Akupunktur.aspx
Neubeck, K.: *Atem-Ich.* Stroemfeld, Frankfurt a.M. 1992

Neubeck, K.: »Die Atemmembran. Reflexionen zur verbindenden und heilenden Kraft des Atems«, http://www.klausneubeck.de/Aufsatz Atemmembran.html
Nollmeyer, O.: *Die souveräne Stimme.* Gabal Verlag, Offenbach 2005
Peper, E.: »Allow natural breathing with abdominal muscle biofeedback. The Peper Perspective«, April 2016
Provine, R.: »Yawning.« In: *Curious behavior.* Harvard University Press, Cambridge 2012
Schmitt, L.: *Das Hohelied vom Atem.* Dorn, München 1933
Selver, C.: »On Breathing.« 1966, www.ibpj.org/issues/usabpj- articles/(2)_Selver__C._On_Breathing._USABPJ_3.1__2004.pdf
Steinaecker, K.: *Luftsprünge.* Urban & Fischer, München 2000
Steinaecker, K.: »Den Atem wieder spüren.« In DHZ, 6 (2014), http://www.bvatem.de/wp-content/uploads/DHZ0614_Praxis_Steinaecker_Atemtherapie.pdf
Speads, C.: *Atmen.* Kösel, München 1983
Theßen, L.: »Emotion und Atmung.« In: *Psychotherapie* 17 (2012), Heft 2
Uhlemann, C.: »Wie die Lunge die Lebenskraft bestimmt.« In: *Forschende Komplementärmedizin,* 2007
Weinreb, F.: *Leiblichkeit: Unser Körper und seine Organe.* Thauros Verlag, Weiler 1987

Das Nervengeflecht – Informationen und Botschaften

Ackerknecht, E.: »The History of the Discovery of the Vegetative (Autonomic) Nervous System.« In: *Medical History* 18 (1974)
Beck, J.: »›Americanitis‹: The Disease of Living Too Fast.« In: *The Atlantic,* März 2016
Becker, D.: *One nation under stress. The trouble with stress as an idea.* Oxford University Press, Oxford 2013
Bernhardt, S.: »Neurasthenie und Burnout – Zwei Erscheinungsformen moderner Erschöpfung.« In: *Forum Interdisziplinäre Begriffsgeschichte E-Jounal* 2. Jg. 2013
Borck, C.: »Kummer und Sorgen im digitalen Zeitalter. Stress als Erfolgsprodukt der fünfziger Jahre.« In: Engell, L. et al: *Archiv der Mediengeschichte,* Nr.4, Universitätsverlag Weimar 2004
Borck, C.: »Die Weisheit der Homöostase und die Freiheit des Körpers.« In: *Zeithistorische Forschungen* 11 (2014), 472–477
Burisch, M.: *Das Burnout-Syndrom. Theorie der inneren Erschöpfung.* Springer, Heidelberg 1989
Burton, R.: *Die Anatomie der Melancholie.* Artemis & Winkler, Zürich 1988
Brüderlin, M. (Hg.): *Die Kunst der Entschleunigung.* Katalog der gleichnamigen Ausstellung im Kunstmuseum Wolfsburg, Hatje Cantz Verlag, Berlin 2011
Carbone, M./ Jung, J.: »Nietzsche und die Gesundheit.« In: Gödde, G. et al.: *Nietzsche und die Lebenskunst.* J.B. Metzler Verlag, Stuttgart 2016
Changeux, J.P.: *Der neuronal Mensch.* Rowohlt, Reinbek 1984
Ciompi, L.: »Sozialpsychiatrie gestern, heute und morgen.« In: *Bulletin, Schweizerische Gesellschaft für Psychiatrie und Psychotherapie,* April 2010, Cooper, D.: *Psychiatrie und Antipsychiatrie.* Suhrkamp, Frankfurt a.M. 1977
Damasio, A.: *Ich fühle, also bin ich - Die Entschlüsselung des Bewusstseins.* List, München 2000
Deutsches Ärzteblatt: »Meta- Analyse: Antidepressiva nur bei schwersten Depressionen wirksam«, 26. Februar 2008
Dörner, K.: *Bürger und Irre: Zur Sozialgeschichte und Wissenschaftssoziologie der Psychiatrie.* Fischer Taschenbuch, Frankfurt a.M. 1975
Ehrenberg, A.: *Das erschöpfte Selbst. Depression und Gesellschaft in der Gegenwart.* Suhrkamp, Frankfurt a.M. 2008
Fuchs, T.: *Das Gehirn - Ein Beziehungsorgan.* W. Kohlhammer, Stuttgart 2008
Folkers, G./ Milz, H.: »Speed limits? Can ancient organisms still fit modern times?« Gemeinsamer Vortrag, Cortona-Woche der ETH Zürich/ ZHDK, Cortona, September 2012
Gödde, G., et al.: *Nietzsche und die Lebenskunst.* J.B. Metzler Verlag, Stuttgart 2016
Hagner, M.: *Der Geist bei der Arbeit. Historische Untersuchungen zur Hirnforschung.* Wallstein Verlag, Göttingen 2006
Hale, G.: »When Jim Crow drank Coke.« In: *The New York Times,* 29. Januar 2013
Harrington, A.: *The Cure Within. A History of Mind-Body Medicine.* W.W. Norton, New York 2008
Horwitz, A.: »Happy pills in America: From Miltown to Prozac.« In.: *The New England Journal of Medicine* (NEJM) 19. Februar 2009

Horwitz, A.:»How an age of Anxiety Became an Age of Depression.« In: *The Milbank Quarterly,* Bd. 88 (2010), Nr.1
Illouz, E.: *Die Errettung der modernen Seele. Therapie, Gefühle und die Kultur der Selbsthilfe.* Suhrkamp, Frankfurt a.M. 2009
Jackson, M.: *The Age of stress.* Oxford University Press, Oxford 2013
Jurk, C.: *Der niedergeschlagene Mensch. Depression - Geschichte und gesellschaftliche Bedeutung einer Diagnose.* Verlag Westfälisches Dampfboot, Münster 2008
Kirsch, I. et al.: »Initial Severity and Antidepressant Benefits: A Meta-Analysis of Data Submitted to the Food and Drug Administration.« In: *PLOS-Medicine,* 26. Februar 2008
Konstantine, PP: »The Ancient Greek Discovery of the Nervous System: Alcmaeon, Praxagoras and Herophilos.« In: *Journal of Neurology and Neuroscience,* Special Issue 2015
Kleinman, A.: »Neurasthenia and depression: a study of somatization and culture in China.« In: *Culture, Medicine and Psychiatry* 1982, https://www.ncbi.nlm.nih.gov/pubmed/7116909
Kleinman, A.: »Global Mental Health. A Failure to Humanity.« In: *The Lancet,* 22. August 2009
Lee, S./ Kleinman, A.: »Are Somatoform Disorders Changing With Time? The Case of Neurasthenia in China.« In: *Psychosomatic Medicine,* November/Dezember 2007
Levine, S.: Stress: »An historical perspective. in: *Techniques in the Behavioral and Neural Sciences* 15. Dezember 2005, www.researchgate.net/publication/240210883_Stress_An_historical_perspective
Martynkewicz, W.: *Das Zeitalter der Erschöpfung. Die Überforderung des Menschen durch die Moderne.* Aufbau, Berlin 2013
Menand, L.: »The Prisoner Of Stress.« In: *The New Yorker,* 27. Januar 2017
Milz, H.: »Wie Schwächen zu Stärken werden – Resilienz fördern.« In: *Goldegger Dialoge,* Tagungsband 29. Kulturverein Schloss Goldegg, 2010
Ohler, N.: *Der totale Rausch. Drogen im Dritten Reich.* Kiepenheuer & Witsch, Köln 2015
Paumgarten, N.: »Little Helper.« In: *The New Yorker,* 16. Juni 2003
Radkau, J.: *Das Zeitalter der Nervosität. Deutschland zwischen Bismark und Hitler.* Hanser, München 1998
Richmond, C.: »Leo Sternbach. Inventor of Librum and Valium.« In: *Independent,* 2. 10. 2005
Rose, N./ Abi-Rached, J.: *Neuro. The New Brain Sciences and the management of the Mind.* Princeton University Press, Princeton 2013
Sabbatini, R.: »The discovery of the synapse«, http://www.cerebromente.org.br/n17/history/neurons4_i.htm
Schaffner, A.K.: *Exhaustion: A History.* Columbia University Press, New York 2016
Schulz, K.: »Did Antidepressants depress Japan?« In: *The New York Times,* 22. August 2004
Schott, H.: »Die Wunder der verborgenen Natur. Heilkunde in der Romantik.« In: Kemper, P. (Hg.): *Die Geheimnisse der Gesundheit.* Insel-Verlag, Frankfurt a.M. 1994
Shapiro, H.: »Neurasthenia and the Assimilation of Nerves in China«, https://pdfs.semanticscholar.org/faa3/cb32f60c88a0652e09e46f312db50180a077.pdf
Shorter, E.: *Moderne Leiden. Zur Geschichte der psychosomatischen Krankheiten.* Rowohlt, Reinbek 1994
Shorter, E.: How *Everyone Became Depressed. The Rise and Fall of the Nervous Breakdown.* Oxford University Press, New York 2013
Showalter, E.: *»Our Age of Anxiety.«* In: The Chronicle of Higher Education, 8. April 2013
Stearns, P.: *American Cool. Constructing a Twentieth-Century Emotional Style.* New York University Press, New York 1994
Strässle, T.: *Gelassenheit. Über eine andere Haltung zur Welt.* Hanser, München 2013
Taylor, S. et al.: »Biobehavioral Responses to Stress in Females: Tend-and-Befriend, not Fight-or-Flight.« In: *Psychological Review* 2000, Bd. 107, Nr. 3, 411–429
Tone, A.: »Listening to the Past: History, Psychiatry, and Anxiety.« In: *The Canadian Journal of Psychiatry,* Bd. 50, Juni 2005
Turner, G.: »Miltown: a game-changing drug you've probably never heard of.« CBC-Radio, 20. August 2017
US.News.com: »Leo Sternbach – the Father of Mother's Little Helpers.« 27. Dezember 1999, https://www.benzo.org.uk/valium2.htm
Vogel, K. (Hg.): *Kosmos im Kopf. Gehirn und Denken.* Begleitbuch zur Ausstellung Deutsches Hygiene Museum, Hatje Canz Verlag, Berlin 2000
Ware, N./ Kleinman, A.: »Culture and somatic experience: The social course of Illness in Neurasthenia and Chronic Fatigue Syndrome.« In: *Psychosomatic Medicine* 54 (1992)

Wermuth, S.: »Coca-Cola has always had a connection to the Cocaine Buisiness.« In: *Huffington Post,* 9. Januar 2016
Wu, Y.C.: »A Disorder of Qi: Breathing exercise as a cure for Neurasthenia in Japan, 1900–1945.« In: *Journal of the History of Medicine and Allied Sciences,* Bd. 71, September 2015

Bauch und Bauchgefühle – Was alles zu verdauen ist

Allen, A. et al: »A psychology of the human brain-gut-microbiome axis.« In: *Social and Personality Psychology Compass,* 2017, 11
Bainbridge-Cohen, B.: *Sensing, Feeling, and action.* Contact Edition, Northampton 1993
Baron, J.H.: »The Discovery of Gastric Acid.« In: *Gastroenterology* 76: 1056–1064, 1979
Blaser, M.: »Harnessing the power of the human microbiome.« In: *Proceedings of the National Academy of Sciences* (PNAS), 6. April 2010
Blaser, M.: *Antibiotika Overkill.* Herder, Freiburg 2017
Blaser, M.: »The past and future of the Human Microbiome in an age of extinctions.« In: *Cell,* 8 März 2018
Boyesen, G.: *Über den Körper die Seele heilen.* Kösel, München 1994
Brody, J.: »Unlocking the secrets of the Microbiomes.« In: *New York Times,* 6. November 2017
Corsetti, M./ Whorwell, P.: »The global impact of IBS: time to think about IBS-specific models of care.« In: Therapeutic Advances in Gastroenterology 2017, Bd. 10
Dürr, H.P.: *Traumzeit. Über die Grenzen zwischen Wildnis und Zivilisation.* Syndikat/EVA, Frankfurt a.M. 1983
Ebbing, T.: *Körpermitte. Eine Kulturgeschichte des Bauches seit der frühen Neuzeit.* Campus, Frankfurt a.M. 2008
Enck, P./ Frieling,T./ Schemann, M.: *Darm an Hirn.* Herder, Freiburg 2017
Graham, D.Y.: »History of Helicobacter Pylori, Duodenal Ulcer, Gastric Ulcer and Gastric Cancer.« In: *World Journal of Gastroenterology,* Mai 2014
»History of the stomach and intestines.« In: Stanford.edu/web, https://web.stanford.edu/class/history13/earlysciencelab/body/stomachpages/stomachcolonintestines.html
Keil, A.: *Wenn die Organe ihr Schweigen brechen und die Seele streikt.* Scorpio, München 2014
Maintz, L., et al.: »Die verschiedenen Gesichter der Histaminintoleranz.« In: *Deutsches Ärzteblatt,* 25. Dezember 2006
Marchant, J.: *Cure.* Crown Publisher, New York 2016
Mulder, D. et al.: »A tale of two diseases: The history of inflammatory bowel disease.« In: *Journal of Crohn's and Colitis* (2014) 8, 341–348
Porter, R.: *Die Kunst des Heilens.* Spektrum Verlag, Heidelberg 1997
Sapolsky, R.: *Warum Zebras keine Migräne kriegen.* Piper, München 1994
Reimer, C. et al.: »Proton-Pump Inhibitor Therapy Induces Acid-Related symptoms in Healthy Volunteers after Withdrawl od Therapy.« In: *Gastroenterology,* Bd.137, Issue 1, 80–87
Schott, H.: »›Lebensgeist‹ – Alchemist in unserem Bauch. Das Menschenbild des Paracelsus und seine Nachwirkungen.« In: *Deutsches Ärzteblatt,* 26. Februar 2001
Schüffel, W., Uexküll, T.: »Ulcus duodeni.« In: Uexküll, T.: *Psychosomatische Medizin.* Urban & Schwarzenberg, 3. Aufl., München 1986
Specter, M.: »Germs are us. Bacteria make us sick. Do they also keep us alive?« In: *The New Yorker, Annals of science,* 22. Oktober 2012
Srodka, A.: »The short history of Gastroenterology.« In: *Journal of Physiology and Pharmacology* 54, 2003, 9–21
Williams, D.: »Natural treatments and remedies for stomach ulcers.«, https://www.drdavidwilliams.com/ulcer-natural-treatments
Whorton, J.: »Historical development of vegetarianism.« In: *The American Journal of Clinical Nutrition* 59, 1994
Whorton, J.: »Civilization and the colon.« In: *World Journal of Gastroenterology,* Bd. 173, 2000
Whorwell, P.: »A listening ear«, https://www.nature.com/articles/533S112a
Wulf, C.: »Magen. Libido und Communitas.« In: **Benthien, C.**: *Körperteile. Eine kulturelle Anatomie.* Rowohlt, Reinbek 2001

Die Knochen – Dynamischer Halt und lebendiges Gewebe

Aldersey, Williams, H: »Knochen.« In: ders.: *Anatomien. Kulturgeschichte vom menschlichen Körper.* Hanser, München 2013

Alexander, G./ Morrow, F.: »Das tragende Selbst in der Eutonie. Knochen als lebende Gewebe.« In: Milz, H./ Varga v. Kibed, M.: *Körpererfahrungen*. Walter, Zürich 1998
Allon, R.: »›Bones for life‹. The Movement Intelligence of Bone Strenght and Weight-Bearing Posture«, http://www.bonesforlife.com/
Aposhyan, S.: *Natural Intelligence*. Williams and Wilkins, Baltimore 1999
Bayertz, K.: »Glanz und Elend des aufrechten Gangs. Eine anthropologische Kontroverse des 18. Jahrhunderts und ihre ethischen Implikationen.« In: *Jahrbuch für Recht und Ethik*. Duncker & Humblot, Berlin Bd. 8 (2001), 345–369
Bayertz, K.: *Der aufrechte Gang. Eine Geschichte des anthropologischen Denkens*. C.H. Beck, München 2012
Blech, J.: *Bewegung*. Fischer, Frankfurt a.M. 2007
Bloch, E.: *Tagträume vom aufrechten Gang*. Suhrkamp, Frankfurt a.M. 1977
Ehrensperger, T.: »Erdung in der therapeutischen Arbeit und im Alltag.« In: Marlock, G./ Weiss, H.: *Handbuch der Körperpsychotherapie*. Schattauer, Stuttgart 2006
Feldenkrais M.: *Der aufrechte Gang*. Insel, Frankfurt a.M. 1968
Bellemans, J. et al.: »Both Morphotype and Gender Influence the Shape of the Knee in Patients Undergoing TKA.« In: *Clinical Orthopaedics and Related Research, 468, 2010*
Deutsches Rheumaforschungszentrum Berlin: »Entscheidende Erkenntnis zum immunologischen Gedächtnis entdeckt«, www.drfz.de/entscheidende-erkenntnis-zum-immunologischen-gedachtnis-entdeckt/
Friebe, R.: »Überraschende Befehle an das Knochenmark.« In: *Der Tagesspiegel*, 2. April 2018,
Gerning, K.: »Skelett und Schädel. Zur metonymischen Darstellung des Vanitas-Motivs.« In: **Benthien, C./Wulf, C.**: *Körperteile. Eine kulturelle Anatomie*. Rowohlt, Reinbek 2001
Gilman, S.: *Stand up Straight! A history of posture*. Reaktion Books, London 2018
Hanna, T.: *Beweglich sein*. Kösel, München 1999
Ingold, T.: »Culture on the ground. The world perceived through the feet.« In: *Journal of Material Culture* Bd. 9, 2004
Johnson, D.H.: *Bone, breath and gesture. Practices of embodiment*. North Atlantic Books, Berkeley 1995
Karsenty, G. et al.: »Bone and Muscle Endocrine Functions: Unexpected Paradigms of Inter-organ Communication.« In: *Cell* 164, 10. März 2016
McNeill Alexander, R.: *Knochen. Was uns aufrecht hält*. Elsevier, Spektrum Akademischer Verlag, München 2007
Milz, H.: »Der aufrechte Gang als Menschenwürde.« In: *Deutsche Zeitschrift für Akupunktur*, 3/2010
Milz, H.: »Wie geht`s? Notizen zum aufrechten Gang.« In: *Feldenkrais-Zeit*, Heft 11, 2010
Milz, H.: »Vom Sitzen und dessen Tücken.« In: *Feldenkrais-Zeit*, Heft 17, 2017
Milz, H.: »Das Leiden des modernen Sisyphos.« In: *Deutsche Zeitschrift für Akupunktur*, 3/2018
Niemitz, C.: *Das Geheimnis des aufrechten Gangs*. C.H. Beck, München 2004
Pikler, E.: *Lasst mir Zeit. Die selbständige Bewegungsentwicklung des Kindes bis zum freien Gehen*. Pflaum Verlag, München 1988
Rauschmann, M.A./ Thomann, K.D.: »Bilder aus der Vergangenheit. 200 Jahre Orthopädie.« In: *Orthopäde* Springer, Heidelberg 2000, http://www.orthopaedie-museum.de/orthopaedie.pdf
Schleip, R.: *Der aufrechte Mensch*. Irisiana, München 2000
Sibler, H.P.: *Stärkendes Qigong*. Bacopa-Verlag, Schiedlberg 2007
Siddiqui, J./ Partridge, N.: »Physiological Bone Remodeling: Systemic Regulation and Growth Factor Involvement.« In: *Physiology* 31, 6. April 2016
Tsiaras, A.: *Wunder Mensch*. Droemer, München 2004
Weinreb, F.: *Leiblichkeit*. Thauros-Verlag, Weiler 1987
Wodnar-Filipowicz, A.: »Die Geheimnisses des Knochenmarks.« Universität Basel 1/ 2013, https://www.unibas.ch/de/Forschung/Uni-Nova/Uni-Nova-121/Uni-Nova-121-Knochenmark.html

Muskelkraft und Muskelsinn – Bewegung und Gespür

Basso, J./ Suzuki,W.: »The effects of acute exercise on mood, cognition, neurophysiology, and neurobilogical pathways: a review.« In: *Brain Plasticity* 2 (2016/17), 127–152.

Baier, G.: Rhythmus. *Tanz in Körper und Gehirn.* Rowohlt, Reinbek 2001
Bayertz, K.: Der aufrechte Gang. Eine Geschichte des anthropologischen Denkens. C.H. Beck, München 2012
Biomotionlab: »The BML walker«, www.biomotionlab.ca/html5-bml-walker/
Blech, J.: *Bewegung.* S. Fischer, Frankfurt a.M. 2007
Böning, D.: »Muskelkater.« In: *Deutsches Ärzteblatt,* Heft 6, Februar 2002
Bundesgesundheitsblatt 2017: »Soziale Ungleichheit und chronische Rückenschmerzen bei Erwachsenen in Deutschland«, www.springermedizin.de/soziale-ungleichheit-und-chronische-rueckenschmerzen-bei-erwachs/12294694
Csepregi, G.: *The clever body.* University of Calgary Press, Calgary 2006
Czichos, J.: »Wie Muskeltraining gegen Depressionen wirkt.« In: *Wissenschaft Aktuell,* 26. September 2014
Fromböse, I.: »Sinnvolle Tipps zum Muskeltraining im Alter«, http://www.ingo-froboese.de/
Gessel, A.: »Edmund Jacobson: the Founder of Scientific Relaxation«. Adapted from *International Journal of Psychosomatics,* Bd. 36 (1989, 1–4)
Guillot, A.: »Motor imagery and motor performance: Evidence from the sport science literature.« In: Guillot, A./ Collet, C.: *The Neurophysiological foundations of mental imagery and motor imagery.* Oxford University Press, Oxford 2010
Heinl, H./ Heinl, P.: *Körperschmerz- Seelenschmerz. Zur Psychosomatik des Bewegungsapparats.* Kösel, München 2005
International Society of Nature ans Forest Medicine: http://infom.org/
Juhan, D.: *Körperarbeit.* Knaur, München 1992
Karsenty, G./ Olson, E.: »Bone and muscle endocrine functions: Unexpected Paradigms of Inter-Organ Communication.« In: *Cell,* 164, März 2016
Kieser, W.: *Die Seele der Muskeln: Krafttraining jenseits von Sport und Show.* Walter, Zürich 1987
Kuriyama, S.: »Muscularity and identity.« In: Kuriyama, S.: *The expressiveness of the body.* Zone-Book, New York 2002
Krämer, E.: »Kraft trainieren im Alter«, http://www.deutschlandfunkkultur.de/krafttrainieren-im-alter-muskeln-fuer-ein-laengeres-leben.966.de.html?dram:article_id=351818
Mayazaki, J.: »Forrest medicine research in Japan«, https://www.ncbi.nlm.nih.gov/pubmed/24858508
Matuk, C.: »Seeing the body: The divergence of ancient chinese and western medical illustrations.« In: *The Journal of Biological Chemistry* (JBC) Bd. 32 (2006), Nr.1
MCNeill, D.: *Das Gesicht. Eine Kulturgeschichte.* Kremayr &Scheriau, Wien 1998
Milz, H./ Ots.T.: »Die gesundheitliche Bedeutung von leibseelischem Spannungsausgleich.« In: Bundesvereinigung für Gesundheit e.V. Bonn (Hg.),*Gesundheit: Strukturen und Handlungsfelder,* Luchterhand, Neuwied 2000.
Milz, H.: »Veränderungen auf eigenen Füßen angehen. Ein Essay über Psychotherapie und den aufrechten Gang.« In: *Psychologische Medizin,* 21. Jg. (2010), Nr. 2
Molcho, S.: *Körpersprache.* Goldmann, München 1996
Neufer, P.D. et al.: »Understanding the cellular and molecular mechanisms of physical activity-induced benefits.« In: *Cell Metabolism* 22 (2015), 7. Juli 2105
Osietzki, M.: »Körpermaschinen und Dampfmaschinen. Vom Wandel der Physiologie des Körpers unter dem Einfluss von Industrialisierung und Thermodynamik.« In: Sarasin, P./ Tanner, J.: *Physiologie und industrielle Gesellschaft.* Suhrkamp, Frankfurt a.M. 1998
Petersen, B. et al.: »Muscle as an endocrine organ.« In: *Physiological Review* 88 (2008), 1379–1406
Proske, U., et al.: »Proprioception: The sense within.« In: *The Scientist,* 1. September 2016
Rabinbach, A.: »Ermüdung, Energie und der menschliche Motor.« In: Sarasin, P./ Tanner, J.: *Physiologie und industrielle Gesellschaft.* Suhrkamp, Frankfurt a.M. 1998
Schnyder, S./ Handschin, C.: »Skeletal muscle as an endocrine organ: PGC-1Alpha, myokines and exercise.« In: *Bone,* November 2015, 80; 115–125
Solnit, R.: *Wanderlust. A history of walking.* Verso, London 2001
Stern, D.: *Ausdrucksformen der Vitalität.* Brandes & Apsel, Frankfurt a.M. 2011
Twilley, N.: »A pill to make exercise obsolete.« In *The New Yorker,* 11. November 2017

Der innere Fluss des Lebens – Was in uns fließt

Arikha, N.: *Passions and Tempers. A History Of the Humors.* Harper Collins, New York 2007
Bainbridge-Cohen, B.: *The Dynamics of Fluids. In: Sensing, Feeling and Action.* Contact Editions, Northampton 1993
Benias, P. et. al.: »Structure and Distribution of an Unrecognized in Human Tissue.« In: *Scientific Reports,* 27. März 2018
Blechschmidt, E.: *Die Frühentwicklung des Menschen.* Kiener, München 2012
Böhme, H.: *Kulturgeschichte des Wassers.* Suhrkamp, Frankfurt a.M. 1988
Bredekamp, H.: »Wasserangst und Wasserfreude in Renaissance und Manierismus.« In: Böhme, H.: *Kulturgeschichte des Wassers.* Suhrkamp, Frankfurt a.M. 1988
Csikszentmihalyi, M.: *Flow. Das Geheimnis des Glücks.* Klett-Cotta, Stuttgart 2007
Danzinger, R.: »Der Strom des Lebens. Konzepte der Lebensenergie in verschiedenen Kulturen.« In: Milz, H./ Varga v. Kibed, M.: *Körpererfahrungen.* Walter, Zürich/Düsseldorf 1998
Freud, S.: *Das Unbehagen an der Kultur.* Fischer, Frankfurt a.M. 1930
Groddeck, G.: »Die Wasserbewegung im Körper.« In: Groddeck, G.: *Krankheit als Symbol.* Fischer Taschenbuch, Frankfurt a.M. 1983
Haas, L.: »Neue Erkenntnisse zum Interstitium.« Deutschlandfunk«, 7. Mai 2018
Hausmann, G.: »Flüsse als europäische Erinnerungsorte.« Bundeszentrale für politische Bildung. 14. Mai 2012
Krizek, V.: *Kulturgeschichte des Heilbads.* Kohlhammer, Stuttgart 1990
Kuriyama, S.: »›The flow of life‹. Moderne Krankheiten und alte Konzepte des Lebendigen in der Medizin der Antike, Japans und Chinas.« In: Sarasin, P/ Tanner, J.: *Physiologie und Gesellschaft.* Suhrkamp, Frankfurt a.M. 1998
Kuriyama, S.: »The forgotten fear of excrement.« In: *Journal of Medieval and Early Modern Studies* 38 (2008), 3
Leist, H.J.: »Wasser als Lebenselexir. Mythen und Fakten.« In: *Pädiatrische Allergologie* 6 (2013)
Niemitz, C.: *Das Geheimnis des aufrechten Gangs. Unsere Evolution verlief anders.* C.H. Beck, 2004
Norretranders, T.: »Der Fluss des Lebens.« In: *Der Tagespiegel* /Wissen vom 16. Januar 2008
Pert, C.: *Moleküle der Gefühle.* Rowohlt, 2001
Schivelbusch, W.: *Das verzehrende Leben.* Hanser, München 2015
Schwenk, T.: *Das sensible Chaos. Strömendes Formenschaffen in Wasser und Luft.* Verlag Freies Geistesleben, Stuttgart 1962
Shubin, N.: *Der Fisch in uns. Eine Reise durch die 3,5 Milliarden Jahre alte Geschichte unseres Körpers.* S. Fischer, Frankfurt a.M. 2008
Smith, V.: *Clean. A history of personal hygiene and purity.* Oxford University Press, Oxford 2007
Selbmann, S.: *Mythos Wasser. Symbolik und Kulturgeschichte.* Badenia Verlag, Karlsruhe 1995
Stegmaier, W.: »Fließen.« In: *Wörterbuch der philosophischen Metaphern,* hg. v. Konersmann, R.. Wissenschaftliche Buchgesellschaft, Darmstadt 2007
Taubert, G.: »Nicht alles schlucken.« In: *Die Zeit,* 38/2017
Theweleit, K.: »Fluten, Körper, Geschichte.« In: *Männerphantasien.* Stroemfeld/Roter Stern, Frankfurt a.M. 1986
UNICEF/WHO 2018: »2,1 Milliarden Menschen haben keinen Zugang zu sicherem Trinkwasser«, www.unicef.ch/de/medien/medienmitteilungen/21-milliarden-menschen-haben-keinen-zugang-zu-sicherem-trinkwasser
UN Wasser: »Weltwasserbericht der Vereinten Nationen 2017«, http://unesdoc.unesco.org/images/0024/002475/247552ger.pdf
Valery, P.: *Ich grase meine Gehirnwiese ab. Paul Valery und seine verborgenen Cahiers.* Büchergilde Gutenberg, Frankfurt a.M. 2011
Vigarello, G.: *Wasser und Seife, Puder und Parfüm. Geschichte der Körperhygiene seit dem Mittelalter.* Campus, Frankfurt a.M. 1985
Vincent, J.D.: *Biologie des Begehrens.* Rowohlt, Reinbek 1990
Vuorinen, H. et. al.: »A Brief History of Water and Health from Ancient Civilizations to Modern Times.« In: *Water Science and Technology, Water Supply* 7 (2007)
Watts, A./ Al Huang, C.: *Der Lauf des Wassers. Die Lebensweisheit des Taoismus.* Insel, Frankfurt a.M. 2003

Ausblick

Bateson, G.: *Geist und Natur.* Suhrkamp TB, Frankfurt a.M. 1987
Borck, C.: *Medizinphilosophie. Eine Einführung.* Junius-Verlag, Hamburg 2016

Camus, A.: *Der Mythos vom Sisyphos*. Rowohlt TB, Reinbek 2000
Capra, F. /Luisi, P.L.: *The Systems View of Life*. Cambridge University Press, Cambridge 2014
Classen, C. et al: *A Cultural History Of The Senses*. Bloomsbury Academic, London 2018
Harrington, A.: *The Cure Within. A History Of Mind-Body Medicine*. W.W. Norton, New York 2008
Hesse, H.: *Eigensinn macht Spaß*. Suhrkamp, Frankfurt a.M. 1986
Maturana, H./ Varela: F.: *Der Baum der Erkenntnis*. Scherz-Verlag, München 1987
Milz, H.: *Ganzheitliche Medizin*. Athenäum, Königstein 1985
Negt, O./ Kluge, A.: *Geschichte und Eigensinn*. Suhrkamp, Frankfurt a.M. 1993
Nuber, U.: *Eigensinn*. S. Fischer Verlag, Frankfurt a.M. 2016
Plamper, Jan: *Geschichte und Gefühl*. Siedler, München 2012
Schiesser, G.: »Arbeit am und mit Eigensinn.« In: *Produktionsweisen* 18, hg. von Hans-Peter Schwarz (Zürcher Jahrbuch der Künste, Bd. 1). Hochschule für Gestaltung und Kunst, Zürich 2004, http://www.xcult.org/texte/schiesser/eigensinn_d.pdf
Schipperges, H.: *Am Leitfaden des Leibes. Zur Anthropologik und Therapeutik Friedrich Nietzsches*. Ernst Klett Verlag, Stuttgart 1975
Themenseite »Quantified Self«, www.heise.de/tr/thema/Quantified-Self
Weizsäcker V. von: »Pathosophie.« In Achilles P. et al.: *Gesammelte Schriften*. Bd.10, Suhrkamp, Frankfurt a.M. 2005

Bildnachweis

S. 16: aus: Ebenezer Sibly's book, *A Key to Physic*, 1794; S. 34: Ein Podologe bei der Arbeit. Aquarell von Zhou Pei Qun, ca. 1890 aus: wellcomecollection.org/works/kv89v7fc?query=V0018518&page=1; S. 36: © Peter Gaymann, Wellness Hühner, Mosaik Verlag, www.gaymann.de

S. 45: Shutterstock / Natalia Lisovskaya; S. 50: © Wosczyna Design; S.52: Aus: D. P. Hänig: *Zur Psychosomatik des Geschmacksinnes* (1901) http://vlp.mpiwg-berlin.mpg.de; S. 57: akg-images; S. 60: KEYSTONE/CULTURA ISTL/Gpointstudio

S. 74: © Succession Alberto Giacometti /2018, ProLitteris, Zürich; S. 75: Aus: Wilhelm Hauff *Der Zwerg Nase*, Stuttgart 1869; S. 77: Deutsche Ärzte-Zeitung, Nobelpreiskomitee; S. 86/87: akg-images / Joseph Martin; S. 92: © 2018 ProLitteris, Zürich/Christie's Images Ltd. SuperStock; S. 106: KEYSTONE; S. 116: akg-images / Joseph Martin

S. 122: © 2018 ProLitteris, Zürich; © Fine Art Images - ARTOTHEK; S. 124: KESTONE/MAGNUM/PHOTOS/Steve McCurry; S. 127: © ARTOTHEK; S. 142: Shutterstock; S. 148: © Christie's Images Ltd. - ARTOTHEK

S. 154: Aus: Lauri Nummenmaa et. al.: *Bodily maps of emotions*. PNAS, January 14, 2014 111 (2) 646-651; https://doi.org/10.1073/pnas.1321664111; S. 155: © 2018 Pro Litteris, Zürich, http://www.hap-grieshaber.de; S. 163: akg-images/Cameraphoto; S. 168: Shutterstock; S. 175: KEYSTONE/INTERFOTO/Bildarchiv Hansmann; S. 176: Shutterstock/Yayayoyo

S. 189: Aus Norbert Faller: *Atem und Bewegung; Theorie und 111 Übungen*; Springer, Heidelberg 2009, © Norbert Faller, Wien; S. 192: © Susanna Bloch, Santiago; S. 196: © Shams Anwari-Alhosseyni, Köln

S. 202: Anthrowiki; S. 207: Heritage Image Partnership Ltd. / Alamy Stock Foto; S. 218: Wikimedia

S. 225: KEYSTONE/UNITED ARCHIVES; S. 236: Wikipedia; S. 250: Michael Ridge © 1993 Bonnie Bainbridge-Cohen: *Sensing, Feeling, and Action*, pub. Contact Editions

S. 258: Wikipedia; S. 261: Aus: Nicolas Andry: *Orthopädie oder die Kunst, bey den Kindern die Ungestaltheit des Leibes zu verhüten und zu verbessern*. Berlin 1744; S. 267: Emmy Pikler: *Lasst mir Zeit - Die selbständige Bewegungsentwicklung des Kindes bis zum freien Gehen*. © Pflaum Verlag; S. 269: Text Neck © Ken Hansraj

S. 285: © Lisa James, LeapFrogCoaching; S. 289: akg-images; S. 292: © Foto: Helmut Milz; S. 297: © Foto: Helmut Milz; S. 299: gezmen/Alamy Stock Foto

Helmut Milz. Geboren 1949 in Kall/Eifel, Facharzt für Psychosomatische Medizin und Allgemeinmedizin, Psychotherapie; emer. Honorarprofessor für Public Health an der Universität Bremen. Ehemaliger Berater für Gesundheitsförderung bei der WHO; Mitarbeit an der Ottawa-Charter für Gesundheitsförderung; war Mitglied des Leitungsteams der interdisziplinären »Cortona-Woche« der ETH Zürich/Zürcher Hochschule der Künste. Autor u.a. von *Ganzheitliche Medizin* und *Der wiederentdeckte Körper*. Lebt und arbeitet in Marquartstein/Bayern.

Herausgeber: Gerd Wagner
Lektorat: Dr. Annalisa Viviani, München
Buchgestaltung:
Helmut Brade und Andreas Richter

Umschlagmotiv: Oskar Schlemmer,
Die Zeichen im Menschen, 1924

Schrift: Vendome
Papier:Werkdruck Fly hochweiss, 115 g/m²
Druck und Bindearbeiten: Kösel, Krugzell
Printed in Germany

Der AT Verlag, AZ Fachverlage AG, wird vom Bundesamt für Kultur mit einem Strukturbeitrag für die Jahre 2016–2020 unterstützt.

www.editionzeitblende.de

ISBN 978-3-03800-029-7